AF294691

Morbus Crohn – Colitis ulcerosa

Springer
Berlin
Heidelberg
New York
Barcelona
Budapest
Hong Kong
London
Mailand
Paris
Santa Clara
Singapur
Tokio

Guido Adler

Morbus Crohn - Colitis ulcerosa

2., überarbeitete und erweiterte Auflage

Unter Mitarbeit von
K. Beckh · B.O. Böhm · H.-J. Brambs
A. von Herbay · M. Starlinger

Mit 126 zum Teil farbigen Abbildungen und 117 Tabellen

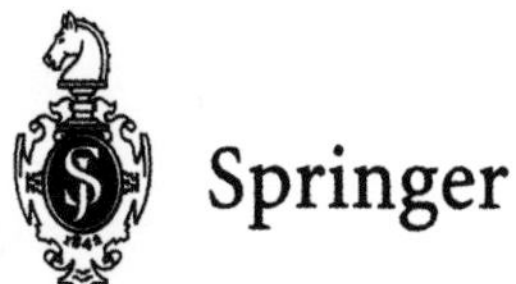

Springer

Prof. Dr. Guido Adler
Medizinische Klinik und Poliklinik, Universität Ulm
Robert-Koch-Str. 8, 89081 Ulm

Mitarbeiter:

PD Dr. K. Beckh
Medizinische Klinik und
Poliklinik, Universität Ulm
Robert-Koch-Str. 8, 89081 Ulm

Prof. Dr. B.O. Böhm
Medizinische Klinik und
Poliklinik, Universität Ulm
Robert-Koch-Str. 8, 89081 Ulm

Prof. Dr. H.-J. Brambs
Radiologische Klinik und
Poliklinik, Universität Ulm
Steinhövelstr. 9, 89075 Ulm

Dr. A. von Herbay
Pathologisches Institut
Universität Heidelberg
Im Neuenheimer Feld 220
69120 Heidelberg

Prof. Dr. M. Starlinger
Chirurgische Universitätsklinik
Universität Tübingen
Hoppe-Seyler-Straße 3
72076 Tübingen

1. korrigierter Nachdruck 1997

2. Auflage

ISBN-13: 978-3-642-64661-4   e-ISBN-13: 978-3-642-61023-3
DOI: 10.1007/978-3-642-61023-3
1. Auflage
ISBN-13: 978-3-642-64661-4

Die Deutsche Bibliothek-CIP-Einheitsaufnahme
Morbus Crohn, Colitis ulcerosa: mit 117 Tabellen/Guido
Adler unter Mitarb. von K. Beckh... – 2. überarb. und erw.
Aufl., 1. korrigierter Nachdr. – Berlin; Heidelberg; New York;
Barcelona; Budapest; Hong Kong; London; Mailand; Paris;
Santa Clara; Singapur; Tokio: Springer, 1997
ISBN-13: 978-3-642-64661-4
NE: Adler, Guido

Umschlaggestaltung: Design & Production GmbH, Heidelberg
Satz: Scientific Publishing Services (P) Ltd, Madras
SPIN: 10561090   23/3134/SPS – 5 4 3 2 1 0

Vorwort zur 2. Auflage

Seit Erscheinen der 1. Auflage von „Morbus Crohn/Colitis ulcerosa" im Jahre 1993 hat es in vielen Bereichen der chronisch-entzündlichen Darmerkrankungen entscheidende Entwicklungen gegeben. In der Diagnostik haben der Ultraschall, die Endosonographie und die Kernspintomographie eine zunehmende Bedeutung erlangt. Das therapeutische Spektrum wurde durch zahlreiche klinische Studien erweitert. Die 5-Aminosalizylsäure hat einen wachsenden Stellenwert in der Behandlung des Morbus Crohn; Cyclosporin ist ein wertvolles Medikament in der Akutbehandlung des schweren Schubes der Colitis ulcerosa; schließlich wurde die Wirksamkeit von Budesonid in der Behandlung des Morbus Crohn nachgewiesen. Wichtige Arbeiten zur Funktion des darmassoziierten Immunsystems haben entscheidend zum besseren Verständnis der Pathogenese beigetragen. Zahlreiche Modelle an genetisch manipulierten Tieren ermöglichen die weitergehende Charakterisierung genetischer Veränderungen und der Einflüsse exogener Faktoren auf die Krankheitsentstehung. Diese Fortschritte auf dem Gebiet der Diagnostik, Therapie und Pathogenese der chronisch-entzündlichen Darmerkrankungen haben eine Neuauflage erforderlich gemacht. Das primäre Ziel des Buches bleibt es aber weiterhin, zu einem besseren Verständnis der klinischen Symptomatik, zu einer zeitgerechten Diagnosestellung und zu einem begründeten Therapiekonzept beizutragen. Deshalb wurden die Kapitel über die Differentialdiagnose, die extraintestinalen Manifestationen und die intestinalen Komplikationen erweitert. Der Erfolg und die große Akzeptanz der ersten Auflage wird sich durch die intensive Überarbeitung auf diese Neuauflage übertragen lassen und damit zum Vorteil der Patienten das Wissen um die chronisch-entzündlichen Darmerkrankungen vertiefen.

Für ihre Mitarbeit an der 2. Auflage danke ich Prof. Böhm, Prof. Brambs, Priv.-Doz. Dr. Beckh, Prof. Starlinger und Dr. von Herbay. Ein besonderer Dank gilt Frau M. Kloschies für ihren engagierten Einsatz in der Fertigstellung des Manuskripts, und Dr. Ch. von Tirpitz und Herrn G. Flämig für die kritische Durchsicht der Druckfahnen und die Erstellung des Stichwortverzeichnisses.

Ulm, im Mai 1996   Guido Adler

Inhaltsverzeichnis

TEIL I · KLINIK

1 Der lange Weg zur Diagnose

Vom Auftreten der ersten Symptome bis zur Diagnosestellung vergeht bei vielen Patienten mit Morbus Crohn und Colitis ulcerosa eine lange Zeit. Sie ist geprägt von vielfältigen Symptomen und Beschwerden, für die es trotz teilweise schmerzhafter Untersuchungen und nebenwirkungsreicher Behandlung keine Erklärung gibt. Erst die Kenntnis des vielgestaltigen Bildes der chronisch-entzündlichen Darmerkrankungen und sinnvolle diagnostische und therapeutische Maßnahmen werden diesen Zeitraum verkürzen und den Verlauf der Erkrankung günstig beeinflussen.

Zwei Beispiele sollen den langen Weg bis zur Diagnose des Morbus Crohn und der Colitis ulcerosa veranschaulichen und den Blick dafür schärfen, daß Durchfall oder Bauchschmerzen nicht im Vordergrund der klinischen Symptomatik stehen müssen und alle Organsysteme betroffen sein können.

Tabelle 1 zeigt den Fall eines bei Auftreten der ersten Symptome 12 Jahre alten Jungen. Bis zur endgültigen Diagnosestellung vergingen fast 4 Jahre, die gekennzeichnet waren durch rezidivierende Gelenkerkrankungen. Auch im Rahmen einer Appendektomie wurde die Diagnose des Morbus Crohn nicht gestellt. Die langdauernde Schmerzsymptomatik und die wiederholten invasiven Eingriffe ohne eindeutige Diagnose und ohne Besserung führten schließlich zur Einleitung einer stationären psychosomatischen Therapie. Zu diesem Zeitpunkt fielen der große Konglomerattumor im rechten Unterbauch und die hohe Entzündungsaktivität des akuten Morbus Crohn auf. Das Beispiel beweist die Notwendigkeit einer vollständigen Diagnostik. Da sich der Crohn im terminalen Ileum und im Colon ascendens manifestierte, ergab die Sigmoidoskopie bis zu 60 cm einen unauffälligen Befund.

Im zweiten Fall handelt es sich um einen Patienten, bei dem über einen Zeitraum von 11 Jahren eine Lebererkrankung nicht klassifiziert wurde (Tabelle 2). Zehn Jahre nach Beginn der Beschwerden zeigten sich die ersten Symptome der Colitis ulcerosa, die allerdings nicht zur Diagnosestellung führten. Erst im elften Jahr wurde nach Stellung der Diagnose Colitis ulcerosa eine ERCP durchgeführt, bei der die sklerosierende Cholangitis bewiesen wurde.

Beide Fälle demonstrieren eindrucksvoll, daß das klinische Bild der chronisch-entzündlichen Darmerkrankungen nicht nur durch Diarrhöen geprägt ist, sondern oft durch extraintestinale Manifestationen, die stärker imponieren als die intestinalen Symptome. Daneben variieren die Ausdehnung und der Schweregrad der Entzündung von Patient zu Patient. Der Wechsel zwischen Remissionsphasen und akuten Exazerbationen der Erkrankung ist ebensowenig vorhersehbar wie die Dauer des akuten Schubes und das Auftreten lokaler oder systemischer Komplikationen. Das Krankheitsbild des Morbus Crohn ist vielgestaltiger als das der Colitis ulcerosa in bezug auf die Ausdehnung und die Komplikationen der Erkrankung. Es gibt keine spezifischen diagnostischen

Tabelle 1. Der lange Weg zur Diagnose des Morbus Crohn	
F.U., geboren 12.4.1970, männlich	
2.82	Gonarthritis links mit Erguß, Diarrhö, Erbrechen, Fieber, hypochrome Anämie, Spontanrückbildung der Gonarthritis in 1 Woche
10.84	Rezidiv im linken Knie
11.84	Appendektomie: eitrig rezidivierende Appendizitis
3.85	Hausstauballergie
4.85	Gonarthritis links und rechts: Streckhemmung des linken Ellenbogens, lokale Kortisontherapie
6.85	Rezidivgonarthritis rechts; chemische Synovektomie
8.85	Rezidiv linkes und rechtes Kniegelenk; chemische Synovektomie; antirheumatische Therapie
12.85	Diffuser Bauchschmerz ohne Durchfall mit Schleimauflagerung; rezidivierend Fieber; Sigmoidoskopie: o.B. bis 60 cm
1.86	Stationäre Aufnahme zur psychosomatischen Therapie Konglomerattumor im rechten Unterbauch, Leukozytose, Anämie; bei der Koloskopie Diagnose des Morbus Crohn im terminalen Ileum und im Colon ascendens

Tabelle 2. Der lange Weg zur Diagnose der Colitis ulcerosa	
G.D., geboren 21.4.1952, männlich	
3.79	Verdacht auf Fettleber wegen erhöhter Transaminasen
12.86	Erhöhte Leberwerte, γ-GT und alkalische Phosphatase, Hepatitisserologie negativ; histologisch Verdacht auf chronisch aggressive Hepatitis, immunologisch Hinweise auf Autoimmunopathogenese der Lebererkrankung
87–88	Kortisontherapie
11.88	Absetzen der Kortisontherapie bei γ-GT von 322 und alkalischer Phosphatase von 718
1.89	Wegen Blutbeimengung im Stuhl Sigmoidoskopie: Diagnose einer unspezifischen linksseitigen Kolitis
8.89	Leberhistologie: chronisch aggressive Hepatitis ohne zirrhotischen Umbau
89–90	α-Interferon-Therapie
11.90	Koloskopie wegen 3 dünnflüssiger Stuhlentleerungen pro Tag. Endoskopisch totale Kolitis, histologisch Diagnose einer Colitis ulcerosa ERCP: Stenosen und umschriebene Erweiterungen der intrahepatischen Gallengänge. Diagnose einer sklerosierenden Cholangitis

Maßnahmen, so daß die Diagnose auf einem klinischen Verdacht aufbaut, der durch endoskopische, radiologische, morphologische und laborchemische Untersuchungsergebnisse bestätigt wird. Die Komplexität des Krankheitsbildes, die zeitweise Dominanz extraintestinaler Manifestationen und das Fehlen spezifischer diagnostischer Maßnahmen erklären den langen Zeitraum, der zwischen dem Auftreten der ersten Symptome und der Diagnosestellung vergeht. Bei einer retrospektiven Betrachtung des eigenen Krankengutes betrug die Zeitspanne zwischen dem ersten Arztbesuch und der Diagnosestellung im Mittel 16 Monate bei Patienten mit Morbus Crohn. Vergleichbare Zahlen

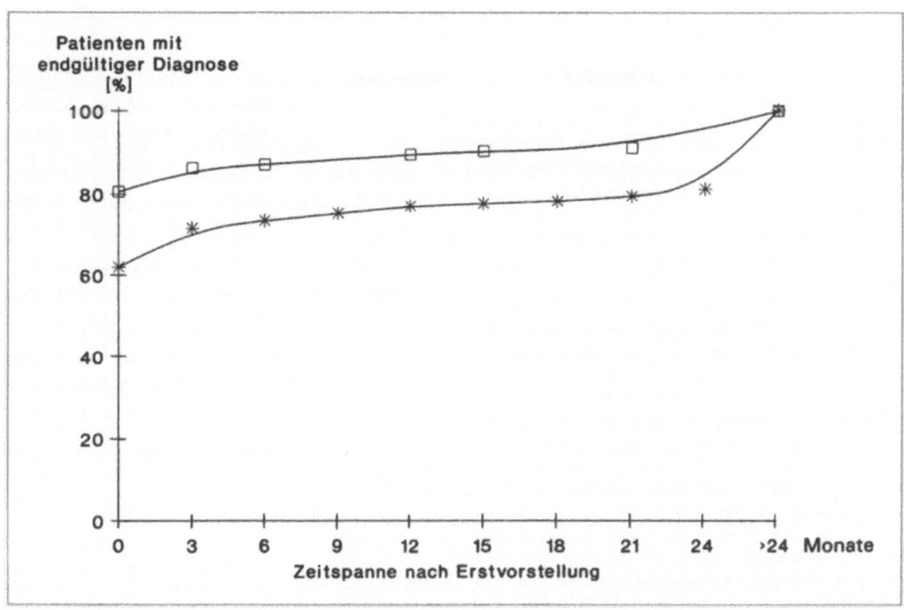

Abb. 1. Zeitspanne von der ersten Vorstellung beim Arzt bis zur endgültigen Diagnosestellung eines Morbus Crohn (＊) oder einer Colitis ulcerosa (⊟). Angegeben ist der prozentuale Anteil an Patienten mit endgültiger Diagnose in Abhängigkeit von dem Zeitraum zwischen der Erstvorstellung und der Diagnosestellung. Zusammenstellung der Daten aus dem Marburger Patientenkollektiv von 1965 bis 1988

wurden aus europäischen und amerikanischen Crohn-Studien berichtet. Bei Patienten mit Colitis ulcerosa wurde die Diagnose im Mittel nach 8,5 Monaten gestellt (Abb. 1). Nur bei 62 % der Patienten wird die Diagnose Morbus Crohn sofort, d.h. innerhalb von 7 Tagen nach Erstvorstellung, erhoben. Bei den Patienten mit Colitis ulcerosa liegt dieser Prozentsatz dagegen bei 81 %. Bei 15 % der Patienten mit Morbus Crohn wird zunächst die Diagnose Colitis ulcerosa, bei weiteren 15 % die Diagnose einer akuten bzw. chronischen Appendizitis und bei 3 % die Diagnose einer gynäkologischen Erkrankung, eines Tumors im Bauchraum oder einer rheumatischen Erkrankung gestellt. Bei den Patienten mit Colitis ulcerosa wird zunächst in 9 % der Fälle eine nicht näher klassifizierbare Oberbaucherkrankung und in 1 % eine Divertikulose diagnostiziert. Die Diagnose Morbus Crohn wird eher erhoben, wenn es sich um einen Befall des Kolons als um einen ausschließlichen Befall des Dünndarms handelt.

Unter dem klinischen Aspekt haben Morbus Crohn und Colitis ulcerosa mehr Gemeinsamkeiten als Unterschiede. Eine eindeutige Trennung der beiden Erkrankungen ist bisher nicht gelungen. Bis zum Erreichen einer Differenzierung geht man davon aus, daß sie durch unterschiedliche ätiologische Faktoren bedingt sind, die aufgrund eines gemeinsamen pathophysiologischen Weges und einer begrenzten Antwortmöglichkeit des Intestinums zu einem weitgehend identischen klinischen Bild führen.

Es ist deshalb erlaubt, beide Erkrankungen zunächst gemeinsam zu definieren:

Morbus Crohn und Colitis ulcerosa sind chronisch-entzündliche Darmerkrankungen, deren Ursache nicht geklärt ist. Sie sind überwiegend im Kolon lokalisiert. Sie sind klinisch meist, aber nicht ausschließlich charakterisiert durch Diarrhöen, die häufig blutig sind. Zahlreiche extraintestinale Manifestationen können vor und zusammen mit dem Auftreten intestinaler Symptome das klinische Bild prägen. Verlauf, Ausdehnung und Schweregrad der Erkrankung sind sehr variabel und nicht vorhersehbar. In der Mehrzahl der Fälle werden lange Remissionsphasen von akuten entzündlichen Schüben unterbrochen. Bei wenigen Patienten findet sich ein chronisch aktiver Verlauf.

Eine spezifische Therapie existiert für beide Erkrankungen nicht. Ziel der therapeutischen Maßnahmen ist bis heute die symptomatische Behandlung der akuten Entzündung und die Verlängerung der Remissionsphase. Mit den zur Verfügung stehenden Medikamenten können der Krankheitsverlauf und die Prognose nicht entscheidend beeinflußt werden.

Morbus Crohn ist eine entzündliche Erkrankung *aller* Schichten der Darmwand. Er ist charakterisiert durch einen *diskontinuierlichen Befall,* von dem sämtliche Abschnitte des Magen-Darm-Trakts betroffen sein können. Folge der transmuralen Entzündung sind Fistelbildungen und Abszesse. Es handelt sich bei Morbus Crohn um ein komplexes Krankheitsbild, das durch verschiedenartige intestinale und extraintestinale Manifestationen und Komplikationen gekennzeichnet ist. Eine medikamentöse oder chirurgische Heilung der Erkrankung gelingt bisher nicht.

Colitis ulcerosa ist eine Erkrankung der Kolonmukosa, die sich überwiegend im *distalen Kolon* manifestiert. Sie beginnt im Rektum, breitet sich kontinuierlich nach proximal aus und befällt in etwa 10 % das gesamte Kolon. Die Erkrankung ist durch eine totale Kolektomie heilbar.

Der Beweis, daß es sich um eine psychosomatische Erkrankung handelt, ist bis heute nicht geführt. Vielmehr ist ein verändertes psychisches Verhalten bei den meist jungen Patienten Folge der Auseinandersetzung mit einem chronischen Leiden, das ihre Lebensqualität einschränkt, ihre sozialen Kontake zumindest während der akuten Schübe massiv beeinträchtigt und dessen Verlauf und Prognose ungewiß sind. Andererseits können psychische Belastungen den Verlauf der Krankheit beeinflussen und in Zusammenhang mit dem Auftreten akuter Schübe stehen.

Es handelt sich also um organische Erkrankungen, für die es keine biologische Erklärung gibt und die nicht geheilt werden können. Darüber muß sich der Arzt im klaren sein, wenn er bei einem Patienten die Diagnose einer chronisch-entzündlichen Darmerkrankung stellt. Der Patient ist nur dann in der Lage, mit dieser Krankheit zu leben (Copingstrategien), wenn er von seinem Arzt ausreichend über Natur und Verlauf der Erkrankung informiert wird, wenn seine Fragen zu der Erkrankung vom Arzt beantwortet werden und er die Prinzipien und Möglichkeiten der medikamentösen Therapie versteht.

2 Klinik des Morbus Crohn

2.1
Symptome und Lokalisation

Die häufigsten klinischen Symptome eines akuten Schubes des Morbus Crohn sind Diarrhö, Bauchschmerzen, Gewichtsverlust, blutige Stühle und Fieber. Das klinische Bild ist von Patient zu Patient sehr variabel und wird bestimmt von der Lokalisation der Erkrankung und dem Ausmaß der Entzündung (Tabelle 3).

Im akuten Schub haben etwa 85 % der Patienten mit Morbus Crohn täglich 5 und mehr durchfallartige, nicht-geformte, teilweise wäßrige Stühle mit Beimengungen von Schleim. Der Durchfall tritt oft nach dem Essen auf und kann auch nachts vorhanden sein. Blutige Stühle sind bei etwa 40 % der Patienten mit Befall des Kolons nachweisbar.

Tabelle 3. Häufigkeit klinischer Symptome in Abhängigkeit von der Lokalisation des Morbus Crohn

Symptom	Lokalisation [%]					
	Ileum		Ileum + Kolon		Kolon	
	Cleveland[a]	ECCDS[b]	Cleveland	ECCDS	Cleveland	ECCDS
Diarrhö	~100	75	~100	81	~100	80
Bauchschmerz	65	72	62	68	55	72
Peranale Blutung	22	8	10	15	46	18
Gewichtsverlust	12	26	19	35	22	35
Perianale Läsion	14	9	38	28	36	28
Fisteln		7		9		4
Innere Fisteln	17		34		16	
Fieber		10		18		20
Extraintestinale Manifestation		16		18		24
Stenosesymptomatik	35		44		17	
Megakolon	0		2		11	

[a]Farmer et al. 1975.
[b]Steinhardt et al. 1985.

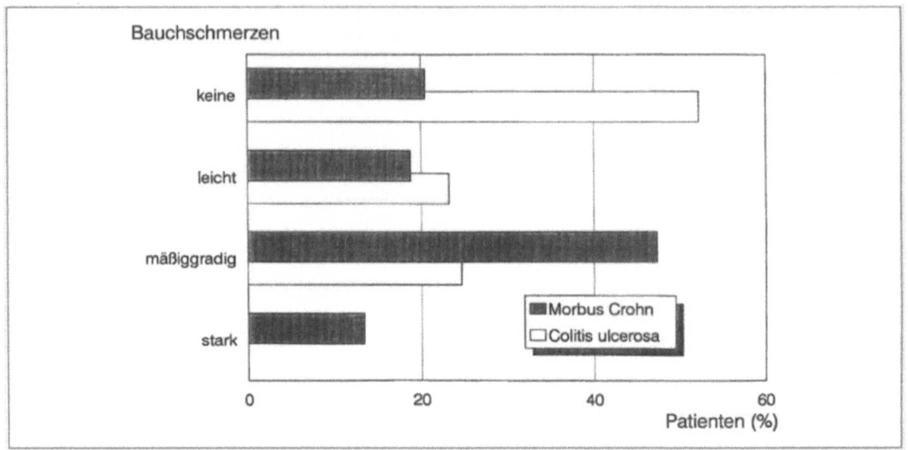

Abb. 2. Intensität der Bauchschmerzen bei Patienten mit einem akuten Schub eines Morbus Crohn und einer Colitis ulcerosa. Daten aus dem Ulmer Patientenkollektiv 1992–1995

Im akuten Schub klagen 75 % der Patienten über mäßiggradige oder starke Abdominalschmerzen (Abb. 2). Als Ausdruck einer Entzündung des terminalen Ileums ist der Schmerz häufig im rechten Unterbauch lokalisiert. Weitere Schmerzursachen können eine intestinale Obstruktion, Fisteln oder Abszesse sein.

Ein weiteres Hauptsymptom des Morbus Crohn ist der Gewichtsverlust. Zwischen 35 und 75 % der Patienten liegen bei der Erstdiagnose zum Teil deutlich unter dem nach de Broca ermittelten Idealgewichtsindex (Abb. 3). Die verschiedenen Gründe für den Gewichtsverlust sind in Abschnitt 7.3 ausführlich dargestellt. Ein Hauptgrund ist, daß zwischen dem Auftreten der ersten Symptome und der Diagnosestellung ein großer Zeitraum liegt, in dem Abdominalschmerzen, Appetitlosigkeit, Übelkeit und depressive Stimmung zu einer verminderten Nahrungsaufnahme führen. Bei Kindern mit Morbus Crohn ist der Gewichtsverlust ein führendes Symptom. Parallel zu der Gewichtsabnahme und der inadäquaten Ernährung findet sich bei bis zu 40 % der Kinder mit Morbus Crohn eine Wachstumsstörung.

Der Morbus Crohn tritt im gesamten Gastrointestinaltrakt auf. Zum Zeitpunkt der Diagnosestellung sind in etwa 28 % der Fälle nur das terminale Ileum, in etwa 25 % ausschließlich das Kolon, und in etwa 50 % Kolon und terminales Ileum betroffen (Tabelle 4). Bei der Erstdiagnose des Morbus Crohn findet sich eine Abhängigkeit des befallenen Darmabschnitts vom Lebensalter. In der Gruppe der 20–30jährigen liegt häufig eine Ileitis oder eine Ileocolitis vor, in der Gruppe der über 60jährigen jedoch eher eine ausschließliche Colitis (s. Abschn. 22.2).

Die Lokalisation des Morbus Crohn im eigenen Krankengut ist in Abb. 4 dargestellt. Am häufigsten (80 %) ist das terminale Ileum entweder alleine oder in Kombination mit Befall des Kolons betroffen. In den verschiedenen Abschnitten des Dickdarms kommt der Morbus Crohn etwa gleichhäufig vor. In

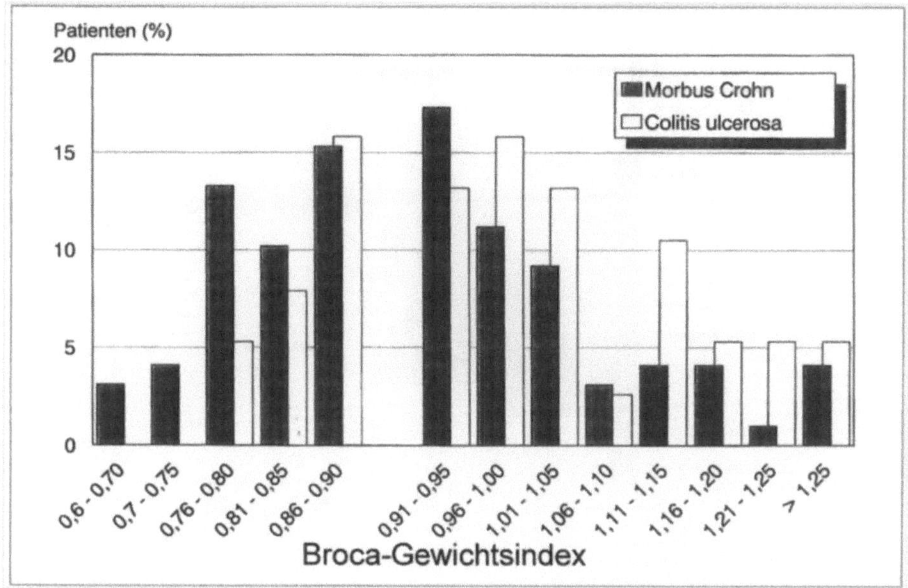

Abb. 3. Gewichtsindex bei Patienten mit Morbus Crohn und Colitis ulcerosa zum Zeitpunkt der Erstdiagnose. Werte <0,9 bedeuten Untergewicht bezogen auf den Idealgewichtsindex von 0,9. Daten aus dem Ulmer Patientenkollektiv von 1992–1995

27 % der Fälle ist das Rektum betroffen. Die Aussparung des Rektums wird oft als wichtiger differentialdiagnostischer Hinweis gegenüber der Colitis ulcerosa angesehen. Die Daten aus der Literatur mit einem Befall des Rektums in 20–50 % der Fälle zeigen jedoch eindeutig, daß es kein sicheres differentialdiagnostisches Kriterium ist. Der Morbus Crohn mit ausschließlichem Befall des Rektums ist mit 2 % eher selten.

Die klinische Symptomatik des Morbus Crohn im terminalen Ileum oder im Ileozökalbereich ist charakterisiert durch Schmerzen im rechten Unterbauch,

Tabelle 4. Lokalisation des Morbus Crohn bei der Erstdiagnose

Studie, Jahr[a]	Befallener Darmabschnitt [%]		
	Ileum	Ileum+Kolon	Kolon
Farmer 1975[b]	28,6	41	27
Mekhjian 1979	30	55	15
Steinhardt 1985	30	49	21
Goebell 1987	26	48	26
Malchow 1987[c]	26	55,6	17,9

[a]weitere Angaben im Literaturverzeichnis zu Kap.2.
[b]3,4 % anorektale Lokalisation.
[c]0,5 % isolierter Duodenalbefall.

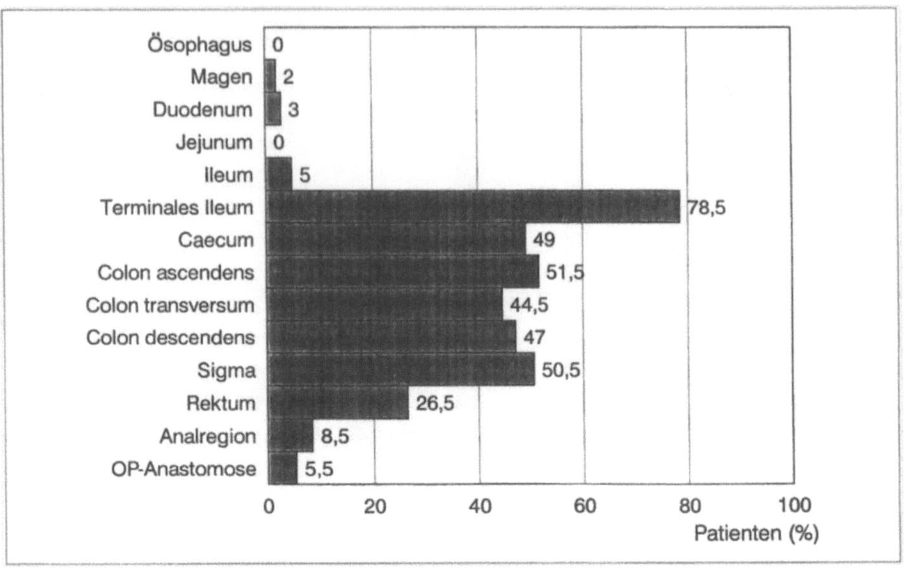

Abb. 4. Lokalisation des Morbus Crohn in den verschiedenen Abschnitten des Gastrointestinaltraktes. Daten aus dem Ulmer Patientenkollektiv von 1992–1995

Diarrhö und leichtes Fieber. Sie ähnelt damit dem klinischen Bild der akuten Appendizitis, so daß immer wieder die Diagnose des Morbus Crohn im Rahmen einer Appendektomie gestellt wird. Ein Befall der Appendix beim Morbus Crohn ist meist Folge einer Ausbreitung der Entzündung vom terminalen Ileum und dem Zökum. Etwa 90 Fälle eines nur auf die Appendix begrenzten Morbus Crohn sind beschrieben.

Der Morbus Crohn kann zunächst als irritables Darmsyndrom fehlinterpretiert werden, wenn Diarrhö, Bauchschmerzen und Krämpfe nicht kontinuierlich vorhanden sind. Wie später ausführlich beschrieben, können extraintestinale Manifestationen (insbesondere Gelenkbeschwerden), Anämie, Wachstumsstörungen und Störungen der Sexualfunktion am Beginn der Erkrankung stehen und bei Fehlen einer intestinalen Manifestation die Diagnose verzögern (Kap. 6).

Perianale Läsionen finden sich häufiger bei der Kolitis als bei der Ileitis terminalis (Tabelle 3). Interne und enterokutane Fisteln treten bei der Ileokolitis und der Ileitis häufiger auf als bei alleinigem Kolonbefall (Kap. 8). Intermittierende Schmerzen mit spontaner Besserung sind verdächtig auf eine *intestinale Obstruktion* bei Entzündung des terminalen Ileums oder des Dünndarms. *Abszesse* sind ebenfalls häufiger mit der Lokalisation der Erkrankung im Dünndarm vergesellschaftet.

Ein Befall des oberen Gastrointestinaltraktes ist bei bis zu 5 % der Patienten mit Morbus Crohn beschrieben. Meist besteht gleichzeitig eine Entzündung im Dünndarm oder Dickdarm. Entzündliche Veränderungen der Mundschleimhaut treten sowohl als Erstmanifestation als auch bei Befall von Ileum und

Kolon auf. Am häufigsten findet sich eine aphthöse Stomatitis, daneben eine Makrocheilie und ein Pflastersteinrelief (Abschn. 6.1).

Dysphagie, Odynophagie, retrosternale Schmerzen und obere gastrointestinale Blutung weisen bei einem bekannten Morbus Crohn auf eine mögliche Beteiligung des Ösophagus hin. Endoskopisch finden sich Aphthen, großflächige ulzeröse Läsionen und in seltenen Fällen Stenosen und Fistelbildungen. In den meisten beschriebenen Fällen einer Ösophagusbeteiligung bestanden ein Befall des Dünndarms oder Dickdarms und extraintestinale Manifestationen.

Ein Befall von Magen und Duodenum ist bei bis zu 5 % der Patienten mit Morbus Crohn bekannt. Die Patienten klagen über Übelkeit, Erbrechen, epigastrische Schmerzen. Die Crohn-spezifischen Läsionen treten überwiegend im präpylorischen Antrum und im absteigenden Duodenum auf und imponieren endoskopisch als Aphthen, fissurale Ulzera und Stenosen. Fisteln im Magen oder Duodenum haben üblicherweise ihren Ursprung in entzündeten Abschnitten des Dickdarms oder des Dünndarms. Ulzerationen im Bereich der Papilla major und Stenosierungen des Duodenums können Ursachen von rezidivierenden Pankreatitiden sein.

Eine diffuse Jejuno-Ileitis tritt vorwiegend bei jüngeren Patienten mit Morbus Crohn auf. Exakte Zahlenangaben über die Häufigkeit dieses Krankheitsbildes gibt es nicht. Die Patienten klagen über rezidivierende kolikartige Bauchschmerzen, Gewichtsverlust und Diarrhö als Folge der multiplen entzündlichen oder narbigen Obstruktionen des Dünndarms. Insgesamt acht Fälle eines miliaren Morbus Crohn sind bisher beschrieben. Das Krankheitsbild ist charakterisiert durch multiple nichtverkäsende Granulome auf der Serosa des proximalen Dünndarms. Ob es sich bei diesem Krankheitsbild um die Frühform eines Morbus Crohn handelt, ist umstritten.

2.2
Bestimmung der Krankheitsaktivität

Der Morbus Crohn ist gekennzeichnet durch ein weites Spektrum klinischer Symptome und Manifestationen. Die intestinale Symptomatik kann lange Zeit im Hintergrund stehen, während verschiedene extraintestinale Manifestationen das Krankheitsbild prägen. Die anatomische Lokalisation des Morbus Crohn differiert von Fall zu Fall. Ein für alle Patienten zutreffendes Verteilungsmuster gibt es nicht. Der transmurale Befall des Darms führt zur Ausbildung von Fisteln und Abszessen, die das klinische Bild prägen können. Außerdem verläuft die Erkrankung in Schüben mit einem Wechsel zwischen entzündlicher Aktivität und Remission. Es gibt bis heute keine klinischen Kriterien, die eindeutig den *entzündlichen Schub von der Remission abgrenzen*. Auch bei unauffälligem klinischem Befund und weitgehend normalen Laborparametern kann endoskopisch und histologisch eine deutliche Entzündungsaktivität nachweisbar sein. Darüber hinaus gibt es keine Laborparameter, die für Morbus Crohn spezifisch sind und seine entzündliche Aktivität anzeigen. Die Diagnose „Morbus Crohn" wird deshalb nur in seltenen Fällen das Ergebnis einer einzelnen Untersuchungsmethode sein. Vielmehr stützt sie sich auf den Verdacht, der sich aus den klinischen Befunden ergibt. Darauf aufbauend führen gezielte laborchemische, endoskopische und morphologische Methoden zu der Diagnose.

Die einzelnen Befunde spiegeln nur unzureichend die Aktivität der Erkrankung wider und erlauben keine Aussage über den Verlauf und die Prognose. Es wurde deshalb versucht, von der reinen Deskription zu einer qualitativen bzw. quantitativen Erfassung des Krankheitsbildes zu kommen.

Bei der *deskriptiven Methode* entsteht aus der Zusammenschau der erhobenen Befunde eine weitgehend subjektive Einschätzung der Krankheitsaktivität, während die *qualitative Methode* verschiedene Schweregrade auf der Basis eines Befundkatalogs unterscheidet. Sie wird überwiegend bei Colitis ulcerosa angewandt.

Bei der *quantitativen Methode* erhalten die einzelnen Parameter Indexzahlen und werden mit Koeffizienten multipliziert. Daraus ergibt sich ein Index, der über die augenblickliche Aktivität der Erkrankung Auskunft gibt. Der prognostische Index gibt an, bei welchen Laborveränderungen und bei welchem Befallsmuster Rezidive des Morbus Crohn häufiger auftreten.

Mit Hilfe eines Aktivitätsindex werden

- die Krankheit anhand objektiver Daten definiert,
- die Aktivität und der Schweregrad der Erkrankung charakterisiert und
- die therapeutischen Maßnahmen objektiviert.

Es muß vor Beschreibung der einzelnen Indizes festgehalten werden, daß es keinen Goldstandard für die Erfassung der Aktivität und des Schweregrades der Erkrankung gibt.

Im Rahmen der *amerikanischen Crohn-Studie* (National Cooperative Crohn's Disease Study = NCCDS) wurde von Best et al. der Crohn's disease activity index (CDAI) entwickelt. Ziel war es, den Effekt einer medikamentösen Therapie in einer kontrollierten Studie zu objektivieren (Tabelle 5). Der CDAI-Index beruht überwiegend auf subjektiven Symptomen. Er ist abhängig von den Angaben des Patienten über seine Beschwerden und ihre Wertung durch den Arzt. Mit Ausnahme des Hämatokrits sind keine Laborparameter berücksichtigt. Der CDAI ist ein Maß für den *Schweregrad der Erkrankung* und nicht für die Aktivität. Er baut auf die Kooperationsfähigkeit des Patienten, der seine subjektiven Beschwerden täglich registrieren muß. Durch Addition der einzelnen Faktoren über eine Woche werden Indexwerte erreicht, nach denen der Schweregrad der Erkrankung eingeschätzt wird. Bei einem Indexwert unter 150 besteht definitionsgemäß ein geringer Schweregrad, während Werte über 200 ein schweres Krankheitsbild anzeigen. Das Hauptproblem des CDAI-Index ist, daß er in der klinischen Praxis nicht einfach zu handhaben ist. Außerdem besteht zwischen den verschiedenen Anwendern eine hohe Variation in der Interpretation und der Berechnung des CDAI.

Van Hees entwickelte einen Index, der eher die *Aktivität* der Erkrankung erfaßt als der CDAI-Index. Es wurden 9 Parameter herangezogen: Serumalbumin, BSG, Körpergewicht, Resistenz im Abdomen, Geschlecht, Fieber, Stuhlbeschaffenheit, Zustand nach Darmresektion und extraintestinale Läsion (Tabelle 6). Besonders dem Serumalbumin wird eine Bedeutung in der Ein-

Tabelle 5. Aktivitätsindex nach Best: Crohn's Disease Activity Index (CDAI). (Aus Best et al. 1976)

	Tage: 1 2 3 4 5 6 7	Summe	·Faktor	= Subtotal
1. Zahl der flüssigen oder sehr weichen Stühle in der letzten Woche	▢▢▢▢▢▢▢	▢▢▢	·2	= ______
2. Bauchbeschwerden: 0=keine, 1=gering, 2=mäßig, 3=stark	▢▢▢▢▢▢▢	▢▢▢	·5	= ______
3. Allgemeinbefinden: 0=gut, 1=mäßig, 2=schlecht, 3=sehr schlecht, 4=unerträglich	▢▢▢▢▢▢▢	▢▢▢	·7	= ______
4. Assoziierte Symptome: – Arthritis/Arthralgien – Iritis/Uveitis – Erythema nodosum/Pyoderma grangraenosum/aphthoide Stomatitis – Analfissur, -fistel, -abszeß – andere Fisteln – Fieber über 37,5 °C in der letzten Woche jeder Punkt	▢		·20	= ______
5. Symptomatische Durchfallsbehandlung, wenn ja	▢		·30	= ______
6. Resistenz im Abdomen, 0=nein, 2=fraglich, 5=sicher	▢		·10	= ______
7. 47 minus Hämatokrit (Männer) 42 minus Hämatokrit (Frauen) (Vorzeichen beachten)	______		·6	= ______
8. Gewicht (kg) Standardgewicht (kg)	$\left(1 - \dfrac{\text{Gewicht}}{\text{Standardgewicht}}\right) \cdot 100$			= ______

(Übergewicht subtrahieren, Untergewicht addieren)

Aktivitätsindex   Summe: ______
Bewertung: unter 150 Punkte: inaktive Erkrankung
                  über 150 Punkte: aktive Erkrankung
                  über 450 Punkte: sehr schwere Erkrankung

schätzung des Aktivitätsgrades des Morbus Crohn beigemessen. Der große Nachteil des Van-Hees-Index gegenüber dem CDAI ist die kompliziertere Berechnung.

In der *ersten europäischen kooperativen Morbus-Crohn-Studie* (ECCDS) war der CDAI-Index dem Van-Hees-Index als Maß für die Schwere des Morbus Crohn überlegen. Um Aktivität und Schweregrad in einem Index zu erfassen, wurde im Rahmen der ECCDS ein Schweregrad-Aktivitätsindex (SAI) entwickelt (Tabelle 7). Für die Erstellung des Index wurden Durchfall, Schmerzen,

Tabelle 6. Aktivitätsindex nach van Hees. (Aus van Hees et al. 1980)

	Faktor
1. Albumin (g/l)	−5,48
2. BSG (mm) nach 1 h	0,29
3. Quetelet-Index (W/H^2)	
W = 10. Körpergewicht (kg), H = Länge (m)	−0,22
4. Resistenz im Abdomen 1–5	
1 = keine, 2=fraglich, 3=ϕ<6cm, 4=ϕ 6 bis 12cm, 5=ϕ>12cm	7,83
5. Geschlecht 1=♂, 2=♀	−12,3
6. Temperatur (°C) kein Fieber=37 °C,	
bei Fieber Durchschnitt aus Abendmessungen über 1 Woche	16,4
7. Stuhlbeschaffenheit 1=geformt, 2=weich, 3=wäßrig	8,46
8. Resektion 1=nein, 2=ja	−9,17
9. extraintestinale Läsionen 1=nein, 2=ja	10,7
Gesamt Konstante	−209

Aktivitätsindex

Bewertung: unter 100 Punkte: Keine entzündliche Aktivität
           100–150 Punkte: leichte entzündliche Aktivität
           150–210 Punkte: mittelstarke entzündliche Aktivität
           über 210 Punkte: starke entzündliche Aktivität

Tabelle 7. Der Schweregrad-Aktivitäts-Index (SAI). (Aus Goebell et al. 1988)

Variable	Koeffizient	Endwert
1. Anzahl der Durchfälle pro Tag	·10	=
2. Grad der Bauchschmerzen (Summe pro Woche/7)	·50	=
3. Anale/perianale Läsionen ja=1, nein=0	·30	=
4. Resistenz im Abdomen ja=1, nein=0	·30	=
5. Extraintestinale Läsionen ja=1, nein=0	·30	=
6. Temperatur >37 °C=1, <37 °C=0	·40	=
7. Gewicht (kg)		
Standardgewicht (kg)		
$\left(1 - \dfrac{\text{Gewicht}}{\text{Standardgewicht}}\right) \cdot 100$	·2	=
8. Hämatokrit (%)	·−4	=
9. Albumin (g/dl)	·−2	=
Konstante	270	=
		Gesamt

Bewertung: Werte <60:   Remission
           Werte zwischen 60 und 120:   leichte Erkrankung
           Werte Zwischen 120 und 240:   mittelstarke Ausprägung
           Werte>240:   schwere Erkrankung

Analläsionen und pathologische Resistenz und für die entzündliche Aktivität extraintestinale Läsionen, Fieber, Gewicht, Hämatokrit und Albumin ausgewählt.

Zahlreiche weitere Aktivitätsindizes wurden in den letzten Jahren beschrieben. Die Etablierung eines endoskopischen Index (Crohn's Disease Endoscopic Index of Severity-CDEIS) hat deutlich gemacht, daß keine oder eine nur sehr schwache Korrelation zwischen dem endoskopischen Bild und der klinischen Symptomatik besteht. Im Rahmen von Therapiestudien konnte nachgewiesen werden, daß nur etwa 30 % der Patienten mit klinischer Remission auch endoskopisch eine Remission erreicht haben. Allen numerischen Indizes ist gemeinsam, daß sie für die klinische Praxis nur von untergeordneter Bedeutung sind, da in der Betreuung des Patienten mit Morbus Crohn die *klinische Wertung* aller Befunde entscheidend ist. Alle Indizes können immer nur eine begrenzte Anzahl von Variablen berücksichtigen. Dadurch können Befunde unberücksichtigt bleiben, die für die Bewertung des Krankheitsbildes des einzelnen Patienten wichtig sind. Ohne Zweifel sind jedoch numerische Indizes im Rahmen von kontrollierten Therapiestudien unersetzlich, um durch eine Standardisierung eine qualifizierte Aussage über einen Therapieerfolg zu erreichen. Unter den bekannten Indizes ist im Rahmen klinischer Studien der CDAI am besten geeignet, den Schweregrad der Erkrankung zu erfassen.

2.3
Verlauf und Prognose

Morbus Crohn ist eine chronische Erkrankung, die auf alle vitalen, psychischen und sozialen Funktionen und Kontakte des Patienten Einfluß nimmt. Die Diagnose „Crohn" bedeutet aber nicht, daß der Patient sein Leben lang krank ist. Die Krankheit verläuft schubweise, ohne daß man bis heute eine Vorhersage über Zeitpunkt und Häufigkeit der Schübe machen kann.

Es gibt keine spezifische Therapie, die den Langzeitverlauf beeinflußt. Sowohl die medikamentöse Therapie als auch chirurgische Maßnahmen haben nur einen Einfluß auf den akuten Krankheitsschub. Neben den klinischen Symptomen wie Schmerz, Diarrhö, Untergewicht, Fieber und Fistelbildung wird das Befinden des Patienten beeinträchtigt durch Nebenwirkungen der Medikamente und durch psychosoziale Probleme als Folge der Erkrankung. Häufige ambulante und stationäre Behandlungen unterbrechen besonders in der Frühphase der Erkrankung immer wieder die Berufsausbildung und die Entwicklung persönlicher Beziehungen bei den 20- bis 30jährigen Patienten. Im Verlauf der Erkrankung nehmen Dauer und Häufigkeit der Hospitalisierung ab.

Die einmal gestellte Diagnose des Morbus Crohn muß im Verlauf der Erkrankung nur selten revidiert werden. Nach einer von der Weltorganisation für Gastroenterologie durchgeführten Studie wurde die Diagnose „Crohn" oder „Colitis ulcerosa" nach 4 Jahren nur in 3,4 % und nach 8 Jahren Beobachtungszeit in 6 % der Fälle geändert, wobei bei jeweils 3 % ein Wechsel der Diagnose von Colitis ulcerosa zu Morbus Crohn und umgekehrt erfolgte.

Tabelle 8. Ausbreitung des Morbus Crohn im Krankheitsverlauf. (Aus Harper et al. 1987)

Befallene Region	Bei Diagnosestellung	Nach 15 Jahren
Ileum	27 %	8 %
Kolon	28 %	17 %
Ileum + Kolon	45 %	75 %

Im Verlauf der Erkrankung breitet sich der Morbus Crohn über weitere Darmabschnitte aus. Nur bei 8 % der Fälle bleibt die Erkrankung auf das terminale Ileum und bei 17 % auf den Dickdarm beschränkt. Die Häufigkeit der Ileokolitis nimmt über einen Zeitraum von 15 Jahren von 45 auf 75 % zu (Tabelle 8).

Der Krankheitsverlauf ist individuell sehr unterschiedlich. Etwa 20 % der Patienten haben einen kontinuierlichen Verlauf mit ständig vorhandener entzündlicher Aktivität. Bei 35 % der Patienten ist die Erkrankung nur intermittierend aktiv; bei 45 % der Patienten ist sie im Verlauf (5–10 Jahre nach Erstdiagnose) klinisch inaktiv (Abb. 5).

Innerhalb von 10 Jahren nach der Diagnosestellung werden 55 % der Patienten mindestens einmal operiert. Im Jahr der Diagnosestellung ist die Operationsrate am höchsten. Patienten mit Befall des Ileums müssen häufiger

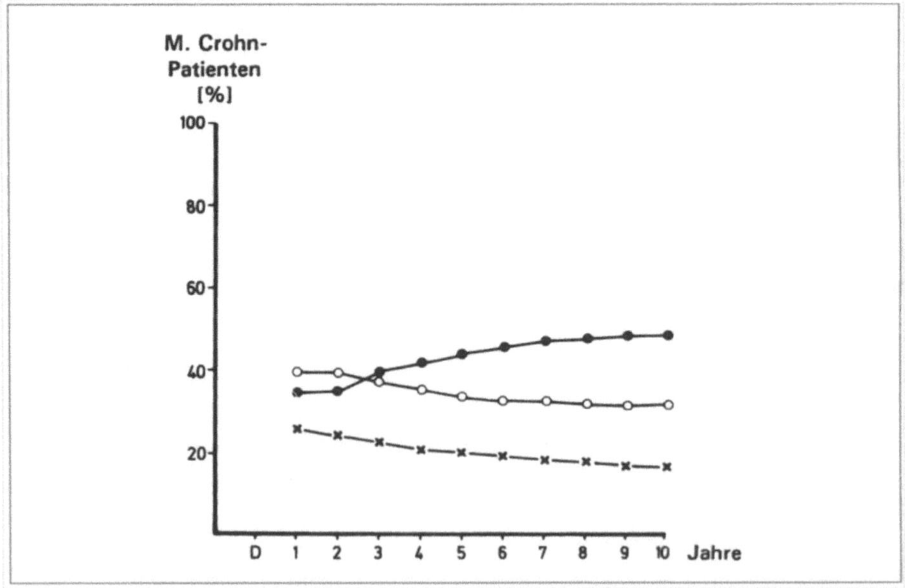

Abb. 5. Verlauf des Morbus Crohn in den Jahren nach der Diagnosestellung *(D):* ●—● inaktiver Verlauf, ×—× kontinuierlicher Verlauf, ○—○ periodisch auftretend. (Binder et al. 1985, Gut 26:146; mit Genehmigung des Autors)

operiert werden als Patienten mit isoliertem Befall des Kolons. Bei mehr als der Hälfte der Patienten treten im Verlauf der Erkrankung perianale Komplikationen auf, bei einem Drittel wird die Krankheit durch intestinale Fisteln kompliziert. Die Rezidivrate ist am höchsten bei einer Ileokolitis und geringer bei Patienten mit Befall des Kolons oder des Ileums.

Welche Faktoren das Auftreten eines Rezidivs beeinflussen, läßt sich nicht mit Sicherheit vorhersagen. Dies liegt daran, daß es keine klare Definition der Remission gibt und daß bei asymptomatischen Patienten endoskospisch eine Entzündung nachweisbar sein kann. Bei einigen Patienten besteht ein Zusammenhang zwischen dem Rezidiv des Morbus Crohn und einer akuten Gastroenteritis, einem respiratorischen Infekt und einer psychischen Belastungssituation. Das kumulative Risiko für ein Rezidiv nach einer Operation liegt nach 10–15 Jahren bei 40–50 % und ist am höchsten bei Patienten mit Ileokolitis (s. Abschn. 20.1).

Zur *Vorhersage eines Rezidivs* sind nur wenige Indizes entwickelt worden. In der ersten Europäischen Crohn-Studie (ECCDS) wurde ein prognostischer Index anhand der Variablen Serumalbumin, Intensität abdominaler Schmerzen und Befallsmuster im Verdauungstrakt aufgestellt. Die Berechnung des Index lautet:

$$550-10 \cdot \text{Serumalbumin [g/l]}$$
$$+5 \cdot \text{Abdominalschmerzwert/Woche}-100,$$

wenn Dünndarm und Dickdarm gleichzeitig betroffen sind.

Ist der Indexwert größer als 180, so haben die Patienten eine schlechtere Prognose. Eine eindeutige Abgrenzung der Patienten mit guter Prognose gelingt nicht.

Ein weiterer prognostischer Index ist ausschließlich auf Laborparameter aufgebaut. Bei Patienten, die zu Beginn der Studie erhöhte Werte für α_1-Glykoprotein, α_2-Globulin und eine beschleunigte Blutsenkungsgeschwindigkeit hatten, traten in dem Beobachtungszeitraum von 18 Monaten häufiger Rezidive des Morbus Crohn auf. Der prognostische Index wurde nach folgender Formel berechnet:

$$-3,5 + (\text{BSG} \cdot 0,03)+(\alpha_1\text{-Glykoprotein} \cdot 0,013) + (\alpha_2\text{- Globulin} \cdot 2).$$

Als Grenzwert wurde +0,35 errechnet. Spezifität und positiver Vorhersagewert dieses Index liegen bei 100 %, seine Sensitivität beträgt 71 % (Abb.6). Seine Vorhersagekraft ist allerdings nur dann hoch, wenn Patienten in Remission und ohne Therapie berücksichtigt werden. Der Index erlaubt die Abgrenzung derjenigen Patienten, bei denen mit einer bestimmten Wahrscheinlichkeit ein Rezidiv auftritt. Kürzlich wurde ein einfacher prognostischer Index zur Vorhersage eines Rezidivs des Morbus Crohn publiziert, dessen Wertigkeit durch klinische Prüfungen noch bewiesen werden muß. Für diesen Index wurden aus 19 Parametern 4 Faktoren errechnet, die mit einer schlechten Prognose einhergehen:

1. Alter unter 25 Jahren,
2. Intervall seit Auftreten der Symptome mehr als 5 Jahre,

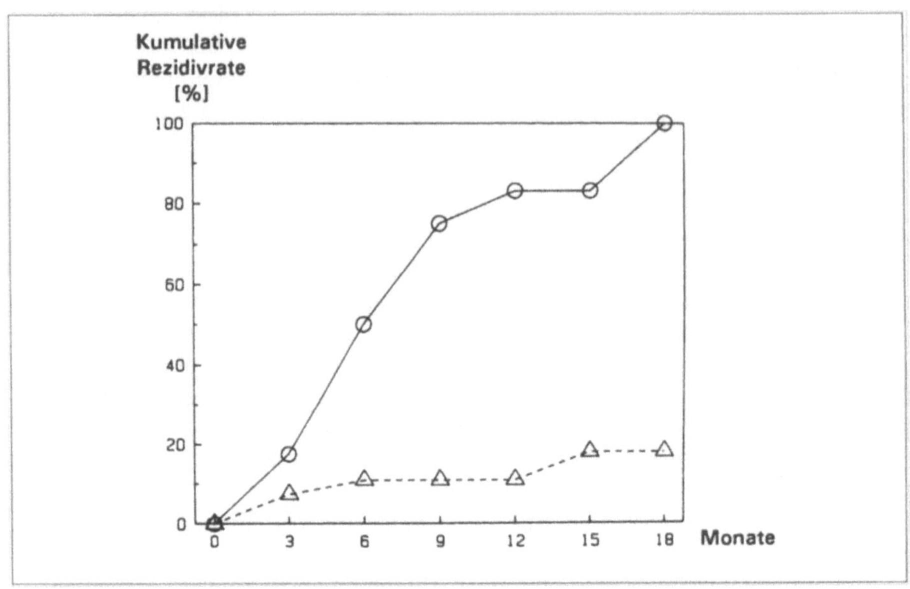

Abb. 6. Kumulative Rezidivrate des Morbus Crohn bei Patienten mit einem prognostischen Index >35 (O) und bei Patienten mit einem prognostischen Index <35 (△). (Brignola 1986 et al., Gastroenterology 91:1490; mit Genehmigung des Autors)

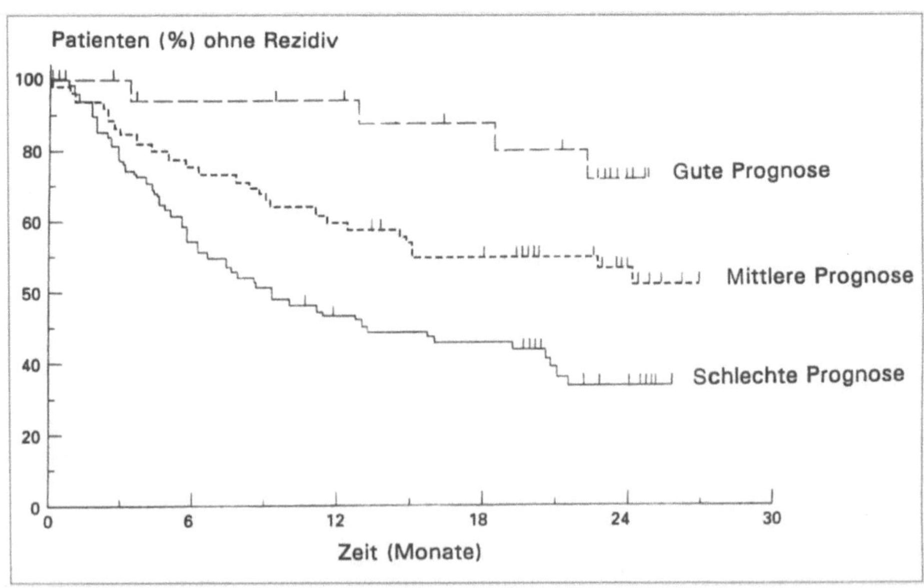

Abb. 7. Prozentualer Anteil der Patienten ohne Rezidiv des Morbus Crohn in Abhängigkeit von den 4 Prognosefaktoren: (1) Alter unter 25 Jahren, (2) Intervall seit Auftreten der Symptome mehr als 5 Jahre, (3) Intervall seit letztem Rezidiv weniger als 6 Monate, (4) Entzündlicher Befall des Kolons. Zum Zeitpunkt Null waren alle Patienten in Remission und wurden in 3 verschiedene Prognosegruppen eingeteilt: gute Prognose: 0–1 Prognosefaktor; mittelmäßige Prognose: 2 Prognosefaktoren; schlechte Prognose: 3–4 Prognosefaktoren. (Sahmoud et al. 1995, mit Genehmigung des Autors)

3. Intervall seit letztem Rezidiv weniger als 6 Monate,
4. entzündlicher Befall des Kolons.

Patienten mit nur einem dieser Prognosefaktoren haben weniger Rezidive als Patienten, auf die drei oder vier dieser Faktoren zutreffen (Abb. 7).

Der natürliche Verlauf des Morbus Crohn kann zu einem Zeitpunkt, zu dem effektive medikamentöse und operative Verfahren zur Behandlung des akuten Schubes zur Verfügung stehen, kaum noch beurteilt werden. Am ehesten gelingt dies bei Patienten, die im Rahmen kontrollierter Studien Plazebo erhalten. Freilich ergibt sich hierbei das Problem, daß die intensive Betreuung der Patienten in solchen Studien einen Einfluß auf den natürlichen Verlauf haben kann.

In der amerikanischen Crohn-Studie erreichten 30 % der Patienten aus der Plazebogruppe nach 17 Wochen eine Remission. In der europäischen Crohn-Studie erreichten nach 100 Tagen 42 % der Patienten, die zu Beginn der Studie einen CDAI über 150 hatten, eine Remission. Diese Daten zeigen, daß zwischen 30 und 40 % der Patienten mit aktiver Erkrankung unter einer Plazebotherapie in Remission kommen. Im zweiten Teil der beiden großen Crohn-Studien wurden Patienten, die eine Remission erreicht hatten, unter Plazebotherapie weiter beobachtet. In der amerikanischen Crohn-Studie waren nach 1 Jahr 74 % und nach 2 Jahren 40 % der Patienten in Remission. In der europäischen Crohn-Studie ging der prozentuale Anteil der Remission von 71 % nach 100 Tagen auf 35 % Remission nach 700 Tagen zurück. Nach diesen Daten ist bei bis zu 40 % der Patienten mit Morbus Crohn nach Erreichen einer Remissionsphase über 2 Jahre keine Krankheitsaktivität nachweisbar.

Ob diese Plazeboeffekte wirklich dem natürlichen Verlauf der Erkrankung entsprechen oder Folge der Aufnahme der Patienten in eine kontrollierte Studie ist, kann nicht sicher beurteilt werden. Es wird deutlich, daß der Morbus Crohn in einem hohen Prozentsatz *spontan* in Remission geht. Die spontanen Verläufe sind bei denjenigen Patienten günstiger, bei denen eine *totale Resektion* durchgeführt wurde, die *keine perianalen* Läsionen haben und bei denen der Morbus Crohn zu Beginn der Studie nur *mäßig aktiv* war.

Die Mortalitätsrate bei Morbus Crohn ist seit Beginn der 70er Jahre deutlich rückläufig. Während einige Studien kein erhöhtes Mortalitätsrisiko im Vergleich zur Kontrollbevölkerung sehen, ist es in anderen um das 1,5fache erhöht. Als wichtigste Todesursachen sind Sepsis, Malnutrition, massive Blutung, Amyloidose, postoperative Mortalität, Gallenwegs- und Atemwegserkrankungen und kolorektales Karzinom genannt. Die Mortalität ist am höchsten im 1. Jahr der Erkrankung, fällt dann zunächst ab und steigt nach 5–9 Jahren wieder an. Patienten, bei denen die Diagnose vor dem 20. Lebensjahr gestellt wird, haben ein höheres Mortalitätsrisiko.

2.4
Psychosoziale Faktoren

Es ist unbestritten, daß bei einem Patienten mit der Diagnose einer chronischen, lebenslangen Erkrankung sekundär emotionale und psychische Probleme auftreten können. Die Frage ist jedoch, ob es bestimmte prämorbide Persönlichkeitsstrukturen gibt, die zu der Entwicklung eines Morbus Crohn prädestinieren. Die zweite Frage ist, ob bestimmte Lebensereignisse (Streß, emotionale Belastung) den Verlauf der Erkrankung beeinflussen.

Überwiegend geht man heute davon aus, daß die Erkrankung am besten verstanden wird als Folge einer Interaktion zwischen biologischen, psychischen und sozialen Faktoren. Patienten mit Morbus Crohn wurden als passiv abhängig, aggressionsgehemmt, zwanghaft und ängstlich charakterisiert. Aus diesen Merkmalen wurde früher auf eine für den Morbus Crohn spezifische prämorbide Persönlichkeitsstruktur geschlossen. Inzwischen wurde diese Hypothese allgemein zurückgewiesen und die beobachteten psychischen Probleme als Ergebnis der Krankheit angesehen.

Weitgehende Einigkeit herrscht darin, daß belastende, lebensverändernde Ereignisse auslösende Faktoren akuter Phasen des Morbus Crohn sein können. Dem liegen häufig Trennungskonflikte, Verlust von Bezugspersonen, Übernahme von Verantwortung und Selbstwertkrisen zugrunde. Es gibt Hinweise auf vermehrte Deprivationen und Traumata in der Vorgeschichte, die dazu führen können, daß Belastungen nicht mehr adäquat verarbeitet werden. Das sensitivste Symptom, mit dem der Patient auf eine psychische Belastung reagiert, ist die Diarrhö.

Als Folge der langdauernden chronischen Erkrankung sind eine Reihe *sekundärer psychischer Symptome* beschrieben. Dazu gehören neurotisches Fehlverhalten, Introvertiertheit, Depressivität, Neigung zu Anorexie, Aggressionshemmung und Unfähigkeit, Gefühle zu äußern. Daneben haben die Patienten oft einen ausgeprägten Hang zum Perfektionismus. Bei der Bewältigung ihrer chronischen Erkrankung spielt sicherlich die Persönlichkeitsstruktur eine entscheidende Rolle.

Patienten mit Morbus Crohn und Colitis ulcerosa erleben Belastungen, die entweder unspezifisch (Folge der chronischen Erkrankung) oder spezifisch (Folge der Darmerkrankung) sind. Zu den unspezifischen Krankheitsbelastungen gehört die Irreversibilität und häufige Progredienz des Krankheitsbildes, die eingeschränkte Vorhersagbarkeit des Krankheitsverlaufs, eine reduzierte psychische Leistungsfähigkeit, eine Bedrohung der körperlichen Integrität und die langdauernde Abhängigkeit von medizinischer Versorgung. Spezifische Belastungen ergeben sich aus den rezidivierenden Bauchschmerzen, der durch Durchfälle eingeschränkten örtlichen und zeitlichen Mobilität und die oftmals lange diagnostische Unsicherheit zu Beginn der Erkrankung. Die Patienten sind hauptsächlich besorgt wegen des unsicheren Krankheitsverlaufs, der Nebenwirkungen der Medikamente, der körperlichen Leistungsfähigkeit, der Notwendigkeit chirurgischer Maßnahmen, der Möglichkeit, von der Hilfe anderer abhängig zu sein und der Gefahr einer Krebserkrankung (Tabelle 9). Dabei ist die Belastung der Patienten mit Morbus Crohn deutlich größer als die der Patienten mit Colitis ulcerosa. Die Kenntnis dieser Sorgen und Belastungen ist wichtig für den Aufbau der Arzt-Patienten-Beziehung und für die Einschätzung der Lebensqualität der Patienten. Die exakte Messung der Lebensqualität ist insbesondere bei Morbus Crohn schwierig, da Phasen relativen Wohlbefindens mit Phasen einer aktiven Erkrankung abwechseln. Erst in

Tabelle 9. Patientenängste bei chronisch-entzündlichen Darmerkrankungen: Vergleich zwischen Colitis ulcerosa und Morbus Crohn. (Aus Drossman 1991)

	Colitis ulcerosa (n=320) Meßwert[a] Mittelwert (Rang)	Morbus Crohn (n=671) Meßwert[a] Mittelwert (Rang)
Unsicherer Krankheitsverlauf	54,3 (4)	60,6 (1)
Nebenwirkungen der Medikamente	54,7 (3)	57,0 (3)
Körperliche Leistungsfähigkeit	48,9 (6)	58,5 (2)[b]
Operation	50,8 (5)	54,0 (4)
Stoma	55,6 (1)	50,5 (5)
Abhängigkeit von anderen	42,6 (8)	50,3 (6)[b]
Kontinenzverlust	47,7 (7)	45,3 (8)
Krebserkrankung	55,5 (2)	40,6 (12)[b]
Geruchsbelästigung anderer	37,4 (12)	43,9 (9)
Schmerzen	34,3 (14)	42,0 (10)[b]

[a] Meßwertbereich von 0 (= überhaupt nicht) bis 100 (=sehr stark).
[b] Signifikanter Unterschied (P<.002).

jüngster Zeit wurden *standardisierte Fragebögen und Scoring-Systeme* entwickelt und validisiert, die neben dem physischen Wohlbefinden auch die sozialen Kontakte, Aktivitäten und emotionalen Faktoren berücksichtigen. Die Lebensqualität bei Morbus Crohn wurde bisher meist nur nach chirurgischen Eingriffen untersucht. Es kann nicht verwundern, daß in diesen oft retrospektiv durchgeführten Untersuchungen die Lebensqualität vor der Operation schlechter war als nach der Operation.

Die Lebensqualität wird durch die Persönlichkeit des Patienten, seine Fähigkeit der Verarbeitung der Erkrankung (coping) und den objektiven Schweregrad der Erkrankung beeinflußt. Alle Studien zeigen übereinstimmend, daß die Lebensqualität insbesondere während einer Exazerbation der Erkrankung vermindert ist. In Phasen geringerer Krankheitsaktivität sind die Intensität der sozialen Kontakte, die physische Aktivität und die Nahrungsgewohnheiten nicht von denen einer Kontrollgruppe zu unterscheiden. Während in einigen Studien Partnerschafts- und Sexualprobleme gleich häufig bei Patienten mit Morbus Crohn und Kontrollen auftraten, war in anderen Studien die sexuelle Aktivität bei bis zu 75 % der Patienten deutlich beeinträchtigt. Obwohl der Morbus Crohn überwiegend in der Phase der Berufsausbildung beginnt, kann doch die überwiegende Zahl der Patienten ihre Schul- oder Berufsausbildung beenden, ohne daß größere Verzögerungen auftreten. Im Vergleich zu Kontrollen sind Patienten mit Morbus Crohn länger auf derselben Stelle beschäftigt.

Wichtige Angaben zur beruflichen Tätigkeit ergeben sich aus einer Umfrage der Deutschen Morbus-Crohn-Colitis-ulcerosa-Vereinigung (DCCV e. V.) bei ihren Mitgliedern. Nach den bisher vorliegenden, noch nicht vollständig ausgewerteten Daten sind 14,9 % der Morbus-Crohn-Patienten und 13,9 % der Colitis-ulcerosa-Patienten aus gesundheitlichen Gründen vorzeitig berentet (persönliche Mitteilung Herr Dr. A. Becker, Leverkusen und DCCV). 16,8 % der Patienten mit Morbus Crohn und 6,3 % der Patienten mit Colitis ulcerosa sind wegen der Darmerkrankung nicht in ihrem erlernten Beruf tätig.

Bei Kindern mit chronisch-entzündlichen Darmerkrankungen tritt zusätzlich zu den oben genannten Krankheitsbelastungen oft die Sorge um das verzögerte Wachstum hinzu. Es ist für die Entwicklung des Arzt-Patienten-Verhältnisses und die Verarbeitung der Erkrankung innerhalb der Familie von Bedeutung, den Eltern und dem Kind klarzumachen, daß das Kind und nicht die gesamte Familie von der Erkrankung betroffen ist. Die Eltern sind oft der Meinung, daß das Kind mit einer chronisch-entzündlichen Darmerkrankung ein besonderes Maß an Schutz braucht. Es muß den Eltern deutlich gemacht werden, daß die Sorge um das Kind nicht übertrieben werden darf und daß es ein möglichst normales Leben führen soll. Oft treten die entzündlichen Darmerkrankungen in der Phase der Pubertät auf, in der die Ablösung von den Eltern für das Kind ebenso wichtig ist wie die Verarbeitung der Erkrankung. Das Kind muß als ein Partner in der Arzt-Patienten-Beziehung angesehen werden. Es kann deshalb sinnvoll sein, zeitweise auch alleine mit dem Kind ohne die Eltern über Probleme der Krankheit zu sprechen.

3 Klinik der Colitis ulcerosa

3.1
Klinische Symptome

Die klinische Symptomatik der Colitis ulcerosa hängt von der Ausbreitung der Erkrankung und dem Schweregrad der Entzündung ab (Tabelle 10). Das häufigste klinische Zeichen ist die *rektale Blutung*. Das Blut tritt entweder zusammen mit dem Stuhl, vermischt mit Schleim und Eiter oder allein auf. Bei entzündlichem Befall des Rektums findet sich das Blut überwiegend an der Oberfläche des Stuhls, weshalb Hämorrhoiden fälschlicherweise als Ursache dieser Blutung angenommen werden. Bei mehr proximalem Befall des Kolons ist das Blut mit dem Stuhl vermischt.

Das zweite Leitsymptom der Colitis ulcerosa ist die *häufige Stuhlentleerung*. Bei Erstvorstellung wegen Colitis ulcerosa gaben die Patienten unseres Krankengutes pro Tag im Mittel 6,5 durchfällige Stühle an. 7,3 % der Patienten hatten keinen Durchfall. 70 % der Patienten hatten zwischen 4 und 10 Stuhlentleerungen pro Tag, etwa 10 % hatten zwischen 12 und 20 Stuhlentleerungen. Überwiegend handelt es sich um kleine Mengen eines weichen Stuhls, oder es wird nur mit Eiter und Blut vermischter Schleim abgesetzt. Einige Patienten klagen über einen ständigen Stuhldrang und das Gefühl der unvollständigen Stuhlentleerung. Im Gegensatz zu Patienten mit funktionellen Darmerkrankungen haben die Patienten mit Colitis ulcerosa auch nächtliche Stuhlentleerungen. Insbesondere bei Befall des Rektums tritt bei einigen Patienten eine *Obstipation* auf. Sie ist am ehesten erklärt durch eine schmerzhafte, spastische Kontraktion der entzündeten Rektumschleimhaut.

Tabelle 10. Klinische Symptome der Colitis ulcerosa

Rektale Blutung
Häufige Stuhlentleerung
Ständiger Stuhldrang
Nächtliche Stuhlentleerung
Bauchschmerzen
Tenesmen
Obstipation

Etwa 50 % der Patienten mit Colitis ulcerosa geben Bauchschmerzen an, deren Intensität geringer ist als bei Morbus Crohn und die meist im linken Unterbauch lokalisiert sind (Abb. 2). Mit zunehmendem Befall des Kolons werden die Schmerzen stärker und sind auch im Epigastrium oder diffus im ganzen Abdomen lokalisiert. Bei der ausgebrannten Kolitis mit narbiger Umwandlung der Oberfläche und Verlust der Haustrierung lassen die Schmerzen nach. Fieber, Tachykardie, aufgetriebenes Abdomen, Abwehrspannung und Loslaßschmerz sind Ausdruck einer schweren Entzündung, bei der die *Komplikation eines toxischen Megakolons* oder einer *freien Perforation* ausgeschlossen werden muß.

Nur die Patienten mit schwerer Kolitis sind untergewichtig. Im Gegensatz zu Morbus Crohn liegt die Mehrzahl der Patienten mit Colitis ulcerosa im Bereich des Idealgewichtsindex (Abb. 3).

Bei etwa 30 % der jugendlichen Patienten mit Colitis ulcerosa beginnt die Erkrankung abrupt mit Bauchschmerzen und blutigen Diarrhöen. Im Verlauf der Erkrankung finden sich bei Jugendlichen häufiger Diarrhöen als bei Erwachsenen, ansonsten unterscheidet sich das klinische Bild nicht. Jugendliche entwickeln seltener extraintestinale Manifestationen als Erwachsene. Die Angaben zur Wachstumsverzögerung bei jugendlichen Patienten mit Colitis ulcerosa schwanken zwischen 2 und 10 %.

3.2
Befallsmuster und Schweregrad

Die Colitis ulcerosa wird nach ihrem Befallsmuster eingeteilt (Tabelle 11). Fast immer ist das Rektum betroffen, von wo aus sich die Erkrankung in das Sigma und Kolon fortsetzt. In etwa 40 % der Fälle ist ausschließlich das Rektum befallen. Zum Zeitpunkt der Diagnosestellung liegt in etwa 40 % der Fälle eine linksseitige Kolitis vor. Bei den restlichen 20 % dehnt sich die Colitis ulcerosa auf das Transversum bzw. das gesamte Kolon aus. Die Kolitis endet in der ganz überwiegenden Zahl der Fälle vor der Ileozäkalklappe. Das Übergreifen der Entzündung über die Ileozäkalklappe hinaus in das terminale Ileum wird als Backwash-Ileitis bezeichnet. Die Zahlenangaben darüber, wie oft eine Backwash-Ileitis bei Pankolitis auftritt, schwanken zwischen 10 und 36 %.

Bei distaler Kolitis ist in einigen Fällen histologisch ein Befall des Kolons in weiter proximalen Abschnitten nachweisbar (s. S. 175). Patienten mit Proktitis

Tabelle 11. Befallsmuster der Colitis ulcerosa

Proktitis
Proktosigmoiditis } distale Kolitis

Linksseitige Kolitis
  (Befall bis linke Flexur)
Subtotale Kolitis
Totale Kolitis
Totale Kolitis mit Backwash-Ileitis

und Proktosigmoiditis suchen überwiegend wegen rektaler Blutungen den Arzt auf. Allgemeine Krankheitszeichen oder Bauchschmerzen bestehen meist nicht. Bei Proktitis kann in einzelnen Fällen eine Obstipation auftreten, während überwiegend Diarrhö und ständiger Stuhldrang im Vordergrund stehen.

Der Schweregrad der Colitis ulcerosa wird nach der Klassifikation von Truelove u. Witts in 3 Stadien eingeteilt (Tabelle 12). Nur etwa 15 % der Patienten mit Proktosigmoiditis haben eine schwere Entzündung. Dagegen nimmt bei über 50 % der Patienten mit totaler Kolitis die Krankheit einen schweren Verlauf.

In den letzten Jahren gewinnt das von Rachmilewitz vorgeschlagene Scoring-System zur Beurteilung des Schweregrades der Colitis an Bedeutung (Tabelle 13). Es ist unterteilt in einen Index, der die klinische Aktivität erfaßt, und in einen endoskopischen Index. Es berücksichtigt somit die Tatsache, daß die klinische Aktivität der Colitis ulcerosa nicht immer mit dem endoskopischen Befund korreliert. Wie beim Morbus Crohn gibt es auch bei der Colitis ulcerosa keinen idealen Index für die Erfassung der Aktivität und des Schweregrades der Erkrankung. Die klinische Aktivität korreliert nur teilweise mit dem endoskopischen oder histologischen Befund. Unter einer topischen, rektalen Therapie kann der endoskopische Befund im Rektum und Sigma weitgehend unauffällig sein, während im übrigen Kolon noch ausgeprägte Entzündungszeichen zu finden sind. Die Bestimmung der Krankheitsaktivität der Colitis ulcerosa erfolgt am günstigsten aus einer Kombination von klinischen und endoskopischen Befunden. Laboruntersuchungen (BSG, Leukozyten, Hämoglobin) dienen als zusätzliche Parameter zur Einschätzung des klinischen Schweregrades.

Oft wird übersehen, daß insbesondere der erste Schub einer Colitis ulcerosa einen schweren Verlauf nehmen kann. In diesen Fällen kommt es schnell zum

---

Tabelle 12. Klassifikation der Colitis ulcerosa nach Truelove und Witts. (Aus Truelove u. Witts 1955)

Leichter Schub

Diarrhö:	≤ 4 Stühle pro Tag, wenig Blut
Fieber:	nicht vorhanden
Tachykardie:	nicht vorhanden
Anämie:	allenfalls gering
Blutsenkung:	≤ 30 mm in der 1. Stunde

Mittelschwerer Schub

Zwischem leichtem und schwerem Schub

Schwerer Schub

Diarrhö:	mehr als 6 Stühle pro Tag, mit Blut, Schleim und/oder Eiter
Fieber:	mittlere abendliche Temperatur > 37,5 °C Temperatur: > 37,8 °C an 2 von 4 Tagen
Tachykardie:	> 90/min
Anämie:	Hb < 7,5 mg/dl
Blutsenkung:	> 30 mm/h

Tabelle 13. Clinical Activity Index (CAI) und endoskopischer Index (EI) nach Rachmilewitz. (Aus Rachmilewitz 1989)

	Punkte-Skala
1. Anzahl der Stühle pro Woche	
<18	0
18–35	1
36–60	2
>60	3
2. Blut im oder auf dem Stuhl (wöchentlicher Durchschnitt)	
keines	0
wenig	2
viel	4
3. Allgemeinbefinden	
gut	0
beeinträchtigt	1
schlecht	2
sehr schlecht	3
4. Bauchschmerzen	
keine	0
leichte	1
mäßige	2
starke	3
5. Temperatur/Fieber infolge der Kolitis (°C)	
37–38	0
>38	3
6. Extraintestinale Manifestationen	
Iritis	3
Erythema nodosum	3
Arthritis	3
7. Laborbefunde	
BSG >50 mm in der 1. Stunde	1
BSG >100 mm in der 1. Stunde	2
Hämoglobin Hb <10,0 g/l	4

CAI =

Endoskopischer Index:

	Punkte-Skala
8. Granulation der Schleimhautoberfläche zerstreut das reflektierte Licht	
nein	0
ja	2
9. Gefäßzeichnung	
normal	0
verwaschen/gestört	1
vollständig aufgehoben	2
10. Verletzbarkeit der Mukosa	
keine	0
leicht erhöht (Kontaktblutungen)	2
stark erhöht (spontane Blutungen)	4
11. Beläge auf der Schleimhaut (Mukus, Fibrin, Eiter, Erosionen, Ulcera)	
keine	0
leicht	2
deutlich ausgeprägt	4

EI=

Tabelle 14. Schweregrad des ersten Schubes der Colitis ulcerosa. (Aus Watts et al. 1966)

Ausdehnung der Erkrankung	Patienten (n)	Patienten mit schwerem Schub n (%)
Proktitis	72	9 (12,5)
Linksseitige Kolitis	75	28 (37,3)
Totale Kolitis	41	24 (58,5)

Auftreten profuser blutiger Diarrhöen mit Fieber, Tachykardie und allgemeinen Krankheitszeichen (s. Abschn. 8.1). Bei fast 60 % der Patienten, die während des ersten Schubes der Colitis ulcerosa einen totalen Kolonbefall entwickelt haben, liegt eine schwere Kolitis vor (Tabelle 14). Bei diesen Patienten erreicht die Mortalität bis zu 23 % und eine frühzeitige Kolektomie ist in bis zu 29 % erforderlich.

3.3
Verlauf und Prognose

Die Daten zum Langzeitverlauf und zur Prognose der Colitis ulcerosa sind unterschiedlich, je nachdem ob sie in einem spezialisierten Referenzzentrum erhoben wurden oder im Rahmen einer bevölkerungsbasierten Studie. Da im Referenzzentrum überwiegend schwere Fälle der Erkrankung behandelt werden, sind die Daten über den Verlauf deutlich ungünstiger. Im folgenden werden die Ergebnisse der skandinavischen Studien beschrieben, in denen über einen langen Zeitraum der Verlauf der Erkrankung bei allen Patienten der Region verfolgt wurde. Der Verlauf der Proktosigmoiditis ist insgesamt günstig. Bei der überwiegenden Zahl der Patienten bleibt die Erkrankung auf das Rektum oder das Sigma beschränkt. Neben intermittierenden akuten Schüben gibt es jedoch auch persistierende Verläufe.

Die Proktosigmoiditis greift in etwa 10–15 % der Fälle auf das proximale Kolon über. Es gibt jedoch auch Berichte, daß bei 45 % der Patienten mit Proktosigmoiditis die proximalen Darmabschnitte im Lauf der Erkrankung befallen werden und daß bei 18 % das rechte Kolon erreicht wird. Diese höheren Zahlenangaben beruhen möglicherweise auf dem häufigeren Einsatz der Koloskopie und von Stufenbiopsien. Wie bei Morbus Crohn stimmt das endoskopisch sichtbare Befallsmuster nicht mit der histologischen Ausbreitung der Entzündung überein. Die histologischen Veränderungen bei unauffälligem endoskopischem Befund sind jedoch in über 90 % der Fälle nur gering ausgeprägt.

Wie bereits erwähnt, ist der Langzeitverlauf der Colitis ulcerosa von der Ausdehnung der Erkrankung und dem klinischen Schweregrad abhängig (Tabelle 15). Bei etwa 40 % der Patienten findet sich ein *intermittierender Verlauf* der Colitis ulcerosa, der charakterisiert ist durch unterschiedlich lange Re-

Tabelle 15. Klinische Verlaufsformen der Colitis ulcerosa

Rezidivierender Typ Leichte Form:	Befall von Rektum und Sigma, wenig Symptome, kein Fieber, Dauer des akuten Schubes 4–12 Wochen, komplette oder weitgehende Remission der Symptome nach dem akuten Schub
Schwere Form:	Fieber, Anämie, komplette Remission der Symptome
Chronischer Typ	Symptome über mehr als 6 Monate, Befall mehrerer Kolonabschnitte, auch totale Kolitis, alle Schweregrade, jedoch überwiegend milder Verlauf oder Wechsel zwischen mildem und schwerem Verlauf, zunehmende Schleimhautzerstörung des Kolons und Fibrose
Fulminanter Typ	in 5 % Fieber, Hämorrhagien, linksseitige oder totale Kolitis, Komplikationen: toxisches Megakolon, Perforation

missionsphasen, die durch akute Schübe unterbrochen sind. Bei 5–15 % der Colitis-ulcerosa-Patienten besteht ein *chronischer Verlauf*, bei dem über längere Zeit klinisch, laborchemisch und endoskopisch eine vollständige Remission nicht erreicht wird. Der dritte Typ ist die akute *fulminante Colitis ulcerosa*, die häufig während der Erstmanifestation der Erkrankung auftritt.

Der natürliche Verlauf und die Prognose der Erkrankung haben sich seit Einführung der Steroide und der Salizylate sowie der rechtzeitigen Operation bei Komplikationen verändert. Mit den heutigen Therapieverfahren sprechen mehr als 85 % der Patienten mit leichtem oder mäßigem Schweregrad der Colitis ulcerosa auf die Behandlung an. Dabei wird in der überwiegenden Zahl der Fälle eine komplette Remission erreicht, während bei bis zu 10 % klinisch eine geringe Symptomatik fortbesteht.

Über den natürlichen Verlauf der Erkrankung geben die Plazebogruppen in kontrollierten Studien Auskunft. Unter Plazebo kommt es innerhalb eines Beobachtungszeitraums von 15–42 Tagen in 13–52 % der Fälle zu einer Verbesserung der klinischen Symptomatik. Der endoskopische Befund bessert sich in der Plazebogruppe im gleichen Zeitraum bei 13–59 % der Patienten. Nur in wenigen Fällen kommt es unter Plazebo zur Verschlechterung des Krankheitsbildes.

Nach Erreichen der Remission durch Behandlung des akuten Schubes mit Steroiden und/oder Salizylaten führt eine Erhaltungstherapie mit Salizylaten in 70 % der Fälle zu einer langdauernden Remission (s. Abschn. 18.9). Wenn die Remission durch eine medikamentöse Therapie eingeleitet wird, tritt ohne weitere Therapie in einem Beobachtungszeitraum von bis zu 24 Monaten bei etwa der Hälfte der Patienten kein Rezidiv auf. Die Remissionsdauer ist deutlich geringer, wenn der vorhergegangene Schub nicht durch aktive Therapie behandelt wurde. Die Häufigkeit von Rezidiven ist unabhängig von der Lokalisation der Erkrankung. Die Ursache der Rezidive ist meist nicht bekannt, jedoch läßt sich bei sorgfältiger mikrobiologischer Testung in etwa 10 % der Rezidive eine Infektion mit Viren (Zytomegalievirus, Enteroviren) oder Bakterien (Clostridium difficile, Mykoplasmen) nachweisen. Daneben können auch die Medikamente zur Behandlung der Colitis ulcerosa ein Rezidiv auslösen. Dazu gehören insbesondere Antibiotika, aber auch 5-Aminosalizylate. Bei einigen Patienten mit Colitis ulcerosa treten innerhalb von 24 bis 48 h nach Einnahme von nichtsteroidalen Antirheumatika blutige Stühle und sogar Rezidive auf. Thrombembolische Komplikationen sind ebenfalls als Ursache eines Rezidivs beschrieben.

Der Verlauf der Erkrankung wird bestimmt von der bisherigen Krankheitsaktivität. Bestehen bei einem Patienten über mehrere Jahre seit der Diagnose Rezidive, besteht ein hohes Risiko für weitere Rezidive in den nächsten Jahren (Abb. 8). War die Krankheit ein Jahr in Remission, beträgt das Risiko für ein erneutes Rezidiv nur 20 %. Insgesamt nimmt aber die Zahl der chronisch aktiven Verläufe der Colitis ulcerosa mit der Dauer der Erkrankung ab. Nach einem Zeitraum von 10 Jahren haben 97 % der Patienten mindestens ein Rezidiv. Über prognostische Faktoren zum Langzeitverlauf der Erkrankung gibt es wenige Daten. Bei Patienten mit hoher Entzündungsaktivität während

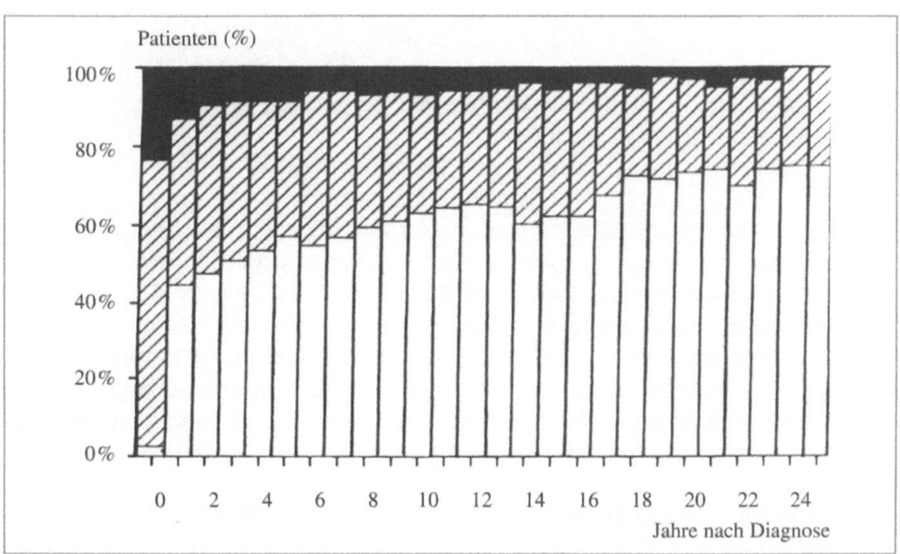

Abb. 8. Verlauf der Colitis ulcerosa in den Jahren nach der Diagnosestellung. Dargestellt ist der prozentuale Anteil der Patienten in Remission (□) mit kontinuierlicher Krankheitsaktivität (▨) und mit periodisch auftretender Krankheitsaktivität (■) in jedem Jahr nach der Diagnosestellung. Patienten mit Kolektomie sind ab dem Jahr der Operation nicht erfaßt. Es wird deutlich, daß der Anteil der Patienten in Remission mit der Dauer der Erkrankung zunimmt. (Langholz et al. 1994; mit Genehmigung des Autors.)

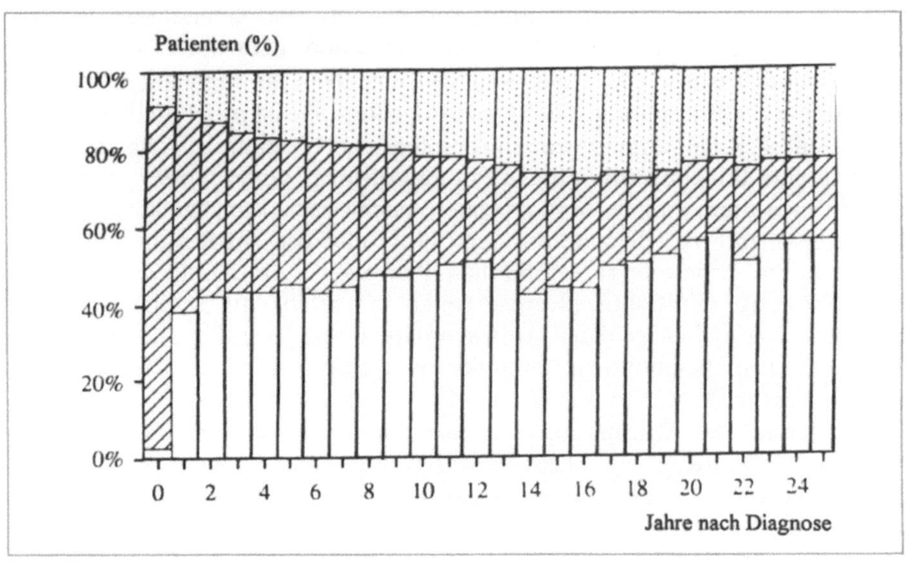

Abb. 9. Krankheitsverlauf und Kolektomierate bei Patienten mit Colitis ulcerosa in den Jahren nach Diagnosestellung. Prozentualer Anteil der Patienten mit Krankheitsaktivität (▨), der Patienten in Remission (□) und der Patienten mit Kolektomie (▦) in jedem Jahr nach der Diagnosestellung. (Langholz et al. 1994; mit Genehmigung des Autors.)

des ersten Schubes der Colitis ulcerosa fand sich im weiteren Verlauf eine längere Remissionsphase als bei Patienten mit geringerer Entzündungsaktivität. Die Therapie mit Glukokortikoiden hatte keinen Einfluß auf den Verlauf der Erkrankung. In mehreren Studien wurde gezeigt, daß im Frühjahr und Herbst häufiger Rezidive auftreten.

Die Colitis ulcerosa ist durch eine Kolektomie heilbar, deren Notwendigkeit von der Ausdehnung und dem Schweregrad der Erkrankung zum Zeitpunkt der Erstdiagnose bestimmt wird. Im ersten Jahr der Erkrankung ist bei bis zu 10 % der Patienten mit Colitis ulcerosa eine Kolektomie erforderlich (Abb. 9). In den folgenden 4 Jahren liegt die Kolektomierate jährlich bei 3 % und danach bei 1 % pro Jahr. Die kumulative Kolektomierate beträgt nach zehn Jahren 23 %, nach 15 Jahren 30 % und nach 25 Jahren 32 %. Bei Patienten mit Pankolitis werden kumulative Kolektomieraten von bis zu 60 % nach 25 Jahren angegeben.

Die Entwicklung eines kolorektalen Karzinoms in Abhängigkeit von der Dauer und der Ausdehnung der Colitis ulcerosa wird in Kap. 9 ausführlich besprochen.

Verbesserte diagnostische und therapeutische Maßnahmen haben die Überlebensrate bei Colitis ulcerosa ganz entscheidend verbessert. Insbesondere in den ersten beiden Jahren nach Diagnosestellung ist die Mortalität bei Patienten mit Colitis ulcerosa gering erhöht. Im weiteren Krankheitsverlauf findet sich bei Patienten mit Colitis ulcerosa eine leicht erhöhte Mortalitätsrate als Folge von kolorektalen Karzinomen, Atemwegserkrankungen und Erkrankungen der Gallenwege (sklerosierende Cholangitis, s. Abschn. 6.4).

3.4
Psychosoziale Faktoren

Es ist gut zu verstehen, daß die Diagnose einer chronischen Erkrankung bei Patienten mit Colitis ulcerosa emotionale und psychische Probleme aufwirft (s. Abschn. 2.4). Patienten mit Colitis ulcerosa wurden früher als narzißtisch retardierte Persönlichkeiten mit labilem Selbstwertgefühl und depressiven Zügen dargestellt. Inzwischen wurde die Existenz einer spezifischen prämorbiden Persönlichkeitsstruktur widerlegt.

Wie bei Patienten mit Morbus Crohn kann die langdauernde chronische Erkrankung eine Reihe sekundärer psychischer Symptome (Depressivität, Stimmungslabilität, Neigung zu Anorexie und Depression) auslösen. Bei Patienten mit Colitis ulcerosa wurde ein eindeutiger Zusammenhang hergestellt zwischen psychischen Faktoren und der Krankheitsaktivität. Als Streß aufgefaßte Lebensereignisse führten häufiger zu objektiven (Entzündung der Rektumschleimhaut) und subjektiven Krankheitssymptomen. Die Patienten mit Colitis ulcerosa unterscheiden sich in bezug auf den Familienstand, die Häufigkeit familiärer oder sexueller Probleme, ihre körperlichen Aktivitäten und ihre physische Leistungsfähigkeit nicht von vergleichbaren Kontrollen. Unterschiedliche Angaben liegen zu der Lebensqualität der Patienten mit Colitis ulcerosa vor. Wurden Patienten befragt, bei denen die Erkrankung im Kindesalter anfing, so gaben nur 29 % einen guten Gesundheitszustand an. In anderen Studien berichteten bis zu 69 % der Patienten, ein normales Leben zu führen.

Die Berufstätigkeit der Patienten mit Colitis ulcerosa ist in den ersten Jahren der Erkrankung beeinträchtigt. Im weiteren Verlauf sind jedoch etwa 90 % der Patienten voll berufstätig, während zwischen 4 und 5 % der Patienten wegen der Colitis ulcerosa berentet sind.

4 Fertilität und Schwangerschaft bei chronisch-entzündlichen Darmerkrankungen

Morbus Crohn und Colitis ulcerosa treten häufig in einer Lebensphase auf, die geprägt ist durch berufliche Ausbildung, Eingehen fester persönlicher Beziehungen und Fortpflanzung. Das Bewußtsein und die Erfahrung, an einer chronischen Erkrankung und ihren akuten Manifestationen wie Bauchschmerzen und ständigen Durchfällen zu leiden, beeinflußt das psychosoziale Verhalten der Patienten. Wenn Fertilität und Schwangerschaft bei chronisch-entzündlichen Darmerkrankungen diskutiert werden, sind neben den direkten Einflüssen der Krankheit auch diese psychosozialen Faktoren zu berücksichtigen.

Es ergeben sich folgende Fragestellungen:

- Ist die Fertilität bei Frau und Mann unter dem Einfluß der Erkrankung und der Medikamente beeinflußt?
- Haben die Aktivität der Erkrankung und die therapeutischen Maßnahmen einen Einfluß auf die Schwangerschaft und das Kind?
- Wie verhält sich die Krankheit während der Schwangerschaft?

4.1 Einfluß der entzündlichen Darmerkrankungen und ihrer Therapie auf die Fertilität

Frauen mit Kinderwunsch, die an Colitis ulcerosa erkrankt sind, haben eine normale Fertilität. Ob nach Proktokolektomie mit Ileostoma und ileoanalem Pouch die Fertilität permanent reduziert ist, ist nicht eindeutig belegt.

Bei Patientinnen mit Morbus Crohn berichtet die Mehrzahl der Untersuchungen über eine normale Fertilität. Allerdings gibt es Hinweise auf eine Infertilität bei 45 % der verheirateten Frauen mit Morbus Crohn. Aktivität und insbesondere Lokalisation der Erkrankung, z.B. Abszesse, Fisteln und chronische Entzündungsprozesse im kleinen Becken, können durch Störung der Funktion von Ovarien, Tuben, Uterus und Vagina die Fertilität reduzieren.

In Abhängigkeit von der Aktivität der Erkrankung kann eine sekundäre Amenorrhö mit niedrigen Östradiol- und Progesteronkonzentrationen auftreten. Wenn die Patientinnen Salazosulfapyridin einnehmen, ist es schwierig, zwischen einer medikamentenbedingten und einer krankheitsbedingten Amenorrhö zu unterscheiden. Nach Absetzen des Medikaments treten meist innerhalb von 3 Monaten spontane Ovulationen auf.

Die männliche Fertilität ist bei chronisch-entzündlichen Darmerkrankungen und nach Proktokolektomie i. allg. nicht beeinträchtigt. Abszesse und Fisteln im Bereich des kleinen Beckens können jedoch zu Erektions- und Ejakulationsstörungen führen. Etwa 2 Monate nach Beginn der Einnahme von Salazosulfapyridin sind bei 85 % der Patienten das Volumen der Samenflüssigkeit und die Zahl der Spermien reduziert und ihre Beweglichkeit und Morphologie gestört. Nach allen bisher vorliegenden Untersuchungen normalisieren sich 3 Monate nach Absetzen von Salazosulfapyridin die Anzahl und Mobilität der Spermien. Der Sulfonamidanteil des Medikaments scheint für die funktionellen und morphologischen Veränderungen der Spermien verantwortlich zu sein. Bei Einnahme der neuen Salizylate (5-Aminosalizylsäure und ihrer Derivate) kommen diese Nebenwirkungen nicht vor. Beim Wechsel von Salazosulfapyridin auf 5-Aminosalizylsäure bildet sich die Infertilität zurück.

4.2
Einfluß der Erkrankung und der Medikation auf den Verlauf der Schwangerschaft

Bei Morbus Crohn und Colitis ulcerosa ist der Verlauf der Schwangerschaft und der Geburt von der Aktivität der Erkrankung zum Zeitpunkt der Konzeption abhängig. Beginnt die Schwangerschaft in einer Remissionsphase, sind Verlauf und Prozentsatz der normalen Lebendgeburten nicht beeinflußt. Besteht bei der Patientin zu Beginn der Schwangerschaft eine aktive Erkrankung, so nimmt die Zahl der normalen Geburten ab, während Spontanaborte, Frühgeburten und Komplikationen zunehmen (Tabelle. 16). Patientinnen mit chronisch-entzündlichen Darmerkrankungen müssen deshalb darauf hinge-

Tabelle 16. Schwangerschaftsverlauf in Abhängigkeit von der Krankheitsaktivität des Morbus Crohn zum Zeitpunkt der Konzeption und während der Schwangerschaft. (Aus Woolfson et al. 1990)

Krankheitsaktivität bei Konzeption	Normaler Verlauf	Spontaner Abort	Komplikationen
Inaktiv (n = 62)	49	6	7
Aktiv			
– leicht (n =11)	6	1	4
– mäßig/stark (n = 5)	2	2	1
Gesamt	57	9	12
Krankheitsaktivität während Schwangerschaft			
Inaktiv (n = 51)	45	3	3
Aktiv (n = 27)			
– leicht (n = 18)	9	4	5
– mäßig/stark (n = 9)	3	2	4
Gesamt	57	9	12

wiesen werden, daß Schwangerschaften *möglichst in Remissionsphasen* geplant werden. Grundsätzlich können Koloskopien bei Schwangeren durchgeführt werden, jedoch sollte abgeschätzt werden, ob nicht bereits die Sigmoidoskopie ausreichende Informationen zur Therapieplanung liefert. Allerdings können auch bereits durch eine Sigmoidoskopie Wehen ausgelöst werden.

Wegen des insgesamt günstigen Verlaufs der Schwangerschaften bei Patientinnen mit chronisch-entzündlichen Darmerkrankungen besteht keine generelle medizinische Indikation für eine Interruptio. Es gibt Hinweise darauf, daß sich der Verlauf einer chronisch-entzündlichen Darmerkrankung nach einer Schwangerschaftsunterbrechung eher verschlechtert. Nach einer Kolektomie und Anlage eines Ileostomas während oder vor einer Schwangerschaft verläuft die Schwangerschaft normalerweise komplikationslos. Bei Patientinnen mit Morbus Crohn können während der Schwangerschaft gynäkologische Komplikationen durch Abszesse und Fisteln der Organe des kleinen Beckens auftreten. Es muß nochmals darauf hingewiesen werden, wie wichtig das Gespräch zwischen Patientin und Arzt im Hinblick auf geplante Schwangerschaften ist, um solche Komplikationen und die dann notwendigen diagnostischen und therapeutischen Maßnahmen zu vermeiden.

Die etablierten Medikamente in der Therapie der chronisch-entzündlichen Darmerkrankungen, Glukokortikoide, 5-Aminosalizylsäure und Salazosulfapyridin können bei gegebener Indikation in der Schwangerschaft verabreicht werden (s. Abschn. 16.1, 16.2). Salazosulfapyridin und seine Metaboliten passieren die Plazentarmembran, hemmen den Transport und den Metabolismus der Folsäure und können Bilirubin von seiner Albuminbindung verdrängen. Ihre Konzentrationen im Nabelschnurserum sind allerdings so gering, daß die Gefahr eines Kernikterus vernachlässigbar klein ist. Bei zahlreichen Anwendungen in der Schwangerschaft wurden Nebenwirkungen des Salazosulfapyridins nicht beobachtet. Allerdings sollte bei Therapie mit Salazosulfapyridin eine Substitution mit Folsäure durchgeführt werden. Die Sicherheit von 5-Aminosalizylsäure (5-ASA) in einer Dosierung um 1,5 g/Tag während der Schwangerschaft wurde nachgewiesen. Wenn die Krankheit zu Beginn der Schwangerschaft unter 5-ASA in Remission ist, kann diese Medikation während der gesamten Schwangerschaft fortgesetzt werden, ohne daß ein negativer Effekt auf die Schwangerschaft oder den Feten eintritt. Auch die lokale und systemische Kortisontherapie hat keinen negativen Einfluß auf den Verlauf der Schwangerschaft. Es wird argumentiert, daß zumindest in einigen Studien die Spontanabortrate unter Glukokortikoidtherapie höher war. Ob dies Folge des Medikaments oder eher Folge der Schwere der Erkrankung war, ist nicht geklärt. Obwohl Glukokortikoide, 5-Aminosalizylsäure und Salazosulfapyridin keinen negativen Einfluß auf den Verlauf der Schwangerschaft und den Fetus haben, sollten ihr Einsatz und ihre Dosierung dennoch so gering wie möglich gehalten werden. Wenn die Erkrankung zu Beginn der Schwangerschaft unter niedrig dosierten Glukokortikoiden oder Salazosulfapyridin/5-Aminosalizylsäure in der Remissionsphase ist, sollte diese Medikation fortgesetzt werden.

Schwere Fälle von Morbus Crohn wurden erfolgreich und ohne Komplikationen für die Schwangerschaft oder den Fetus mit Immunsuppressiva wie 6-

Mercaptopurin und Azathioprin behandelt. Wegen der möglichen teratogenen und mutagenen Nebenwirkungen der beiden Substanzen sollte eine Anwendung in der Schwangerschaft jedoch vermieden werden. Auch die Anwendung von Metronidazol bedarf in der Schwangerschaft einer besonders strengen Indikation, da eine teratogene Wirkung beim Menschen noch nicht sicher ausgeschlossen ist.

Die Problematik des Untergewichts beim Morbus Crohn ist in der Schwangerschaft von besonderer Bedeutung. Bei schwerer Krankheitsaktivität ist deshalb eine regelmäßige Gewichtskontrolle und frühzeitige Kaloriensubstitution erforderlich. Falls eine enterale Ernährung mit nieder- oder hochmolekularen Diäten wegen Schmerzen, Erbrechen und Diarrhö nicht vertragen wird und nicht zum Ausgleich des Untergewichtes führt, ist eine total parenterale Ernährung einschließlich der Gabe von Fettemulsionen indiziert.

4.3
Einfluß der Schwangerschaft auf die Aktivität der chronisch-entzündlichen Darmerkrankungen

Häufig wird von Patientinnen die Frage gestellt, welchen Einfluß die Schwangerschaft auf die Aktivität der entzündlichen Darmerkrankung hat. Diese Frage ist im Einzelfall schwierig zu beantworten, da krankheitsbedingte und psychologische Faktoren berücksichtigt werden müssen. Unerwartete und unerwünschte Schwangerschaften führen häufiger zu einer Exazerbation der Erkrankung als geplante und lange erwartete Schwangerschaften. Insgesamt scheinen Schwangerschaften eher einen günstigen Einfluß auf den Langzeitverlauf der entzündlichen Darmerkrankung zu haben. Bei Patientinnen mit Schwangerschaften vor der Diagnose des Morbus Crohn müssen seltener chirurgische Resektionen durchgeführt werden.

Wenn der Morbus Crohn zu Beginn der Schwangerschaft in der Remission ist, bleibt er zu einem hohen Prozentsatz während der gesamten Schwangerschaft inaktiv (Tabelle 17). Vergleichbare Daten wurden für die Colitis ulcerosa erhoben. Die Rezidivrate in der Schwangerschaft ist nicht höher als bei Patientinnen mit entzündlichen Darmerkrankungen ohne Schwangerschaft. Eine Reaktivierung tritt am ehesten im ersten Trimenon auf, während Rezidive im zweiten und dritten Trimenon eher selten sind.

Wenn die Erkrankung zum Beginn der Schwangerschaft aktiv ist, bleibt sie bei etwa 45 % der Patientinnen auch während der Schwangerschaft aktiv. Bei etwa 10 % der Patientinnen nimmt die Krankheitsaktivität zu, während sie bei etwa 45 % abnimmt. Es ist nicht bewiesen, daß direkt nach der Entbindung häufiger Rezidive auftreten.

Bisher unentdeckte chronisch-entzündliche Darmerkrankungen können während der Schwangerschaft überwiegend im ersten Trimenon manifest werden. Diese Schübe verlaufen nicht schwerer und sind nicht schwieriger zu behandeln als neuauftretende Erkrankungen außerhalb einer Schwangerschaft.

Tabelle 17. Einfluß der Schwangerschaft auf den Verlauf des Morbus Crohn während der Schwangerschaft. (Aus Khosla et al. 1984)

Akitvität bei Konzeption	Verlauf während Schwangerschaft	Gesamt
In Remission bei Konzeption	Remission erhalten	44
	Rezidiv :	
	1.Trimenon	7
	2.Trimenon	
	3.Trimenon	} 52
	Puerperium	1
Klinisch aktiv bei Konzeption	Remission	3
	verbessert	4
	gleich	6
	verschlechtert	5
	verschlechtert im	} 20
	Puerperium	2

4.4
Stillen bei chronisch-entzündlichen Darmerkrankungen

Chronisch-entzündliche Darmerkrankungen treten gehäuft familiär auf. Es gibt erste Hinweise, daß bei gestillten Kindern die Häufigkeit einer bei der Mutter diagnostizierten entzündlichen Darmerkrankung geringer ist.

Es stellt sich die Frage, ob während der Einnahme von Salazosulfapyridin und Glukokortikoiden das Stillen wegen einer möglichen Schädigung des Kindes nicht indiziert ist. Prednison und seine Metaboliten werden in der Muttermilch nachgewiesen. Die auf das Kind übertragene Menge an Glukokortikoiden ist jedoch sehr gering und beträgt weniger als 10 % der endogenen Kortisolproduktion. Bei hohen Dosen von Glukokortikoiden sollte erst 4 h nach der Medikamenteneinnahme gestillt werden. Bei niedrigen Dosen von Glukokortikoiden ist das Stillen für das Kind ungefährlich.

Sulfasalazin und Sulfapyridin werden in der Muttermilch nachgewiesen. Sulfasalazin könnte durch Bindung an Albumin und Verdrängung des unkonjugierten Bilirubins zu einem Kernikterus des Neugeborenen führen. Ein erhöhtes Risiko für einen Kernikterus wurde unter Therapie mit Sulfasalazin nicht beschrieben. Die Mengen an Salazosulfapyridin in der Muttermilch sind überwiegend sehr niedrig und führen zu vernachlässigbaren Konzentrationen beim Kind. Nach Auffassung der Amerikanischen Gesellschaft für Kinderheilkunde können Salazosulfapyridin und Glukokortikoide während des Stillens ohne Schaden für das Kind eingenommen werden. Die Serumspiegel der 5-Aminosalizylate sind bei der Mutter sehr gering und folglich in der Muttermilch nur in Spuren nachweisbar (s. Abschn. 16.3).

Metronidazol wird in der Muttermilch ausgeschieden und erreicht im Serum des Kindes etwa 20 % des Blutspiegels bei der Mutter. Während des Stillens darf Metronidazol deshalb nicht eingenommen werden.

Somit können Mütter auch während der Einnahme von Salazosulfapyridin und Glukokortikoiden stillen.

5 Differentialdiagnose der entzündlichen Darmerkrankungen

Zahlreiche entzündliche Erkrankungen des Dünn- und Dickdarms sind hinsichtlich ihres klinischen Verlaufes und ihrer Symptomatik, der Laborparameter und des endoskopischen und histologischen Erscheinungsbildes der Colitis ulcerosa und dem Morbus Crohn ähnlich. Dies bedeutet, daß die Reaktionsmöglichkeiten des Darmes auf unterschiedliche Schädigungen begrenzt sind. Die Diagnose einer chronisch-entzündlichen Darmerkrankung ist deshalb nur auf dem Boden einer genauen Anamnese und klinischen Untersuchung, einer vollständigen Endoskopie und einer sorgfältigen Aufarbeitung von Stuhlkulturen und Biopsien unter Berücksichtigung der zahlreichen Differentialdiagnosen möglich. Es gibt weder für den Morbus Crohn noch für die Colitis ulcerosa eindeutig beweisende klinische, endoskopische oder histologische Kriterien. Von daher bleibt die Diagnose eine Ausschlußdiagnose, die um so sicherer ist, je zuverlässiger die Differentialdiagnostik durchgeführt wird (Tabelle 18).

5.1 Differentialdiagnose zwischen Morbus Crohn und Colitis ulcerosa

Die Gegenüberstellung von Anamnesedaten und Befunden aus der klinischen Untersuchung (Tabelle 19), der Endoskopie (s. Kap. 13), der Sonographie (s. Kap. 12), der Radiologie (s. Kap. 14) und der Histologie (s. Kap. 15) bei Morbus Crohn und Colitis ulcerosa erweckt den Eindruck, daß es zahlreiche Faktoren gibt, durch die die beiden chronisch-entzündlichen Darmerkrankungen eindeutig zu unterscheiden sind. Dies trifft nicht zu, da bei beiden Erkrankungen kein einzelner Befund eindeutig pathognomonisch ist und nur bei der einen, aber nie bei der anderen Krankheit auftaucht. Erst ein besseres Verständnis der Ätiopathogenese von Morbus Crohn und Colitis ulceroa wird eine genauere Differenzierung anhand objektiver Parameter ermöglichen. Die Unterscheidung zwischen Morbus Crohn und Colitis ulcerosa ist insbesondere in der Planung des Operationsverfahrens von Bedeutung.

Es ist schwierig, exakte Daten über die Zahl der nicht eindeutig zuzuordnenden Fälle mit chronisch-entzündlicher Darmerkrankung zu finden. Wenn erfahrene Untersucher im Rahmen einer kontrollierten Studie die Koloskopie zur Differenzierung einsetzen, ist der Prozentsatz an nicht klassifizierbaren

Tabelle 18. Differentialdiagnose der entzündlichen Darmerkrankungen

Idiopathisch
  Morbus Crohn
  Colitis ulcerosa

Infektiös

Bakterien	Campylobacter jejuni	Treponema pallidum
	Yersinia enterocolitica	Staphylococcus aureus
	Salmonellenstämme	Escherichia coli
	Shigellenstämme	Brucella melitensis
	Mycobacterium tuberculosis	Chlamydia trachomatis
	Neisseria gonorrhoea	Aeromonas hydrophila
		Vibrio parahämolyticus
		Plesiomonas shigelloides
Viren	Coxsackie	Zytomegalie
	Ebstein Barr	Herpes simplex
Protozoen	Entamoeba histolytica	Strongyloides stercoralis
	Schistosoma mansoni	Cryptosporidium
	Balantidium coli	Giardia lamblia
		Isospora Belli
		Leishmania donovani
Pilze	Histoplasmose	Aktinomykose
	Candidose	

Antibiotika-assoziierte Kolitis/Pseudomembranöse Kolitis

Medikamenten-induzierte Enterokolitis

Nichtsteroidale antiinflammatorische	*Morbus Behçet*
Medikamente	*Eosinophile Enterokolitis*
Cyclosporin	*Diverikulitis*
Klysmen	*Solitäres Ulkus des Rektum*
Laxanzien	*Appendizitis*
Sulfasalazin	*Intestinales Lymphom*
Penicillamin	*Systemische Vaskulitis*
Gold	* (Purpura Schönlein-Henoch)*
Methyldopa	*Kolonkarzinom*

Strahlenenteritis	*Meckel-Divertikel*
Ischämische Kolitis	*Karzinoid*
Diversionskolitis	*Endometriose*
Mikroskopische Kolitis	*Morbus Whipple*

chronisch-entzündichen Darmerkrankungen mit 7 % eher niedrig. Allgemein muß man aber davon ausgehen, daß in etwa 10 % der Fälle eine eindeutige Zuordnung nicht gelingt. Im Krankengut der Marburger Klinik wurde bei 292 Patienten im Zeitraum von 1965 bis 1988 nur bei 53 % der letztlich an Morbus Crohn Erkrankten zunächst ein Morbus Crohn diagnostiziert (Abb. 10). 15, 5 % liefen unter der Diagnose „Colitis ulcerosa". Bei der Colitis ulcerosa wurde dagegen in 80 % der Fälle auf Anhieb die richtige Diagnose gestellt und nur in 1 % Morbus Crohn als falsche initiale Diagnose genannt.

Tabelle 19. Differentialdiagnose zwischen Colitis ulcerosa und Morbus Crohn: Anamnese und klinischer Befund

	Colitis ulcerosa	Morbus Crohn
Schmerzen	selten, vor dem Stuhlgang	häufig, Dauerschmerz
Schmerzlokalisation	linker Unterbauch	rechter Unterbauch
Anale Läsionen	selten	häufig (etwa 70 %), Fissuren, Fisteln, Abszesse
Rektale Blutung	häufig	selten
Stuhlfrequenz	bis zu 10 und mehr	gering erhöht
Ernährungszustand	meist normal	reduziert
Druckschmerz	gering, im linken Unterbauch	Unterbauch

Typisch für den Morbus Crohn sind die häufigen, im rechten Unterbauch lokalisierten Schmerzen bei nur gering erhöhter Stuhlfrequenz mit wenig Blutabgang. Die Crohn-Patienten haben häufiger perianale Komplikationen und einen reduzierten Ernährungszustand (Tabelle 19). Endoskopisch sprechen die diskontinuierliche Ausbreitung und die in den frühen Stadien charakteristischen Aphthen für einen Morbus Crohn, während die Colitis ulcerosa durch Hyperämie, Verlust der Gefäßzeichnung und vermehrte Verletzlichkeit der Schleimhaut gekennzeichnet ist (Kap. 13). Die Colitis ulcerosa beschränkt sich auf die Schleimhaut des Kolons, dagegen tritt der Morbus Crohn in etwa 10 % im oberen Gastrointestinaltrakt und in etwa 80 % im terminalen Ileum auf. Das Granulom wird als beweisend für den Morbus Crohn angesehen, ist jedoch nur selten in Biopsien vorhanden. Die transmurale Entzündung, die Wandfibrose und die in allen Schichten nachweisbare lymphatische Hyper-

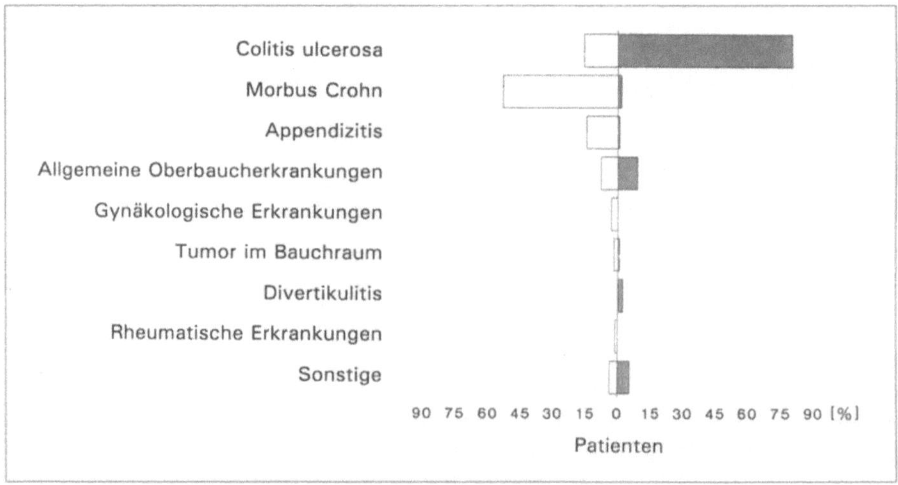

Abb. 10. Erstdiagnose bei 292 Patienten mit Morbus Crohn (□) und Colitis ulcerosa (■). Zusammenstellung der Daten aus dem Marburger Patientenkollektiv von 1965–1988

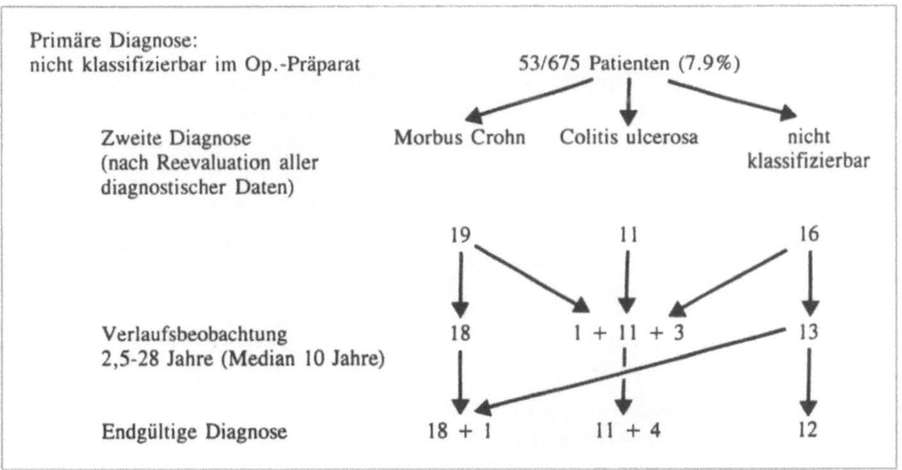

Abb. 11. Diagnosen im Verlauf von primär nicht klassifizierbaren chronisch-entzündlichen Darmerkrankungen. (Nach Wells 1991, Br J Surg 78: 179; mit Genehmigung des Autors)

plasie deuten eher auf den Morbus Crohn hin, während die überwiegend auf die Mukosa beschränkte Ausbreitung der Entzündung, die Kryptenabszesse und die verminderten Becherzellen die Colitis ulcerosa wahrscheinlich machen (Kap. 15).

Der Prozentsatz der letztendlich nicht klassifizierbaren chronisch-entzündlichen Darmerkrankungen schwankt zwischen 7 und 10 %. Ob es sich hierbei um frühe Formen einer Colitis ulcerosa oder eines Morbus Crohn handelt, ist nur wenig untersucht (Abb. 11). Infektionen mit Viren (Rota-, Norwalk-, Adeno-, Zytomegalie- und Herpes-simplex-Viren) und Bakterien (Salmonellen, Clostridium difficile, Campylobacter jejuni, enteropathogene Escherichia coli) können den ersten Schub einer bis dahin möglicherweise latenten chronisch-entzündlichen Darmerkrankung auslösen. Zumindest in einigen Fällen sind sie Ursache von Rezidiven oder beeinflussen den Schweregrad des akuten Schubes. Das Toxin von Clostridium difficile (s. Abschn. 5.3) wird bei 5–25 % der Patienten mit einem akuten Schub einer chronisch-entzündlichen Darmerkrankung nachgewiesen. Nicht in allen Fällen ist dem Nachweis des Toxins eine Antibiotikatherapie vorausgegangen.

5.2
Infektiöse Enterokolitis

Campylobacter-Enteritis

Campylobacter jejuni ist eine häufige Ursache einer infektiösen Diarrhö, die durch kontaminierte Nahrungsmittel (insbesondere Geflügel und Milch) und Wasser übertragen wird. Das Spektrum des Krankheitsbildes reicht vom asymptomatischen Trägerstadium über eine milde Gastroenteritis bis hin zum toxischen Megakolon. Das Krankheitsbild beginnt mit Fieber, Schwächegefühl, Kopfschmerzen und Myalgie, gefolgt von Abdominalkrämpfen, Schmerzen und blutig schleimigen Diarrhöen mit bis zu 20 Entleerungen pro Tag. In den meisten Fällen handelt es sich um eine selbst limitierende Erkrankung, deren Symptome nach 8–10 Tagen abklingen. Eine medikamentöse Behandlung hat keinen Einfluß auf den Verlauf der Erkrankung. Bei bis zu 20 % der Patienten findet sich ein protrahierter Verlauf. Bei schwerem Krankheitsbild mit hohem Fieber, blutiger Diarrhö und mehr als acht Stuhlentleerungen pro Tag ist eine antibiotische Therapie indiziert. Als wirksam hat sich eine 5- bis 7 tägige Therapie mit Erythromycin (4 mal 250 mg/Tag) oder Ciprofloxacin (2 mal 500 mg/Tag) erwiesen. Eine Infektion mit Campylobacter jejuni geht häufig einem Guillain-Barré-Syndrom voraus. Bei 26 % der Patienten mit Guillain-Barré-Syndrom fanden sich serologisch und mikrobiologisch Hinweise auf eine Infektion mit Campylobacter jejuni.

Yersinien-Enteritis

Das klinische Bild der Yersinia-enterocolitica-und Yersinia-pseudotuberculosis Infektion ähnelt oft einer Appendizitis und ist geprägt durch Schmerzen im rechten Unterbauch, Diarrhö unterschiedlichen Ausmaßes und Fieber. Eine Pharyngitis findet sich bei der Hälfte der Kinder und etwa 10 % der Erwachsenen. Sonographisch sieht man bei dieser Form der *Pseudoappendizitis* vergrößerte Mesenteriallymphknoten und eine Verdickung der Wand des terminalen Ileums und des Zäkums. Die enteritischen Symptome dauern etwa 3 Tage bis 2 Wochen. Allerdings sind auch chronische Diarrhöen über mehrere Monate beschrieben. Dabei kann es zu zyklischen Schwankungen zwischen Exazerbation und Remission der Erkrankung kommen. Die Endoskopie zeigt im terminalen Ileum und im Kolon aszendens aphthöse Läsionen, Ulzerationen und Schleimhautschwellung und ähnelt dem Morbus Crohn (Abb. 12). Überwiegend bei Frauen tritt 1–2 Wochen nach der Yersinia-enterocolitica-Enteritis ein *Erythema nodosum* oder ein *Erythema exsudativum multiforme* auf (Abb. 13). Bei ungefähr einem Drittel der Patienten kommen *Arthritiden* vor, die teilweise über längere Zeit persistieren. Die Mehrzahl der Patienten mit Arthritis ist *HLA-B$_{27}$-positiv*. Als weitere *postinfektiöse* Komplikationen sind Thyreoiditis, Glomerulonephritis und Karditis zu nennen. Eine Septikämie bei Yersiniose ist selten und besonders zu finden bei Patienten mit Eisenspeicherkrankheit, Immunsuppression, Diabetes mellitus. Einzelne Fälle eines schweren Verlaufs der Yersinia-enterocolitica-Infektion mit fulminanter ulzerativer Enterokolitis, Peritonitis, massiver intestinaler Hämorrhagie und Gangrän der Darmwand sind beschrieben.

Die Diagnose der Yersiniose beruht auf der Isolierung der Keime aus dem Stuhl oder dem *Antikörpernachweis* im Serum. Der *sonographische Nachweis* von *vergrößerten Mesenteriallymphknoten* und *Wandverdickungen des terminalen Ileums* ist in der Abgrenzung zur akuten Appendizitis von Bedeutung. Eine Antibiotikatherapie hat keinen Einfluß auf den Verlauf der unkomplizierten Yersinien-Infektion. Bei schwerem Verlauf, Septikämien und postinfektiösen extraintestinalen Komplikationen wird eine einwöchige Therapie mit

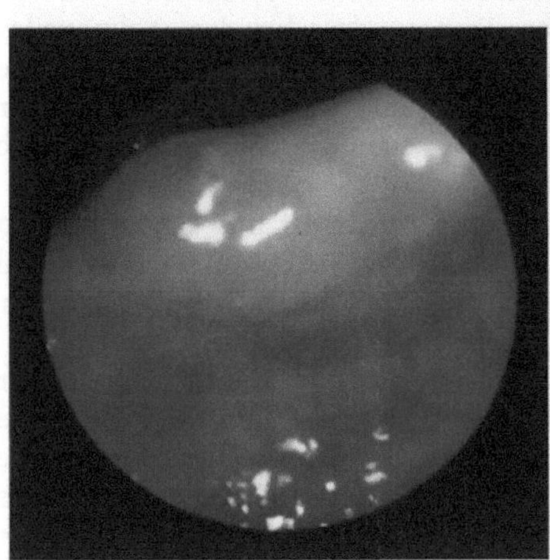

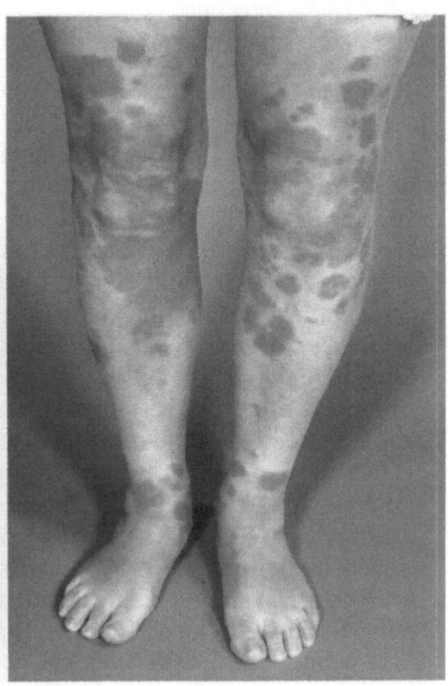

Abb. 12. Aphthen in der Schleimhaut des Colon descendens bei einer Yersinia-enterocolitica-Enteritis

Abb. 13. Erythema exsudativum multiforme bei einer Patientin mit Yersinia-enterocolitica-Enteritis

Doxizyklin (zweimal 100 mg/Tag), Ciprofloxacin (zweimal 500 mg/Tag) oder Trimethoprim–Sulfametoxazol empfohlen. Bei extraintestinalen Manifestationen kann eine antibiotische Langzeittherapie über sechs Wochen erforderlich sein.

Intestinale Tuberkulose

Die intestinale Tuberkulose ist entweder ein eigenständiges Krankheitsbild oder eine Begleiterkrankung der pulmonalen Tuberkulose (10 %). Die klinische Symptomatik ähnelt sehr stark dem Morbus Crohn mit chronischem Bauchschmerz bei Konglomerattumor im rechten Unterbauch, Diarrhö, Gewichtsverlust und wechselndem Fieber. In 90 % der Fälle sind der Coecalpol und das terminale Ileum betroffen. Endoskopisch und radiologisch finden sich Aphthen, Ulzerationen, eine Verdickung der Darmwand und segmentale Stenosen. Die endoskopische und histologische Differenzierung zum Morbus Crohn gelingt nicht immer, da verkäsende Granulome oder Tuberkelbakterien in der Mukosa nur selten nachweisbar sind.

Bakterielle Enteritiden

Salmonellen und Shigellen sind ätiologische Faktoren einer akuten Enteritis mit teilweise blutigen Stuhlentleerungen und einem unterschiedlich ausgeprägten klinischen Bild mit Fieber, Schwächegefühl, Abdominalkrämpfen, Schüttelfrost und Übelkeit. Im akuten Stadium ähnelt das endoskopische Bild der Colitis ulcerosa mit Erosionen, Mukosaödem und oberflächlichen Ulzerationen. Meist handelt es sich um selbstlimitierende Enteritiden, die sich innerhalb von 2–5 Tagen zurückbilden. Insbesondere bei der *Salmonellose* sind jedoch auch Kolitiden mit einer *Dauer von mehreren Monaten* beschrieben. Die Differentialdiagnose zu den chronisch-entzündlichen Darmerkrankungen ergibt sich aus der mikrobiologischen Untersuchung von Stuhl und Schleimhaut.

Eine Therapie der selbstlimitierenden Infektionen ist nur bei immunsupprimierten Patienten oder drohender Sepsis indiziert. Als Mittel der Wahl gilt derzeit die drei- bis fünftägige Therapie von Ciprofloxacin in einer Dosierung von 2mal 500 mg/Tag.

Escherichia-coli-Bakterien werden in Serogruppen unterteilt, die unterschiedliche klinische Erscheinungsbilder induzieren. Enterotoxische Escherichia coli (ETEC) bilden hitzelabile und hitzestabile Enterotoxine. Sie sind der häufigste ätiologische Faktor der Diarrhö bei Kindern in den Entwicklungsländern und sind Erreger der klassischen Reisediarrhö. Das klinische Bild ist charakterisiert durch wässerige Diarrhöen über 3–5 Tage mit bis zu 12 Stuhlentleerungen pro Tag, Bauchkrämpfen, Bauchschmerzen und leichtem Fieber. Enteropathogene Escherichia coli (EPEC) verursachen wässerige Diarrhöen überwiegend bei kleinen Kindern und enteroinvasive Escherichia coli (EIEC) führen zu Fieber, heftigen krampfartigen Bauchschmerzen und blutigschleimigen Diarrhöen. Das klinische Bild entspricht dem der Infektion mit Shigellen.

Enterohämorrhagische Escherichia coli (EHEC) produzieren Toxine, die dem Shigella-dysenteriae-Toxin ähnlich sind. Häufig handelt es sich um den Serotyp O157:H7. Es kommt zunächst zu akut auftretenden krampfartigen Bauchschmerzen mit Diarrhö, Erbrechen und Fieber. Die Durchfälle werden blutig und es entwickelt sich eine hämorrhagische Kolitis, die einer Colitis ulcerosa sehr ähnlich ist. Die meisten Infektionen sind selbstlimitierend und dauern etwa eine Woche. Als Komplikation tritt das hämolytisch-urämische Syndrom (HUS) auf, das durch die Trias hämolytische Anämie, Thrombozytopenie und Niereninsuffizienz gekennzeichnet ist. Eine weitere Komplikation stellt die thrombotisch-thrombozytopenische Purpura dar.

Vibrio parahaemolyticus, Aeromonas hydrophila und Plesiomonas shigelloides sind ätiologische Faktoren von wässerigen und teilweise blutigen Diarrhöen. Endoskopisch ähneln sie oft der Colitis ulcerosa oder dem Morbus Crohn.

Bei einer Infektion mit Brucella melitensis kann es zu massiven blutigen Diarrhöen kommen, die endoskopisch begleitet sind von einer stark hyperämischen, leicht verletzbaren Schleimhaut mit zahlreichen Pseudopolypen, die sich unter Therapie mit Tetrazyklinen vollständig zurückbilden.

Weitere Erreger, die im Einzelfall in der Differentialdiagnostik einer entzündlichen Darmerkrankung berücksichtigt werden müssen, sind in Tabelle 18 aufgeführt.

Virale Enteritiden

Virale Enteritiden (Rotaviren, Norwalkviren, Calciviren, Astroviren) sind selbstlimitierende Erkrankungen mit einer Dauer von 3–8 Tagen. Eine Ausnahme bildet das Adenovirus, das zu über 14 Tage anhaltenden Diarrhöen führen kann. Virale Enteritiden des Erwachsenen durch Infektionen mit Herpes-simplex-Virus, Coxsackie-Virus, Zytomegalievirus oder Epstein-Barr-Virus treten überwiegend, aber nicht ausschließlich bei Immunschwäche, nach Organtransplantation oder unter Chemotherapie auf. Die Infektion mit Zytomegalievirus (CMV) ist die häufigste opportunistische Infektion neben der Pneumocystis-carinii-Pneumonie bei Patienten mit AIDS. Bei etwa 30 % der HIV-positiven Patienten mit gastrointestinalen Symptomen wird eine CMV-Infektion nachgewiesen. Endoskopisch finden sich submuköse Hämorrhagien, Aphthen und teilweise schwere Ulzerationen mit segmentalem oder generalisiertem Befall. Das Rektum ist in der Mehrzahl der Fälle nicht betroffen, so daß bei Verdacht auf eine Zytomegalieinfektion eine vollständige Koloskopie durchgeführt werden sollte. Die Infektion mit Herpes simplex oder Zytomegalievirus kann zu dem Bild der schweren hämorrhagischen Kolitis mit heftiger peranaler Blutung führen.

Protozoen

Entamoeba histolytica, Giardia lamblia, Schistosoma mansoni, Balantidium coli, Isospora belli, Cryptosporidium, Leishmania donovani und Strongyloides stercoralis können ätiologische Faktoren einer Kolitis sein, die klinisch und/oder endoskopisch dem Bild der Colitis ulcerosa und dem Morbus Crohn ähnelt.

Eine Infektion mit Giardia lamblia kann dem klinischen Bild des Morbus Crohn durch intermittierende Fieberschübe, Gewichtsverlust, erhöhte Frequenz eines weichen Stuhls ähneln. Insbesondere bei chronischen, nicht therapierten Verläufen treten wie beim Crohn systemische Manifestationen (Iridozyklitis, Erythema nodosum, granulomatöse Hepatitis) auf. Ob eine Giardia-lamblia-Infektion bei Morbus Crohn häufiger auftritt als bei Patienten mit anderen gastrointestinalen Erkrankungen, ist nicht eindeutig belegt.

Die *intestinale Amöbiasis* ist gekennzeichnet durch kolikartige Schmerzen im Unterbauch und wäßrige, blutige Stühle. Bei der Endoskopie des Dickdarms fallen Granulationen der Schleimhaut, entzündliche Polypen und isolierte Ulzerationen im Zäkum, im aufsteigenden Kolon und mit absteigender Häufigkeit in den übrigen Kolonabschnitten auf. Eine Differenzierung zu den idiopathischen chronisch-entzündlichen Darmerkrankungen ist endoskopisch kaum möglich. Entscheidend für die Diagnose ist der Nachweis der Gewebsformen (Magnaform, Trophozoit), der direkt aus körperwarmem Stuhl oder aus

Biopsien erfolgt, und der Serumantikörper (Komplementbindungsreaktion, indirekte Hämagglutination und Latexprobe).

Das endoskopische Bild des Kolons bei Schistosomiasis ist gekennzeichnet durch große, entzündliche Polypen, die überwiegend im proximalen Kolon nachweisbar sind. Bei Befall des Rektums findet sich eine hyperämische Schleimhaut mit vermehrter Lädierbarkeit der Mukosa, die dem Bild der Colitis ulcerosa sehr ähnelt. Klinisch ist das Bild geprägt durch blutige Stühle und Tenesmen.

Balantidium coli ist ein begeißeltes Protozoon, das primär in Schweinen nachweisbar ist. Es ist üblicherweise beim Menschen asymptomatisch, kann jedoch rezidivierende blutige Diarrhöen auslösen. Endoskopisch ist das Bild nicht von den idiopathischen chronisch-entzündlichen Darmerkrankungen zu unterscheiden. Bei der Infektion mit *Strongyloides stercoralis* ähnelt das endoskopische Bild dem Morbus Crohn mit petechialen Schleimhauteinblutungen, Ulzerationen und Granulomen.

Cryptosporidium und Isospora belli sind Erreger einer selbstlimitierenden Enteritis, die bis zu einem Monat andauern kann. Bei Patienten mit normalem Immunsystem treten unter der Infektion wäßrige Diarrhöen ohne Blut, Bauchschmerzen, Fieber, Übelkeit und Gewichtsverlust auf. In einem hohen Prozentsatz lassen sich gleichzeitig andere Bakterien oder Protozoen im Darm nachweisen. Am häufigsten wurde Giardia lamblia als Koinfektion beschrieben. Die Diagnose erfolgt über den Nachweis der Oozyten im Stuhl. Bei Patienten mit AIDS und anderer Ursache der Immunsuppression verursachen sie schwerste Diarrhöen, die der Cholerainfektion ähneln.

Pilze

Histoplasmose, *Aktinomykose* und *Candidiasis* sind Pilzerkrankungen, die in ihrer klinischen und endoskopischen Symptomatik den chronisch-entzündlichen Darmerkrankungen vergleichbar sind. Bei der *Histoplasmose* findet man Ulzerationen und Pseudopolypen überwiegend in der Ileozäkalregion. Bei der *Aktinomykose* lassen sich im Rektum und Ileozäkalbereich Fisteln, Abszesse und fibröse Narben nachweisen. Die *Candidiasis* des Dünndarms ist häufig bei immunsupprimierten Patienten und ist gekennzeichnet durch wäßrige Diarrhöen ohne Blut und abdominale Krämpfe.

Opportunistische Infektionen bei AIDS

Bei Patienten mit AIDS treten zahlreiche opportunistische gastrointestinale Infektionen auf, die in ihrem klinischen Bild nicht von dem Morbus Crohn oder der Colitis ulcerosa eindeutig zu differenzieren sind. Neben der bereits beschriebenen, am häufigsten anzutreffenden Zytomegalieinfektion handelt es sich um Enteritiden, die durch Shigellen, Entamoeba histolytica, Giardia lamblia, Crytosporidium, Isospora belli, Campylobacter, atypische Mykobakterien und Pilze verursacht sind. Im Rektum von Patienten mit AIDS treten gehäuft Infektionen mit Candida, Zytomegalievirus, Herpes-simplex-Virus, Gonokokken, Treponema pallidum und Chlamydia auf.

5.3
Antibiotika-assoziierte Kolitis

Während einer Antibiotikatherapie oder bis zu sechs Wochen danach kann eine Antibiotika-assoziierte Kolitis auftreten. Cephalosporine, Penicilline, Makrolid-Antibiotika und Aminoglykoside, jedoch auch alle anderen Antibiotika, können zu dieser Form der Kolitis führen. Auslöser der Kolitis ist ein Toxin von Clostridium difficile, das im Stuhl von Neugeborenen häufig (bis zu 50 %), bei gesunden Erwachsenen jedoch nicht nachgewiesen wird. Es wird vermutet, daß durch die Antibiotikatherapie die Mikroflora des Kolons so verändert wird, daß es zu einer Kolonisierung mit Clostridium difficile und Ausschüttung seiner Toxine kommt. Die Leitsymptome der Antibiotika-assoziierten Kolitis sind wäßrige Stühle, die teilweise blutig sind, begleitet von Abdominalkrämpfen, Fieber und Leukozytose. Meist verläuft die Krankheit als Kolitis ohne Pseudomembranen. Dabei findet sich eine diffus oder fleckförmig gerötete Schleimhaut des Sigma, die leicht verletzbar ist. Das Bild ähnelt der infektiösen Kolitis durch eine Infektion mit Shigellen oder Campylobacter.

Die zweite Verlaufsform stellt die pseudomembranöse Kolitis dar, bei der endoskopisch zahlreiche leicht erhabene weißlich-gelbe Plaques unterschiedlicher Größe auffallen, die überwiegend aus Fibrin, Schleim, Entzündungszellen und abgeschürften Epithelien zusammengesetzt sind (Abb. 14). In bis zu 30 % der Fälle ist das Rektum von der Erkrankung ausgespart. In seltenen Fällen führt die Clostridium-difficile-Infektion zur fulminanten Kolitis mit Megakolon, lokalisierter Peritonitis und Perforation.

Die Diagnose wird durch Nachweis eines Toxins von Clostridium difficile aus dem Stuhl gestellt. Metronidazol gilt heute als Medikament der ersten Wahl bei Clostridium-difficile-Kolitis. Es wird oral in einer Dosierung von 4 mal 250 mg/Tag für 10 Tage gegeben. Vancomycin (4 mal 500 mg/Tag) ist etwa gleich wirksam wie Metronidazol, jedoch erheblich teurer. Als weiteres Medikament steht das orale Antibiotikum Bacitracin in einer Dosierung von 4mal

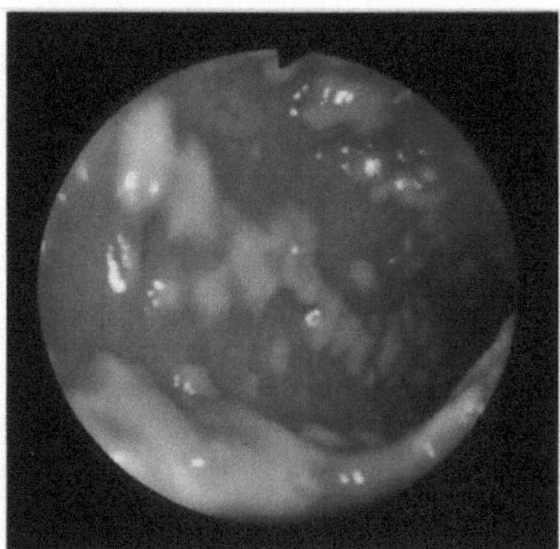

Abb. 14. Pseudomembranöse Kolitis mit typischen gelblichen Plaques auf der Schleimhaut des Sigma bei einem Patienten mit Antibiotika-assoziierter Kolitis

500 mg/Tag zur Verfügung. Ionenaustauscher (Colestyramin, Colestipol) binden im Darmlumen das Toxin von Clostridium difficile und führen zur Reduktion der Symptome bei milder Kolitis und Diarrhö. Sie haben jedoch keinen Stellenwert in der primären Behandlung der Clostridium-difficile-Kolitis. Saccharomyces bullardii und Lactobacillus acidophilus werden eingesetzt unter der Vorstellung, bei gleichzeitiger Antibiotikagabe die Kolonisierung pathogener Keime zu verhindern oder nach Antibiotika-assoziierter Kolitis die Darmflora wiederaufzubauen. In einigen Studien waren diese Substanzen erfolgreich.

In etwa 20 % der Fälle kommt es nach Absetzen der Medikation zu einem Rezidiv der Antibiotika-assoziierten Kolitis, das auf Therapie jedoch gut anspricht.

5.4
Medikamenteninduzierte Enterokolitis

Eine Vielzahl von Medikamenten ist in der Lage, erosive und ischämische Läsionen in Dünn- und Dickdarm zu verursachen. Nichtsteroidale Antirheumatika (Diclofenac, Ibuprofen, Indometacin, Naproxen und Mefenaminsäure) werden am häufigsten als Ursache einer Enterokolitis genannt. Klinisch ist das Krankheitsbild durch Bauchschmerzen, blutige Stühle, Anämie, erhöhte Blutsenkung, niedriges Serumalbumin charakterisiert. Es tritt überwiegend bei älteren Patienten nach längerer Einnahme (2 Monate bis 5 Jahre) von nichtsteroidalen Antirheumatika auf. Endoskopisch ähnelt das Bild bei großflächigen Ulzerationen der Colitis ulcerosa oder bei multilokulärem Befallsmuster eher dem Morbus Crohn. Überwiegend handelt es sich um milde Verläufe, jedoch sind fulminante Kolitiden und Perforationen der Darmwand beschrieben.

Nichtsteroidale Antirheumatika können ein Rezidiv einer chronisch-entzündlichen Darmerkrankung auslösen. Der Zeitraum zwischen der Einnahme der Medikamente und den Symptomen des akuten Schubes ist meist sehr kurz (1–3 Tage).

Die Pathogenese der Darmwandschädigung durch nichtsteroidale Antirheumatika wird erklärt durch eine Verminderung zytoprotektiver Prostaglandine und zum anderen durch eine Steigerung der intestinalen Permeabilität. Goldpräparate, Kaliumchlorid, Zytostatika, Flucytosin und Penicillamin können Enterokolitiden auslösen.

Der Abusus von Laxanzien führt zu Krankheitsbildern, die chronisch-entzündlichen Darmerkrankungen ähneln. Auch Klysmen können über einen direkt toxischen oder detergierenden Effekt die Kolonschleimhaut schädigen. Digitalis, Diuretika und Antihypertensiva sowie Ergotamine induzieren vereinzelt das Bild einer ischämischen Kolitis. Die Einnahme oraler Kontrazeptiva wurde in Zusammenhang gebracht mit der Entstehung eines Morbus Crohn oder einer Colitis ulcerosa (s. Abschn. 23.2).

5.5
Strahlenenteritis

In Abhängigkeit von der Strahlendosis und individuellen Faktoren tritt während der Bestrahlungsphase eine akute Enterokolitis und einige Zeit nach Abschluß der Bestrahlung eine chronische Enterokolitis auf.

Etwa 5 Tage nach Beginn der Bestrahlung von Becken- oder Bauchorganen findet sich bei etwa 80 % der Patienten eine akute Strahlenenteritis mit Diarrhöen oder Obstipation, krampfartigen Schmerzen und zeitweise blutigen Stühlen. Da insbesondere Tumoren der Beckenorgane bestrahlt werden, sind von der Strahlenenteritis v.a. das Ileum und die distalen Abschnitte des Kolons betroffen.

Es besteht kein Zusammenhang zwischen dem Auftreten und dem Schweregrad einer akuten Enterokolitis während der Bestrahlung und der nachfolgenden Entwicklung einer chronischen Strahlenenterokolitis. Bei 45 Gy liegt die Komplikationsrate bei etwa 5 %; sie steigt bei 65 Gy auf etwa 50 % an. Während die Diagnose der akuten Strahlenenteritis einfach ist, kann das verspätete Auftreten der chronischen Erkrankung große differentialdiagnostische Probleme bereiten. Die *Latenzzeit* zwischen der Bestrahlung und dem Auftreten der Enterokolitis schwankt zwischen *wenigen Monaten und mehreren Jahren.* Eine vorausgegangene Chemotherapie und eine chirurgische Intervention steigern das Risiko um das 3- bis 5fache. Das klinische Bild ist geprägt durch blutige, schleimige Stühle, Subileus, krampfartige Bauchschmerzen, Erbrechen und Übelkeit. Zu einem hohen Prozentsatz werden bei diesen Patienten Stenosen im Ileum und im Bereich von Sigma und Rektum nachgewiesen. Radiologisch auffallend ist der Verlust an Schleimhautfalten, eine aufgehobene Darmperistaltik, Adhäsionen und Wandverdickungen. Das endoskopische Bild kann dem Morbus Crohn ähneln mit Nekrosen, Ulzerationen, Hämorrhagien und Stenosen. Die chronischen Veränderungen beginnen in der Submukosa mit einer Bildung von kleinen Thromben, die zur obliterativen Endarteriitis, Ödem, Fibrose und Intimaverdickung führen. Sekundär sind alle Schichten der Darmwand durch die Ischämie chronisch entzündlich verändert. Das Ansprechen auf die therapeutischen Möglichkeiten ist gering, Steroide und Salizylate führen teilweise zu einer Besserung. Die Resektion von Darmabschnitten wegen Stenosen ist mit einer hohen Komplikationsrate verbunden, weshalb empfohlen wird, einen enterokolischen Bypass bei schwerer Stenosesymptomatik anzulegen.

5.6
Ischämische Kolitis

An eine ischämische Kolitis sollte bei *älteren Patienten* mit plötzlichem Auftreten von Schmerzen im linken Unterbauch, Tenesmen und wäßrigen, teils blutigen Stühlen gedacht werden. Sie manifestiert sich in 50 % der Fälle als milde, selbstlimitierende Kolitis, die nur selten einen fulminanten Verlauf mit Gangrän des Kolons nimmt. Etwa zwei Drittel der Patienten leiden an einer koronaren Herzerkrankung, Hypertonie und arterieller Verschlußkrankheit. Die ischämische Kolitis tritt häufig nach Resektion eines Aortenaneurysmas und in der Bypasschirurgie auf. Weitere okklusive Faktoren der ischämischen Kolitis sind Vaskulitiden, Diabetes mellitus, mechanische Obstruktion (Tumor, Adhäsionen, Volvulus). Zu den nichtokklusiven Faktoren gehören Schock (septisch, kardiogen, hypovolämisch) und Medikamente wie Ergotamin, Vasopressin, Östrogene und Digitalis. Abhängig vom Ausmaß der Ischämie kommt es zur Darmwandschädigung mit entzündlicher Infiltration und bakterieller Besiedlung. Die Lokalisation der ischämischen Kolitis im Bereich der *linken Kolonflexur* ist durch die Grenzzone der Blutversorgung zwischen der A. mesenterica superior und der. A. mesenterica inferior begründet. Bei älteren Patienten sind manchmal auch Rektum und Sigma befallen. Die Diagnose der akuten ischämischen Kolitis wird durch die Koloskopie gestellt, bei der Ödem, petechiale Blutungen und gesteigerte Verletzbarkeit der Schleimhaut auffallen. Die Schleimhauteinblutungen führen zu dem charakteristischen Bild der dunkelroten bis schwarzen Mukosa. Bei der Mehrzahl der Patienten kommt es unter konservativer Therapie (Flüssigkeitssubstitution, Antibiotika) zur Abheilung der Kolitis. Einige Fälle gehen in einen chronischen Verlauf über mit persistierenden blutigen Diarrhöen oder rezidivierender Ileussymptomatik aufgrund von Strikturen und Stenosen. Der Verlauf der ischämischen Kolitis ist nicht vorhersehbar. Entscheidend ist deshalb die intensive Betreuung des Patienten, um rechtzeitig die Indikation zu einer notwendigen Operation zu stellen.

5.7
Lymphozytäre Kolitis

Der Begriff der mikroskopischen Kolitis wurde ursprünglich bei Patienten benutzt, die wäßrige Diarrhöen bei normalem endoskopischem und radiologischem Befund hatten, bei denen jedoch in der Biopsie Entzündungszeichen der Schleimhaut nachweisbar waren. Derzeit schlagen einige Autoren vor, den Begriff „mikroskopische Kolitis" als Überbegriff für eine Gruppe von entzündlichen Darmerkrankungen (kollagene Kolitis, lymphozytäre Kolitis, eosinophile Kolitis) zu verwenden, die endoskopisch und radiologisch unauffällig sind, bei denen jedoch histologisch eine Entzündung nachgewiesen wird. Andere Autoren schlagen vor, den Begriff nicht mehr zu verwenden.

Histologisch ist die lymphozytäre Kolitis charakterisiert durch eine diffuse Vermehrung der intraepithelialen Lymphozyten. Während in der normalen Kolonschleimhaut bei der akuten bakteriellen Kolitis oder bei der Colitis ulcerosa zwischen 4,4 und 5,2 Lymphozyten/100 Epithelzellen gezählt werden, sind es bei der lymphozytären Kolitis 24 Lymphozyten/100 Epithelzellen. Die Lymphozyten sind nicht gleichmäßig, sondern eher fokal über die Kolonschleimhaut verteilt und konzentrieren sich im Bereich von Colon ascendens und Zäkalpol. Im Vergleich zur Colitis ulcerosa ist die Zahl der *Eosinophilen* in der Lamina propria erhöht, während weniger neutrophile Granulozyten nachweisbar sind. Das Epithel ist teilweise abgeflacht und abgelöst, die Krypten sind weitgehend unauffällig.

Die Patienten klagen über 4–6 wäßrige Stuhlentleerungen pro Tag, bei einigen sind zusätzlich krampfartige Bauchschmerzen vorhanden. Die Krankheit manifestiert sich überwiegend in der 6. Lebensdekade und betrifft Männer ebenso häufig wie Frauen. Bis auf eine leichte Blutsenkungsbeschleunigung sind die Laborwerte unauffällig. Bei einigen Patienten besteht eine Malabsorption. Der Nachweis antinukleärer Antikörper, und die Kombination mit Sprue, Schilddrüsen- und Gelenkerkrankungen legt die Vermutung nahe, daß es sich um eine *Autoimmunerkrankung* handelt.

Bei einigen Patienten führt eine entzündungshemmende Therapie zum Nachlassen der Diarrhöen, bei anderen kann dieser Effekt auch durch Antidiarrhoika, faserreiche oder glutenfreie Kost erreicht werden.

5.8
Kollagene Kolitis

Die kollagene Kolitis ist histologisch charakterisiert durch ein *subepithelial gelegenes homogenes Kollagenband* mit einer Dicke von 10–100 μm. Im normalen Kolon ist die subepitheliale Kollagenschicht zwischen 2 und 5 μm dick und überwiegend aus Typ-IV-Kollagen aufgebaut. Die Kollagenschicht bei der kollagenen Kolitis ist aus *Typ-III-Kollagen* und Fibronektin zusammengesetzt. Da Typ-III-Kollagen überwiegend bei Regenerationsprozessen gebildet wird, wird diskutiert, ob die vermehrte Bildung von Kollagen Folge einer Störung der Funktion der Fibroblasten auf einen unbekannten Reiz ist. Vergleichbar mit der lymphozytären Kolitis tritt stellenweise eine Schädigung der Epithelzellen der Schleimhaut auf, und es lassen sich vermehrt Lymphozyten und Eosinophile in der Lamina propria nachweisen. Das klinische Bild der lymphozytären und kollagenen Kolitis ist nahezu identisch (Tabelle 20). Bei allen Patienten mit kollagener Kolitis besteht eine *sekretorische Diarrhö* mit einem Stuhlvolumen bis zu 4 l/Tag. Die kollagene Kolitis manifestiert sich häufig in der 6. Lebensdekade, allerdings sind auch Fälle bei Kindern beschrieben. Die kollagene Kolitis wird bei Frauen etwa 20 mal häufiger nachgewiesen als bei Männern. Neben der Diarrhö bestehen kolikartige Bauchschmerzen und zeitweise Übelkeit, Erbrechen und Gewichtsverlust. Bis auf die beschleunigte Blutsenkung sind die Laborbefunde unauffällig. Radiologische und endoskopische Untersuchungen ergeben einen Normalbefund der Dickdarmschleimhaut. Die dicke, subepitheliale Kollagenschicht ist bei bis zu 70 % der Patienten mit kollagener Kolitis im Rektum nicht nachweisbar. Findet sich histologisch eine Entzündung, jedoch keine verbreiterte Kollagenschicht, ist eine komplette Koloskopie zum Nachweis der kollagenen Kolitis erforderlich. In einem hohen Prozentsatz ist die subepitheliale Kollagenschicht nur im Zäkum und im Colon ascendens verdickt.

Auch bei der kollagenen Kolitis wird eine *Autoimmunpathogenese* diskutiert, da gleichzeitig oft eine Schilddrüsenerkrankung, eine Sprue, antinukleäre Antikörper oder andere Autoimmunphänomene nachweisbar sind. Auch das gehäufte Auftreten bei Frauen in der 6. Lebensdekade unterstützt diese Hypothese. Ursprünglich wurde vermutet, daß Anzahl und Volumen der Stühle

Tabelle 20. Vergleich von lymphozytärer und kollagener Kolitis. (Aus Giardello et al. 1989)

	Lymphozytäre Kolitis	Kollagene Kolitis
Ähnlichkeiten		
wäßrige Diarrhö	18/18 (100 %)	21/21/ (100 %)
Dauer der Diarrhö ($\bar{x} \pm$ SD)	2,3 $\pm$ 3,3	5,3 $\pm$ 6,0
	(Range 0,25–10)	
mittleres Alter (($\bar{x} \pm$ SD)	53,8 $\pm$ 17,2	59,3 $\pm$ 16,3
Arthritis	9/11 (82 %)	6/7 (86 %)
Normalbefund der Koloskopie	18/18 (100 %)	9/12 (75 %)
Normalbefund Röntgen	8/10 (80 %)	13/14 (93 %)
vermehrte intraepitheliale		
Lymphozyten	18/18 (100 %)	21/21/ (100 %)
Unterschiede		
Geschlechtsverhältnis		
Frauen : Männer	1,3 : 1	20,0 : 1
HLA-Antigen	(+)A_1, (+) DRW53	-QD 2
Autoantikörper	6/12 (50 %)	1/11 (9 %)
verbreiterte subepitheliale		
Kollagenschicht	1/18 (6 %)	20/20 (100 %)

von der Dicke und Kontinuität der Kollagenschicht abhängig sind. Inzwischen ist bekannt, daß es sich um eine sekretorische Diarrhö als Folge einer vermehrten Sekretion von Chlorid, Natrium und Wasser in das Lumen des Darmes handelt.

Wie bei der lymphozytären Kolitis wurden Therapieerfolge mit entzündungshemmenden Medikamenten und unspezifischen Maßnahmen (Antidiarrhoika, Ballaststoffe) erreicht. Auch ein spontanes Sistieren der Diarrhöen tritt vereinzelt auf. Bei einer kleinen Gruppe von Patienten mit therapierefraktärer kollagener Kolitis führte die operative Ausschaltung des Darmes von der Stuhlpassage zu einer klinischen und histopathologischen Remission der kollagenen Kolitis. Dieser Befund weist darauf hin, daß möglicherweise eine Substanz im Darmlumen oder Stuhl eine pathogenetische Bedeutung für die kollagene Kolitis hat.

5.9
Diversionskolitis

In Abschnitten des Dickdarms, die von der normalen Stuhlpassage im Rahmen einer Operation ausgeschlossen sind, treten bei fast allen Patienten entzündliche Veränderungen der Schleimhaut auf, die in etwa 50 % der Fälle gering und bei etwa 4 % der Fälle ausgeprägt sind. Klinische Zeichen einer entzündlichen Darmerkrankung finden sich bei 6–30 % der Patienten. Die Pathogenese der Diversionskolitis ist nicht geklärt. Möglicherweise spielt eine bakterielle Fehlbesiedlung oder eine Störung der Interaktion zwischen Bakterien und Darmwand eine Rolle. Kurzkettige Fettsäuren aus der Dickdarmflora sind trophe Faktoren für die Dickdarmschleimhaut, deren Wegfall durch das Ausschalten der Stuhlpassage zu den entzündlichen Veränderungen der Diversionskolitis führt. Nach einer Rückverlagerung des ausgeschlossenen Darmabschnittes in die Stuhlpassage sistieren die entzündlichen Schleimhautveränderungen. Das endoskopische Bild ähnelt den Befunden bei chronisch-entzündlichen Darmerkrankungen mit Erythem, Aphthen, granulärer Schleimhaut, Petechien und teilweise Ulzerationen. Klinisch stehen blutige, schleimige Stühle und Unterbauchschmerzen im Vordergrund. Das histologische Bild ist gekennzeichnet durch eine chronische Entzündung mit lymphoplasmazellulärer Infiltration der Lamina propria und Kryptenabszessen. Die schwierige differentialdiagnostische Abgrenzung zu einer chronisch-entzündlichen Darmerkrankung kann dazu führen, daß die Rückverlagerung des ausgeschalteten Darmabschnitts, die zu einer vollständigen Normalisierung der Entzündung führt, unnötig verzögert wird. Auf eine entzündungshemmende Medikation mit Salazosulfapyridin oder Glukokortikoiden sprechen nur etwa 50 % der Patienten an. Gute Erfolge wurden erzielt durch Klysmen mit einer Lösung kurzkettiger Fettsäuren aus Acetat, Propionat und Butyrat.

5.10
Morbus Behçet

Der Morbus Behçet ist charakterisiert durch Uveitis und Ulzerationen der Mundschleimhaut und des Genitale. In etwa 40 % der Fälle treten rezidivierende Kolitiden auf, die dem Morbus Crohn ähneln. Endoskopisch sieht man scharf ausgestanzte Ulzerationen überwiegend im Bereich der Ileozäkalklappe neben einer ansonsten unauffälligen Schleimhaut. Die Kolitis beim Morbus Behçet ist begleitet von extraintestinalen Manifestationen wie Arthritis und Erythema nodosum.

5.11
Eosinophile Enterokolitis

Im Vergleich zur eosinophilen Gastroenteritis ist die eosinophile Kolitis selten. Möglicherweise handelt es sich um eine allergische Reaktion auf Medikamente, eine atopische Reaktion auf Nahrungsmittel oder eine Allergie auf Kuhmilch oder Sojabohneneiweiß. Die klinischen Symptome sind gekennzeichnet durch Bauchschmerzen, Diarrhöen, Übelkeit und Gewichtsverlust. Beim hypereosinophilen Syndrom ist die Zahl der Eosinophilen im peripheren Blut absolut vermehrt. Dabei kann es zu einer Eosinophileninfiltration aller Organe kommen. Bei Befall von Ileum und Kolon klagen die Patienten über krampfartige Bauchschmerzen und Diarrhö. Der histologische Nachweis der ausgeprägten eosinophilen Infiltration der Darmwand hilft bei der differentialdiagnostischen Abgrenzung zum Morbus Crohn. Einzelne Fälle einer eosinophilen Kolitis wurden beschrieben bei Infektion mit Enterobius vermicularis und anderen Wurmerkrankungen.

5.12
Divertikulitis

Im Rahmen einer Divertikelerkrankung treten segmentale Kolitiden auf, die sich klinisch durch rektale Blutungen manifestieren. Bei älteren Patienten kann die Differentialdiagnose zur Colitis ulcerosa oder zum Morbus Crohn schwierig sein.

5.13
Solitäres Ulkus des Rektums

Dieses Krankheitsbild ist charakterisiert durch das Auftreten einzelner oder mehrerer Ulzera im Rektum. Es wird überwiegend bei Frauen zwischen dem 20. und 40. Lebensjahr diagnostiziert. Nur etwa ein Drittel der Patienten sind Männer. Die Patienten klagen über rektale Blutungen, häufigen Stuhldrang, bei dem jedoch nur geringe Mengen von Schleim abgehen und Tenesmen. Die Ulzera sind flach, von einem Ring entzündlich geröteter Schleimhaut umgeben und häufig in der vorderen Wand des Rektums in einem Abstand von 6–10 cm zum Analring lokalisiert (Abb. 15). Histologisch fällt eine fibromuskuläre Proliferation der Lamina propria, ein Einströmen von Fibroblasten und Muskelfasern zwischen die Krypten, eine Verdickung der Muscularis mucosae und eine Verlagerung von mukosalen Drüsen in die Muscularis mucosae auf. Die diffuse Vermehrung von Kollagen in der Mukosa dient als differentialdiagnostisches Kriterium zur Unterscheidung von anderen chronisch-entzündlichen Darmerkrankungen. Keines der klinischen oder histologischen Merkmale ist jedoch beweisend für diese Erkrankung. Trotz zahlreicher Theorien ist die Ätiopathogenese des solitären Ulkus des Rektums nicht bekannt. Sicherlich sollten eine Infektion (Tuberkulose, Gonorrhö, Lymphogranulom, Amöbiasis, Syphilis), ein selbst verursachtes Trauma oder eine Ergotamin-induzierte Läsion ausgeschlossen werden. Am ehesten könnte es eine ischämische Läsion

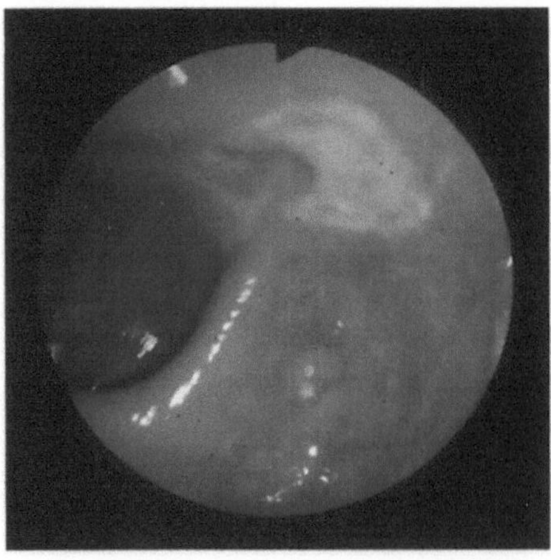

Abb. 15. Solitäres Ulkus im Rektum

sein, die durch Obliteration submukosaler Kapillaren bei einem Analprolaps oder durch hohen Druck bei der Defäkation entsteht.

Der Einsatz von Glukokortikoiden und Salazosulfapyridin hat keinen signifikanten Therapieerfolg gezeigt. Dies macht auch den Unterschied zu den chronisch-entzündlichen Darmerkrankungen deutlich. Versucht wurden auch eine faserreiche Kost und Biofeedback. Auch zahlreiche operative Verfahren haben keine entscheidende Besserung gebracht. Am ehesten ist bei Patienten mit schweren Symptomen eine anteroposteriore Rektopexie erfolgreich.

5.14
Systemische Vaskulitiden

Bei allen systemischen Vaskulitiden (Panarteriitis nodosa, Churg-Strauß-Syndrom, Riesenzellarteriitis und Purpura Schönlein-Henoch) können entzündliche Veränderungen am Kolon mit Abdominalschmerzen, blutigen Stühlen, aber auch Perforation auftreten. Bei der Purpura Schönlein-Henoch ist in bis zu 70 % der Fälle der Gastrointestinaltrakt als Folge einer Vaskulitis mit hämorrhagischer Infarzierung der Submukosa und Schleimhautulzerationen betroffen. Die häufigsten Symptome sind kolikartige Bauchschmerzen mit blutigen Diarrhöen, die vor der Manifestation an der Haut oder den Gelenken auftreten können, und eine exsudative Enteropathie. Die klinische Symptomatik und die erythematösen und teilweise ulzerösen Läsionen der Schleimhaut führen zu einer Verwechslung mit dem Morbus Crohn.

5.15
Endometriose

Die intestinale Endometriose ist überwiegend in Rektum, Sigma, Appendix und im Ileum lokalisiert. Ihre klinischen Symptome sind Bauchschmerz, Diarrhö, blutige Stühle, Verstopfung, Fieber, Übelkeit und Erbrechen. Tastbare Resistenzen im Unterbauch, Stenosesymptomatik, Anämie und Hypalbuminämie sowie Fieber und Gewichtsverlust legen die Verdachtsdiagnose eines Morbus Crohn nahe. Oft wird die Diagnose nach rezidivierendem Verlauf mit krampfartigen Schmerzen und wiederholter Ileussymptomatik erst intraoperativ gestellt.

5.16
Sarkoidose

Extrapulmonale Manifestationen der Sarkoidose sind sowohl im Magen als auch im Dünn-und Dickdarm beschrieben. Die klinischen Symptome der gastrointestinalen Sarkoidose umfassen Oberbauchbeschwerden, Abdominalkrämpfe und Durchfälle. In keinem der beschriebenen Fälle kam es jedoch zu blutigen Diarrhöen. Endoskopisch fielen eine leichte Gastritis sowie ein Ödem der Kolonschleimhaut auf. Ulzerationen wurden bei der gastrointestinalen Sarkoidose nicht beschrieben. Es gibt immer wieder Fälle, bei denen eine exakte Differenzierung zwischen Morbus Crohn und Sarkoidose erst im Verlauf der Erkrankung sicher möglich ist. Eine Erhöhung des Angiotensin Converting Enzyms (ACE im Serum) ist nicht spezifisch für die Sarkoidose und wurde auch bei Patienten mit chronisch-entzündlichen Darmerkrankungen beschrieben. Auch der für die Sarkoidose charakteristisch erhöhte CD_4/CD_8-Quotient in der Bronchiallavage ist bei bis zu 50 % der Patienten mit Morbus Crohn nachweisbar. Anfang der 70er Jahre wurden einzelne Fälle eines gleichzeitigen Auftretens einer Sarkoidose und eines Morbus Crohn beschrieben. Da die damals durchgeführten diagnostischen Maßnahmen sicherlich nicht ausreichend waren, gibt es keinen Beweis für das gleichzeitige Auftreten dieser beiden Erkrankungen.

Bei der septischen Granulomatose („chronic granulomatous disease") sind Fälle von granulomatöser Kolitis und perirektalen Abszessen beschrieben.

6 Extraintestinale Manifestationen und Begleiterkrankungen entzündlicher Darmerkrankungen

Bei Morbus Crohn und Colitis ulcerosa treten zahlreiche Symptome in verschiedenen Organsystemen auf, die entweder extraintestinale Manifestationen, Komplikationen, Folgekrankheiten oder Nebenwirkungen der Therapie darstellen oder zufällig assoziiert sind. Ätiologie, Pathogenese und Zusammenhang mit der chronisch-entzündlichen Darmerkrankung sind häufig nicht bekannt. Ihre Einteilung erfolgt deshalb überwiegend arbiträr:

Gruppe A: *extraintestinale Manifestationen*, die darmassoziiert sind und parallel zum Ausmaß und der Aktivität der Erkrankung auftreten (Leber, Haut, Gelenke, Augen).

Gruppe B: *extraintestinale Komplikationen*, die pathophysiologisch erklärt sind durch Veränderungen der Dünndarm- und Dickdarmfunktion (Malabsorption, Gallensteine, Nierensteine).

Gruppe C: *nicht krankheitsspezifische Komplikationen* und *begleitende Erkrankungen* (Osteoporose, Amyloidose).

In den folgenden 3 Kapiteln werden extraintestinale Manifestationen und Begleiterkrankungen (Kap. 6), Folgeerkrankungen (Kap. 7) und intestinale Komplikationen (Kap. 8) besprochen. Gegenstand des vorliegenden Kap. 6 sind die extraintestinalen Manifestationen und Begleiterkrankungen, die sich entweder parallel oder unabhängig von der Krankheitsaktivität entwickeln oder deren Auftreten im Zusammenhang mit einer chronisch-entzündlichen Darmerkrankung als eher zufällig eingestuft werden muß. Solange die Pathogenese nicht bekannt ist, gelingt eine exakte Trennung zwischen extraintestinalen Manifestationen und zufällig begleitenden Erkrankungen nicht. Unter Berücksichtigung der Häufigkeit sind Gelenkerkrankungen eher extraintestinale Manifestationen und akute Leukämien eher zufällig assoziierte Erkrankungen.

Etwa ein Viertel der Patienten hat *mehr als eine extraintestinale Manifestation*. Interessanterweise bestehen bei diesen Patienten entweder mehrere Manifestationen, die mit der Aktivität der Krankheit zusammenhängen, oder mehrere Manifestationen vom Autoimmuntyp. Die meisten in der Literatur veröffentlichten Zahlenangaben beruhen auf einer 1976 von Greenstein veröffentlichten Erfassung der extraintestinalen Manifestationen bei 700 Patienten mit chronisch-entzündlichen Darmerkrankungen (Tabelle 21). Bei 50–60 % der Patienten mit Colitis ulcerosa und Morbus Crohn traten extraintestinale Manifestationen auf. Sie sind häufiger bei Crohn-Colitis als bei ausschließlichem

Tabelle 21. Extraintestinale Manifestationen bei 700 Patienten mit chronisch-entzündlichen Darmerkrankungen. (Aus Greenstein et al. 1976)

	Colitis ulcerosa	Morbus Crohn Kolitis	Ileokolitis	Ileitis
Gruppe A: Kolitis-assoziiert				
Gelenke	53 (26 %)	24 (39 %)	57 (26 %)	30 (14 %)
Haut	38 (19 %)	14 (23 %)	36 (16 %)	19 (9 %)
Mund	8 (4 %)	7 (11 %)	7 (3 %)	6 (3 %)
Augen	9 (4 %)	8 (13 %)	10 (4 %)	2 (1 %)
Gesamt	90 (45 %)	32 (55 %)	83 (37 %)	50 (23 %)
Gruppe B: Folgen der gestörten Dünndarm- und Dickdarmfunktion				
Malabsorption	0 (0 %)	0 (0 %)	22 (10 %)	23 (11 %)
Gallensteine	10 (5 %)	3 (5 %)	22 (10 %)	27 (13 %)
Nierensteine	11 (5 %)	3 (5 %)	21 (9 %)	18 (8 %)
Hydronephrose	0 (0 %)	2 (3 %)	14 (6 %)	12 (6 %)
Gruppe C: Unspezifische Folgekrankheiten				
Osteoporose	6 (3 %)	3 (5 %)	9 (4 %)	5 (2 %)
Lebererkrankungen	15 (7 %)	4 (6 %)	10 (4 %)	4 (2 %)
Peptisches Ulkus	15 (7 %)	4 (6 %)	26 (12 %)	23 (11 %)
Amyloidose	0 (0 %)	1 (2 %)	3 (1 %)	1 (0,5 %)
Gesamt (n)	202	62	223	213

Tabelle 22. Extraintestinale Manifestationen bei 271 Patienten mit Colitis ulcerosa. (Aus Monsén et al. 1990)

	Anzahl Patienten (n)	Häufigkeit [%]
Alle Patienten mit Colitis ulcerosa	1274	
Extraintestinale Manifestationen		
–fehlend	1003	
–vorhanden	271	21
Arthritis	63	4,9
Erythema nodosum	34	2,6
Iritis	20	1,6
Pyoderma gangraenosum	9	0,8
Ankylosierende Spondylitis	18	1,6
Hepatobiliäre Manifestationen	141	11

Befall des terminalen Ileums. In anderen epidemiologischen Studien ist die Prävalenz der extraintestinalen Manifestationen mit 21 % (Tabelle 22) bzw. 24 % geringer als in der Arbeit von Greenstein.

6.1
Kutane Manifestationen

Die kutanen Manifestationen der chronisch-entzündlichen Darmerkrankungen werden unterteilt in spezifische Veränderungen, reaktive Veränderungen, Manifestationen als Folge der Malabsorption oder der Therapie und eine Gruppe mit unterschiedlichen Assoziationen (Tabelle 23). Im folgenden sind häufiger auftretende kutane Manifestationen beschrieben.

Die Pathogenese der zahlreichen kutanen Manifestationen in Zusammenhang mit chronisch-entzündlichen Darmerkrankungen ist nicht geklärt. Möglicherweise führt die chronische Entzündung des Darmes mit Erhöhung der zirkulierenden Immunkomplexe und Zytokine zu einer Aktivierung nicht nur der Entzündungszellen in der Lamina propria, sondern auch der zirkulierenden Granulozyten und Lymphozyten. Dadurch könnten bei Patienten mit chronischer Entzündung der Darmmukosa bereits kleine Hautverletzungen zu einer überschießenden Reaktion mit Gewebezerstörung führen. Das Ausmaß der kutanen Manifestation wäre dann abhängig vom Grad der Schleimhautentzündung, der Aktivierung zirkulierender Entzündungszellen, der Art der Hautschädigung und der Reaktion des Organismus auf die Entzündung.

Tabelle 23. Kutane Manifestationen der chronisch-entzündlichen Darmerkrankungen. (Modi. nach Gregory u. Ho 1992)

Spezifische, granulomatöse Hauterkrankungen
   Fissuren und Fisteln (s. Abschn. 8.3)
   Orofazialer Morbus Crohn
   Metastatischer Morbus Crohn

Reaktive Hautveränderungen
   Erythema nodosum
   Pyoderma gangraenosum
   Aphthöse Ulzerationen
   Pyoderma vegetans
   Vesikulopustulöse Exantheme
   Nekrotisierende Vaskulitis
   Kutane Panarteriitis nodosa
   Sweet Syndrom

Nahrungsbedingte Hautveränderungen (s. Abschn. 7.3)

Arzneimittelnebenwirkungen (s. Abschn. 16)

Verschiedene Assoziationen
   Epidermolysis bullosa acquisita
   Trommelschlegelfinger
   Vitiligo
   Psoriasis
   Hidadrenitis suppurativa
   Palmarerythem
   Rosazea
   Erythema exsudativum multiforme
   Melkersson-Rosenthal-Syndrom

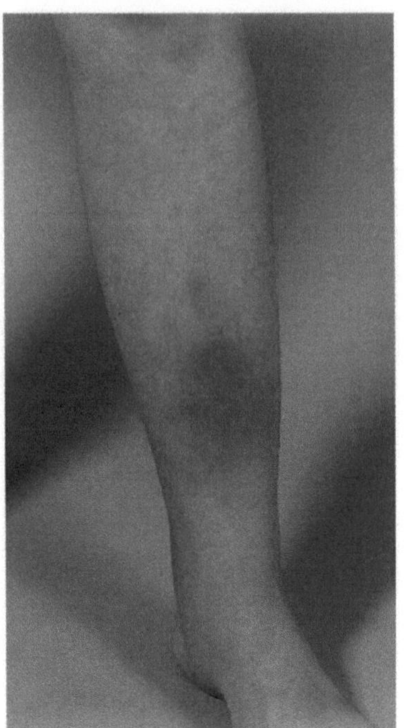

Abb. 16. Erythema nodosum

Erythema nodosum

Das Erythema nodosum ist die häufigste kutane Manifestation der chronisch-entzündlichen Darmerkrankungen. Es ist eine überwärmte, rote, leicht erhabene Hautläsion, die überwiegend prätibial zu finden ist (Abb. 16). Es tritt bei bis zu 4 % der Patienten mit Colitis ulcerosa und bei bis zu 15 % der Patienten mit Morbus Crohn auf und ist häufiger bei Frauen vorzufinden (Tabelle 24). Histologisch läßt sich eine akute inflammatorische Reaktion des Bindegewebes mit Ödem und leukozytärer und lymphohistiozytärer Infiltration (Panniculitis) nachweisen. Das Erythema nodosum ist eine unspezifische allergische Antwort

Tabelle 24. Häufigkeit (%) kutaner Manifestationen bei Morbus Crohn und Colitis ulcerosa. (Aus Greenstein et al. 1976; Monsén et al. 1990)

	Colitis ulcerosa	Morbus Crohn			
		alle Regionen	Kolitis	Ileokolitis	Ileitis
Erythema nodosum	2,6–4 %		15 %	8 %	9 %
Pyoderma gangraenosum	0,8–5 %		1,6 %	1,3 %	1 %
Psoriasis	1,3–2 %	4,7–9,7 %			
Orofaziale Läsionen		6 %–30 %			

auf zahlreiche Infektionen (Streptokokken, Tuberkulose, Pilzinfektionen, Virusinfektionen) und granulomatöse Erkrankungen (Sarkoidose). In den meisten Fällen besteht beim Auftreten eines Erythema nodosum eine deutliche Entzündungsaktivität der Darmerkrankung; es kann jedoch auch kurz vor einem erneuten Schub vorhanden sein. Fast 70 % der Patienten mit Erythema nodosum klagen gleichzeitig über Gelenkbeschwerden. Unter der Therapie der entzündlichen Darmerkrankung heilt das Erythem ab, vereinzelt bleiben Hyperpigmentierungen bestehen.

Pyoderma gangraenosum

Das Pyoderma gangraenosum tritt *eher bei der Colitis ulcerosa* (0,8–5 %) als beim Morbus Crohn (1–2 %) auf (Tabelle 24). Es ist sowohl bei aktiver entzündlicher Darmerkrankung als auch in der Remissionsphase zu finden.

In einigen Fällen besteht zunächst ein Schmerz an der Stelle der späteren Hautläsion. Oft beginnt die Läsion mit einer eitrigen Pustel, die über ein Hämatom und einen sterilen Abszeß in das bis zu 4 cm große Ulkus übergeht. Der nekrotische, eitrige Ulkusgrund ist von einem unregelmäßigen, dunkelroten Rand umgeben (Abb. 17). Das Pyoderma gangraenosum ist überwiegend an den Streckseiten der unteren Extremität lokalisiert, kann aber auch alle anderen Hautpartien befallen. In zwei eigenen Fällen lag das Pyoderma gangraenosum am Rande eines Ileostomas. (Abb. 18). Mehrere Läsionen eines Pyoderma gangraenosum können entweder gleichzeitig oder nacheinander auftreten. Rezidive werden in etwa 30 % der Patienten beobachtet.

Die Pathogenese des Pyoderma gangraenosum ist nicht geklärt. Es könnte sich um eine metastatische Abszeßbildung bei Bakteriämie oder eine hyper-

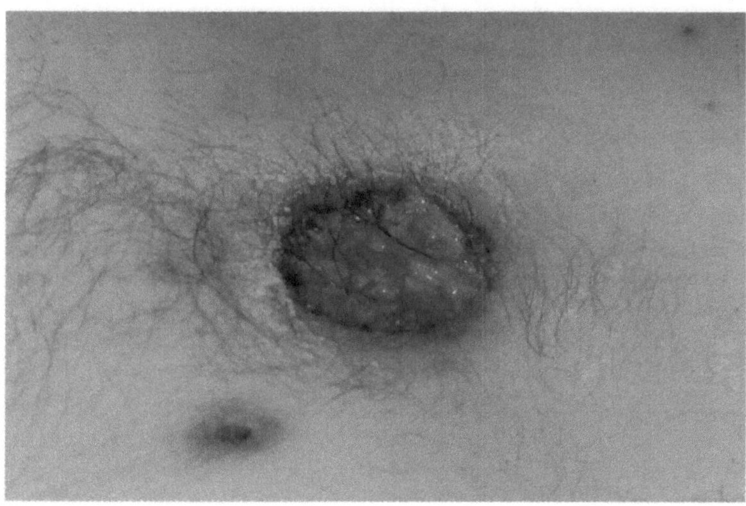

Abb. 17. Pyoderma gangraenosum

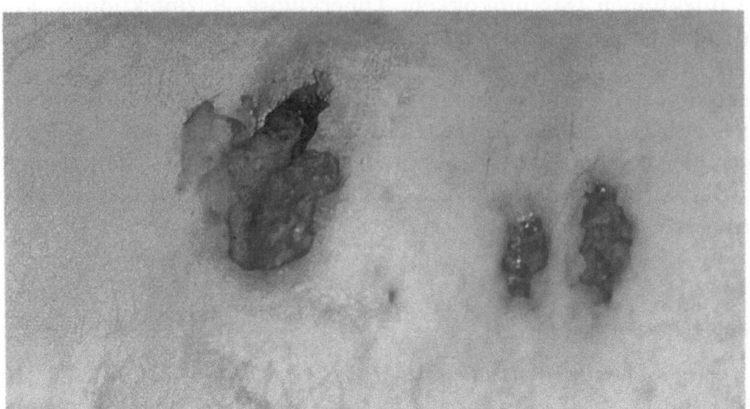

Abb. 18. Pyoderma gangraenosum am Rande eines Stoma

sensitive granulomatöse Angiitis handeln. Es wurde spekuliert, daß das Erythema nodosum eine Frühform des Pyoderma gangraenosum sei.

Zahlreiche topische und systemische Therapieversuche (Glukokortikoide, Antibiotika, Cyclosporin, Dapsone) wurden unternommen, ohne daß bisher der Wert einer einzelnen Maßnahme eindeutig bewiesen ist. Gute Ergebnisse wurden erzielt durch eine Kombination von lokaler Wundbehandlung und hochdosierter Glukokortikoidtherapie (40–120 mg Prednison/Tag) oder Cyclosporin A (3–10 mg/kg/Tag). Aufgrund der relativ geringen Zahl der Patienten gibt es keine Daten aus entsprechend kontrollierten Studien. Nach Resektion entzündlich veränderter Darmabschnitte heilt das Pyoderma gangraenosum zumindest in einigen Fällen schnell ab. Es gibt jedoch auch Fälle, bei denen es nach totaler Kolektomie bestehenblieb. Bei allen Therapieformen scheint von Bedeutung zu sein, daß die Abheilung nur langsam verläuft und bis zu einem Jahr dauern kann (Abb. 19).

Orofaziale Manifestationen

Bei 6–30 % der Patienten mit Morbus Crohn werden orofaziale Manifestationen beschrieben. Sie erscheinen an den Lippen als Ödem oder Ulzeration und im Bereich der Gingiva und Schleimhaut der Wangen als erythematöse Plaques und als ulzeröse (Aphthen, Ulzera) oder hyperplastische Läsionen (polypoide Schleimhaut, Pflastersteinrelief, granuläre Schleimhaut) (Abb. 20, 21) Zahlreiche ätiologische Faktoren wurden für die Entstehung von Aphthen in der Mundhöhle angeschuldigt; sie könnten resultieren aus einem Mangel an Eisen, Folsäure, Vitamin B_{12} oder einer fehlenden Sekretion von Immunglobulin A. Da orale Aphthen häufig zu finden sind (bis zu 60 % der Bevölkerung), kann aus ihrem Auftreten nicht generell auf einen Morbus Crohn geschlossen werden.

Außerdem treten lineare Ulzerationen und indurierte Fissuren sowohl an den Lippen als auch in der Mundhöhle auf. Die oralen Manifestationen sind bei

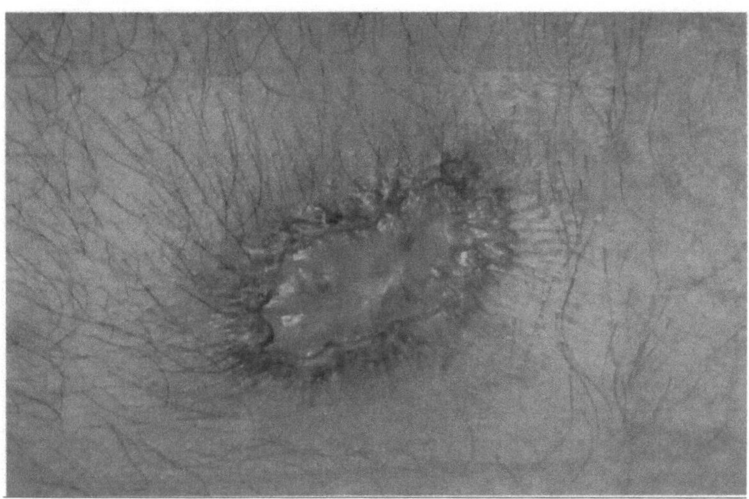

Abb. 19. Abheilung des Pyoderma gangraenosum von Abb. 17

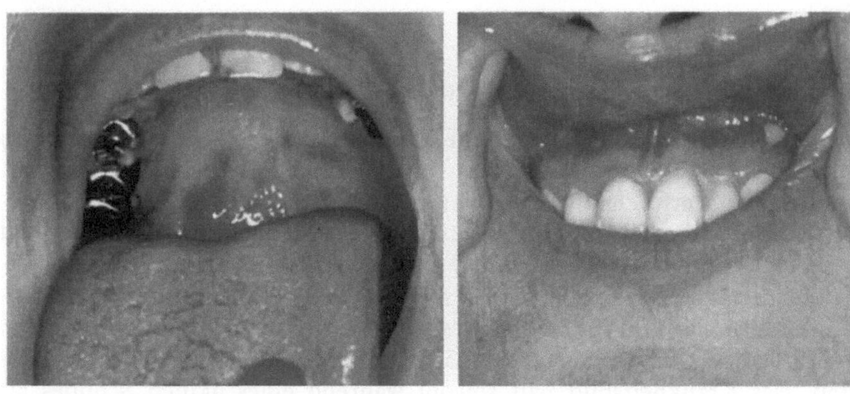

Abb. 20. Morbus Crohn: Erythematöse Plaques der Mundschleimhaut

Abb. 21. Morbus Crohn: Aphthen und erythematöse Plaques auf der Gingiva

bis zu 60 % der Patienten vor den intestinalen Symptomen und bei 40 % der Patienten vor dem 16. Lebensjahr vorhanden. In 30 % stellen sie die Erstmanifestation des Morbus Crohn dar. In einem sehr hohen Prozentsatz von 70 % werden in den oralen Läsionen histologisch Granulome nachgewiesen. Dies hängt möglicherweise damit zusammen, daß orale Läsionen nur dann als Crohn-assoziiert angesehen werden, wenn Granulome nachweisbar sind.

Eine systemische oder topische Therapie mit Steroiden induziert in bis zu 50 % eine Abheilung der Läsion.

Pyostomatitis vegetans

Eine seltenere orale Manifestation ist die Pyostomatitis vegetans, eine chronische, pustulöse Dermatose. Sie manifestiert sich durch zahlreiche 2–3 mm große Pusteln oder erhabene, miliare Abszesse auf den Lippen, der Mundschleimhaut oder der Gingiva. Die zugrunde liegende chronisch-entzündliche Darmerkrankung ist meist asymptomatisch oder von geringer Aktivität. Histologisch besteht eine Ähnlichkeit zu dem Pyoderma gangraenosum. Als Pyoderma vegetans werden pustulöse Läsionen in Körperfalten beschrieben.

Psoriasis

Beim Morbus Crohn kommt es in 4,7–9,7 % der Fälle zu einem gleichzeitigen Auftreten einer Psoriasis. In der Normalbevölkerung liegt die Manifestationsrate bei unter 2 %. Oft manifestiert sich die Psoriasis lange Zeit vor dem Morbus Crohn (im Mittel etwa 10 Jahre). Die Analyse des HLA-Systems bei Patienten mit Morbus Crohn und Psoriasis gab eine deutlich erhöhte Frequenz für die HLA-Typen B13, Bw58, Cw6 und DR7. Da auch Patienten mit Psoriasis ohne Morbus Crohn eine ähnliche Häufigkeit dieser HLA-Typen haben, ist der pathogenetische Zusammenhang zwischen Morbus Crohn und Psoriasis nicht erklärt.

Metastatischer (multizentrischer) kutaner Morbus Crohn

Es handelt sich um eine seltene kutane Manifestation des Morbus Crohn, von der bisher etwa 30 Fälle beschrieben sind. Es finden sich schmerzlose, erythematöse, indurierte Plaques, die bis zu 10 cm groß sind und zentrale Ulzerationen aufweisen. Histologisch ist das Bild gekennzeichnet durch nicht verkäsende Granulome. Die Läsionen sind einzeln oder gleichzeitig in verschiedenen Regionen lokalisiert, insbesondere in Hautfalten, unter den Mammae, retroaurikulär und im Bereich des Genitale. Im Bereich der Extremitäten oder des Gesichts erscheinen diese Läsionen als rötlich-braune Papeln oder Knoten. Das Krankheitsbild tritt sowohl während eines akuten Schubes als auch in der Remissionsphase auf. Überwiegend wird es Monate bis Jahre nach der Erstmanifestation des Morbus Crohn beobachtet, es sind jedoch auch Abstände zwischen Diagnosestellung und Auftreten der kutanen Läsion von nur 2 Wochen beschrieben. Die Läsionen unterscheiden sich in ihrer Schmerzfreiheit und ihrem histologischen Bild eindeutig von allen anderen kutanen Manifestationen des Morbus Crohn. Sie heilen unter der systemischen Therapie des Morbus Crohn ab. In therapierefraktären Fällen kann die Exzision zur Abheilung führen. Auch spontane Remissionen sind bekannt.

Es wurde vorgeschlagen, diese extraintestinale Manifestation des Morbus Crohn nicht metastatisch, sondern *multizentrisch* zu nennen, um deutlich zu machen, daß sie parallel zu der Kolitis beim Morbus Crohn und nicht in direkter Kontinuität mit dem entzündeten Darm auftritt.

Sweet-Syndrom

Das Sweet-Syndrom ist eine akute febrile neutrophile Dermatose, charakterisiert durch schmerzhafte erythematöse Plaques oder Knoten, die überall am Körper auftreten können und oft assoziiert sind mit Fieber und peripherer Leukozytose. Es ist eine seltene kutane Manifestation des Morbus Crohn und der Colitis ulcerosa, die zusammen mit Erythema nodosum, Konjunktivitis und Arthralgien auftreten kann. Histologisch handelt es sich um eine ausgeprägte perivaskuläre Infiltration polymorphkerniger Granulozyten ohne Zeichen der Vaskulitis. Frauen sind häufiger betroffen als Männer.

Vesikulopustulöse Exantheme

Bei 1–6 % der Patienten mit Colitis ulcerosa werden vesikulopustulöse Exantheme beobachtet. Sie sind histologisch charakterisiert durch ein gemischtes dermales und perivaskuläres Infiltrat ohne Zeichen der leukozytoklastischen Vaskulitis und einen sterilen Kulturbefund. Die Pusteln heilen spontan oder unter antiinflammatorischer Therapie ab und hinterlassen eine Hyperpigmentation. Möglicherweise handelt es sich bei dieser Manifestation um eine Variante des Pyoderma gangraenosum.

Kutane Vaskulitis

Die kutane, nekrotisierende Vaskulitis bei chronisch-entzündlichen Darmerkrankungen manifestiert sich als palpable Purpura, Ulzerationen, Knoten oder Plaques. Die Biopsie ergibt eine leukozytoklastische Vaskulitis der postkapillären Venolen mit Nekrose der Gefäßwand, Zerstörung der Granulozyten und Hämorrhagie. Überwiegend sind die Läsionen im Bereich der Extremitäten und Akren lokalisiert.

Kutane Panarteriitis nodosa

Die kutane Panarteriitis nodosa ist nur im Zusammenhang mit dem Morbus Crohn beschrieben. Klinisch finden sich zahlreiche bis zu 2 cm große weiche, rötliche subkutane Knoten, die teilweise ulzerieren und schmerzhaft sind. Sie treten entweder auf der normalen Haut auf oder in Regionen einer Livedo reticularis und sind überwiegend bilateral symmetrisch an den unteren Extremitäten lokalisiert. Histologisch kommt eine Entzündung aller Schichten der Gefäßwand muskulärer Gefäße in der Subkutis zur Darstellung. Das entzündliche Infiltrat besteht aus polymorphkernigen Granulozyten, Eosinophilen und Rundzellen, das sich in das perivaskuläre Bindegewebe erstreckt. Die destruierenden entzündlichen Veränderungen führen zu Obliterationen der Gefäße. Insgesamt nimmt die kutane Panarteriitis nodosa einen günstigen Verlauf; in etwa 50 % kommt es zur spontanen Rückbildung. Die systemische Therapie des Morbus Crohn mit Glukokortikoiden oder Salazosulfapyridin ist eine effektive Behandlungsmethode.

Epidermolysis bullosa acquisita

Etwa 30 % der Patienten mit Epidermolysis bullosa acquisita leiden an einer Crohn-Colitis. Es handelt sich um eine erworbene, blasenbildende Erkrankung der Haut, die überwiegend an den Knien, den Ellenbogen, den Händen und Fingern auftritt. Es besteht keine Korrelation zum Schweregrad des Morbus Crohn, oft besteht die entzündliche Darmerkrankung jedoch bereits seit mehreren Jahren. Die Erkrankung ist histologisch charakterisiert durch eine subepidermale Blasenbildung und Immunglobulin G-Ablagerung. Die Therapie mit Glukokortikoiden ist weniger erfolgreich als die Therapie mit Cyclophosphamid und Cyclosporin A.

Weitere Hauterkrankungen

Wie in der Tabelle 23 aufgelistet, wurden zahlreiche weitere Hauterkrankungen in Zusammenhang mit chronisch-entzündlichen Darmerkrankungen beschrieben. Hierbei ist oft unklar, ob es sich um eine zufällige Assoziation oder um verschiedene klinische Manifestationen einer Krankheit handelt. Zum Beispiel stellt sich die Frage, ob die Rosacea bei der Colitis ulcerosa als extraintestinale Manifestation oder Folge der Steroidtherapie anzusehen ist. Allerdings gibt es Berichte, daß sich die Rosacea erst nach einer Kolektomie zurückbildete, die wegen nicht beherrschbarer entzündlicher Aktivität erforderlich war. Das Beispiel des Melkersson-Rosenthal-Syndroms weist auf die Möglichkeit unterschiedlicher klinischer Manifestationen eines zugrundeliegenden Krankheitsbildes zurück. Es handelt sich um eine granulomatöse Erkrankung insbesondere im Bereich der Lippen mit zusätzlichem Auftreten einer peripheren Facialisparese und einer Lingua plicata. Da das Melkersson-Rosenthal-Syndrom vor und nach Auftreten eines Morbus Crohn diagnostiziert wurde, ist nicht sicher geklärt, ob es sich hierbei um eine granulomatöse Erkrankung mit unterschiedlicher klinischer Manifestation handelt.

6.2
Arthropathien

Die Arthropathien bei Morbus Crohn und Colitis ulcerosa werden unterteilt in die *periphere Arthritis*, die *Sakroileitis* und die *ankylosierende Spondylitis* (Tabelle 25). Sie werden dem Formenkreis der seronegativen Spondarthritiden zugeordnet, die charakterisiert sind durch Arthritiden und Manifestationen an Augen, Mundhöhle, Genitale und Haut. Ihre Pathogenese ist ebenso ungeklärt wie die der chronisch-entzündlichen Darmerkrankungen. Es wird diskutiert, ob als Folge der erhöhten Darmwandpermeabilität bei entzündlicher Darmerkrankung vermehrt Zellwandbestandteile von Bakterien in die Zirkulation gelangen und als Arthritis-induzierende Peptide gebunden an MHC-Moleküle (HLA B27) über die Aktivierung von T-Lymphozyten die Entzündung an den Gelenken auslösen.

<table>
<tr><td colspan="2">Tabelle 25. Arthritiden</td></tr>
<tr><td colspan="2">

Arthritis
Häufigkeit: 1,4–25 %
Lokalisation: Asymmetrische Mono-, Oligo- oder Polyarthritis überwiegend der großen Gelenke der unteren Extremität (Sprunggelenk, Knie)
Parallel mit Aktivität der Darmerkrankung

Sakroileitis
Häufigkeit: 4–14 %
In 90 % symptomarm

Spondylitis ancylosans
Häufigkeit: 1,6–8 %
60 % der Patienten sind HLA B27-positiv
In 50 % der Fälle Auftreten vor der entzündlichen Darmerkrankung
Kein Zusammenhang mit der Aktivität der Darmerkrankung

</td></tr>
</table>

Arthritis

Die *Mono- oder Polyarthritis* ist mit 1,4–25 % die häufigste extraintestinale Manifestation. Sie tritt oft gleichzeitig mit Hautveränderungen, insbesondere dem Erythema nodosum auf. Bei starker Entzündungsaktivität und bei Befall des Kolons ist sie häufiger, sie kann aber auch Monate und Jahre vor der Erstmanifestation und in der Remissionsphase vorhanden sein. Das klinische Erscheinungsbild der Arthritis ist beim Morbus Crohn und bei Colitis ulcerosa identisch. Überwiegend sind *Kniegelenke und Sprunggelenke* betroffen, danach folgen Ellenbogen, Hüften, Interphalangeal- und Metatarsalgelenke. Es können mehrere Gelenke gleichzeitig befallen sein, meist sind weniger als vier Gelenke betroffen. Die Arthritis hat eine asymmmetrische Verteilung und springt von einem auf das nächste Gelenk über. Häufig ist die Arthritis assoziiert mit einer Insertionstendopathie. Diese Entzündung der Sehnen am Knochenansatz tritt vor allem im Bereich der Achillessehne und des Ligamentum patellae auf. Die Arthritis beginnt akut mit Überwärmung und Erythem; danach treten in den großen Gelenken Ergüsse auf, während die kleineren Gelenke ödematös geschwollen sind. Häufig gibt der Patient jedoch nur Gelenkschmerzen an, ohne daß bei der physikalischen Untersuchung Pathologika auffallen.

Die Synovia weist bei der Kolitis-assoziierten Arthritis unspezifische Entzündungszeichen mit Synovialzellhyperplasie, lymphoplasmazellulärer Infiltration und Ödem auf. In der sterilen Synovialflüssigkeit werden bis zu 12000 polymorphkernige Granulozyten/ml bei meist normalem Proteingehalt gezählt. Die Knorpeloberfläche ist von dem entzündlichen Prozeß nicht betroffen. Es gibt einzelne Fälle mit persistierender erosiver Monarthritis, bei denen histologisch epitheloidzellhaltige Granulome in einer chronisch entzündeten Synovia gefunden wurden. Überwiegend handelt es sich jedoch um eine Arthritis, bei der es *nicht zur Deformierung oder Destruktion des Gelenkes* kommt. Röntgenologisch ist der Befund bis auf eine Weichteilschwellung ebenfalls unauffällig.

Die Arthritiden heilen unter der Behandlung der Grunderkrankung mit Steroiden oder Sulfasalazin in den meisten Fällen schnell ab. Bei der Colitis ulcerosa führt die Kolektomie zur Rezidivfreiheit der Arthritis. Es gibt beim Morbus Crohn jedoch viele Fälle, bei denen die Arthritiden auch ohne physikalischen Befund über Monate als sehr schmerzhaft empfunden werden. Bei der Mehrzahl der Patienten dauert die Arthritis nicht länger als 4 Wochen. Im Verlauf der chronisch-entzündlichen Darmerkrankung werden die Arthritisschübe seltener.

Wenn die Arthritis auf die Therapie mit den Standardtherapeutika (Salazosulfapyridin, Steroide) nicht anspricht, ist der Einsatz von Antiphlogistika und nichtsteroidalen Antirheumatika zu erwägen. Eine Basistherapie (Resochin, Gold etc.) ist auf *keinen Fall* indiziert.

Sakroileitis

Eine Sakroileitis wird röntgenologisch und szintigraphisch bei mindestens 50 % der Patienten mit chronisch-entzündlichen Darmerkrankungen nachgewiesen. Sie verläuft in 90 % der Fälle asymptomatisch. Die Sakroileitis ist *nicht* assoziiert mit einer gesteigerten Inzidenz des HLA-B27. Sie steht nicht im Zusammenhang mit der Aktivität der entzündlichen Darmerkrankung und kann Jahre vor ihrer Manifestation vorhanden sein. Eine therapeutische Indikation besteht meist nicht, falls erforderlich, sind nichtsteroidale Antirheumatika, Analgetika und physikalische Therapie einzusetzen. Die Sakroileitis kann ein frühes Zeichen für eine später auftretende ankylosierende Spondylitis sein. In der Mehrzahl der Fälle von ankylosierender Spondylitis findet sich eine Sakroileitis.

Ankylosierende Spondylitis

Klinisch und radiologisch ist die ankylosierende Spondylitis bei chronisch-entzündlichen Darmerkrankungen nicht von der idiopathischen ankylosierenden Spondylitis zu unterschieden. Die Beschwerden treten meist vor der Manifestation der entzündlichen Darmerkrankung auf und stehen nicht in Zusammenhang mit ihrer Aktivität. Bei Männern ist die ankylosierende Spondylitis häufiger als bei Frauen. Schmerzen im Lumbalbereich, morgendliche Steifheit und Besserung bei Bewegung kennzeichnen das klinische Bild.

Bis zu 60 % der Patienten mit entzündlicher Darmerkrankung, die HLA-B27-positiv sind, entwickeln eine ankylosierende Spondylitis. Bei den Patienten mit idiopathischer ankylosierender Spondylitis ist HLA-B27 in 90 % der Fälle nachweisbar. Während die Inzidenz von HLA-B27 bei Patienten mit chronisch-entzündlichen Darmerkrankungen insgesamt nicht erhöht ist, ist das *Risiko für eine ankylosierende Spondylitis bei der Kombination von chronisch-entzündlicher Darmerkrankung und HLA-B27 deutlich erhöht.* Es ist bis heute nicht geklärt, welche immunologischen Mechanismen für das Auftreten der ankylosierenden Spondylitis verantwortlich sind. Die idiopathische und die bei chronisch-entzündlichen Darmerkrankungen auftretende ankylosierende Spondylitis unterscheiden sich weder klinisch noch radiologisch und haben in dem HLA-B27 eine gemeinsame genetische Grundlage. Es könnte von daher sein, daß das Auftreten von ankylosierender Spondylitis und entzündlichen Darmerkrankungen nicht ursächlich, sondern zufällig ist.

Der Verlauf der Spondylitis ancylosans ist schubweise progredient und führt zu eingeschränkter Beweglichkeit. Die Therapie besteht in der Gabe von nichtsteroidalen Antirheumatika, von Steroiden und physikalischer Therapie.

6.3
Entzündliche Augenveränderungen

Entzündliche Prozesse treten in allen Abschnitten des Auges bei Morbus Crohn und Colitis ulcerosa mit einer Prävalenz von zwischen 4 und 10 % auf. Sie sind häufiger bei Morbus Crohn als bei der Colitis ulcerosa und eher bei der Ileokolitis oder Kolitis als bei ausschließlichem Dünndarmbefall nachweisbar. Oft sind sie mit anderen extraintestinalen Manifestationen, insbesondere dem Erythema nodosum und der Arthritis assoziiert. Am häufigsten finden sich Episkleritis und anteriore Uveitis (Iritis, Iridozyklitis). Die okulären Manifestationen heilen unter einer lokalen Steroidmedikation aus, einige bilden sich nach Kolektomie vollständig zurück.

Skleritis, Episkleritis

Bei diesen extraintestinalen Manifestationen ist eine Hyperämie der Skleren und Konjunktiven und eine sklerale Injektion mit mildem Brennen und Irritation verbunden. Die Episkleritis tritt bei etwa 3–4 % der Patienten auf, ist benigne und verläuft oft asymptomatisch (Abb. 22). Es besteht ein Zusammenhang mit der Krankheitsaktivität.

Iridozyklitis

Augenschmerzen, verschleiertes Sehen und Kopfschmerzen sind die häufigsten Symptome der Iridozyklitis, die oft unabhängig von der Aktivität der entzündlichen Darmerkrankung und vor der intestinalen Manifestation auftritt. Die Läsion ist in etwa der Hälfte der Fälle beidseitig. Bei der Spaltlampenuntersuchung zeigt sich ein perilimbisches Erythem, eine konjunktivale Injektion und ein Anstieg der Entzündungszellen in der vorderen Augenkammer (Abb. 23). Als Folge der Iridozyklitis kann es zu Verklebungen zwischen Iris und Linsenvorderfläche mit Entrundung der Pupille und Behinderung des Pupillenspiels kommen (Abb. 24). Neben der lokalen Steroidtherapie führt die Pupillenerweiterung zum Nachlassen des Spasmus und die Abdeckung des Auges zu Verringerung der Schmerzen und der Lichtempfindlichkeit.

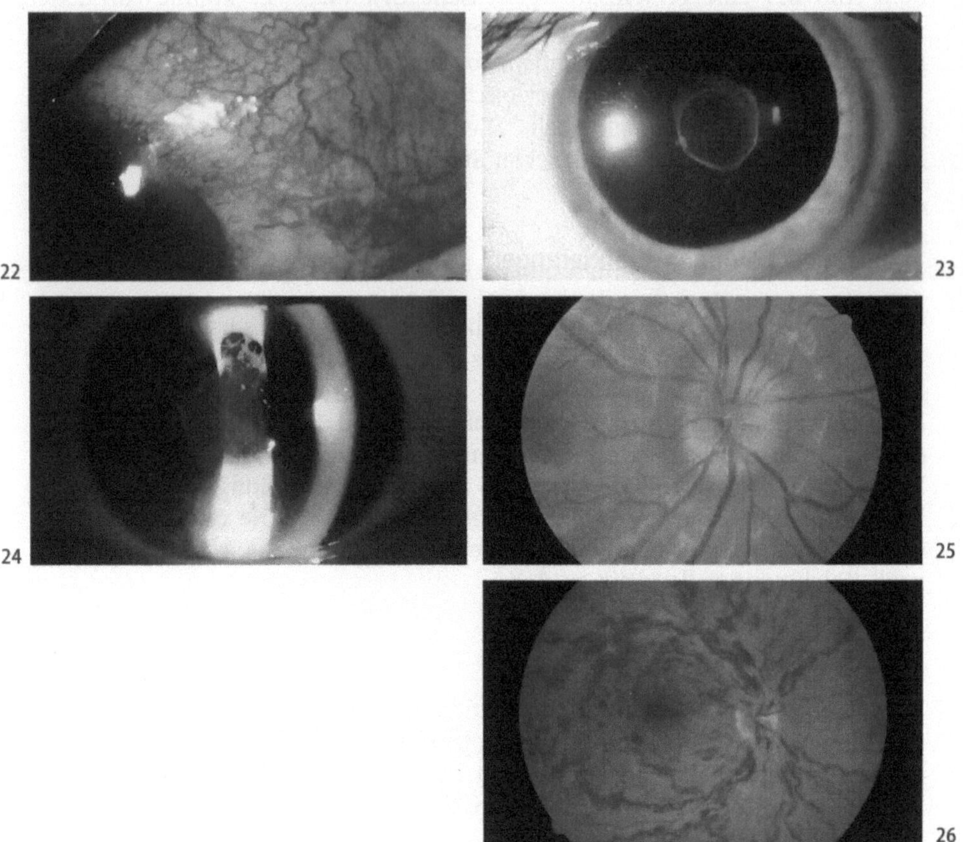

Abb. 22. Skleritis, gemischte Injektion der Bindehaut. (Abb. 22–26 wurden freundlicherweise von Frau Priv.-Doz. Dr. G. Lang, Universität Ulm, zur Verfügung gestellt)

Abb. 23. Iridozyklitis, Fibrinablagerungen auf der Linsenvorderfläche

Abb. 24. Zustand nach Iridocyclitis, hintere Synechien zwischen Iris und Linsenvorderfläche

Abb. 25. Papillitis, prominenter, unscharf begrenzter Sehnervenkopf

Abb. 26. Zentralverschluß, multiple intraretinale Hämorrhagien

Manifestationen am Augenhintergrund

Die Manifestationen am Augenhintergrund sind seltener als die der vorderen Augenabschnitte und nicht eindeutig mit der Aktivität der entzündlichen Darmerkrankung assoziiert. Sie umfassen u.a. die Papillitis, die Retrobulbärneutritis und die Chorioiditis. Abbildung 25 zeigt den Befund einer Papillitis mit prominentem, unscharf begrenztem Sehnervenkopf. Die entzündlichen Manifestationen der hinteren Augenabschnitte heilen unter der Steroidtherapie überwiegend schnell ab. Thromboembolische Komplikationen (s. Abschn. 6.6) und Vaskulitiden (s. Abschn. 6.5) können sich auch am Augenhintergrund manifestieren. Abbildung 26 zeigt einen Zentralvenenverschluß mit deutlicher Dilatation des venösen Systems und multiplen Hämorrhagien.

6.4
Erkrankungen der Leber und der Gallenwege

Hepatobiliäre Erkrankungen kommen bei Morbus Crohn und Colitis ulcerosa vor, ohne daß eine exakte Trennung zwischen extraintestinalen Manifestationen und Begleit- oder Folgeerkrankungen möglich ist.

Sie sind teilweise abhängig vom Schweregrad der Erkrankung oder treten unabhängig davon auf. *Fettleber* und *Pericholangitis* sind am häufigsten nachzuweisen, gefolgt von *primär sklerosierender* Cholangitis, Cholelithiasis, granulomatöser Hepatitis, Cholangiokarzinom und *Leberzirrhose* (Tabelle 26). Die medikamentöse Therapie und die parenterale Ernährung können ebenfalls Leberveränderungen induzieren. Angaben über die Häufigkeit von Lebererkrankungen bei chronisch-entzündlichen Darmerkrankungen hängen sehr stark von der jeweils durchgeführten Diagnostik ab. Bei 17–27 % der Patienten mit Colitis ulcerosa und 38 % der Patienten mit Morbus Crohn wurden Erhöhungen der Transaminasen, der alkalischen Phosphatase und des Bilirubins gemessen. Die histologische Aufarbeitung von Lebergewebe bei Patienten mit chronisch-entzündlichen Darmerkrankungen ergibt bei 50–90 % der Patienten geringe Veränderungen (z. B. Fettleber), während schwere Leberschäden auch nach einem Beobachtungszeitraum von 18 Jahren bei weniger als 3 % der Patienten nachzuweisen sind.

Primär sklerosierende Cholangitis

Die sklerosierende Cholangitis ist bei etwa 2–7,5 % der Patienten mit chronisch-entzündlichen Darmerkrankungen nachzuweisen und ist *häufiger bei der Colitis* ulcerosa als beim Morbus Crohn. *Männer* sind eher betroffen als Frauen.

Tabelle 26. Hepatobiliäre Erkrankungen bei Morbus Crohn und Colitis ulcerosa

	Häufigkeit
Fettleber	33–50 %
Primär sklerosierende Cholangitis	2–7,5 %
Chronisch aktive (autoimmune) Hepatitis	1–3 %
Granulomatöse Hepatitis	1 %
Lebergranulome	8 %
Leberzirrhose	1–5 %
Gallensteine	33–50 %
Akute intermittierende Porphyrie	
Leberabszess	
Pfortaderthrombose	
Primär biliäre Zirrhose	
Amyloidose	
Hepatitis, Fettleber als Folge	
–der parenteralen Ernährung	
–von Nebenwirkungen der Medikamente	

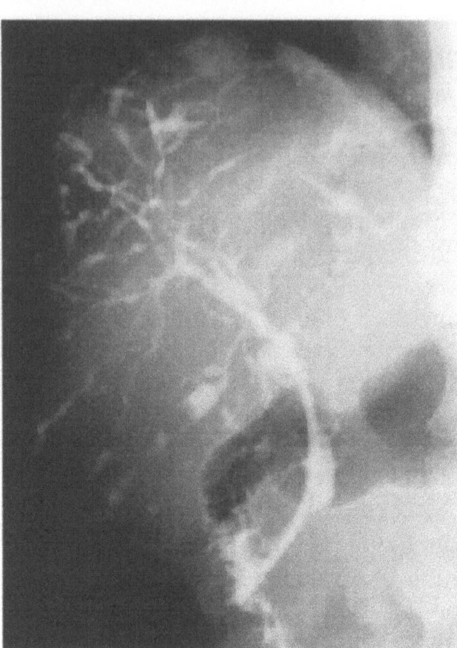

Abb. 27. Primär sklerosierende Cholangitis bei Colitis ulcerosa. Stenosen und prästenotische Dilatationen der intrahepatischen Gallengänge. Stenosierung des Ductus choledochus, deshalb Einlage eines Stents

Etwa 70 % der Patienten sind jünger als 45 Jahre. Die geeignete diagnostische Methode ist die endoskopische retrograde Cholangiographie (*ERCP*), durch deren Anwendung die Erkrankung öfters und in einem früheren Stadium diagnostiziert wird (Abb. 27). Das Krankheitsbild ist charakterisiert durch Einengungen und Stenosen der extrahepatischen und intrahepatischen Gallengänge, die prästenotisch deutlich dilatiert und teilweise sackartig ausgeweitet sind. Es besteht offensichtlich keine Assoziation zwischen der Aktivität der Darmerkrankung und der sklerosierenden Cholangitis. Allerdings haben zwei Drittel der Patienten mit Colitis ulcerosa und ein Viertel der Patienten mit Morbus Crohn einen ausgedehnten Kolonbefall. Die sklerosierende Cholangitis wird auch vor der Erstmanifestation der Colitis ulcerosa diagnostiziert.

Histologisch ist die Wand der Gallengänge deutlich verdickt und von einem zellreichen Infiltrat umgeben. Im Stadium der Fibrose sind die interlobulären Gänge reduziert.

Die klinische Symptomatik der sklerosierenden Cholangitis ist sehr variabel. Bei der Mehrzahl der Patienten findet sich zunächst eine asymptomatische Erhöhung der alkalischen Phosphatase und der γ-GT. Die häufigsten klinischen Symptome bei den symptomatischen Patienten sind Müdigkeit, Pruritus, Ikterus, Gewichtsverlust, Fieber und Bauchschmerzen. Verschiedene Autoantikörper (ANA, AMA, SMA) sind bei bis zu 30 % der Patienten nachweisbar, jedoch nicht beweisend für die Diagnose. P-ANCAs (s. Absch. 24) werden bei bis zu 80 % der Patienten nachgewiesen.

Die sogenannte *Pericholangitis* wurde früher häufig bei chronisch-entzündlichen Darmerkrankungen diagnostiziert. Histologisch wurde sie charakterisiert durch eine Entzündung der Portalfelder. Sie verlief entweder symptomlos bei leichter Erhöhung der alkalischen Phosphatase oder war mit Juckreiz, Fieber und Ikterus kombiniert. In jüngster Zeit wird die Pericholangitis nicht mehr als eigenständiges Krankheitsbild angesehen, sondern als eine frühe Form der primär sklerosierenden Cholangitis charakterisiert und als sklerosierende Cholangitis der kleinen Gänge bezeichnet. Allerdings gibt es eine Gruppe von Patienten mit „Pericholangitis" ohne Progression zu einer manifesten primär sklerosierenden Cholangitis.

Der Verlauf der primär sklerosierenden Cholangitis ist sehr variabel. Klinisch lassen sich 4 Phasen unterscheiden. In der 1. Phase wird bei einem asymptomatischen Patienten die Diagnose aufgrund des ERCP-Befundes gestellt. Die 2. Phase ist charakterisiert durch erhöhte alkalische Phosphatase bei einem weiterhin asymptomatischen Patienten. Oft findet sich in dieser Phase eine Hepatomegalie. In der 3. Phase klagen die Patienten über Müdigkeit und Pruritus bei gleichzeitiger Erhöhung der Cholestaseparameter. Die 4. Phase ist charakterisiert durch eine dekompensierte Leberzirrhose mit Zeichen der portalen Hypertension. Auch wenn einige Patienten über lange Zeit asymptomatisch bleiben, handelt es sich ganz überwiegend um eine progressive Erkrankung. Im Verlauf von 10 Jahren kommt es bei mehr als 50 % der Patienten zu einer Verschlechterung der Symptome. Während in früheren Studien die Überlebenszeit nach der Diagnosestellung mit 12 Jahren angegeben wurde, finden sich in neueren Studien mittlerweile Überlebenszeiten von 21 Jahren. Höheres Alter und erhöhte Serumbilirubinspiegel scheinen prognostisch ungünstige Parameter zu sein. Die häufigsten Komplikationen der primär sklerosierenden Cholangitis werden ausgelöst durch Gallengangsstrikturen, Leberversagen und portale Hypertension. Eine aszendierende Cholangitis ist eher selten. Etwa 50 % der Patienten haben eine Osteopenie. Ein cholangiozelluläres Karzinom entwickelt sich bei bis zu 10 % der Patienten mit primär sklerosierender Cholangitis.

Mehrere Theorien haben bisher die Ursache der primär sklerosierenden Cholangitis nicht eindeutig beweisen können, legen aber eine Autoimmunpathogenese nahe. Hinweise dafür sind das gemeinsame Auftreten mit anderen Autoimmunerkrankungen wie Thyreoiditis, Lupus erythematodes und Sprue sowie von Autoantikörpern gegen ein Peptid, das mit Epithelzellen des Kolons und des Gallengangsystems kreuzreagiert. Weiterhin ist die Erkrankung häufig assoziiert mit den HLA-Allelen B8, DR3, und DRw52a, während HLA DR4 signifikant reduziert ist.

Die Therapie der primär sklerosierenden Cholangitis wurde mit zahlreichen entzündungshemmenden Medikamenten versucht. Mit Glukokortikoiden, Azathioprin, D-Penicillamin, Methotrexat und Cyclosporin wurden teilweise Verbesserungen der klinischen Symptomatik und der biochemischen Parameter gefunden, ohne daß der Langzeitverlauf der Erkrankung entscheidend beeinflußt werden konnte. Durch den Einsatz der Ursodesoxycholsäure in einer Dosierung von 10–15 mg/kg/Tag besserten sich in mehreren Studien die klinischen und laborchemischen Parameter. Hier fehlen noch Daten zur Langzeitwirkung. Durch die Einnahme von Cholestyramin oder Colestipol in einer Dosierung zwischen 12 und 24 g/Tag wird bei vielen Patienten eine Reduzierung des Juckreizes erreicht. Bei Patienten mit ausgeprägter biliärer Obstruktion ist diese Medikation allerdings weniger erfolgreich. In einigen Fällen wurde Phenobarbital erfolgreich in der Behandlung des Pruritus eingesetzt. Bei entsprechender Symptomatik ist die Gabe fettlöslicher Vitamine (A, D, E und K) erforderlich. Antibiotika (Amoxicillin, Ciprofloxacin, Trimethoprim-Sulfamethoxazol, Metronidazol) können zur Behandlung von Cholangitisschüben eingesetzt werden. Eine prophylaktische Gabe von Antibiotika hat allerdings keinen Einfluß auf den Verlauf der Erkrankung. Die endoskopische Ballondilatation und Stent-Implantation kann zumindest passager Stenosen in größeren Gallengängen überbrücken und zu einer Besserung der klinischen Symptomatik führen. Die Operation der biliären Obstruktion hat keinen Einfluß auf den Verlauf der Erkrankung und sollte schweren, sonst nicht behandelbaren Obstruktionen der Gallenwege vorbehalten bleiben. In Fällen fortgeschrittener, sklerosierender Cholangitis mit Zirrhose und portaler Hypertension ist die Lebertransplantation die Methode der Wahl. Die Dreijahresüberlebensrate nach Lebertransplantation liegt bei Patienten mit sklerosierender Cholangitis bei 57–67 %.

Cholangiozelluläres Karzinom

Bei etwa 1,5 % der Patienten mit Colitis ulcerosa tritt ein Adenokarzinom des Gallengangs auf. Damit haben Patienten mit *Colitis* ulcerosa ein bis zu *20fach höheres Risiko* für ein Gallengangkarzinom als eine vergleichbare Population ohne entzündliche Darmerkrankung. Die Karzinome in dieser Patientengruppe manifestieren sich etwa 10 Jahre früher als Gallengangkarzinome bei Patienten ohne Kolitis. Die meisten Karzinome finden sich bei Patienten mit einer Pancolitis und einem Krankheitsverlauf von mehr als 10 Jahren. Bei etwa 10 % der Patienten mit primär sklerosierender Cholangitis entwickelt sich im Verlauf der Erkrankung ein cholangiozelluläres Karzinom. Der Tumor kann in den extra- oder intrahepatischen Gallengängen oder in der Gallenblase lokalisiert sein. Die Überlebenszeit nach Diagnosestellung liegt bei etwa zwölf Monaten. Das cholangiozelluläre Karzinom wird als Kontraindikation für eine Lebertransplantation angesehen. Strahlentherapie und Chemotherapie haben bisher die Prognose der Erkrankung nicht günstig beeinflußt. Die Diagnose gestaltet sich oft schwierig, da sich das Bild der sklerosierenden Cholangitis bei der ERCP nicht immer von dem eines Cholangiokarzinoms unterscheidet. Die Prognose der Erkrankung ist sehr ungünstig, die meisten Patienten leben nach Diagnosestellung nicht länger als etwa anderthalb Jahre.

Leberverfettung

Eine Steatosis hepatis findet sich in Abhängigkeit von der Häufigkeit einer histologischen Diagnostik bei bis zu 50 % der Patienten mit Morbus Crohn und Colitis ulcerosa. Klinisch verläuft sie meist asymptomatisch. Sie ist eher eine Komplikation der chronisch-entzündlichen Darmerkrankungen als eine extraintestinale Manifestation und ist Folge der Malnutrition, der Malabsorption, der Sepsis, der total parenteralen Ernährung und der Therapie mit Glukokortikoiden.

Chronisch aktive (autoimmune) Hepatitis

Eine chronisch aktive Hepatitis findet sich bei 1–5 % der Patienten mit chronisch-entzündlichen Darmerkrankungen. Sie scheint bei der Colitis ulcerosa häufiger zu sein als beim Morbus Crohn. Die Abgrenzung zu der Pericholangitis oder sklerosierenden Cholangitis gelingt teilweise nicht. Auf jeden Fall sollte die Diagnose der chronisch aktiven Hepatitis nur bei unauffälligem endoskopischen Befund der Gallenwege gestellt werden. Bei einigen Patienten mit chronisch aktiver Hepatitis und chronisch-entzündlicher Darmerkrankung konnte eine Autoimmunpathogenese durch den Nachweis antinukleärer Antikörper, Antikörper gegen glatte Muskulatur und das Auftreten weiterer Autoimmunerkrankungen (Hashimoto-Thyreoiditis, Perimyokarditis, Glomerulonephritis, thrombozytopenische Purpura) belegt werden. Die Überlappung mit der primär sklerosierenden Cholangitis kommt auch dadurch zum Ausdruck, daß bei einigen Patienten mit chronisch aktiver Hepatitis und normalem endoskopischen Befund der Gallengänge antineutrophile zytoplasmatische Antikörper (pANCA) nachgewiesen wurden. Bei der Mehrzahl der Patienten mit chronisch aktiver Hepatitis führt die Therapie mit Glukokortikoiden zu einer deutlichen Besserung bzw. Normalisierung der Transaminasen.

Lebergranulome und granulomatöse Hepatitis

Nicht verkäsende Granulome sind bei etwa 8 % der Patienten mit Morbus Crohn in den Portalfeldern nachweisbar. Es gibt einzelne Berichte von Lebergranulomen bei Patienten mit Colitis ulcerosa. Granulome treten in Zusammenhang mit anderen Lebererkrankungen oder als isolierte Befunde auf. Sie können aber auch Ausdruck einer anderen granulomatösen Erkrankung (Sarkoidose, Tuberkulose) oder einer Arzneimittelnebenwirkung (Sulfonamide) sein. Es gibt Fallbeschreibungen eines gleichzeitigen Auftretens eines Morbus Crohn und einer Sarkoidose. Der Beweis, daß diese Kombination von Erkrankungen möglich ist, steht aber letztendlich noch aus.

Eine granulomatöse Hepatitis wird bei 1 % der Patienten mit chronisch entzündlichen Darmerkrankungen beschrieben. Dabei finden sich die Granulome nicht in den Portalfeldern, sondern in den Leberläppchen. Klinisch imponiert eine Erhöhung der alkalischen Phosphatase und des Bilirubins sowie Ikterus und Fieber. Eine granulomatöse Hepatitis ist auch als Nebenwirkung von Salazosulfapyridin bekannt (s. Abschn. 16.3). Eine mikronoduläre oder makronoduläre Leberzirrhose wird bei 1–5 % der Patienten mit chronisch entzündlichen Darmerkrankungen berichtet. In der Mehrzahl der Fälle ist sie eine Spätkomplikation der Pericholangitis oder der primär sklerosierenden Cholangitis. Allerdings sind auch Fälle von Leberzirrhose und normalem endoskopischen Gallengangsbefund bei Patienten mit chronisch-entzündlichen Darmerkrankungen beschrieben.

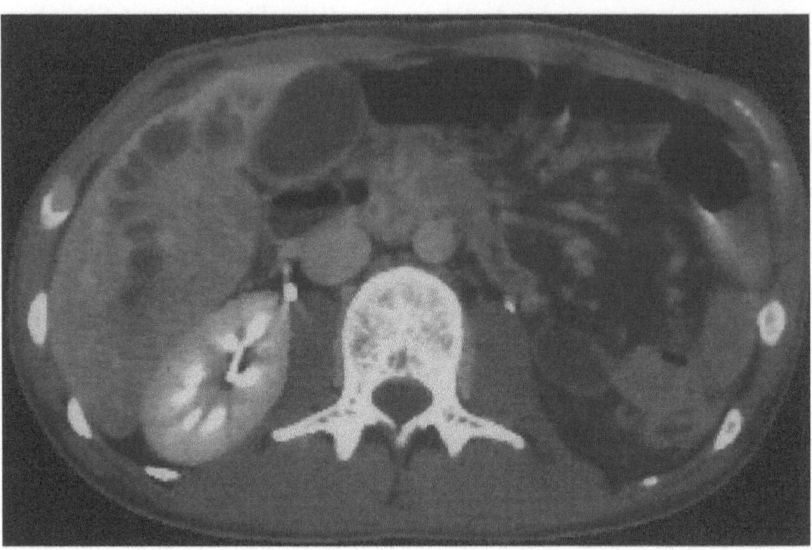

Abb. 28. Perlschnurartig angeordnete Leberabszesse bei einem Patienten mit Morbus Crohn

Weitere Lebererkrankungen

Seltene Lebererkrankungen bei Patienten mit chronisch-entzündlichen Darmerkrankungen sind die Amyloidose (s. Abschn. 6.8), die primäre biliäre Zirrhose und die nekrotisierende Vaskulitis. Differentialdiagnostisch ist es von Bedeutung, eine Hepatitis C nach Bluttransfusion auszuschließen. Bakterielle Leberabszesse sind eine seltene Komplikation des Morbus Crohn (Abb. 28). Sie entstehen entweder per continuitatem als Abszesse im Bauchraum, durch eine Bakteriämie über die Pfortader, nach Operationen oder im Zusammenhang mit bakterieller Infektion bei sklerosierender Cholangitis (s. Abschn. 8.4). Wenige Fälle einer Portalvenenthrombose wurden berichtet (s. Abschn. 6.6). Die Entstehung der Gallensteine bei chronisch-entzündlichen Darmerkrankungen wird in Abschnitt 7.1 beschrieben. Lebererkrankungen sind als Nebenwirkungen des Salazosulfapyridins, der Glukokortikoide, des Azathioprins und des 6-Mercaptopurins bekannt (s. Kap. 16). Einzelne Fälle einer Koinzidenz mit *akuter intermittierender Porphyrie* sind bekannt. Sulfasalazin und Mangelernährung werden als Auslöser der Porphyrieattacken diskutiert. Die Diagnose der akuten intermittierenden Porphyrie ist dadurch erschwert, daß die abdominalen Schmerzen in Zusammenhang gebracht werden mit der zugrunde liegenden chronisch-entzündlichen Darmerkrankung. Die Verzögerung in der Diagnose der intermittierenden Porphyrie kann letale Folgen haben.

6.5
Vaskulitis

Bei Morbus Crohn und Colitis ulcerosa werden entzündliche Veränderungen der Arterien und Venen sowohl in der Wand des Darmes als auch in allen anderen Organsystemen nachgewiesen. Teilweise wird eine granulomatöse Vaskulitis bei Morbus Crohn gesehen. In den meisten Fällen handelt es sich eher um eine Hypersensitivitätsreaktion, die möglicherweise durch den starken Vasokonstriktor Endothelin-1 verursacht ist, der aus aktivierten Makrophagen freigesetzt wird. Über diesen Mechanismus könnte die abnorme Vasokonstriktion in der Nagelfalzmikroskopie bei Patienten mit chronisch-entzündlichen Darmerkrankungen erklärt werden. Zur Häufigkeit der Vaskulitiden und der Assoziation mit thrombembolischen Komplikationen s. Abschn. 6.6.

Mehrere Fälle von *Takayasu-Arteriitis* wurden bei Patienten mit Morbus Crohn und Colitis ulcerosa beschrieben. Bei dieser entzündlichen Erkrankung der Aorta und ihrer großen Abgangsgefäße kommt es häufig zu einer Okklusion und in selteneren Fällen zu Aneurysmabildung. Ursachen sind eine Fibrose der Intima und Media, Degeneration der elastomuskulären Schichten der Media und eine mononukleäre Entzündung der Adventitia. Der Verschluß der Aorta und der Brachiozephalgefäße führt zu abgeschwächtem Puls der oberen Extremitäten, Hypertension und Krämpfen. Es besteht kein direkter Zusammenhang mit der Aktivität der chronisch-entzündlichen Darmerkrankung. Ob in der Bildung von Autoantikörpern gegen Kolonepithelzellen und Aorta ein gemeinsamer autoimmuner Mechanismus zu sehen ist, muß noch bewiesen werden.

Die Bedeutung der Vaskulitis bei der kutanen Panarteriitis nodosa und anderen kutanen Manifestationen ist in Abschn. 6.1 beschrieben.

Der Nachweis einer Riesenzellarteriitis bei Morbus Crohn wurde auf die Ablagerung zirkulierender Immunkomplexe und die sich daraus ergebende Vaskulitis zurückgeführt. Andere vaskuläre Erkrankungen wie systemischer Lupus erythematodes, leukozytoklastische Vaskulitis, Pleuroperikarditis, Myokarditis, Sjögren-Syndrom, Logan-Syndrom und progressive systemische Sklerose sind bei chronisch-entzündlichen Darmerkrankungen beschrieben.

6.6
Störungen der Hämostase und thromboembolische Komplikationen

Thromboembolische Komplikationen werden in klinischen Studien bei 1–6 % der Patienten mit chronisch-entzündlichen Darmerkrankungen nachgewiesen. Zwei Drittel der Patienten haben eine aktive Darmerkrankung. An den Folgen einer vaskulären Komplikation sterben etwa 25 % der Patienten. Tabelle 27 faßt die Daten einer Studie zusammen, in der bei 113 von 7199 Patienten vaskuläre Komplikationen auftraten. Mit 66 % war der Anteil der Thrombosen in den tiefen Beinvenen mit oder ohne gleichzeitige Lungenembolie am höchsten. Seltener waren Portalvenenthrombosen und Mesenterialvenenthrombosen, Armvenenthrombosen und kardiale Thromben. Insbesondere

Tabelle 27. Thromboembolische Komplikationen und Vaskulitiden bei Patienten mit Morbus Crohn und Colitis ulcerosa. (Aus Talbot et al. 1986)

Diagnose	Patienten (n)	Morbus Crohn (n)	Colitis ulcerosa (n)	Todesfälle (n)
Tiefe Beinvenenthrombose	21	10	11	2
Lungenembolie	12	5	7	2
Tiefe Beinvenenthrombose und Lungenembolie	25	11	14	7
Armvenenthrombose	3	3	0	0
Zerebrovaskuläre Komplikationen	9	5	4	2
Kardiale Thrombose	7	3	4	5
Periphere arterielle Thrombosen	7	7	0	1
Pfortader und Mesenterialvenenthrombose	8	5	3	4
Raynaud-Krankheit	9	4	5	0
Arteriitis temporalis	4	4	0	0
Takayasu Arteriitis	1	1	0	0
Panarteriitis oder SLE	3	0	3	0
Vaskulitis	4	2	2	0
Gesamt	113	60	53	23

Portalvenenthrombosen stellen eine schwerwiegende Komplikation mit häufig massiver Blutung und hoher Letalität dar.

Nur wenige Fälle von arterieller Thrombose in der A. carotis, der Retina, der Glans penis, der A. femoralis, der Aortenbifurkation (*Leriche-Syndrom*), der A. subclavia und der A. brachialis sind bei Morbus Crohn oder Colitis ulcerosa beschrieben. Sie kommen überwiegend postoperativ oder nach endoskopischen Maßnahmen vor. Etwa 50 Fälle mit zerebrovaskulären, thromboembolischen Komplikationen sind bekannt. Sie sind häufiger in den Arterien als in den Venen und Sinus der Dura lokalisiert. Überwiegend junge Patienten im akuten Schub der entzündlichen Darmerkrankung sind davon betroffen.

Verschiedene Faktoren werden in der Pathogenese der thromboembolischen Komplikationen der entzündlichen Darmerkrankungen diskutiert. Bei Morbus Crohn und Colitis ulcerosa wird eine *Hyperkoagulabilität* nachgewiesen. Während die Globaltests der Gerinnung meist im Normbereich liegen, sind die Aktivitäten der Gerinnungsfaktoren II, V, VII und VIII sowie die Fibrinogenwerte erhöht. Das Auftreten von Fibrinspaltprodukten und erhöhten Fibrinopeptid-A-Konzentrationen ist in einigen Untersuchungen begleitet von einer Erniedrigung des Antithrombin-III (AT-III). Die gesteigerte Gerinnung aufgrund von vermehrter Thrombinbildung läßt sich über die Messung des Thrombins im *Komplex* mit seinem spezifischen Inhibitor Antithrombin-III (TAT) und die Messung der Prothrombinfragmente F_1+F_2 nachweisen. Bei etwa einem Drittel der Patienten mit akut entzündlicher Darmerkrankung sind TAT-Komplexe und Prothrombinfragmente deutlich erhöht. Ursache der Hyperkoagulabilität ist am ehesten eine Vaskulitis. Endothelläsionen durch zirkulierende Immunkomplexe, Endotoxin-vermittelte intravaskuläre Gerinnung und der Nachweis von Anticardiolipin-Antikörpern werden als entscheidende Faktoren diskutiert.

Bei etwa 9 % der Patienten mit chronisch-entzündlichen Darmerkrankungen liegt eine *Thrombozytose* von über 500 000/μl vor, die mit der Aktivität der entzündlichen Darmerkrankung korreliert. Die Thrombozytose ist von daher ein wichtiger Faktor in der Einschätzung der Aktivität der Erkrankung. Die Ursache der Thrombozytose ist bis heute nicht eindeutig geklärt. Sie ist möglicherweise Folge von Anämie und Eisenmangel, eines gesteigerten Thrombozytenumsatzes und einer verminderten Thrombozytenüberlebenszeit. Interleukin-6 stimuliert die Megakaryopoese und ist bei Patienten mit chronisch-entzündlichen Darmerkrankungen im Serum erhöht. Eine Korrelation zwischen den Interleukin-6-Spiegeln im Serum und der Thrombozytose wurde zumindest bei Patienten mit Morbus Crohn hergestellt. *Interleukin-6* wird derzeit als *wichtigster Stimulator der Thrombozytose* angesehen. Bei Morbus Crohn und Colitis ulcerosa wurde eine gesteigerte Aktivierung und Aggregation von Blutplättchen nachgewiesen. Darin wird ein wesentlicher Risikofaktor für die Entstehung thromboembolischer Reaktionen gesehen.

Neben der gesteigerten Gerinnung besteht bei bis zu 10 % der Patienten mit chronisch-entzündlichen Darmerkrankungen eine *Hyperfibrinolyse.* Die vermehrte Plasminbildung läßt sich über den *Komplex des Plasmins* mit seinem spezifischen Inhibitor α_2-Antiplasmin (PAP) bei 15 % der Patienten nachweisen. Bei aktiver Erkrankung ist in einem hohen Prozentsatz die Faktor-XIII-Aktivität und insbesondere die Untereinheit A des Faktor XIII erniedrigt. Die lange bestehenden Schleimhautblutungen, insbesondere bei Patienten mit Colitis ulcerosa, wurden auf die Erniedrigung des Faktor XIII zurückgeführt, der entscheidend an der Wundheilung beteiligt ist. Die im Rahmen der Entzündung aus aktivierten Granulozyten freigesetzte Granulozytenelastase (ELP) führt zu einem gesteigerten Umsatz von Fibrinogen, Faktor XIII, AT-III und α_2-Antiplasmin. In der akuten Entzündungsphase fanden sich vermehrt ELP-α_1-AT-Komplexe, die auf eine Proteolyse von Gerinnungsfaktoren durch die Granulozytenelastase hinweisen.

Neben den oben genannten pathogenetischen Faktoren gibt es weitere mögliche Ursachen für die Entstehung thromboembolischer Komplikationen bei Patienten mit chronisch-entzündlichen Darmerkrankungen. Dazu gehören die Immobilisation bei schwerer Krankheit, Katheterkomplikationen bei parenteraler Ernährung und Operationen.

6.7
Hämatologische Erkrankungen

Eine autoimmunhämolytische, Coombs-positive Anämie wird bei weniger als 1 % der Patienten mit chronisch-entzündlichen Darmerkrankungen festgestellt. Sie muß differentialdiagnostisch von der Hämolyse, die unter der Therapie mit Salazosulfapyridin auftreten kann, abgegrenzt werden. Durch hochdosierte Steroidtherapie und Splenektomie sind Therapieerfolge erreicht worden. Einzelne Fälle von Autoimmunneutropenie mit Nachweis antineutrophiler Antikörper sind bekannt. Ein Zusammentreffen von chronisch-entzündlichen Darmerkrankungen und einem myelodysplastischen Syndrom, das sicher nicht auf Medikamenteneinnahme zurückzuführen war, wurden beschrieben.

Eine leukämoide Reaktion mit Granulozyten >50 000/l kann Begleiterscheinung einer toxischen Dilatation des Kolons sein und bildet sich unter entsprechender Therapie zurück. Das relative Risiko einer Leukämie ist bei Patienten mit chronisch-entzündlichen Darmerkrankungen erhöht. Ein kausaler Zusammenhang zwischen den beiden Erkrankungen konnte bisher nicht hergestellt werden. Bei den beschriebenen Fällen handelt es sich am häufigsten um akute myeloische Leukämien und seltener um myelomonozytäre Leukämie, akute Promyelozytenleukämie oder akute lymphoblastische Leukämie.

6.8
Amyloidose

Die Amyloidose ist eine *seltene* Folgeerkrankung des Morbus Crohn und der Colitis ulcerosa. Die Zahlen zur Inzidenz sind sehr unterschiedlich, je nachdem ob Daten aus Autopsien, aus retrospektiven oder prospektiven Studien herangezogen werden. In retrospektiven Studien ergeben sich Inzidenzen von 2,8–5 %, prospektive Studien fanden eine Inzidenz von 1 %. Die Entwicklung der Amyloidose ist offensichtlich unabhängig von der Ausdehnung, dem Schweregrad und der Dauer der chronisch-entzündlichen Darmerkrankung. Klinisch ist das Bild gekennzeichnet durch eine zunehmende Niereninsuffizienz und ein nephrotisches Syndrom. Überwiegend wird die Diagnose aus der Nierenbiopsie gestellt, während die Biopsie aus dem Rektum in einem deutlich geringeren Prozentsatz zur Diagnose führt. Die Prognose der Patienten mit Amyloidose ist mit einer Überlebenszeit von 1–2 Jahren nach Diagnosestellung sehr schlecht. Einzelne Fälle sind beschrieben, in denen nach Resektion des entzündeten Darmes ein Rückgang der Amyloidose eintrat. Therapieversuche mit Dimethylsulfoxid (DMSO) und Azathioprin blieben überwiegend erfolglos.

6.9
Bronchopulmonale Manifestationen

Bei Morbus Crohn und Colitis ulcerosa sind strukturelle und funktionelle Veränderungen der Lunge, *insbesondere Vaskulitiden* mit fibrinoider Nekrose und Endothelproliferation beschrieben. Sie treten in manchen Fällen erst 15 Jahre nach Diagnose, in anderen Fällen vor Diagnosestellung der chronisch-entzündlichen Darmerkrankung auf. Es wird vermutet, daß *zirkulierende Immunkomplexe* für die pulmonale Vaskulitis verantwortlich sind. Differentialdiagnostisch ist von Bedeutung, daß Salazosulfapyridin zu Vaskulitiden mit eosinophilen Lungeninfiltrationen führen kann.

In einzelnen Fällen von Morbus Crohn wurden in der Lungenbiopsie nicht verkäsende, epitheloidzellhaltige Granulome mit Riesenzellen nachgewiesen.

Jahre nach Beginn des Morbus Crohn und der Colitis ulcerosa wurden interstitielle Lungenfibrose, Alveolitis schwere Bronchitiden und Bronchiektasen beschrieben.

Bei Colitis ulcerosa haben 38 % und bei Morbus Crohn 54 % der Patienten pathologische Werte in der Lungenfunktion bei unauffälligen Thoraxröntgenbefunden und klinischer Beschwerdefreiheit. Die Vitalkapazität, der maximale exspiratorische Fluß und der arterielle O_2-Partialdruck sind niedriger im Vergleich zu einer Kontrollgruppe. Die Lungenfunktionsstörungen sind unabhängig von Dauer, Aktivität und Lokalisation der Darmerkrankung. Patienten mit Morbus Crohn haben häufiger restriktive Ventilationsstörungen als Colitis-ulcerosa-Patienten. Eine bronchoalveoläre Lavage zeigt bei etwa 50 % der Patienten mit Morbus Crohn eine alveoläre Lymphozytose mit Vermehrung der CD_4-T-Lymphozyten.

Die bronchopulmonalen Manifestationen bei chronisch-entzündlichen Darmerkrankungen umfassen somit vaskuläre Erkrankungen, interstitielle Erkrankungen (Pneumonitis, interstitielle Fibrose), tracheobronchiale Erkrankungen (Bronchitis, Bronchiektasen) und Erkrankungen der serösen Häute (Pleuritis).

6.10
Störungen des Knochenstoffwechsels

Osteopenie und Osteoporose, Osteonekrose und hypertrophe Osteoarthropathie werden bei chronisch entzündlichen Darmerkrankungen beobachtet.

Zwischen 20 und 30 % der Patienten mit Morbus Crohn haben eine Osteopenie und etwa 7 % eine manifeste Osteoporose. Bei Patienten mit Colitis ulcerosa ist die Osteopenie deutlich weniger ausgeprägt. Mit Hilfe von Knochendichtemessungen wurden bei Patienten mit chronisch-entzündlichen Darmerkrankungen jährlich Verluste von bis zu 2,5 % in Wirbelkörpern und im Radius nachgewiesen. Alle Studien zeigen, daß die Osteoporose mit der Aktivität und Dauer der Erkrankung und der Einnahme von Glukokortikoiden korreliert. Der Knochenverlust während einer Glukokortikoidtherapie ist allerdings bei Patienten mit chronisch-entzündlichen Darmerkrankungen deutlich ausgeprägter als bei Patienten mit anderen chronisch-entzündlichen Erkrankungen. Daraus ergibt sich, daß die chronisch-entzündlichen Darmerkrankungen selbst ein Risikofaktor für die Entstehung einer Osteopenie sind. In Tabelle 28 sind pathogenetische Faktoren der Osteopenie bei Patienten mit chronisch-entzündlichen Darmerkrankungen aufgeführt. Die metabolischen Effekte von Glukokortikoiden auf den Knochenstoffwechsel sind in Abschn. 16.2, die medikamentöse Therapie in Abschn. 16.6 beschrieben.

Osteonekrosen der Hüft- und Kniegelenke werden oft fehlgedeutet als entzündliche Gelenkveränderungen bei chronisch-entzündlichen Darmerkrankungen. Osteonekrosen sind überwiegend beschrieben bei Patienten mit langdauernder Steroidmedikation. In einzelnen Fällen traten sie auch unabhängig von einer Steroidmedikation auf.

Tabelle 28. Risikofaktoren der Osteopenie/Osteoporose

Erhöhte Zytokinspiegel bei starker Krankheitsaktivität
  Osteoklastenaktivität gesteigert
  Osteoblastenaktivität vermindert

Erniedrigung von Vitamin D und Kalzium
  Verminderte Zufuhr
  Malabsorption
  Verlust über den Darm

Erniedrigtes Östrogen bei sekundärer Amenorrhö und früher Menopause

Gestörter Sexualhormonstatus beim Mann

Glukokortikoidtherapie

Die hypertrophe Osteoarthropathie ist gekennzeichnet durch periostale Knochenneubildung im Bereich der Diaphysen. Sie wird mit dem Auftreten von Uhrglasnägeln in Zusammenhang gebracht. Andere Formen der hypertrophen Osteoarthropathie sind Synovitis und schmerzhafte Periostitis.

6.11
Pankreatitis

Akute und chronische Pankreatitis und exokrine Pankreasinsuffizienz sind im Zusammenhang mit chronisch-entzündlichen Darmerkrankungen beschrieben. Es ist davon auszugehen, daß zumindest in einigen Fällen die Pankreatitis eine echte extraintestinale Manifestation der entzündlichen Darmerkrankungen darstellt, während sie in anderen Fällen Folge von Medikamentennebenwirkungen oder eines Duodenalbefalls des Morbus Crohn ist (Tabelle 29).

Tabelle 29. Ursachen der Pankreatitis bei chronisch-entzündlichen Darmerkrankungen

Medikamente
  Sulfasalazin
  5-Aminosalizylsäure
  Glukokortikoide
  Azathioprin
  Mercaptopurin

Parenterale Ernährung mit Fettemulsion (?)
  Gallenstein

Duodenalbefall bei Morbus Crohn
  Reflux von Duodenalsekret
  Stenose der Papilla Vateri
  Duodenopankreatische Fistel

Primär sklerosierende Cholangitis

Autoantikörper gegen Pankreaszellen (?)

Bakterielle Toxine (?)

Eine Erhöhung der Serumamylase und Serumlipase wird bei 15–20 % der Patienten mit Morbus Crohn oder Colitis ulcerosa festgestellt, ohne daß klinisch Zeichen einer akuten Pankreatitis bestehen. Die Ursache dieser Enzymerhöhung ist nicht bekannt, möglicherweise ist sie Folge der medikamentösen Therapie oder Ausdruck einer allgemeinen Entzündungsreaktion. Akute, rezidivierende und chronische Pankreatitiden sind beim Morbus Crohn des Duodenums beschrieben. Es wird vermutet, daß durch die Entzündung im Bereich der Papilla Vateri aktiviertes Duodenalsekret in das Pankreas zurückfließt. Andere Ursachen könnten eine entzündliche Stenose der Papilla Vateri oder Fisteln aus dem Duodenum ins Pankreas sein. Da bei Patienten mit Morbus Crohn häufiger Gallensteine zu finden sind, muß auch an eine biliäre Genese der Pankreatitis gedacht werden. Die typischen, zur Behandlung der chronisch entzündlichen Darmerkrankung eingesetzten Medikamente, können alle eine Pankreatitis induzieren (Tabelle 29). Dies trifft auch für die 5-Aminosalizylsäure und das Olsalazin zu. Nach Ausschluß mechanischer Faktoren und medikamentöser Nebenwirkungen verbleiben mehrere Fälle von idiopathischer Pankreatitis bei chronisch-entzündlichen Darmerkrankungen. Bei diesen Pankreatitiden wird eine Autoimmunpathogenese vermutet, weshalb sie als echte extraintestinale Manifestationen der chronischen Darmerkrankungen bezeichnet werden. Diese Überlegung wird dadurch unterstützt, daß bei etwa 40 % der Patienten mit Morbus Crohn Autoantikörper gegen Pankreasazinuszellen gefunden wurden. Auch das gemeinsame Auftreten von sklerosierender Cholangitis und Pankreatitis bei Patienten mit Colitis ulcerosa weist auf eine Autoimmunpathogenese hin. Welche Rolle bakterielle Toxine und Antigene in der Pathogenese der Pankreatitis spielen, ist nicht untersucht. Typische Granulome im Pankreas wurden zwar bei Sarkoidose und Tuberkulose, jedoch nicht bei Morbus Crohn beschrieben. Einige Untersuchungen weisen auf eine Einschränkung der exokrinen Pankreasfunktion bei bis zu 30 % der Patienten mit chronisch-entzündlichen Darmerkrankungen hin.

6.12
Renale Manifestationen

Es gibt mehrere Einzelfallbeschreibungen von akuter Glomerulonephritis bei Patienten mit chronisch-entzündlichen Darmerkrankungen. Histologisch handelt es sich dabei um minimal change Glomerulonephritis, proliferative Glomerulonephritis und membranöse Glomerulonephritis. In allen untersuchten Fällen fanden sich zirkulierende Immunkomplexe im Serum und Immunkomplexablagerungen in den Glomerula. Da sich zumindest bei einigen dieser Patienten das Krankheitsbild unter Glukokortikoidtherapie deutlich besserte, wird die Glomerulonephritis als extraintestinale Manifestation der chronisch-entzündlichen Darmerkrankungen angesehen.

Unter Therapie mit 5-Aminosalizylsäure oder Salazosulfapyridin wurden vereinzelt eine akute interstitielle Nephritis und eine Glomerulonephritis beschrieben. Hier handelt es sich am ehesten um Hypersensitivitätsreaktionen (s. Abschn. 16.3). Akute und chronische interstitielle Nephritiden können auch Folge der Einnahme von Antiphlogistika und Antibiotika sein. Weitere renale und urologische Manifestationen sind die Amyloidose (s. Abschn. 6.8), die Nephrolithiasis (s. Abschn. 7.2) und die urologischen Komplikationen (s. Kap. 8).

6.13
Neurologische Manifestationen

Die Manifestationen des Nervensystems umfassen autonome und periphere Neuropathien, Folgeerkrankungen aufgrund von Folsäure- und Vitaminmangel, zerebrovaskuläre Komplikationen, Nebenwirkungen von Medikamenten (Metronidazol) und septische Komplikationen.

Bei Morbus Crohn wurden einzelne Fälle einer Polyneuropathie mit sensiblen Manifestationen beschrieben. Histologisch fielen eine Degeneration der Axone und die Ablagerung von Immunkomplexen auf, bei einigen Patienten lag gleichzeitig eine Vaskulitis vor. Daraus wurde geschlossen, daß der Polyneuropathie eine Autoimmunpathogenese zugrunde liegt. Unabhängig von einer peripheren Polyneuropathie wurden Störungen der autonomen Innervation des Herzens bei fast 50 % der Patienten mit Morbus Crohn gefunden. Mehrere Fälle eines gemeinsamen Auftretens von chronisch-entzündlicher Darmerkrankung und Multipler Sklerose wurden publiziert. Darüber hinaus sind mehrere Familien beschrieben, bei denen Morbus Crohn und Multiple Sklerose gehäuft vorkamen. Welcher Zusammenhang zwischen den beiden Erkrankungen besteht, ist nicht klar. Möglicherweise liegt ein identischer Gendefekt vor, der in Abhängigkeit von weiteren exogenen Faktoren zu einer unterschiedlichen klinischen Manifestation führt.

Sensorische Polyneuropathie bei Morbus Crohn kann auch Folge eines Folsäuremangels sein. Die zerebrovaskulären Komplikationen sind in Abschn. 6.6 beschrieben.

7 Folgeerkrankungen des Morbus Crohn und der Colitis ulcerosa

7.1
Chologene Diarrhö und Cholelithiasis

Bei einer Entzündung des terminalen Ileums werden Gallensäuren vermindert absorbiert und gelangen vermehrt ins Kolon, wo durch bakterielle Verstoffwechselung Chenodesoxycholsäure und Desoxycholsäure entstehen. Diese Gallensäuren verursachen eine chologene Diarrhö mit Verlust von Gallensäuren. Die Leber ist in der Lage, den Gallensalzverlust durch gesteigerte Synthese zu kompensieren, so daß der zirkulierende Pool an Gallensäuren nur gering verkleinert ist. Einen längerdauernden Verlust über den Stuhl kann die Leber nicht durch Neusynthese ausgleichen. Während beim *kompensierten Gallensäureverlustsyndrom wäßrige Diarrhöen* auffallen, überwiegt im *Stadium des dekompensierten Gallensäureverlustes die Steatorrhö mit Fettresorptionsstörungen.* Die chologenen Diarrhöen treten meist in zeitlichem Zusammenhang mit der Nahrungseinnahme auf und sistieren während der Nacht. Sie sind bei Patienten mit Befall des terminalen Ileums eher selten und häufiger bei Patienten mit Zustand nach Ileumteilresektion.

Es gibt keine einfache Methode zur Messung des fäkalen Verlusts von Gallensäuren. Die Messung der Gallensäurenkonzentration im Stuhl und der SeHCAT-Test haben sich in der Routinediagnostik nicht durchgesetzt.

Beim SeHCAT-Test wird die mit ^{75}Selen-markierte, synthetische Homothaurolcholsäure oral eingenommen und die Aktivität mit einem Ganzkörperzähler gemessen. Wenn nach einer Woche weniger als 10 % der ^{75}Se-markierten Gallensäure noch im Körper nachweisbar sind, liegt ein Gallensäureverlustsyndrom vor. Bei Patienten mit Morbus Crohn kann es aufgrund von Passagebehinderung durch Stenosen oder bakterielle Fehlbesiedlung zur Beeinträchtigung des Testergebnisses kommen. Die Sensitivität des Tests liegt beim Morbus Crohn um 80 %.
Als weiterer Test stehen der ^{14}C-Glycocholatatemtest zur Verfügung, dessen Ergebnis durch bakterielle Fehlbesiedlung und beschleunigte Transitzeit verfälscht werden kann.

Bei Verdacht auf Gallensäureverlustsyndrom und chologene Diarrhö bietet sich der Einsatz des Ionenaustauscherharzes *Cholestyramin* an, das die Gallensäuren im Dickdarm bindet. Beim dekompensierten Gallensäureverlustsyndrom hat Cholestyramin aufgrund des verringerten Gallensäurepools keinen Effekt mehr. Die dabei auftretenden Steatorrhöen müssen durch *Reduktion langkettiger Triglyzeride* und *Einsatz mittelkettiger Triglyzeride* (MCT) behandelt werden.

Durch den Gallensäureverlust kommt es zu einer Übersättigung der Galle mit Cholesterin, die die Steinbildung begünstigt. Bis zu 34 % der Patienten mit Morbus Crohn des Dünndarms haben Cholesterinsteine. Die Inzidenz der Gallensteinbildung ist bei Männern und Frauen gleich und korreliert mit der Dauer der Erkrankung. Nach einer 30jährigen Krankheitsperiode liegt das Risiko für eine Cholezystolithiasis bei 51 %. Patienten, die wegen ihres Morbus Crohn laparotomiert wurden, haben häufiger Gallensteine als Patienten, die konservativ behandelt wurden. Das Risiko einer Gallensteinerkrankung steigt mit der Anzahl früherer Operationen.

Vereinzelt ist in jüngster Zeit darauf hingewiesen worden, daß auch Patienten mit Colitis ulcerosa häufiger Gallensteine haben, ohne daß der Zusammenhang bekannt ist. Es ist vorstellbar, daß Patienten mit totaler Kolitis aufgrund einer verminderten Absorption von Gallensäuren ein erhöhtes Risiko für die Entstehung von Gallensteinen aufweisen.

7.2
Hyperoxalurie und Nephrolithiasis

Bis zu 10 % der Patienten mit chronisch-entzündlichen Darmerkrankungen haben eine Nephrolithiasis. Kalziumoxalatsteine finden sich häufiger bei Patienten mit Morbus Crohn des terminalen Ileums und nach Resektionen des terminalen Ileums. Die Ursache ist eine gesteigerte intestinale Absorption von Oxalat bei bestehender Malabsorption. Unter normalen Bedingungen wird das mit der Nahrung aufgenommene Oxalat im Darmlumen durch Kalzium gebunden und als unlösliches Kalziumoxalat fäkal ausgeschieden. Tritt im Rahmen eines Gallensäureverlustsyndroms eine Steatorrhö auf, so finden sich vermehrt freie Fettsäuren im Darm, die Kalzium binden. Aufgrund der verminderten intraluminalen Kalziumkonzentration kann freies Oxalat vermehrt resorbiert werden. Die passive Diffusion von Oxalat durch die Dickdarmmukosa wird durch Desoxycholsäure und Chenodesoxycholsäure gesteigert. Therapeutisch steht neben der reduzierten Einnahme oxalatreicher Nahrung (Spinat, Rharbarber, Schokolade, Tee, Cola) die Behandlung des Gallensäureverlustsyndroms und der Steatorrhö im Vordergrund. Eine fettarme Diät, die Substitution mit mittelkettigen Triglyzeriden, die Gabe von Cholestyramin und von Kalzium stehen dafür zur Verfügung.

Bei Patienten mit starken Durchfällen bei Colitis ulcerosa, bei Zustand nach Kolektomie und bei Patienten mit Ileostoma besteht ein erhöhtes Risiko zur Bildung von Uratsteinen. Eine chronische Dehydratation, ein vermehrter Verlust von Bikarbonat im Stuhl und ein saurer pH-Wert des Urins werden als Ursachen angeführt. Rezidivierende Harnwegsinfekte und Obstruktionen der Harnwege begünstigen die Steinentstehung. Therapeutisch empfiehlt sich die orale Hydratation, die Ansäuerung des Urins und – bei hoher Uratkonzentration im 24-Stunden-Urin – die Gabe von Allopurinol.

7.3
Malnutrition

Malnutrition und Malabsorption sind häufiger bei Morbus Crohn als bei Colitis ulcerosa. Eine verminderte Nahrungsaufnahme bei Patienten mit chronisch-entzündlichen Darmerkrankungen hat zahlreiche Ursachen (Tabelle 30). Zum einen besteht aufgrund der Krankheit eine Inappetenz, die durch Erbrechen, Übelkeit, Bauchschmerzen und Medikamenteneinnahme noch verstärkt wird. Es gibt zahlreiche Gründe für das Auftreten von Schmerzen bei Nahrungsaufnahme. Diese können bereits in der Mundhöhle bei Patienten mit Schleimhautaphthen beginnen. Eine Obstruktion bei einer Stenose oder einer entzündlichen Schleimhautschwellung kann über postprandiale Bauchschmerzen die Nahrungsaufnahme beeinträchtigen. Daneben ist bei akuter Entzündung die Schmerzsensibilität verstärkt. Der Verlust von Spurenelementen über die entzündete Schleimhaut vermindert den Appetit und die Geschmacksempfindung und führt zu Anorexie und Übelkeit. Dafür ist insbesondere der *Verlust von Zink* bei Patienten mit Morbus Crohn verantwortlich, der entweder als Folge der Entzündung oder als Folge der Malnutrition auftritt. Die Malnutrition kann aber auch durch diätetische Restriktionen verursacht werden, die entweder der Patient sich selbst auferlegt oder die ihm vom Arzt empfohlen werden.

Patienten mit chronisch-entzündlichen Darmerkrankungen haben nicht grundsätzlich einen höheren Energiebedarf oder befinden sich in einer kata-

---

Tabelle 30. Gründe für eine Malnutrition bei Patienten mit chronisch-entzündlichen Darmerkrankungen

Verminderte Nahrungsaufnahme:
      Vermeidung von Schmerzen,
      Durchfall, Erbrechen,
      gestörte Geschmacksempfindung, Eßstörung,
      Iatrogen

Malabsorption:
      verringerte Absorptionsfläche
      bakterielle Überwucherung
      Gallensalzverlust

Verluste über den Darm:
      exsudative Enteropathie,
      Elektrolyte, Spurenelemente,
      Blut

Vermehrter Bedarf:
      Sepsis, Fieber,
      Regeneration, Wachstum

Interaktion von Nahrung und Medikamenten

bolen Situation. Allerdings wird bei Fieber und Infektionen der Energiebedarf erhöht sein.

Das Zusammenwirken verschiedener Faktoren begünstigt die Malabsorption bei entzündlichen Darmerkrankungen (Tabelle 31). Neben dem funktionellen Ausfall einzelner Darmabschnitte sind dafür insbesondere bakterielle Fehlbesiedlung, Fisteln und beschleunigte Passage verantwortlich. Über die entzündete Schleimhaut kommt es zum Verlust von Plasmaeiweiß, Spurenelementen und Elektrolyten. Die Malabsorption von Gallensäuren und Fett begünstigt das Auftreten von Diarrhöen und verstärkt damit den Verlust von Wasser, Natrium, Kalium und Chlorid über den Stuhl. Die Malabsorption kann außer durch die Entzündung auch durch Medikamente verursacht werden. *Salazosulfapyridin* hemmt die Aufnahme von *Folsäure* über die Enterozyten, während die *Glukokortikoide* die Aufnahme von *Kalzium und Eisen senken.*

Wie bereits oben erwähnt, können auch Empfehlungen des Arztes für die Mangelernährung verantwortlich sein. Oft wird Patienten mit Diarrhö empfohlen, keinen Milchzucker zu sich zu nehmen, da fälschlicherweise vermutet wird, daß Patienten mit chronisch-entzündlichen Darmerkrankungen häufiger eine Laktoseintoleranz haben.

Bei etwa 40 % der Patienten mit Morbus Crohn wurden erniedrigte Spiegel von Zink im Serum gefunden (Tabelle 31). Ein Zinkmangel führt zu Anorexie, Wachstumsstörungen, Hypogonadismus, Akrodermatitis, Alopezie und Wundheilungsstörungen. Der Zinkmangel bei Morbus Crohn ist durch mangelnde Zufuhr, enteralen Verlust und gestörte Resorption bedingt. Der Verlust

Tabelle 31. Malabsorption bei entzündlichen Darmerkrankungen. (Aus Seidman 1989)

	Morbus Crohn [%]	Colitis ulcerosa [%]
Gewichtsverlust	65–75	18–62
Hypoalbuminämie	25–80	25–50
Intestinaler Eiweißverlust	75	+
Negative Stickstoffbilanz	69	+
Anämie	60–80	66
Eisenmangel	39	81
Vitamin-B_{12}-Mangel	48	5
Folsäuremangel	54	36
Kalziummangel	13	+
Magnesiummangel	14–33	+
Kaliummangel	6–20	+
Vitamin-A-Mangel	11	nicht beschrieben
Vitamin-B_1-Mangel	+	nicht beschrieben
Vitamin-C-Mangel	+	nicht beschrieben
Vitamin-D-Mangel	75	+
Vitamin-K-Mangel	+	nicht beschrieben
Zinkmangel	+	+
Kupfermangel	+	nicht beschrieben
Metabolische Knochenerkrankung	+	+

der Funktion des terminalen Ileums mit daraus resultierender Steatorrhö führt zur intraluminalen Bindung des Kalziums und zur *Malabsorption von Vitamin D*. Die *Hypokalzämie* ist außerdem durch die exsudative Enteropathie und die Hypalbuminämie bedingt. Die Störung im Stoffwechsel von Vitamin D und Kalzium erklärt das Auftreten einer Osteopenie bei etwa 30 % der Patienten mit Morbus Crohn (s. Abschn. 6.10).

Eine *Anämie* ist eine häufige Komplikation der chronisch-entzündlichen Darmerkrankungen. Es handelt sich dabei überwiegend um hypochrome Anämien als Folge eines chronischen Verlusts von Blut über die entzündete Schleimhaut. Bei Befall des terminalen Ileums oder Zustand nach Resektion kann die fehlende Resorption von Vitamin B_{12} Ursache der Anämie sein. Bei etwa 50 % der Patienten besteht ein Mangel an Folsäure. *Zahlreiche Medikamente* wie Salazosulfapyridin, Cholestyramin und Immunsuppressiva führen zu *Malabsorption der Folsäure*. Als Folge der gestörten Fettresorption wurde bei Patienten mit Morbus Crohn, aber auch bei Patienten mit Colitis ulcerosa ein erniedrigter Plasma-Vitamin-A-Spiegel gefunden. Ein Mangel an Vitamin A führt zur Störung der Dunkeladaptation, zu Hörverlusten und Störung der Regeneration von Epithelzellen. Da die Funktion des Vitamin A von Zink abhängig ist, überlappen sich einige Symptome des Mangels an Vitamin A und Zink.

8 Intestinale Komplikationen

8.1
Toxisches Megakolon

Die Diagnose des toxischen Megakolons beruht zum einen auf dem Nachweis der *Kolondilatation* und zum anderen auf der *klinischen Definition eines toxischen Zustandes* bei schwerer Kolitis. Bei der klinischen Untersuchung ist das Abdomen aufgetrieben mit leichter Abwehrspannung und aufgehobenen Darmgeräuschen. Diese Befunde können jedoch auch fehlen und zu einer Fehlinterpretation des Schweregrades führen. Entscheidend für die Diagnostik ist die Abdomenübersichtsaufnahme. Dabei findet sich in Rückenlage eine massive Dilatation hauptsächlich des Colon transversum mit Aussparung des Rektums. In größeren Patientenserien lag der Durchmesser des dilatierten Kolons zwischen 5 und 16 cm mit einem Mittel von 9 cm. Ein Durchmesser von mehr als 5 cm wird als Dilatation angesehen. Der klinische Zustand des Patienten ist jedoch von größerer Bedeutung als ein einzelner Meßparameter.

Eine toxische Situation liegt vor, wenn *drei* der folgenden *vier Bedingungen* erfüllt sind:

- Fieber > 38,6 °C,
- Tachykardie > 120/min,
- Leukozytose > 10 500,
- Anämie.

Zusätzlich muß eine der folgenden *vier Bedingungen* erfüllt sein:

- Flüssigkeitsmangel,
- Verwirrtheitszustand,
- Elektrolytstörung,
- Hypotension.

Daneben findet sich bei den Patienten häufig eine *Hypalbuminämie von weniger als 3 g/dl.*

Die Dilatation des Kolons wird als Folge einer schweren transmuralen Entzündung mit tiefen Ulzera und sich daraus ergebender Paralyse der glatten Muskelzellen angesehen. Ob Schädigungen der myenterischen Plexus mit der Kolondilatation im Zusammenhang stehen, ist nicht eindeutig geklärt. Etwa ein Drittel der Fälle von toxischem Megakolon treten im Zusammenhang mit dem ersten Schub einer chronisch-entzündlichen Darmerkrankung auf. Häufiger liegt eine Colitis ulcerosa (1,6–22 %) als ein Morbus Crohn (2–6,4 %) zugrunde. Die meisten Patienten haben eine Pankolitis, bei bis zu 10 % der Patienten besteht nur eine linksseitige Kolitis. Risikofaktoren für die Entstehung des toxischen Megakolons sind Infektionen, diagnostische Maßnahmen und Medikamente. Es gibt Hinweise darauf, daß bei schwerer Colitis ulcerosa die Durchführung eines Kontrasteinlaufs zu einem toxischen Megakolon führt. Die Luftinsufflation könnte durch Dehnung zu einer weiteren Schädigung der Schleimhaut beitragen. Kolonkontrasteinlauf und Endoskopie sollten deshalb bei schwerer Kolitis *nur unter strengster Indikationsstellung* durchgeführt werden. Mehrere Substanzen, die zur Behandlung des Durchfalls oder der Schmerzen bei der schweren Kolitis eingesetzt werden, wurden für die Entstehung des toxischen Megakolons verantwortlich gemacht. Dazu gehören *Anticholinergika,* Loperamid und *Opiate (Tinctura opii).* Diese Substanzen verstärken die bereits bestehende Kontraktionsstörung des Kolons. Möglicherweise führen diese Arzneistoffe aber dazu, daß durch Verminderung der Diarrhöen oder der Schmerzen die Entstehung eines toxischen Megakolons nicht rechtzeitig erkannt wird. Bei bevor bestehender chronisch-entzündlicher Darmerkrankung können Superinfekte mit Campylobacter jejuni, Salmonellen, Shigellen, Yersinien und Amöben sowie eine pseudomembranöse Kolitis Ursache des toxischen Megakolons sein. Das Nachlassen der Diarrhöen bei schwerer Kolitis kann ein Hinweis für die Entstehung eines toxischen Megakolons sein.

Es gibt kein allgemeingültiges Therapieschema für die Behandlung des toxischen Megakolons. Zweifelsohne ist gerade bei diesem Krankheitsbild die enge Kooperation zwischen dem Internisten und dem Chirurgen von besonderer Bedeutung. Tritt unter der konservativen Therapie innerhalb von 24 bis spätestens 72 h keine signifikante Besserung ein, ist die Indikation für die Operation gegeben. Es gibt keinen Zweifel, daß die ursprünglich hohe Letalitätsrate von 30% dadurch gesenkt werden konnte, daß frühzeitig eine Operation durchgeführt wurde. Entscheidend ist die Operation vor dem Auftreten einer Perforation, da danach die Mortalitätsrate deutlich ansteigt.

Nach Diagnosestellung muß sofort ein zentralvenöser Zugang gelegt und die orale Aufnahme von Medikamenten oder Nahrungsmitteln gestoppt werden. Eine intestinale Dekompression kann über eine nasointestinale Sonde (Miller-Abbott) oder durch Absaugen der Luft aus dem Kolon mit dem Endoskop erreicht werden (Tabelle 32). Zusätzlich wird die Einführung eines Darmrohrs empfohlen. Eine Rückbildung der Dilatation des Kolons wird dadurch erreicht, daß sich die Patienten alle halbe Stunde für 5 min in eine Knieellenbogenlage begeben. Dadurch kommt es zu einem deutlichen Nachlassen der Beschwerden, Abnahme des Bauchumfanges und Luftabgang. Narkotika, Anticholinergika und Antidiarrhoika dürfen wegen ihres antagonisierenden Effekts auf die Darmmotilität nicht gegeben werden. Sulfasalazin und 5-ASA werden abgesetzt. Glukokortikoide werden in hoher Dosierung parenteral gegeben. Über den parenteralen Weg werden Flüssigkeitsverlust, Anämie, Hypoproteinämie, Elektrolytstörungen und Vitaminmangel ausgeglichen. Heparin wird in niedriger Dosierung infundiert. Die intravenösen Antibiotika sollen ein breites

---

Tabelle 32. Behandlung des toxischen Megakolons
Total parenterale Ernährung
Korrektur von Flüssigkeitsverlust, Elektrolytstörungen, Eiweißmangel, Anämie Breitspektrumantibiotika (Metronidazol, Cephalosporin, Ampizillin), Glukokortikoide (200 mg/Tag, Prednisolon)
Nasointestinale Sonde, Darmrohr, endoskopische Luftabsaugung
Ständige Überwachung von Darmgeräuschen, Abwehrspannung, Schmerzangaben, Fieber, Leukozyten, Urinausscheidung
Ultraschall/Röntgen zur Erfassung der Dilatation des Kolons
Operationsindikation -akut: Perforation, rektale Blutung -verzögert: bei Nichtansprechen der intensivmedizinischen Therapie innerhalb von maximal 72 h

Spektrum gegen anaerobe und aerobe Bakterien abdecken, weshalb die Kombination von Metronidazol mit einem Cephalosporin der 3. Generation und Ampicillin empfohlen wird. Entscheidend ist die kontinuierliche intensive Betreuung des Patienten mit mehrmaligen täglichen klinischen Untersuchungen im Hinblick auf Stuhlgang, Schmerz, Abwehrspannung und Darmgeräusche sowie die Kontrolle von Fieber, Leukozytose und Urinausscheidung. Die toxische Dilatation wird wiederholt radiologisch oder sonographisch kontrolliert. Als sofortige Operationsindikation gilt die freie Perforation und die schwere anale Blutung, die einen Bedarf von mehr als 4 Blutkonserven/24 h erfordert (s. Abschn. 21.1 und 21.2).

8.2
Perforation

Eine freie Perforation kann in jedem Darmabschnitt – sowohl bei Morbus Crohn als auch bei Colitis ulcerosa – auftreten. In der Mehrzahl besteht ein schwerer akuter Schub oder ein toxisches Megakolon. Es sind mehrere Fälle beschrieben, bei denen eine freie Perforation die Erstmanifestation eines Morbus Crohn war. In früheren Untersuchungen wurde ein Zusammenhang zwischen einer Steroidmedikation und der freien Perforation hergestellt; neuere Literaturübersichten haben dies jedoch nicht nachweisen können. Ebenso sind eine Obstruktion des Darmlumens oder ein toxisches Megakolon keine unbedingte Voraussetzung für die Entstehung einer freien Perforation. Es ist wichtig festzustellen, daß die freie Perforation des Kolons bei Morbus Crohn häufiger auftritt, als in zahlreichen früheren Arbeiten erwähnt.

Die rechtzeitige Diagnosestellung und chirurgische Behandlung der freien Perforation ist entscheidend für den Verlauf. Da diese Patienten aufgrund des akuten Schubes ihrer Erkrankung bereits mit Bauchschmerzen und einem reduzierten Allgemeinzustand zur Aufnahme kommen, ist die plötzliche klinische Verschlechterung ein wichtiger Hinweis für eine freie Perforation. Die

Diagnose wird durch den Nachweis *freier Luft in der Röntgenaufnahme des Abdomens im Stehen und in Linksseitenlage* gestellt.

8.3
Fisteln

Fisteln stellen Komplikationen chronisch-entzündlicher Darmerkrankungen dar, bei denen eine transmurale Entzündung oder ein Ulcus Anschluß an das umliegende Gewebe erreicht. Die Fistelgänge gelangen entweder in die Haut (äußere Fisteln), benachbarte Organe (innere Fisteln) oder endigen blind im umliegenden Gewebe und sind oft Ausgangspunkte für *Abszesse.* Bei bis zu 40 % der Patienten mit Morbus Crohn treten im Verlauf der Erkrankung Fisteln auf, überwiegend bei schwerer Aktivität der Erkrankung, bei Stenosen und nach Operationen. Fisteln im Analkanal und rektovaginale Fisteln wurden bei 3–4 % der Patienten mit Colitis ulcerosa beschrieben. Die meisten Fisteln sind asymptomatisch. Erst bei Anschluß an umliegende Organe werden Malabsorption, Kachexie, Hypalbuminämie und Elektrolytstörungen manifest.

Die klinische Symptomatik ist vom Fistelverlauf abhängig. Rezidivierende Fieberschübe und Resistenzen im Abdomen sind fakultative klinische Zeichen. Laborchemisch können Leukozytose, Hypalbuminämie oder Anämie vorhanden sein. In der Diagnostik der internen Fisteln sind *Sonographie, Computertomographie* und *Röntgendarstellung* des Dünndarms die bevorzugten Methoden. Bei Fisteln im Rektum und Analbereich liefern *Kernspintomographie* und *rektale Endosonographie* die besten Ergebnisse.

Fisteln werden klassifiziert als innere Fisteln, äußere Fisteln und perianale Fisteln, die zusammen mit weiteren Läsionen zu der Gruppe der perianalen Komplikationen zusammengefaßt werden (s. Abschn. 8.5) (Tabelle. 33). Das Fistelleiden präsentiert sich entweder in Form eines singulären Fistelganges oder als kompliziertes fuchsbauartiges Fistelsystem. Grundsätzlich können von allen entzündeten Darmabschnitten Fisteln zu allen intra- und retroperitonealen Organen entstehen.

Tabelle 33. Einteilung der Fisteln

Innere Fisteln
- enteroenterische Fisteln
- enterovesikale Fisteln

Äußere Fisteln
- enterokutane Fisteln
  - spontan
  - postoperativ

Perianale Fisteln
- rektovaginale Fisteln
- Analfisteln

Enteroenterische Fisteln

Es handelt sich um die häufigste Fistelform bei Morbus Crohn, wobei Fisteln zwischen Dünndarmabschnitten, Fisteln zwischen dem terminalen Ileum und dem Kolon oder dem Sigma überwiegen. Sie führen zur Verklebung der betroffenen Darmabschnitte mit Ausbildung eines Konglomerattumors. Seltener sind Fisteln zwischen dem Kolon und dem Magen oder dem Duodenum. Häufig ist nur ein kurzes Segment des Darmes aus der Passage ausgeschlossen, weshalb diese Fisteln überwiegend asymptomatisch sind. Werden größere Darmabschnitte übersprungen, z. B. bei einer Fistel zwischen dem terminalen Ileum und dem Sigma, treten wäßrige Diarrhöen auf. Enteroduodenale oder enterogastrale Fisteln, die überwiegend vom entzündlich veränderten Kolon ausgehen, manifestieren sich klinisch durch Oberbauchschmerzen, rezidivierendes Erbrechen und zumindest teilweise Erbrechen von fäkulentem Material.

Im Vordergrund der Behandlung enteroenterischer Fisteln steht die Therapie der zugrunde liegenden Erkrankung mit Glukokortikoiden und Salicylaten. (Tabelle 34) Eine absolute Indikation zur Operation besteht bei asymptomatischen Fisteln nicht. Allerdings heilen die Fisteln unter einer Standardtherapie des Morbus Crohn höchstens in einem Drittel der Fälle spontan ab. Die Wirkung von Azathioprin und 6-Mercaptopurin (s. Abschn. 16.4) auf die endgültige Abheilung von Fisteln ist nicht eindeutig belegt. In einer retrospektiven Studie induzierte 6-Mercaptopurin (1,5 mg/kg/Tag) bei 39 % der Fälle einen kompletten Verschluß der Fistel und bei 26 % eine deutliche Besserung. Bei 45 % kam es zum therapeutischen Effekt innerhalb der ersten zwei Monate, während 23 % der Fisteln erst nach mehr als 4 Monaten auf die Therapie ansprachen. Die höchste Ansprechrate von 86 % fand sich bei enteroenterischen Fisteln. Diese positiven Ergebnisse konnten nicht von allen Untersuchern

Tabelle 34. Therapie des Fistelleidens

Fistel	Therapieeffekt	
	bewiesen	möglich
Enteroenterisch	Behandlung der Grundkrankheit 6 MP[a] Operation bei Symptomatik	
Enterovesikal	Operation	Antibiotika, 6 MP[a]
Enterokutan *spontan* *postoperativ*	 Operation Operation	Cyclosporin Parenterale Ernährung
Rektovaginal Perianal	Metronidazol 6 MP[a] Cyclosporin Operation	Parenterale Ernährung Hyperbare Sauerstofftherapie

[a] 6 MP=6-Mercaptopurin (1,5 mg/kg/Tag) Cyclosporin (4 mg/kg/Tag i.v.).

nachvollzogen werden. Die Beurteilung des Therapieerfolges auf die Abheilung oder Besserung von Fisteln unterlag überwiegend subjektiven Parametern. Nach Absetzen von 6-Mercaptopurin kam es häufig zur erneuten Eröffnung der Fistel.

Ein Effekt von Metronidazol (s. Abschn. 16.5) auf die Abheilung enteroenterischer Fisteln ist nicht eindeutig belegt. Enterale oder parenterale Ernährung führt in einzelnen Fällen zu einer Besserung der Symptomatik des Fistelleidens. Eine Heilung von Fisteln ist durch keine dieser Maßnahmen belegt. Zur chirurgischen Therapie enteroenterischer Fisteln s. Abschn. 20.3.

Enterovesikale Fisteln

Leitsymptome der enterovesikalen Fisteln sind Pneumaturie, Dysurie, Fäkalurie, wiederholte Harnwegsinfekte und Sepsis. Die operative Sanierung ist die Methode der Wahl.

Fisteln zwischen Ileum oder linksseitigem Kolon und den Ovarien, der Vagina, dem Hoden sind in einzelnen Fällen beschrieben.

Enterokutane Fisteln

Spontane enterokutane Fisteln sind selten und haben ihren Ursprung meist in einem entzündlich veränderten terminalen Ileum. Bei starker Sekretion aus der Fistel kann es zu Hypoalbuminämie und Malnutrition kommen. In den meisten Fällen ist ein operatives Vorgehen indiziert, da parenterale Ernährung und medikamentöse Therapie nur vorübergehend zum Fistelschluß führen. In einzelnen Fällen führte Cyclosporin (s. Abschn. 16.4) zur Abheilung der Fistel (s. auch Abschn. 8.5).

8.4
Abszesse

Interne Fisteln oder Perforationen sind die Ursache von Abszessen bei chronisch-entzündlichen Darmerkrankungen. Abszesse werden oft nicht erkannt, da die erwarteten klinischen Zeichen wie Schmerz und Fieber nicht immer vorhanden sein müssen oder die medikamentöse Therapie die Symptome maskiert. Zur Diagnostik der Abszesse eignet sich insbesondere die Computertomographie, daneben kommen Ultraschall, Endosonographie und die Szintigraphie mit markierten Leukozyten in Betracht.

Am häufigsten sind intraabdominale Abszesse in Verbindung mit Fisteln, Perforationen oder Lecks von Anastomosen. Auch extraabdominale Abszesse entwickeln sich überwiegend im Zusammenhang mit Fisteln. Retroperitoneale Abszesse können zur Obstruktion der Ureteren führen. Die Ureterstenose, die in 3–6 % der Patienten mit Morbus Crohn auftritt, ist entweder Folge eines retroperitonealen Abszesses oder einer vom befallenen Darmabschnitt ausgehenden Entzündung. Die rechtzeitige Erkennung der Ureterstenose ist entscheidend zur Vermeidung einer progressiven Hydronephrose und Einschränkung der Nierenfunktion.

Ein Psoasabszeß wird bei etwa 1 % der Patienten mit Morbus Crohn beobachtet. Er manifestiert sich durch Fieber, Gewichtsverlust, Einschränkung der Beweglichkeit des Hüftgelenks und Schmerzen beim Gehen. Als Folge von Psoasabszessen, aber auch unabhängig davon, treten selten spinale Abszesse mit schlaffer Paraparese und Sensibilitätsstörungen auf. Leberabszesse finden sich in etwa 1 % der Patienten mit Morbus Crohn. In einigen Fällen ist der Leberabszeß die Erstmanifestation des Morbus Crohn. Die Leberabszesse sind entweder direkte Ausläufer eines intraabdominellen Abszesses, Folge biliärer Komplikationen oder sie entstehen durch eine hämatogene Aussaat über die Pfortader. In den meisten Fällen lassen sich in der Leber mehr als ein Abszeß nachweisen (Abb. 28). Das klinische Bild von Leberabszessen kann charakterisiert sein durch Fieber, lokalisierten Schmerz, Abwehrspannung, Anämie und erhöhte alkalische Phosphatase. Die anorektalen Abszesse sind in Abschn. 8.5 beschrieben.

Die Behandlung der Abszesse bei chronisch-entzündlichen Darmerkrankungen beruht auf der medikamentösen Therapie, der perkutanen Drainage und der Operation. Die Anwesenheit eines Abszesses stellt keine grundsätzliche Kontraindikation gegen die Behandlung der zugrunde liegenden Darmerkrankung durch Glukokortikoide dar. Sie werden kombiniert mit Breitspektrumantibiotika, die das Keimspektrum der Abszesse (überwiegend Enterokokken, E. coli, Streptococcus viridans und Anaerobier) abdecken. Retroperitoneale und oberflächliche Intraabdominalabszesse können erfolgreich durch perkutane Drainagen entleert werden. Zumindest in einigen Fällen kann durch dieses Vorgehen eine Operation vermieden werden. Die operative Versorgung von Abszessen wird in Abschn. 20.3 beschrieben.

8.5
Perianale Komplikationen

Bei 20–60 % der Patienten mit Morbus Crohn finden sich perianale Komplikationen. Sie sind bei einem Drittel der Patienten die erste Manifestation des Morbus Crohn. Bei Befall des distalen Kolons treten sie häufiger auf als bei Befall des Dünndarms.

Die Klassifikation der perianalen Komplikationen ist in Tabelle 35 dargestellt.

Als Folge einer langdauernden Diarrhö und eines begleitenden Juckreizes kommt es zu Mazerationen und Erosionen der Haut. Diese verleiten wiederum zu vermehrtem Kratzen, das über eine weitere Schädigung der Haut einen Circulus vitiosus unterhält. Im Gefolge können sich tiefe Ulzerationen und Abszesse entwickeln. Marisken bei Morbus Crohn sind Ausdruck einer ödematösen, gereizten Perianalhaut. Hämorrhoiden sind beim Morbus Crohn eher selten, ihre chirurgische Abtragung führt oft zu Komplikationen.

Analfissuren sind eine Komplikation der chronischen Diarrhö bei Morbus Crohn und Colitis ulcerosa. Während oder unmittelbar nach dem Stuhlgang

Tabelle 35. Klassifikation perianaler Komplikationen

Lokalisation	Crohn-spezifische Veränderungen	Crohn-bedingte Veränderungen	Crohn-unabhängige Veränderungen
Perianale Haut	Ulzerationen Ödematöse Marisken	Anitis	Reizlose Marisken
Analkanal	Schmerzlose Fissuren	Proktitis	Schmerzhafte Fissuren, Hämorrhoiden
Periproktisches Gewebe	Hohe, atypische Fisteln	Typische, von der Linea dentata ausgehende Fisteln	
	Rektovaginale Fisteln	Periproktitische Abszesse	
	Ischiorektale Abszesse		

sind die Fissuren oft sehr schmerzhaft. Länger bestehende Fissuren und Ulzera im Analkanal führen zu Stenosen. Die wesentlichen Crohn-spezifischen perianalen Komplikationen sind anorektale und rektovaginale Fisteln sowie ischiorektale und periproktitische Abszesse (s. Abschn. 20.3). Die Therapie der perianalen Komplikationen besteht aus einer Kombination von medikamentösen und chirurgischen Maßnahmen. Die Resektion des entzündlichen Darmabschnittes führt nur teilweise zur Abheilung der perianalen Komplikationen. Das Hauptziel der Therapie muß es sein, die Entstehung einer Inkontinenz zu verhindern.

Unter Salazosulfapyridin und/oder Glukokortikoiden sind in einzelnen Fällen, jedoch nicht in kontrollierten Studien, Abheilungen von perianalen Komplikationen beschrieben (Tabelle 34). Mehrere retrospektive oder an konsekutiven Patienten durchgeführte Studien zeigten einen Effekt von Metronidazol auf die Abheilung von Fisteln und perianalen Läsionen beim Morbus Crohn. Metronidazol (20 mg/kg/Tag) führte zu einer Rückbildung von Induration, Erythem, Sekretabsonderung, Schmerz, Spannungsgefühl und zu Fistelverschluß. Nach Dosisreduktion oder Absetzen der Metronidazoltherapie kam es jedoch bei zwei Drittel der Patienten innerhalb eines Zeitraums von 2 Wochen bis 3 Monaten zum Rezidiv. 6-Mercaptopurin oder Azathioprin induzierte einen Fistelverschluß bei bis zu 50 % der Patienten. Allerdings kommt es nach Absetzen häufig zu einer Wiederöffnung des Fistellumens. Unter total parenteraler Ernährung kann das Fistelvolumen reduziert werden. In einzelnen Fällen wurde über eine erfolgreiche hyperbare Sauerstofftherapie berichtet.

Die Wirksamkeit von intravenösem Cyclosporin (4 mg/kg/Tag) ist deutlich höher als die von oralem Cyclosporin. Unter intravenöser Therapie mit Cyclosporin kam es innerhalb von 14 Tagen zu einer deutlichen Besserung der Symptomatik in 70–100 % der Patienten und zu einem Fistelverschluß bei 44–80 % der Patienten. Das Umsetzen auf eine orale Therapie (6–8 mg/kg/Tag) führte bei 36 % zu einem Rezidiv. Die bisher vorhandenen Daten aus unkontrollierten Studien zeigen, daß die intravenöse Gabe von Cyclosporin in einem recht hohen Prozentsatz zu einer vorübergehenden Verbesserung aber nicht zur Heilung des Fistelleidens führt.

8.6
Obstruktion: Strikturen, Stenosen

Strikturen werden bei 30–50 % der Patienten mit Morbus Crohn und bei 7–11 % der Patienten mit Colitis ulcerosa nachgewiesen. Eine Obstruktion ist häufiger bei Morbus Crohn des Dünndarms (etwa 35 %) als bei Befall des Dickdarms (17 %). Strikturen und Stenosen sind überwiegend gutartig, vor allem wenn sie in einer frühen Phase der chronisch entzündlichen Darmerkrankung auftreten (zur Pathogenese s. Abschn. 15.6). Am häufigsten kommt es zur Obstruktion bei einer akuten Entzündung der Schleimhaut mit Ödem und entzündlich bedingter Engstellung auf dem Boden einer narbigen Veränderung des Darmabschnitts als Folge früherer Entzündungsschübe. Die Obstruktion bildet sich dann unter medikamentöser Therapie und Ruhigstellung des Darmes schnell zurück. Sowohl bei Colitis ulcerosa als auch bei Morbus Crohn muß jedoch daran gedacht werden, daß sich hinter einer Striktur ein Malignom verbergen kann. Eindeutige endoskopische oder radiologische Differenzierungsmerkmale zwischen benigner und maligner Striktur gibt es nicht. Eine unauffällige Histologie der Biopsie ist ebenfalls nicht unbedingt beweisend. Die Endosonographie ist möglicherweise geeignet, eine Differenzierung zu treffen. Weitere Ursachen einer Obstruktion sind Pseudopolypen bei der Colitis ulcerosa, insbesondere wenn es sich um lokalisierte, sehr große Polypen handelt. Differentialdiagnostisch muß bei der Obstruktion auch an postoperative Verwachsungen, Abszeßbildung, Invagination, Volvulus und Folgen einer ischämischen Kolitis gedacht werden.

Die klinische Symptomatik der Strikturen hängt von der Lokalisation ab. Beim Morbus Crohn finden sich Strikturen am häufigsten im terminalen Ileum. In Abhängigkeit vom Ausmaß der Obstruktion bestehen intermittierende, krampfartige Bauchschmerzen mit Überblähung des Abdomens und Ileussymptomatik. Im Extremfall kommt es zum Miserere. Bei Befall des Duodenums führt eine Duodenalobstruktion zu der Symptomatik einer Magenausgangsstenose. Bei Colitis ulcerosa sind die Strikturen überwiegend im linken Kolon lokalisiert. Bei Strikturen im Rektum klagt der Patient über das Gefühl der unvollständigen Stuhlentleerung.

Bei unkomplizierter Obstruktion des Dünndarms wird zunächst der entzündliche Schub medikamentös behandelt. Unter parenteraler Ernährung, Substitution von Flüssigkeit und Elektrolyten, Magensonde und Glukokortikoiden (60 mg/Tag) kommt es bei der Mehrzahl der Patienten innerhalb von 72 h zur Auflösung der Obstruktion. Eine enterale Ernährung mit nährstoffdefinierten Diäten führt möglicherweise zu denselben Ergebnissen wie die parenterale Ernährung. Auch wenn im akuten Fall häufig eine Auflösung der Obstruktion gelingt, sind Rezidive sehr häufig. Die Indikation zur Operation ist gegeben bei wiederholtem Auftreten einer Obstruktion, bei narbigen Strikturen und Stenosen und immer dann, wenn ein Tumor nicht sicher ausgeschlossen werden kann (Operative Therapie s. Abschn. 20.3). Positive Erfahrungen zu der endoskopischen Ballondilatation von Strikturen, insbesondere im Bereich von Anastomosen, liegen vor. Eine generelle Empfehlung zur Durchführung dieser Maßnahmen kann aber noch nicht gegeben werden.

9 Maligne Tumoren bei chronisch-entzündlichen Darmerkrankungen

Neben den lokalen und systemischen entzündlichen Komplikationen der chronisch-entzündlichen Darmerkrankung entwickelt ein Teil der Patienten im erkrankten Darmabschnitt einen malignen Tumor („maligne Entartung"). Entsprechend gelten Colitis ulcerosa und Morbus Crohn als Krebsrisikoerkrankungen, als „precancerous conditions" im Sinne der WHO-Nomenklatur.

Colitis-ulcerosa- und Morbus-Crohn-assoziierte intestinale Malignome sind ganz überwiegend Karzinome im Kolon und Rektum. Wesentlich seltener sind Karzinome im Dünndarm, maligne intestinale Lymphome oder maligne neuroendokrine Darmtumoren (früher Karzinoide). Insgesamt ist der Anteil Colitis-ulcerosa- und Morbus-Crohn-assoziierter Malignome unter allen malignen intestinalen Tumoren jedoch recht gering (<1%). Auch manche extraintestinalen Malignome werden bei Patienten mit Colitis ulcerosa bzw. Morbus Crohn vermeintlich gehäuft beobachtet.

9.1
Colitis-ulcerosa-assoziierte Karzinome

Kolorektale Karzinome treten bei Patienten mit Colitis ulcerosa signifikant häufiger auf als in der Allgemeinbevölkerung. Dabei weisen diese Karzinome manche Unterschiede zu den sporadischen Tumoren auf: die Patienten sind jünger (Median 40–45 Jahre), die Karzinome haben eine andere Wuchsform (Morphologie), ihre Differenzierung ist meist geringer – mit den entsprechenden prognostischen Konsequenzen. Neuere molekularbiologische Befunde weisen darauf hin, daß bei den CU-assoziierten Tumoren andere genetische Veränderungen vorliegen als bei den sporadischen kolorektalen Karzinomen (s. Abschn. 9.9).

Signifikante Determinanten bzw. Indikatoren des Karzinomrisikos bei Colitis ulcerosa bilden nach allgemeiner Erfahrung vier Faktoren: die Dauer der Kolitis, die Ausdehnung der Kolitis, ein jüngeres Patientenalter bei Erstdiagnose und die Assoziation von Colitis ulcerosa mit einer primär-sklerosierenden Cholangitis:

- Mit der Krankheitsdauer kumuliert das Karzinomrisiko (Abb. 29). Allerdings täuscht die Statistik eine Zehnjahresschwelle bis zum Karzinom vor, obgleich manche der Colitis-ulcerosa-Patienten schon früher im Krank-

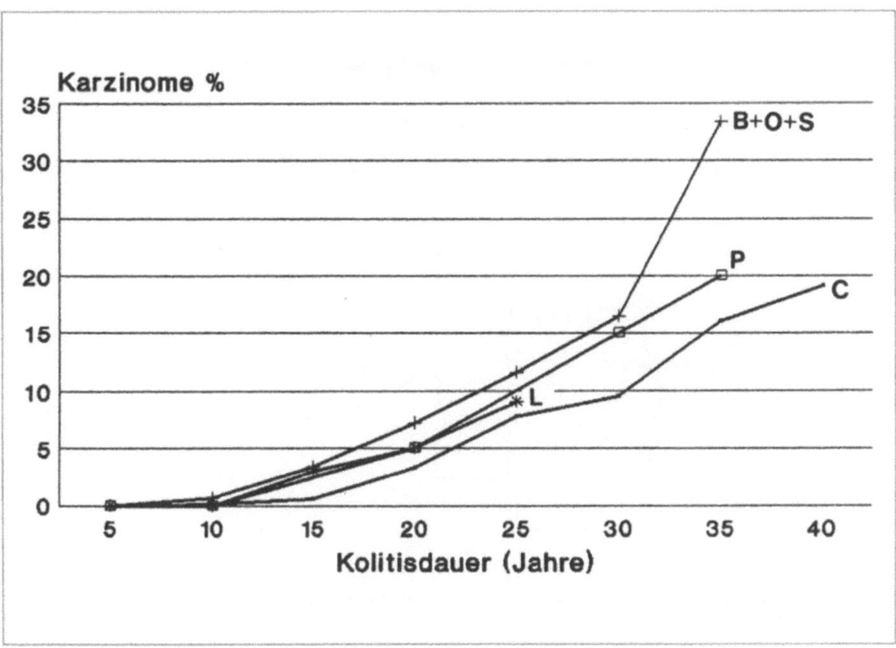

Abb. 29. Karzinomrisiko bei Colitis ulcerosa. Mit der kumulativen Dauer der Krankheit steigt die Inzidenz CU-assoziierter kolorektaler Karzinome an. Dies zeigten übereinstimmend Studien von Patientenserien in Birmingham/Oxford/Stockholm (*BOS*), Cleveland/USA (*C*), London (*L*) und Prag (*P*)

heitsverlauf ein Karzinom entwickeln. Somit wird das individuelle Risiko von der Statistik nicht hinreichend beschrieben.

- Karzinome treten v.a. bei den Patienten mit ausgedehnter bzw. totaler Colitis ulcerosa, wesentlich seltener hingegen bei isolierter Proktitis ulcerosa auf. Diese Korrelation erklärt sich möglicherweise aus einer unterschiedlich großen Risikofläche.
- Patienten mit Erkrankungsbeginn vor dem 18. Lebensjahr entwickeln im Verlauf oft mehr als nur ein Karzinom.
- Kolitis-Patienten mit einer primär-sklerosierenden Cholangitis haben signifkant häufiger Dysplasien und Karzinome als Patienten ohne primär-sklerosierende Cholangitis.

Statistische Angaben zur effektiven Höhe des Karzinomrisikos bei Patienten mit Colitis ulcerosa haben sich während der vergangenen drei Jahrzehnte gewandelt. Während die älteren Studien noch ein kumulatives Risiko von 40–50% nach mehr als 30 Jahren Krankheitsdauer aufzeigten, ermitteln die jüngeren Studien ein Risiko von kumulativ 9,5–16,5% nach 30 Jahren (Abb. 29). Diese Diskrepanzen erklären sich weitgehend aus der Anwendung unterschiedlicher Kriterien: der Patientenselektion bei Studienbeginn (epidemiologische Feldstudien in geographisch definierten Populationen vs. Serien von überwiesenen Patienten in Spezialkliniken), der Sicherheit der Diagnose, der Festlegung der

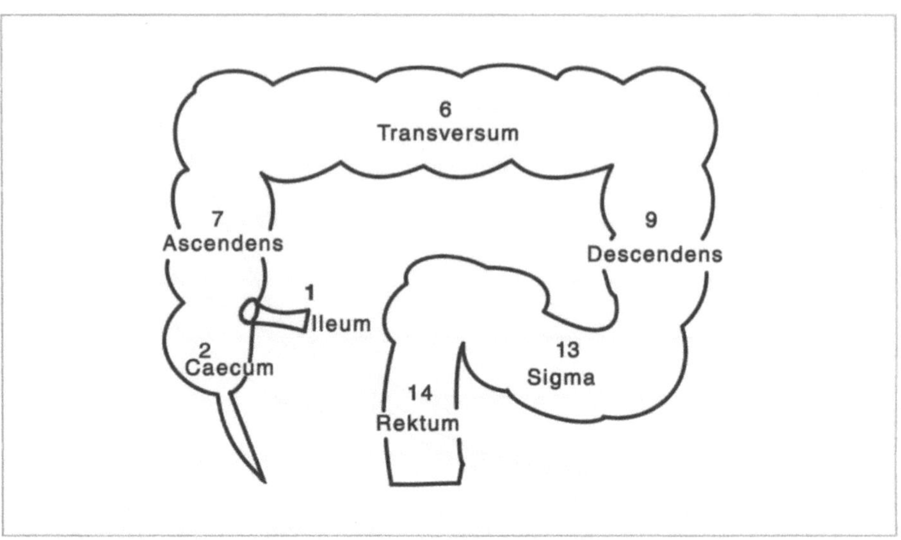

Abb. 30. Lokalisation Colitis ulcerosa-assoziierter Karzinome (52 Karzinome bei 35 Patienten; Pathologisches Institut der Universität Heidelberg, 07/1983–11/1995).

Krankheitsdauer (retrospektiv ab Beginn der Symptomatik vs. prospektiv ab klinischer Erstdiagnose), der Zusammensetzung der Patienten (Ausdehnung der Erkrankung, Alter, Geschlecht), der Operationsfrequenz (Einbezug proktokolektomierter Patienten in die Risikogruppe vs. deren Ausschluß), Zeitdauer und Vollständigkeit der Nachbeobachtung sowie aus dem allgemeinen Risiko für kolorektale Karzinome in der untersuchten Population. Inzwischen ist aber auch der positive Effekt von Vorsorgemaßnahmen zu berücksichtigen (s. Abschn. 9.4).

Colitis-ulcerosa-assoziierte Karzinome treten grundsätzlich in allen Abschnitten des Dickdarms auf (Abb. 30). Meistens sind sie *distal im Kolon bzw. Rektum* lokalisiert und *singulär*. Bei 10–25% der Patienten liegen aber auch zwei oder mehr Karzinome gleichzeitig vor.

Makroskopisch sind die Tumoren zumeist über das Schleimhautniveau erhaben (polypöse Karzinome), entweder als Plaques von etwa doppelter Schleimhautdicke oder exophytisch („blumenkohlartig"; Abb. 31). Seltener wachsen sie „okkult" in einer nichtverdickten Schleimhaut (flache Karzinome), mitunter dann in Verbindung mit Strikturen. Histologisch entsprechen Colitis-ulcerosa-assoziierte Karzinome häufiger gering differenzierten, schleimbildenden Adenokarzinomen und Siegelringzellkarzinomen (Abb. 32).

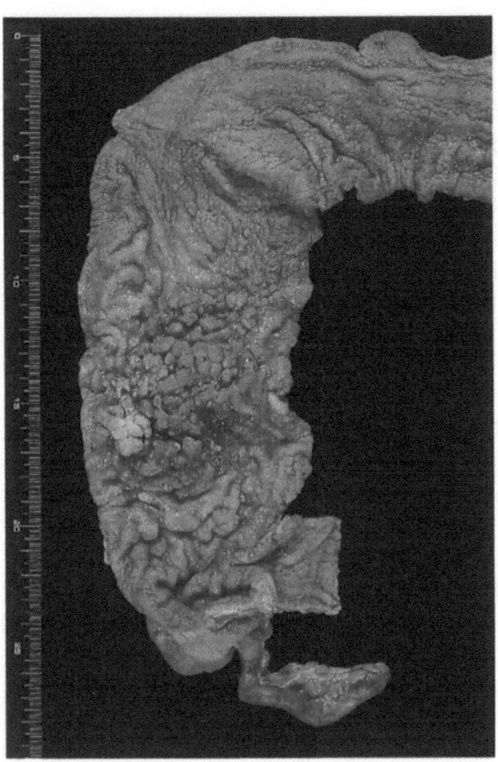

◄ Abb. 31. Polypöses Karzinom im Colon ascendens bei total ausgedehnter Colitis ulcerosa mit retrograder Anschlußileitis (32jähriger Mann, nach 17 Jahren Kolitisdauer). Das gering differenzierte Adenokarzinom entstand auf dem Boden flächenhaft ausgedehnter präkanzeröser Epitheldysplasien. Ein zweites Karzinom war im Sigma aufgetreten (nicht im Bild)

Abb. 32. Colitis-assoziiertes Adenokarzinom, hervorgehend aus einer hochgradigen präkanzerösen Epitheldysplasie (43jähriger Mann mit 6 Karzinomen, nach 20 Jahren Kolitisdauer). Die Mukosa besteht aus irregulären Drüsenkomplexen mit atypischen Epithelien (= Dysplasie), welche in der *rechten Bildhälfte* der intakten Muscularis mucosae (*MM*) aufsitzen. Hingegen infiltrieren die dysplastischen Drüsenkomplexe in der linken Bildhälfte die Submukosa (*SM*), entsprechend einem invasiven Karzinom (Hämalaun-Eosin, Originalvergr. 12,5:1) ▼

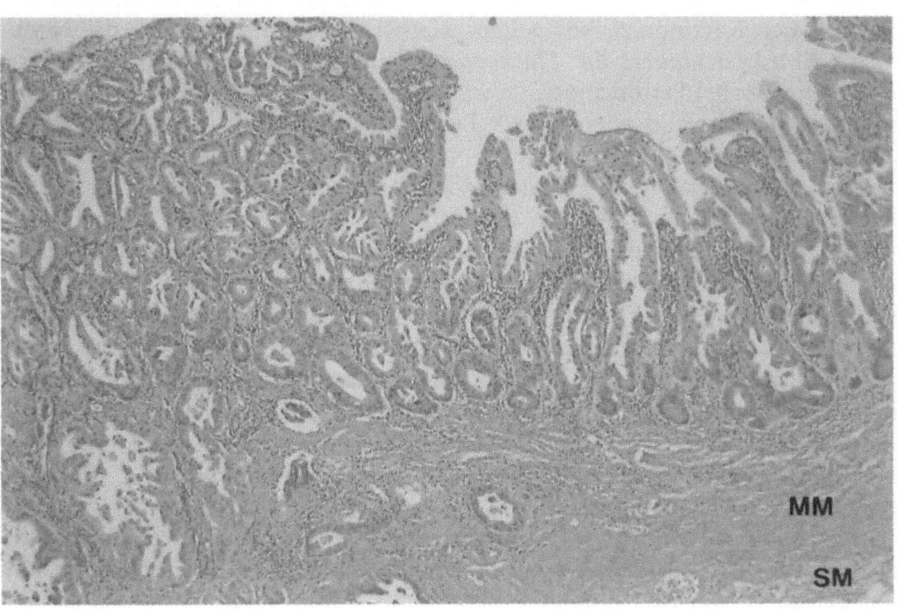

9.2
Morbus-Crohn-assoziierte Karzinome

Im Gegensatz zur Colitis ulcerosa ist die Assoziation eines Morbus Crohn mit Karzinomen des Dick- oder Dünndarms weniger klar dokumentiert. Bis vor 5 Jahren basierte sie vornehmlich auf Analysen von Fallserien aus spezialisierten Kliniken sowie auf zahlreichen Kasuistiken. So wurden bis 1995 Morbus Crohn-assoziiert 113 Karzinome im Dünndarm sowie 185 Karzinome im Kolon, Rektum und Anus publiziert. Insgesamt treten intestinale Karzinome nur bei wenigen der Morbus-Crohn-Patienten auf (0,45% aller US-amerikanischen Patienten; 0.73 bzw. 0.8% der schwedischen Patienten; ca. 0,4% der Heidelberger Patienten). Diese Prävalenz ist mithin deutlich geringer als bei Colitis ulcerosa. Der Grund für diesen Unterschied zur Colitis ulcerosa dürfte zum einen sein, daß sich eine Crohn-Kolitis zumeist segmental manifestiert, d.h. flächenmäßig begrenzt ist, und zum anderen, daß die erkrankten Darmabschnitte heute selten erst nach mehr als 10 Jahren Entzündungsdauer reseziert werden.

Ergebnisse von epidemiologischen Feldstudien zum intestinalen Karzinomrisiko bei Morbus Crohn sind bemerkenswert uneinheitlich. So hat z.B. sicheine Studie aus Uppsala/Schweden 1990 aufgezeigt, daß alle Patienten mit Crohn-Kolitis ein statistisch signifikant 5,6fach höheres Risiko für das Auftreten kolorektaler Karzinome haben, im Vergleich zur Gesamtbevölkerung. Hingegen wurden Dünndarmkarzinome bei Morbus-Crohn-Patienten nicht häufiger beobachtet als in der Gesamtbevölkerung. Eine andere Studie aus Stockholm/Schweden besagte 1994 jeweils das Gegenteil.

Dickdarmkarzinome bei Morbus Crohn können in allen Abschnitten des Kolons auftreten. Zumeist sind sie im Rektum und Analkanal, einschließlich perianaler Fisteln bzw. der Analdrüsen, lokalisiert. Als Determinanten des kolorektalen Karzinomrisikos gelten, wie bei der Colitis ulcerosa, die *kumulative Krankheitsdauer*, die *Flächenausdehnung* der Crohn-Kolitis und das *Patientenalter* bei Erstdiagnose. So wurde speziell für jüngere Crohn-Patienten mit Krankheitsbeginn vor dem 30. Lebensjahr das Risiko (in Schweden) als 20,9fach berechnet. Trotz statistisch vorgetäuschter Zehnjahresschwelle zum Karzinom entwickelt ein Teil der Morbus-Crohn-Patienten durchaus schon früher im Krankheitsverlauf ein solches.

Makroskopisch entsprechen die Tumoren mehrheitlich polypösen Karzinomen. Seltener sind flach-invasive Tumoren, die nicht selten im Bereich (post)-entzündlicher Stenosen auftreten. Die *Histologie* entspricht meist gering differenzierten Adenokarzinomen, oft mit extrazellulärer Verschleimung.

Dünndarmkarzinome bei Morbus Crohn treten vornehmlich im primär-erkrankten Darmsegment auf, aber auch nach einer Voroperation im Anastomosenbereich bzw. in einem endständigen Ileostoma. Ferner wurden einzelne Fälle auch abseits entzündeter Darmsegmente berichtet, früher v.a. in ausgeschalteten Darmabschnitten.

Makroskopisch sind diese Dünndarmkarzinome meist nicht erkennbar, da sie kaum über das Schleimhautniveau erhaben sind, gleichwohl aber infiltrativ zur Serosa vorwachsen („okkulte Karzinome"). Entsprechend werden sie fast immer als histologischer Überraschungsbefund in Operationspräparaten oder infolge bereits manifester Metastasen entdeckt. Ihre *Histologie* entspricht überwiegend gering-differenzierten, oft schleimbildenden Adenokarzinomen.

9.3
Präkanzeröse Epitheldysplasien als individuelle Risikomarker

Für das offensichtlich individuell recht unterschiedliche Karzinomrisiko bei Patienten mit Colitis ulcerosa bzw. Morbus Crohn bietet das Konzept einer Kolitis-Dysplasie-Karzinom-Sequenz die mögliche Basis für eine individuelle präventive Diagnostik und Therapie. Diese Konzeption basierte initial auf der Erfahrung, daß Colitis-Patienten mit einem manifesten Karzinom fast immer zusätzlich präkanzeröse Epithelläsionen aufweisen, sowie auf Verlaufsbeobachtungen von Patienten mit einstmals dysplastischen Epithelläsionen, die später in ein invasives Karzinom übergingen, ferner durch das öfters multifokale Auftreten von Kolitis-assoziierten Karzinomen. Diese zunächst empirischen Befunde konnten inzwischen statistisch verifiziert werden. Epitheldysplasien treten durchschnittlich um einige Lebensjahre früher auf als manifeste Karzinome.

Präkanzeröse Epitheldysplasien sind histologisch definiert als neoplastische, nichtreaktive zelluläre und strukturelle Atypien der Darmschleimhaut (Abb. 32). Sie entsprechen präkanzerösen Läsionen im Sinne der WHO-Nomenklatur, ebenso wie Adenome (s. u.). Im Idealfall weisen sie warnend auf ein bevorstehendes, aber noch nicht entstandenes Karzinom hin („Vorläufer"). In der Praxis dienen sie allerdings häufig als Indikatoren eines andernorts im Darm bereits entstandenen Karzinoms („Mitläufer"). Fast regelmäßig finden sich Dysplasien am Rande bereits invasiver Karzinome. („Ausläufer"; Abb. 32).

Epitheldysplasien treten sowohl in makroskopisch unauffälliger, flacher Schleimhaut auf (flache Dysplasien) als auch als makroskopischer Herdbefund (tumoröse Dysplasien; DALM; englisches Akronym für „dysplasia-associated lesion or mass"). Letztere bilden zumeist mäßig erhabene Areale mit scharfen oder unscharfen Rändern, seltener sind sie exophytisch. Ihre Abgrenzung vom Spektrum der häufigeren entzündlichen Polypen ist dann makroskopisch schwierig (s. Kap. 15.6). Dysplasien kommen in allen Abschnitten des Dickdarms vor. Es gibt kein spezielles Verteilungsmuster.

Die histologische Befundung struktureller und zellulärer Atypien im chronisch-entzündeten Dickdarm erfolgt heute gemäß standardisierten Kriterien einer internationalen Klassifikation aus dem Jahr 1983. Diese wurde, in einer aktualisierten Fassung, auch von der WHO-Klassifikation intestinaler Tumoren übernommen.

Histologische Kriterien bilden zum einen zelluläre Atypien: Anisomorphie, Kernhyperchromasie, Verlust der polaren Organisation. Eine besonders markante Zellatypie bildet dabei das Auftreten von dystrophischen Becherzellen, deren Schleimvakuolen nicht lumenwärts, sondern retronukleär, lumenabseits orientiert sind („kopfstehende Becherzellen"). Ein zweites Kriterium bilden strukturelle Veränderungen der Kolonmukosa mit abnormalen, atypischen Epithelformationen (Abb. 32).

Obgleich die strukturelle Anordnung der dysplastischen Drüsenkomplexe bei Colitis ulcerosa und Morbus Crohn oft Unterschiede zu gewöhnlichen Adenomen aufweist, ist eine prinzipielle Abgrenzung beider Läsionen rein histologisch nicht möglich und nicht zweckmäßig. Beide entsprechen definitionsgemäß einer neoplastischen Proliferation der drüsig-differenzierten Dickdarmschleimhaut. In der Praxis ergeben sich jedoch kaum Probleme, einfache Adenome bei Patienten mit Colitis ulcerosa bzw. Morbus Crohn von den speziellen präkanzerösen Dysplasien abzugrenzen, wenn der makroskopische Befund (isolierter Polyp) und sein Umfeld (Patientenalter über 50 Jahren; Fehlen anderer Läsionen) adäquat berücksichtigt werden.

Schwierig ist in der Praxis v. a. die Abgrenzung reaktiver Zellatypien in der aktiven Regenerationsphase des Epithels (s. Kap. 15) von neoplastischen Epithelatypien (=Dysplasien). Speziell für diese unklare Situation enthält die standardisierte Dysplasieklassifikation (Tabelle 36) eine Kategorie „unbestimmt". Die von der WHO empfohlene Zurückhaltung, möglichst nicht zum Zeitpunkt einer aktiv entzündlichen Krankheitsphase eine Dysplasie zu diagnostizieren, umgeht dieses Problem zwar diplomatisch, ohne jedoch der Existenz präkanzeröser Epitheldysplasien bei aktiver Entzündung gerecht zu werden.

Auch der adjuvante Einsatz verschiedener Methoden (u.a. Muzin-Histochemie, DNA-Zytophotometrie) hat sich bei histologisch unklaren Befunden bislang nicht als diagnostisch ergiebiger erwiesen. Sie haben daher keine praktische Bedeutung erlangt.

Zweifelsfrei neoplastische Befunde werden histologisch konventionell zweistufig klassifiziert als geringgradige oder hochgradige Epitheldysplasien. Eine solche Graduierung von Dysplasien hat jedoch eine geringere praktische Relevanz, als bislang angenommen wurde. Verschiedene Erfahrungsberichte haben inzwischen aufgezeigt, daß manche low-grade Dysplasien offenbar direkt zu einem Karzinom fortschreiten können, ohne Zwischenstufe einer Highgrade-Dysplasie. Dies gilt sowohl für DALM, wie auch für flache Dysplasien.

Tabelle 36. Standardisierte bioptische Dysplasieklassifikationen bei Colitis ulcerosa und Morbus Crohn im Kolon und Rektum[a]

Histologie

Negativ
 -normale Mukosa
 -inaktive Kolitis
 -aktive Kolitis

Unbestimmt

Positiv
 -geringgradige Dysplasie
 -hochgradige Dysplasie

[a]Aktualisierte Fassung nach Riddell et al. (1983)

9.4
Karzinomfrüherkennung bei Colitis ulcerosa und Morbus Crohn: Vorgehen in der Praxis

Indikation

Wie bei allen Untersuchungen zur Krebsvorsorge bzw. Früherkennung, ist auch bei Colitis-ulcerosa-und Morbus-Crohn-Patienten das Verhältnis von Nutzen zu Kosten und Belastung des Patienten kritisch abzuwägen. Angesichts der relativ geringen Prävalenz von Dysplasien unter allen Patienten gelten – neben individuellen Aspekten – die oben ausgeführten *Risikodeterminanten* als Auswahlkriterien für gezielte Kontrollen: langjährige Kolitisdauer (mehr als 10 Jahre), flächenmäßig ausgedehnte Kolitis, jüngeres Lebensalter bei Erstdiagnose der Kolitis (<18 Jahre), Assoziation mit primär-sklerosierender Cholangitis. Sind mindestens zwei dieser vier Risikofaktoren gegeben, dann bedarf es regelmäßiger und ausreichend gründlicher Untersuchungen. Speziell unter diesen Hochrisikopatienten beträgt die Dysplasie-Inzidenz im Verlauf von 10 Jahren über 10% (Tabelle 37).

Zeitpunkt

Wenn möglich, sollten karzinompräventive Untersuchungen in einer *inaktiven* Krankheitsphase durchgeführt werden. Diese Planung hilft, Probleme der Abgrenzung reparativer Zellatypien von neoplastischen Dyplasien zu reduzieren und kann so möglichen Fehldeutungen zuvorkommen.

Ausdehnung der Endoskopie

Die endoskopische Untersuchung muß systematisch das gesamte Kolon erfassen (totale Kolonoskopie). Denn der positive Nachweis von Kolitis-assoziierten Neoplasien ist abhängig von der Ausdehnung der Untersuchung ab ano (Abb. 33). Eine alleinige Inspektion nebst Biopsien vom Rektum ist prinzipiell schlechter als gar keine, denn ihr Befund ist keineswegs repräsentativ. Ein negativer Befund bei limitierter Endoskopie kann ebenfalls trügerisch sein.

Tabelle 37. Karzinomfrüherkennung bei CU und MC: Vorgehen in der Praxis

Indikation	Bei ausgedehnter Kolitis: ab 10. Jahr
Zeitpunkt	Möglichst inaktive Krankheitsphase
Endoskopie	Totale Kolonoskopie
Biopsien	Endoskopie ohne Herdbefund: Stufenbiopsien in 10-cm-Abständen
	Endoskopie mit Herdbefund: Stufenbiopsien in 10-cm-Abständen Zusätzliche Biopsien vom Herd
Histologie Klinische Implikationen	Befundung gemäß standardisierter Kriterien Keine Dysplasie: Kontrolle in 1–2 Jahren Unklar: Wiederholung bis zur Aufklärung Dysplasie (bestätigt): Operation planen

Biopsien

Auch bei Fehlen eines endoskopisch auffälligen Befundes ist es erforderlich, Stufenbiopsien aus dem gesamten Kolon in etwa 10-cm-Abständen zu entnehmen, um flache Dysplasien zu erfassen. Dabei ist jeweils eine genaue Protokollierung der Lokalisation erforderlich. Nur dann sind später gezielte Kontrollen möglich. Liegen auffällige Herdbefunde vor, so sind diese zusätzlich zu biopsieren, *getrennt portioniert* und *deklariert*.

Histologie

Die histologische Befundung erfolgt gemäß standardisierter Kriterien und der WHO-Klassifikation (Tabelle 36).

Klinische Implikationen

Weist der histologische Befund keine präkanzerösen Epitheldysplasien nach, so gilt bei den Hochrisikopatienten eine Wiederholung der Kolonoskopie im Abstand von 1–2 Jahren als ausreichend. Hat jedoch die Histologie einen zweifelhaften Befund („unbestimmt") oder gar positiven Dysplasiebefund ergeben, so sind frühere Kontrollen erforderlich bis zur definitiven Aufklärung bzw. zur Bestätigung. Ein positiver Dysplasiebefund, low-grade oder high-grade, sollte möglichst durch ein Expertenkonsil bestätigt werden.

Sichere Dysplasiebefunde entsprechen Neoplasien unklarer Dignität („Vorläufer, Mitläufer, oder Ausläufer"; s. o.). Ihr Nachweis legt kurzfristig therapeutische Konsequenzen nahe, unabhängig vom Schweregrad der Dysplasie. In der Regel bedeutet der gesicherte Nachweis von Dysplasien die Indikation zur

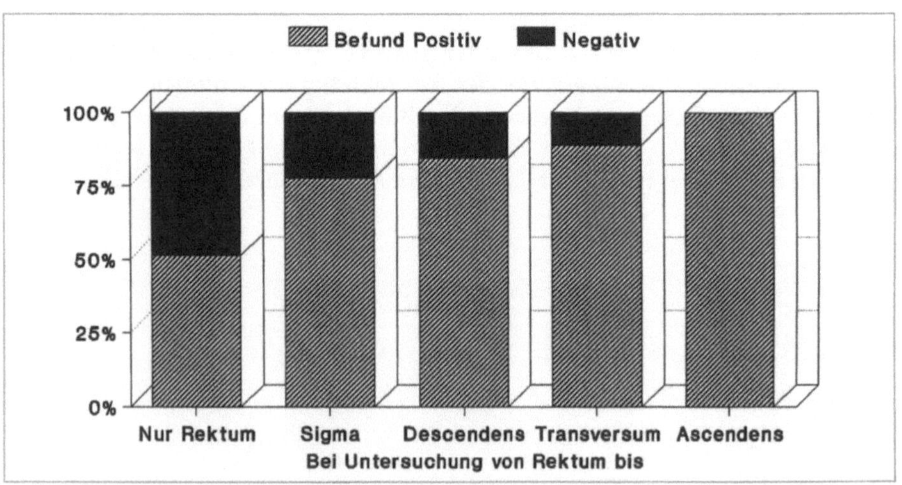

Abb. 33. Der positive Nachweis einer Neoplasie bei Colitis-ulcerosa-Patienten ist abhängig von der Ausdehnung der Untersuchung ab ano. Eine partielle Untersuchung des Dickdarms kann nicht alle Neoplasiebefunde erfassen (Auswertung der Operationspräparate von 41 Patienten mit Colitis-ulcerosa-Neoplasien; Pathologisches Institut der Universität Heidelberg, 07/1983–11/1995)

Karzinom-präventiven Proktokolektomie. Nicht selten wird dann anläßlich der Operation bereits ein Karzinom nachgewiesen (London: 45% der Patienten mit hochgradigen Dysplasien). Hinweise auf Malignität gibt der multifokale Nachweis von Dysplasien in mehr als zwei Abschnitten des Kolons und Rektums.

Nutzen von Vorsorgemaßnahmen

Seit der Einführung von prospektiven kolonoskopischen Untersuchungen zur Karzinomfrüherkennung haben verschiedene Fachkliniken über ihre Ergebnisse berichtet. Die umfangreichsten Erfahrungen wurden im Londoner St. Mark's Hospital gesammelt. Dort wurde Mitte der 60er Jahre das Konzept der *Kolitis-Dysplasie-Karzinom-Sequenz* entwickelt, das dann ab 1966 konsequent in die Praxis von Vorsorgeuntersuchungen übertragen wurde.

Zwar ist die Inzidenz von Kolitis-assoziierten Karzinomen im Laufe der Jahrzehnte nicht geringer geworden, und somit das Ziel einer echten Krebsvorsorge noch nicht erreicht. Gleichwohl ist durch die Einführung von Vorsorgemaßnahmen ein positiver Wandel eingetreten. Wurden die Tumoren in früheren Jahrzehnten mehrheitlich erst in fortgeschrittenen Stadien entdeckt, d.h. bereits mit Metastasen (Dukes-Stadium C und D), so wird heute die Mehrzahl der Kolitis-assoziierten Karzinome in limitiertem Stadium diagnostiziert, d.h. ohne Metastasen (Dukes-Stadium Dukes A und B). Dies bedeutet, daß die Patienten heute mehrheitlich kurativ operiert werden können. Die günstigeren Tumorstadien bedingen inzwischen auch eine deulich verbesserte Fünf-Jahres-Überlebensrate (77,2%: Lahey Medical Clinic, USA; 1974–1991).

9.5
Assoziierte maligne intestinale Lymphome

Obgleich die Persistenz einer chronischen Entzündung des Darms zumindest theoretisch eine Grundlage für eine „maligne Entartung" der chronischen Entzündung zu einem malignen Lymphom anbietet, tritt dieses Ereignis bemerkenswert selten auf. So sind in der Weltliteratur bis 1995 erst 63 Colitis-ulcerosa- oder Morbus-Crohn-assoziierte maligne intestinale Lymphome dokumentiert, vornehmlich als kasuistische Publikationen. Selbst in großen Serien sind intestinale Lymphome bei Colitis ulcerosa oder Morbus Crohn Einzelfälle (Mount Sinai Hospital, New York: 1/2636 Patienten; 0,04%). Nach unserer Heidelberger Erfahrung ist die Inzidenz Colitis-ulcerosa- oder Morbus-Crohn-assoziierter sekundärer Lymphome deutlich niedriger als die Frequenz verkannter primärer intestinaler Lymphome, die als chronisch-entzündliche Darmerkrankung fehldiagnostiziert werden.

Hinweise für eine krankheitsbedingte Assoziation von Colitis ulcerosa oder Morbus Crohn und Lymphom ergeben sich zum einen aus dem Intervall zwischen Erstdiagnose von Colitis ulcerosa/Morbus Crohn und Lymphom (Median 10 Jahre; Spannbreite 2–23 Jahre), zum anderen aus einer übereinstimmenden Lokalisation. So sind Colitis-ulcerosa-assoziierte Lymphome des

Kolons vornehmlich distal, im Rektum und Sigma manifestiert. Morbus-Crohn-assoziierte Lymphome hingegen wurden mehrheitlich im terminalen Ileum beobachtet, seltener im Kolon, und erst einmal im Magen. Einen anderen, indirekten Hinweis bildet das seltene Vorkommen herdförmiger atypischer (monoklonaler?) Ansammlungen lymphatischer Zellen in Darmresektaten, die möglicherweise einem prämalignen Vorstadium entsprechen.

Soweit die publizierten Fälle immunologisch typisiert wurden, entsprachen Colitis-ulcerosa-assoziierte Lymphome *B-Zell*-Lymphomen hohen oder niedrigen Malignitätsgrads mit entsprechender Prognose und Verlauf. Demgegenüber umfaßten die Morbus-Crohn-assoziierten Lymphome *B- oder T-Zell*-Tumoren niedriger oder hoher Malignität.

Neben der chronischen Entzündung selbst wird pathogenetisch speziell eine Rolle der immunsuppressiven Therapie als disponierender Faktor für die Lymphomgenese diskutiert (S. Abschn. 9.8).

9.6
Assoziierte neuroendokrine Darmtumoren

Neuroendokrine Tumoren des Dünn- und Dickdarms (früher: Karzinoide) sind allgemein eher selten, aber gelegentlich kommen sie auch bei Colitis-ulcerosa- und Morbus-Crohn-Patienten vor. Bis 1994 wurden insgesamt 34 Fälle publiziert. Eine endokrine Symptomatik, z.B. ein Karzinoidsyndrom, fehlt fast regelmäßig. Als mögliche Hinweise für eine krankheitsimmanente Assoziation haben einzelne systematische Untersuchungen sowohl beim Morbus Crohn im teminalen Ileum wie auch bei der Colitis ulcerosa im Rektum eine leichte diffuse Vermehrung von endokrinen Zellen im Dünn- bzw. Dickdarmepithel aufgezeigt. Diese häufigere Hyperplasie enteroendokriner Zellen geht, gemessen an der geringen Frequenz neuroendokriner Darmtumoren bei Colitis ulcerosa und Morbus Crohn, offenbar nur selten in eine Neoplasie über, sofern überhaupt ein Zusammenhang besteht.

Meistens handelt es sich um kleine benigne neuroendokrine Tumoren in der Appendix, im Ileum oder Rektum, welche als Zufallsbefunde im Operationspräparat entdeckt wurden. Diese Lokalisationen entsprechen den Prädilektionsstellen sporadischer neuroendokriner Tumoren. Auch die Alters- und Geschlechtsverteilung der Patienten entspricht den sporadischen Tumoren.

Von den inzidentellen benignen neuroendokrinen Darmtumoren abzugrenzen sind die sehr seltenen Fälle eines neuroendokrinen Karzinoms. Bis 1994 wurden 16 Fälle publiziert. Sie traten vornehmlich im Kolon von Patienten mit langjähriger Pancolitis ulcerosa auf. Fast alle dieser Tumoren manifestierten sich ohne endokrine Symptomatik. Gemäß der eigenen Erfahrung sind solche sekundären neuroendokrinen Karzinome bei Colitis ulcerosa und Morbus Crohn allerdings seltener als primäre intestinale neuroendokrine Karzinome, welche als Morbus Crohn fehldiagnostiziert werden.

9.7
Assoziierte extraintestinale Malignome

Das Auftreten extraintestinaler Malignome bei Morbus-Crohn- und Colitis-ulcerosa-Patienten erweckt zunächst den Verdacht einer möglichen Verbindung mit der Grunderkrankung. In diesem Sinne wurden verschiedene maligne Tumoren mitgeteilt, deren Auflistung zusammengenommen fast das Spektrum der Onkologie widerspiegelt (Tabelle 38). Bei kritischer Betrachtung erscheint aber nur für wenige Tumoren, wenn überhaupt, ein tatsächlicher Bezug zur chronisch-entzündlichen Darmerkrankung gegeben.

Umfangreiche statistische Analysen mit Vergleich von beobachteten zu erwarteten Malignomen in einer vollständig erfaßten Population (Schweden) haben jedoch aufgezeigt, daß Colitis-ulcerosa- und Morbus-Crohn-Patienten praktisch in gleicher Häufigkeit extraintestinale Malignome haben wie die Gesamtbevölkerung. Einer rechnerisch gering erhöhten Inzidenz für Hautkrebs (Plattenepithelkarzinome; 2,2fach häufiger bei Colitis ulcerosa und Morbus Crohn als in der Gesamtpopulation), Sarkome der Weichteilgewebe (3,6fach höhere Inzidenz) und Hirntumoren (2,4fach höhere Inzidenz) steht eine rechnerisch gering erniedrigte Inzidenz anderer Malignome gegenüber (z.B. 0,6fache Inzidenz von Lungenkrebs; 0,7 fache Inzidenz von Mammakarzinomen).

Karzinome der Gallenwege

Adenokarzinome der extra- oder intrahepatischen Gallenwege, einschließlich der Gallenblase, bilden mit rund 100 berichteten Fällen die relativ häufigsten extraintestinalen Tumoren bei Colitis ulcerosa und Morbus Crohn. Speziell unter jenen Colitis-ulcerosa-Patienten mit primär sklerosierender Cholangitis (vgl. Kap. 6.4) wird ihre Frequenz bis zu 40% berichtet. Sie treten oft schon bei jungen Erwachsenen auf (Durchschnittsalter: 38 Jahre). Dabei wird das Karzinomrisiko offenbar nicht durch die Aktivität der Kolitis beeinflußt. Auch Jahre nach totaler Proktokolektomie können Malignome der Gallenwege manifest werden, ohne daß ein Gallensteinleiden besteht.

Häufigste Lokalisation dieser Colitis-ulcerosa-assoziierten Gallenwegskarzinome sind die leberhilusnahen großen Gallengänge einschließlich deren Gabelung. Ein Charakteristikum vieler Tumoren ist dabei eine *desmoplastische* (bindegewebsbildende) *Aktivität*. Diese erschwert nicht unerheblich die diagnostische Abgrenzung entzündlicher von neoplastischen Befunden, klinisch wie auch bioptisch-histologisch.

Einzelne Fallberichte haben auf präkanzeröse Epitheldysplasien in den Gallenwegen als wahrscheinliche Vorläuferläsionen der Karzinome hingewiesen, die mittels zytologischer Untersuchungen, einschließlich endoskopisch-retrograder Bürstenabstriche nachgewiesen werden konnten. Der praktische Stellenwert dieser zytologischen Diagnostik an den Gallenwegen ist, speziell bei den Colitis-ulcerosa- oder Morbus-Crohn-Patienten, bislang allerdings nicht etabliert.

Tabelle 38. Spektrum extraintestinaler Malignome bei Colitis-ulcerosa- und Morbus-Crohn-Patienten

Epitheliale Tumoren	Extrahepatische Gallenwege, Adenokarzinom
	Gallenblase, Adenokarzinom
	Leber, Cholangiozelluläres Karzinom
	Leber, Hepatozelluläres Karzinom
	Magenkarzinom[a]
	Pankreaskarzinom[a]
	Nierenzellkarzinom
	Harnblase, Urothelkarzinom
	Ovar, (Zyst-) Adenokarzinom
	Mammakarzinom[a]
	Uteruscorpus, Endometriumkarzinom[a]
	Uterusportio, Plattenepithelkarzinom in situ
	Vulva, Plattenepithelkarzinom in situ
	Prostatakarzinom[a]
	Lunge, kleinzelliges Karzinom
	Schilddrüsenkarzinom[a]
	Haut, Plattenepithelkarzinom
	Kieferhöhle, Plattenepithelkarzinom
	Larynx, Plattenepithelkarzinom
Nichtepitheliale Tumoren	Leukämien:
	–akute myeloische Leukämie
	–akute lymphatische Leukämie
	–chronische myeloische Leukämie
	–chronische lymphatische Leukämie
	Maligne Lymphome:
	–Non-Hodgkin-Typen
	–Hodgkin-Typen
	–MALT-Typ
	–maligne Histiozytose
	Plasmozytom
	Weichteilsarkome:
	–Kaposi-Sarkom
	–aggressive Fibromatose
	–extraossäres osteogenes Sarkom
	Knochensarkom[a]
	Haut, malignes Melanom
	Hodentumoren[a]
	Hirntumoren (Gliome[a])

[a] Histologische Tumorklassifikation nicht näher spezifiziert.

Leukämien und Lymphome

Leukämien gelten zwar angesichts einer berichteten Prävalenz von 0,4% (Cleveland Clinic, Ohio; USA: 5 von 1248 Colitis-ulcerosa-Patienten) als häufigere extraintestinale Malignome bei Colitis-ulcerosa- oder Morbus-Crohn-Patienten. Epidemiologisch konnte jedoch in Schweden nicht bestätigt werden, daß beide Patientengruppen wirklich ein erhöhtes Leukämierisiko aufweisen. Insgesamt wurden bis 1995 nur rund 20 Fallbeobachtungen publiziert, welche verschiedene Formen akuter und chronischer Leukämien umfassten.

Wahrscheinlich häufiger als Leukämien sind reaktive Hyperleukozytosen („leukämoide Reaktionen") bei chronisch-entzündlichen Darmerkrankungen, insbesondere bei fulminanter Kolitis.

Wie bei den Leukämien, so ist auch für nodale (extraintestinale) Lymphome bei Morbus Crohn oder Colitis ulcerosa bislang epidemiologisch keine Risikoerhöhung bestätigt worden, auch wenn nodale Lymphome etwas häufiger zu sein scheinen als intestinale Lymphome (8/2636 Patienten; 0,3%; Mount Sinai Hospital, New York).

9.8
Ätiologische Faktoren

Ätiologie und Pathogenese von intestinalen und extraintestinalen Malignomen bei Colitis-ulcerosa- und Morbus-Crohn-Patienten sind weitgehend ungeklärt. Zu diskutieren sind jedoch verschiedene Faktoren, die nur z.T. direkt der Erkrankung zuzuordnen sind.

Mögliche krankheitsimmanente kanzerogene Faktoren bildet zum einen die gesteigerte Epithelproliferation bei der Reparation entzündlich-ulzeröser Läsionen. Diese begünstigt das zufällige spontane Auftreten genetischer Veränderungen (s. Abschn. 9.9). Eine andere mögliche Ursache bilden funktionelle Störungen. So resultiert z.B. aus einer veränderten Absorptionsleistung des erkrankten Darms ein relativer Folsäuremangel oder eine vermehrte fäkale Ausscheidung von Gallensäuren. Diese Situationen gelten allgemein als Promotoren der Karzinogenese im Kolon.

Therapiebezogene karzinogene Risiken birgt speziell die Immunsuppression, denn immunsupprimierte Patienten haben allgemein eine erhöhte Rate bestimmter maligner Tumoren. Hierzu gehören maligne Lymphome (extranodal, nodal), Karzinome der Haut, verschiedene Sarkome (z.B. Kaposi-Sarkom), und Leberkarzinome. Eine Behandlung von Morbus Crohn oder Colitis ulcerosa mit Azathioprin führte allerdings in einer neueren retrospektiven Studie bei 755 Patienten zu keiner eindeutigen Risikozunahme.

Einen weiteren möglichen kanzerogenen Faktor bildet die kumulative diagnostische Strahlenbelastung, der die Patienten bei wiederholten Röntgenuntersuchungen exponiert sind. Dies ist jedoch schwerlich zu erhärten.

9.9
Molekulare Tumorgenese

Molekulare Mechanismen bei der Dysplasie-Karzinom-Sequenz bei CU wurden in den letzten 10 Jahren ansatzweise aufgeklärt. Untersuchungen des DNA-Gehalts mittels DNA-Zytometrie haben aufgezeigt, daß bei etwa 60% der CU-Dysplasien Abweichungen vom normalen diploiden DNA-Gehalt vorliegen, sogenannte Aneuploidien. Ausgehend von solchen indirekten Hinweisen auf das Vorliegen von Veränderungen im genetischen Material wurden seit 1990 gezielt bei Kolitisneoplasien jene Gene untersucht, von denen bereits eine Rolle in der Genese sporadischer und hereditärer kolorektaler Karzinome bekannt war. Bis 1995 wurden bei den Kolitisneoplasien eine Aktivierung von verschiedenen Onkogenen durch Punktmutationen in Protoonkogenen, wie auch eine Inaktivierung von Tumorsuppressorgenen durch Punktmutationen und Allelverlust dokumentiert („loss of heterozygosity"; LOH). Ferner wurden in Kolitisneoplasien eine erhöhte genetische Instabilität beobachtet, ermittelt als Mikrosatelliteninstabilität (MIN), entsprechend einem „replication error" (RER-) Phänotyp. Jüngst wurden auch Mutationen in einem Gen aus der Klasse der DNA „mismatch repair genes" berichtet.

Zusammengefaßt weisen die bisherigen molekulargenetischen Befunde bei Kolitisneoplasien hinsichtlich ihrer Häufigkeit und ihrer geschätzten zeitlichen

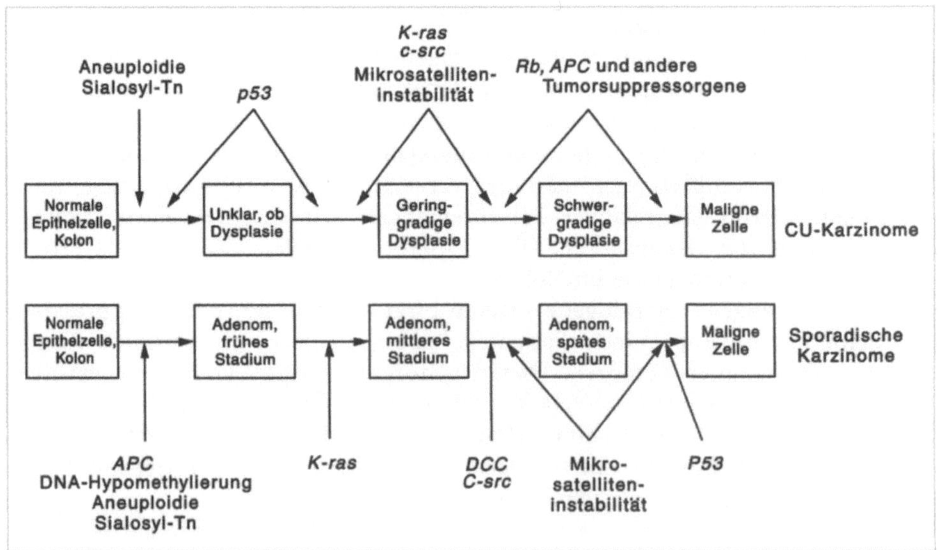

Abb. 34. Hypothetisches Mehrstufenmodell der molekularen Ereignisse bei der Kolitis-Dysplasie-Karzinom-Sequenz im Vergleich zur Adenom-Karzinom-Sequenz bei sporadischen Tumoren. Die Sequenz der molekularen Veränderungen sollte eher als spekulativ und nicht als absolut angesehen werden. Onkogene: K-ras, c-src. Tumorsuppressorgene. APC, DCC, P53 und Rb. Sialosyl-Tn: Mucinantigen. (Aus Itzkowitz et al. 1995; mit freundlicher Genehmigung von Dr. S. Meltzer, Baltimore, USA; der CCFA, und Raven Press)

Abfolge gewisse Unterschiede zu den sporadischen kolorektalen Tumoren auf. Entsprechend weicht ein aktuelles hypothetisches Mehrstufenmodell der molekularen Ereignisse bei der Kolitis-Dysplasie-Karzinom-Sequenz von jenem der Adenom-Karzinom-Sequenz bei sporadischen kolorektalen Tumoren ab (Abb. 34).

9.10
Maligne Tumoren bei Colitis ulcerosa und Morbus Crohn: Komplikation oder Koinzidenz?

Von den verschiedenen intestinalen und extraintestinalen Malignomen bei Morbus-Crohn- und Colitis-ulcerosa-Patienten können, bei kritischer Zusammenfassung des aktuellen Kenntnisstandes, nur die Colitis-ulcerosa-assoziierten Karzinome im Kolon und Rektum, wahrscheinlich auch Morbus-Crohn-assoziierte Karzinome in Dünn- und Dickdarm sowie Karzinome der Gallenwege (bei Colitis ulcerosa oder Morbus Crohn mit primär-sklerosierender Cholangitis) als Komplikation der Grunderkrankung angesehen werden.

Hingegen dürften Colitis-ulcerosa- oder Morbus-Crohn-assoziierte intestinale maligne Lymphome, maligne neuroendokrine Darmtumoren, wie fast alle extraintestinalen Malignome einer eher zufälligen Koinzidenz dieser Tumoren mit der chronisch-entzündlichen Darmerkrankung entsprechen. Ob diese Bewertung zutrifft, bleibt jedoch insbesondere für Lymphome zu hinterfragen im Hinblick auf die allgemein erhöhte Frequenz maligner Lymphome bei immunsupprimierten Patienten.

TEIL II · DIAGNOSTIK

Die anfangs geschilderten Beispiele haben gezeigt, welche herausragende Rolle die sorgfältige Anamnese und klinische Untersuchung in der Diagnostik der chronisch-entzündlichen Darmerkrankung spielen. Das Ziel aller diagnostischen Maßnahmen ist es, die sich aus Anamnese und klinischer Untersuchung ergebende Verdachtsdiagnose zu sichern oder zu widerlegen. Der Untersucher muß sich darüber im klaren sein, welche der angewandten Methoden die Krankheit beweisen und welche der erhobenen Befunde Reaktionen des Organismus auf die Krankheit sind.

Die Diagnostik bei Verdacht auf idiopathische, chronisch-entzündliche Darmerkrankung verfolgt 5 Ziele:

- Ausschluß spezifischer entzündlicher Darmerkrankungen,
- Ausschluß von Maldigestion und Malabsorption anderer Ursache,
- Beurteilung der Aktivität der entzündlichen Darmerkrankung,
- Beurteilung der Ausdehnung der entzündlichen Darmerkrankung,
- Feststellung bzw. Ausschluß von Komplikationen der entzündlichen Darmerkrankung.

Auch unter Einschluß *aller* diagnostischen Maßnahmen gelingt in etwa 10 % eine sichere Zuordnung zu einem Morbus Crohn bzw. einer Colitis ulcerosa in der *Primärdiagnostik nicht.* Für eine differenzierte Therapie von Morbus Crohn und Colitis ulcerosa sind Befunde zum Befall und zur Ausdehnung im Dünndarm oder Dickdarm, zur Aktivität der Erkrankung und zu den Komplikationen (z. B. Fistelbildungen) von Bedeutung.

Für die Primärdiagnose der chronisch-entzündlichen Darmerkrankung stehen 5 Methoden zur Verfügung:

- Endoskopie mit Biopsie,
- Sonographie,
- röntgenmorphologische Untersuchungen,
- laborchemische Untersuchungen,
- mikrobiologische Untersuchungen.

Keine dieser Methoden ist sensitiv und spezifisch genug, um die Diagnose eines Morbus Crohn oder einer Colitis ulcerosa eindeutig zu sichern. Wenn Empfehlungen über den diagnostischen Weg gegeben werden, so muß unterschieden werden zwischen der *Primärdiagnostik* bei Verdacht auf eine chronisch-entzündliche Darmerkrankung und der *Diagnostik im Verlauf der*

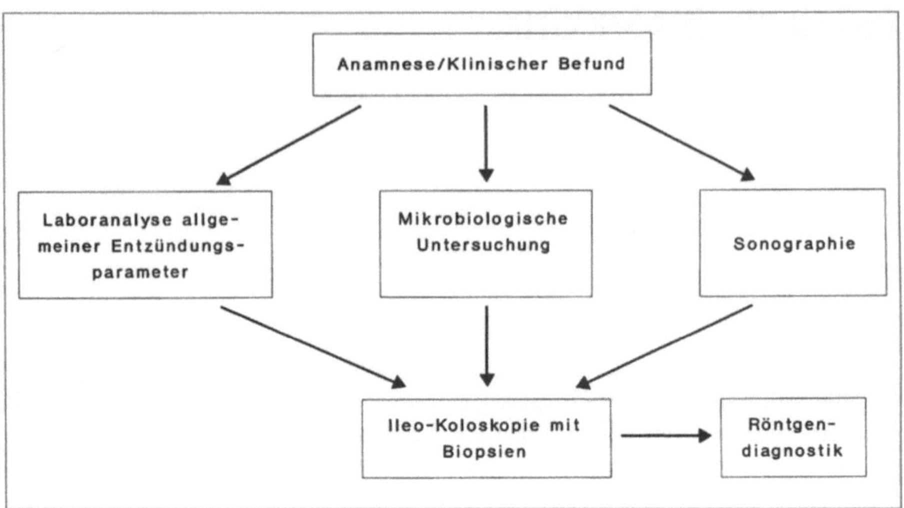

Abb. 35. Diagnostik der chronisch-entzündlichen Darmerkrankungen

Therapie oder bei *Auftreten eines Rezidivs*. In der Primärdiagnostik stehen die Analyse allgemeiner Entzündungsparameter, mikrobiologische Untersuchungen zum Nachweis eines spezifischen Keims und die Sonographie am Anfang (Abb. 35). Der erfolgreiche Einsatz der Sonographie ist dabei ganz entscheidend von der Leistungsfähigkeit des Ultraschallgeräts, der Verbindung hochauflösender Schallsonden und insbesondere von der Ausbildung und Erfahrung des Untersuchers abhängig. Diese Einschränkungen müssen in Zukunft überwunden werden, um der Sonographie einen Platz auch in der Primärdiagnostik zu sichern.

Der nächste Schritt in der Primärdiagnostik ist die Endoskopie. Wenn die Diagnose einer chronisch-entzündlichen Darmerkrankung noch nicht gestellt ist, muß eine komplette Koloskopie mit Ileoskopie durchgeführt werden. Selbstverständlich wird der Untersucher den Umfang der Endoskopie von dem Schweregrad der morphologischen Läsion und der Belastung für den Patienten abhängig machen. Die *nur teilweise durchgeführte Endoskopie* des Dickdarms gehört sicher zu den *häufigsten Fehlern* in der Primärdiagnostik der chronisch-entzündlichen Darmerkrankungen. Die *röntgenologische Darstellung des Dünndarms muß in allen Fällen* von *Verdacht auf Morbus Crohn* durchgeführt werden.

10 Labordiagnostik

Laboruntersuchungen bei chronisch-entzündlichen Darmerkrankungen erfolgen mit dem Ziel, Informationen über die Aktivität der Erkrankung zu erhalten, frühzeitig Komplikationen und Rezidive zu erkennen und den Erfolg der Therapie zu beurteilen. Es gibt zur Zeit in der Routinediagnostik *keine spezifischen Laborparameter* für chronisch-entzündliche Darmerkrankungen oder für die Differenzierung zwischen Morbus Crohn und Colitis ulcerosa. Darüber hinaus gelingt es nicht, anhand einzelner Laborparameter eine sichere Vorhersage zu treffen, wann ein Rezidiv der entzündlichen Darmerkrankung auftritt.

In Tabelle 39 sind die Laborparameter aufgeführt, die eine Entzündung anzeigen und zumindest ansatzweise Informationen über den Schweregrad der entzündlichen Erkrankung geben. Die Blutsenkungsbeschleunigung gibt bei erhöhten Werten einen Hinweis auf eine Aktivität der entzündlichen Darmerkrankung, eine *normale Blutsenkungsgeschwindigkeit schließt ein Rezidiv der Erkrankung jedoch nicht aus.* Eine Leukozytose mit Linksverschiebung ist ebenfalls Ausdruck der akuten Entzündung und weist daneben auf Komplikationen wie Fisteln, Abszesse und die Entwicklung eines toxischen Megakolons hin. Patienten mit mäßig schwerer oder *schwerer* Colitis *ulcerosa* haben *häufig Thrombozytenwerte von 400 000/μl* (s. Abschn. 6.6). Patienten mit aktivem Morbus Crohn des Kolons haben eher eine Thrombozytose als Patienten

Tabelle 39. Laborparameter zur Beurteilung der Entzündungsaktivität chronisch-entzündlicher Darmerkrankungen

- BSG
- CRP
- Hämoglobin
- Hämatokrit
- Leukozyten
- Thrombozyten
- Serumalbumin
- Eisen, Ferritin
- Vitamin B_{12}, Folsäure
- Blutgerinnung

mit ausschließlichem Befall des Dünndarms. Der *Abfall von Hämoglobin* und *Hämatokrit* ist Ausdruck der sichtbaren oder okkulten Blutung, des Eisenmangels, der Resorptionsstörungen im terminalen Ileum oder auch toxischer Knochenmarkschädigungen.

Die Erniedrigung des Serumeisens und des Ferritins sind Ausdruck chronischen Blutverlustes und von Resorptionsstörungen. Da im Rahmen der Resorptionsstörung auch eine Verminderung der Resorption von *Vitamin B$_{12}$* und *Folsäure* auftreten kann, finden sich bei Patienten mit Morbus Crohn des terminalen Ileums teilweise *komplexe Anämien.*

Extraintestinale Manifestationen an Leber und Pankreas können zu *Erhöhung der Transaminasen, der γGT, der alkalischen Phosphatase* und der Serumamylase oder Serumlipase führen. Die Resorptionsstörung führt darüber hinaus zu einer Erniedrigung von Vitaminen und Spurenelementen (Zink, Magnesium) (s. Abschn. 7.3) und trägt dadurch zur Störung verschiedener Organfunktionen bei.

Unter Routinebedingungen reichen zur Beurteilung der Entzündungsaktivität die BSG bzw. CRP, die Messung von Leukozyten, Thrombozyten, Hämoglobin und Hämatokrit, die Bestimmung von Serumeisen und Ferritin und schließlich die Proteinelektrophorese vollständig aus.

Die Serumkonzentrationen der Akutphaseproteine C-reaktives Protein, α_1-Antitrypsin (α_1-Proteaseinhibitor), α_1-saures Glykoprotein (Orosomukoid), α_1- Antichymotrypsin und Haptoglobin sind im Akutstadium der chronisch-entzündlichen Darmerkrankungen erhöht. Sie sind unspezifische Marker der Entzündungsreaktion. Allerdings korrelieren die Serumwerte für α_1-Antitrypsin, α_1-saures Glykoprotein und C-reaktives Protein signifikant mit den klinischen Aktivitätsindizes des Morbus Crohn (s. Abschn. 2.2) und der Colitis ulcerosa (s. Abschn. 3.2) (Tabelle 40). Die Akutphaseproteine sind daher von allen Laborparametern am ehesten geeignet, eine Aussage über die Krankheitsaktivität zu machen. Zu berücksichtigen ist, daß bei der Colitis ulcerosa das C-reaktive Protein oft nur gering erhöht ist.

Die Synthese der Akutphaseproteine in der Leber wird auf der translationalen und transkriptionalen Ebene durch verschiedene Zytokine (z. B. Interleukin-1, Interleukin-6, Tumornekrosefaktor) reguliert (s. Abschn. 24). In mehreren Studien wurden bei Patienten mit Morbus Crohn und Colitis ulcerosa erhöhte Serumkonzentrationen für Interleukin-1, Interleukin-6 und Tumornekrosefaktor gemessen. Allerdings bestand keine Korrelation zwischen der Höhe der Serumkonzentrationen der Zytokine und der klinischen Aktivität. Zum jetzigen Zeitpunkt bietet die Messung der Zytokine keinen Vorteil gegenüber der Messung der

Tabelle 40. Korrelation von klinischen Aktivitätsindizes und Serumkonzentrationen von IL-6 und Akutphaseproteinen. (Aus Gross et al. 1992)

	IL-6	α_1-Antitrypsin	α_1-saures Glykoprotein	C-reaktives Protein
Morbus Crohn (n = 70)				
Schweregradindex	r = 0,086	r = 0,604[a]	r = 0,572[a]	r = 0,467[a]
van Hees-Index	r = 0,090	r = 0,574[a]	r = 0,649[a]	r = 0,474[a]
CDAI	r = 0,088	r = 0,506[a]	r = 0,460[a]	r = 0,390[a]
Colitis ulcerosa (n=23)				
Rachmilewitz-Index	r = −0,199	r = 0,327	r = 0,617[a]	r = 0,652[a]

[a]Signifikante Korrelation mit dem klinischen Aktivitätsindex.

Akutphaseproteine in der Einschätzung der Krankheitsaktivität. In Kap. 24 sind weitere Serummarker beschrieben (pANCA, Interleukinrezeptoren, HLA-Marker), die möglicherweise zur Differenzierung zwischen Morbus Crohn und Colitis ulcerosa dienen können. Dazu fehlen jedoch noch weitere Untersuchungen an großen Patientengruppen.

Ein prognostischer Index zur Vorhersage eines Rezidivs des Morbus Crohn, der ausschließlich auf Laborparametern (Blutsenkungsbeschleunigung, α_1-saures Glykoprotein, α_2-Globulin) aufbaut, wurde ausführlich in Abschn. 2.3 beschrieben.

In Abhängigkeit vom Schweregrad tritt bei chronisch-entzündlichen Darmerkrankungen eine exsudative Enteropathie mit intestinalem Eiweißverlust auf. Die früher benutzten Methoden des Gordon-Tests und der ^{51}Cr-markierten Serumproteine wurden wegen des hohen technischen Aufwands und der Strahlenexposition verlassen.

Methode der Wahl ist heute die Messung von α_1-Antitrypsin im Stuhl durch radiale Immundiffusion oder Nephelometrie. Dieser Parameter wird in der Leber synthetisiert, weder durch Bakterien noch durch Pankreasenzyme strukturell verändert und nicht intestinal absorbiert. Seine Konzentration im nativen Stuhl ist deshalb ein Maß für den Eiweißverlust über den Darm. Neben der Konzentrationsbestimmung von α_1-Antitrypsin im Stuhl wird von einigen Autoren die α_1-Antitrypsin-Clearance, die sich aus den Konzentrationen im Stuhl und im Serum errechnet, wegen einer höheren Trennschärfe zwischen Patienten mit entzündlichen Darmerkrankungen und Kontrollen bevorzugt. Patienten mit einem akuten Schub einer Colitis ulcerosa oder eines Morbus Crohn haben *erhöhte Konzentrationen von α_1-Antitrypsin im Stuhl und eine erhöhte α_1-Antitrypsin-Clearance*. Mit Erreichen der Remission fällt die Clearancerate deutlich ab und normalisiert sich bei der Mehrzahl der Patienten (Abb. 36). Es gibt erste Hinweise, daß eine erhöhte Clearance oder Stuhlkonzentration von α_1-Antitrypsin ein prognostischer Marker für ein Rezidiv ist.

Der Morbus Crohn des terminalen Ileums führt in Abhängigkeit von der Ausdehnung und dem Schweregrad der Entzündung zu einer *Malabsorption*, die auch bei bakterieller Fehlbesiedlung und nach Resektion des terminalen Ileums auftritt. Da *Vitamin B_{12}* im terminalen Ileum absorbiert wird, stellt der Schilling-Test die beste Methode zur Beurteilung einer gestörten Funktion dieses Darmabschnittes dar. Die Störungen der Reabsorption der Gallensäuren im terminalen Ileum werden mit dem ^{14}C-Glycocholat-Atemtest festgestellt. Dieser Test kann auch dann ein pathologisches Ergebnis aufweisen, wenn eine bakterielle Fehlbesiedlung vorliegt. Ein *Laktasemangel* wird durch den H_2-Atemtest gesichert. Auch dieser Test ergibt bei bakterieller Fehlbesiedlung pathologische Ergebnisse.

Die verschiedenen Funktionstests sind insbesondere dann von Bedeutung, wenn Diarrhöen, abdominale Krämpfe und Anämie durch die Therapie der zugrunde liegenden entzündlichen Darmerkrankung nicht beeinflußt werden. Der SeHCAT-Test zur Messung des Gallensäureverlustsyndroms wurde in Abschn. 7.1 beschrieben.

Als weitere Methode zur Objektivierung der Krankheitsaktivität wurde die *Leukozytenszintigraphie* eingesetzt, bei der Granulozyten des Patienten mit ^{111}Indium (In) oder 99m-Technetium (99mTc-HMPAO) markiert werden; 4 und 24 h nach Reinjektion der markierten Granulozyten werden Aufnahmen

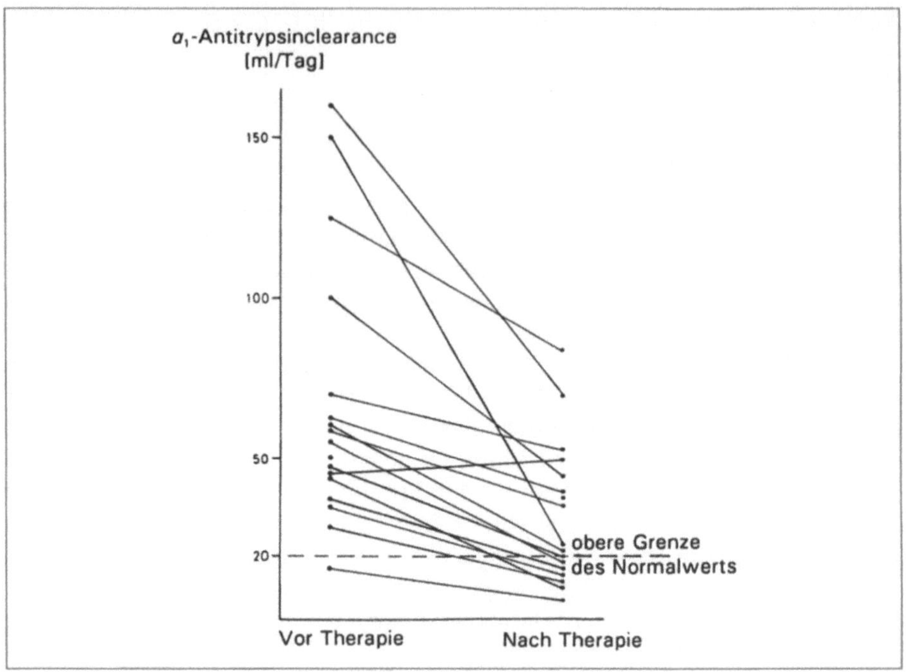

Abb. 36. α_1-Antitrypsinclearance bei Patienten mit aktivem Morbus Crohn vor und nach Behandlung mit Salazosulfapyridin und Methylprednisolon (Karbach et al. 1985, Dig Dis Sci 30:229; mit Genehmigung des Autors)

des Abdomens mit der Gammakamera durchgeführt. Die Ansammlung der markierten Leukozyten über einem bestimmten Darmabschnitt soll die Lokalisation der entzündlichen Darmerkrankung angeben. Die Methode ist *nicht spezifisch für chronisch-entzündliche Darmerkrankungen*, sondern weist eine Aktivitätsanreicherung bei allen entzündlichen Prozessen im Abdomen auf. Eine korrekte Lokalisation gelingt nur in 30–50 % der Fälle mit chronisch-entzündlicher Darmerkrankung. Die Ausscheidung von ^{111}In markierten Granulozyten im Stuhl stellt dagegen eine sensitivere Methode in der Aktivitätsdiagnostik dar. Die fäkale Ausscheidung der markierten Granulozyten ist ein Maß für den Übertritt von Entzündungszellen in das Darmlumen und repräsentiert eher den Schweregrad der Entzündung. Nachteile dieser Methode sind, daß der Patient über 4 Tage den Stuhl vollständig sammeln muß und daß die Strahlenbelastung – insbesondere der Milz mit etwa 300 μCi pro Untersuchung – hoch ist. Auch wenn die szintigraphischen Methoden zumindest in einigen Studien eine gute Korrelation zur Krankheitsaktivität zeigen, sind die hohen Schwankungen der Sensitivität unbefriedigend. Darüber hinaus eignen sich diese Verfahren wegen des hohen technischen Aufwands und der Strahlenbelastung nicht für die Routinediagnostik.

11 Mikrobiologische Diagnostik

Die mikrobiologischen Untersuchungsmethoden werden in der Differential-diagnostik von unspezifischen und spezifischen Darmerkrankungen zu wenig eingesetzt. Es wird nur selten berücksichtigt, daß *Bakterien und Viren Auslöser von Rezidiven* chronisch-entzündlicher Darmerkrankungen sein können. Zum anderen wird nicht bedacht, daß auch Kolitiden bakterieller Genese Monate dauern können.

Mit der mikrobiologischen Diagnostik sollen 3 Fragestellungen geklärt werden:

- Ist die Ursache des Durchfalls und der Kolitis ein spezifischer Keim (Bakterium, Virus, Protozoon)?
- Ist ein Keim die Ursache des Rezidivs einer bekannten chronisch-entzündlichen Darmerkrankung?
- Sind Bakterien oder Viren ätiologische Faktoren chronisch-entzündlicher Darmerkrankungen?

Die 3. Frage nach der Bedeutung von Keimen in der Pathogenese der chronisch-entzündlichen Darmerkrankungen wird in Kap. 23 diskutiert. Bisher konnte keinem Keim eine primäre Rolle in der Ätiologie chronisch-entzündlicher Darmerkrankungen zugeordnet werden.

Die Diagnose einer chronisch-entzündlichen Darmerkrankung wird oft gestellt, bevor mit modernen mikrobiologischen Techniken ein spezifischer Keim als Ursache der Kolitis sicher ausgeschlossen wurde. Da viele infektiöse Enterokolitiden endoskopisch das Bild einer chronisch-entzündlichen Darmerkrankung fast perfekt imitieren (s. Abschn. 5.2) ist ein sorgfältiges mikrobakterielles Untersuchungsprogramm von großer Bedeutung. Hierzu gehören die Kultur und Mikroskopie des Stuhls und die Serologie. Die bioptische Mikrobiologie kann wichtige zusätzliche Informationen in der Differentialdiagnose liefern. Die häufigsten *bakteriellen* Enterokolitiden werden durch Campylobacter jejuni, Yersinia enterocolitica, Salmonellen, Shigellen und invasive Escherichia-coli-Stämme verursacht. Nach einem Aufenthalt in tropischen Gebieten müssen Amöbiasis, Aktinomykose, Histoplasmose, Schistosomiasis und andere infektiöse Erkrankungen ausgeschlossen werden. Die klinischen Erscheinungsbilder der infektiösen Enterokolitiden werden in Abschn. 5.2 genauer besprochen.

Tabelle 41. Mikrobiologisches Untersuchungsprogramm bei Enterokolitis
1. *Stuhl (kulturell, mikroskopisch, immunologisch):* Campylobacter jejuni, Yersinia enterocolitica, Salmonellen, Shigellen, Staphylococcus aureus, Clostridium difficile (Toxin), Plesiomonas, Aeromonaden, Amöben 2. *Biopsie (kulturell, mikroskopisch):* Campylobacter jejuni, Yersinia enterocolitica, Chlamydia trachomatis, Mycobacterium tuberculosis, Giardia lamblia 3. *Serologie:* Yersinia enterocolitica, Campylobacter jejuni, Chlamydia trachomatis, Zytomegalievirus, Herpes simplex

Tabelle 41 gibt eine Übersicht über die wichtigsten Keime und ihre Untersuchungsmethoden. Diese Keime rufen überwiegend *akute* Enterokolitiden hervor. Es gibt jedoch zahlreiche Beschreibungen von Verläufen, die über Monate andauern. Hingegen haben virale Gastroenteritiden, die meist durch Rotaviren, Adenoviren oder Norwalkviren verursacht werden, kurze, selbstlimitierende, Verläufe von 3 bis 12 Tagen. In der Differentialdiagnose der Enterokolitis muß eine abdominale Tuberkulose ausgeschlossen werden.

Welche Faktoren das Auftreten von Rezidiven chronisch-entzündlicher Darmerkrankungen verursachen, ist nicht bekannt. Es gibt Hinweise, daß zumindest ein Teil der Rezidive durch Bakterien, Parasiten oder Viren ausgelöst wird. In der Routine wird man davon ausgehen, daß bei bekannter chronisch-entzündlicher Darmerkrankung das Auftreten von Durchfall Folge eines Rezidivs der Erkrankung ist. Deshalb wird oft nur unter den Bedingungen einer klinischen Studie nach auslösenden Faktoren gesucht. Mit einem Rezidiv der chronisch-entzündlichen Darmerkrankung wurden Rotaviren, Norwalkviren, Zytomegalieviren, Lamblien, Salmonellen, Chlamydien, Amöben und Clostridium difficile in Zusammenhang gebracht. Ein Anstieg der Virustiter im Zusammenhang mit einem Rezidiv wurde in etwa 10 % der Fälle beobachtet. Einige Autoren haben Lamblien bei 60 % der Crohn-Patienten nachgewiesen. Ob das Wachstum dieser Keime durch die veränderten Bedingungen im Gastrointestinaltrakt begünstigt wird oder ob sie wirklich ursächlich Rezidive auslösen, ist nicht klar.

12 Sonographie

Mit der Verbesserung der Gerätetechnik, der höheren Auflösung und zunehmender Erfahrung der Untersucher hat die Sonographie von Dünn- und Dickdarm einen wichtigen Stellenwert in der Diagnostik und Verlaufsbeobachtung der chronisch-entzündlichen Darmerkrankungen erreicht. Im Gegensatz zu den endoskopischen und radiologischen Verfahren ist die Sonographie beliebig wiederholbar, da für den Patienten nicht belastend; ihr Ergebnis ist allerdings stärker vom Untersucher abhängig. Es muß darauf hingewiesen werden, daß ein Untersucher mit geringer Erfahrung häufig mit der Abbildung des Darmtraktes überfordert ist und daß im Vergleich zur Untersuchung der Oberbauchorgane die Untersuchung des Darmes einen *erheblichen zeitlichen Mehraufwand* erfordert. Mit der Ultraschalldiagnostik können Aussagen zur *intramuralen Ausdehnung* des Krankheitsprozesses zum *Befallsmuster* und zum Vorhandensein von *Fisteln, Abszessen, Stenosen* und *Konglomerattumoren* erhoben werden. Auch in der Notfallsituation ist die Ultraschalldiagnostik in der Erkennung z. B. eines Ileus erfolgreich. Darüber hinaus können extraintestinale Manifestationen und Komplikationen erkannt werden (z.B. Cholezystolithiasis, Leberabszesse).

12.1
Praktische Durchführung

Die sonographische Untersuchung wird beim nüchternen Patienten ohne spezielle Vorbereitung vorgenommen. Um eine ausreichende Auflösung zu gewährleisten, ist die Verwendung eines *hochfrequenten* Scanners (5 *MHz*) empfehlenswert.

Folgendes Vorgehen hat sich bewährt:

Zunächst wird der *Zäkalpol* dargestellt, der sich im rechten Unterbauch ventral der Iliakalgefäße abbildet. An der medialen Seite des Zäkalpols ist zunächst im Längsschnitt das terminale Ileum abgrenzbar. Vor allem im terminalen Ileum gelingt es häufig, die Wandschichtung zu beurteilen. Im Normalzustand stellt sich die Grenzschicht an der Mukosa echoreich, die Mukosa selbst echoarm, die Submukosa echoreich, die Muskularis propria echoarm und die Serosa echoreich dar. Die vorhandene oder fehlende Wandschichtung kann als weiteres Kriterium für die Beurteilung des entzündeten Darmsegmentes herangezogen werden.

Die normale *Appendix* ist sonographisch meist nicht zu lokalisieren, während sie bei der akuten Appendizitis häufig darzustellen ist.

Anschließend wird der *Kolonrahmen bis in den Sigmabereich* dargestellt. Dabei ist auch beim nicht entzündeten Darm die Haustrierung gut zu erkennen. Das Rektum ist in der Regel nur bei guter Harnblasenfüllung der sonographischen Untersuchung zugänglich.

Die Instillation von Flüssigkeit in den Dickdarm (*Hydrokolonsonographie*) führt zu einer besseren Beurteilbarkeit der Darmwand. Die Patienten müssen jedoch mit einer Darmspülung vorbereitet werden. Nach Injektion von Butylscopolamin zur Relaxation des Dickdarms werden 1500 ml Wasser retrograd in das Kolon instilliert. Mit diesem von Limberg eingeführten Verfahren wird eine Sensitivität für die Erkennung des Morbus Crohn bzw. der Colitis ulcerosa von etwa 90 % erreicht. Vergleichbare Daten zur Sensitivität liegen auch für die normale sonographische Untersuchung vor. Die Methode hat sich wegen der aufwendigen Vorbereitung und Belastung des Patienten nicht durchgesetzt.

12.2
Sonographie in der Primärdiagnostik

Derzeit werden die entzündlichen Darmerkrankungen aufgrund der Anamnese, der körperlichen Untersuchung, der Laborparameter, der endoskopischen und radiologischen Verfahren diagnostiziert und in ihrer Ausdehnung charakterisiert. Erste kontrollierte Studien durch erfahrene Untersucher haben mit einer Sensitivität von bis zu 90% mit Hilfe der Sonographie die Diagnose eines Morbus Crohn (Tabelle 42) oder einer Colitis ulcerosa (Tabelle 43) gestellt.

Der klassische sonographische Querschnittsbefund des entzündeten Darmes ist die *Ringkonfiguration*, das sog. „Target-Zeichen" (Abb. 37a). Dieses sonographische Phänomen ist das Korrelat für die Darmwandschwellung.

Im Längsschnitt erkennt man eine langstreckige echoarme Wandverdickung

Tabelle 42. Sonographische Lokalisation der entzündlichen Darmsegmentschwellungen bei Morbus Crohn. (Aus Schwerk et al. 1992)

Lokalisation	(n)	Dünndarm				Dickdarm			
		RP	FN	RN	FP	RP	FN	RN	FP
Dünndarm	40	37	3					40	0
Ileokolitis	56	56	0			51	5		
Dickdarm	19			17	2	17	2		
Gesamt	115								

n, Anzahl Patienten; RP/RN, richtig-positiv/richtig-negativ; FP/FN, falsch-positiv/falsch-negativ.

Tabelle 43. Sonographische Lokalisation der entzündlichen Darmsegmentschwellungen bei Colitis ulcerosa. (Aus Schwerk et al. 1992)

Lokalisation	Anzahl Patienten (n)	Erkennung durch Ultraschall	
		richtig-positiv	falsch-negativ
Pankolitis	4	4	0
Colon ascendens	3	3	0
Colon descendens	16	15	1
Sigma/Rektum	6	3	3
Gesamt	29	25	4

(Abb. 37b). Die luminale Echoformation ist eingeengt und an einem scharfen Luftreflex erkennbar. In dem befallenen Darmabschnitt sind häufig eine reduzierte bis aufgehobene Peristaltik und eine Rarefizierung der Haustren nachweisbar. Zusätzlich kann die Kompressibilität des Darmsegments geprüft werden, die bei einer entzündlichen Infiltration der Darmwand deutlich vermindert ist (Tabelle 44).

Wegen der geringen Ausbreitung der Entzündung in die Tiefe (Submukosa) ist bei der Colitis ulcerosa die Darmwandschwellung meist weniger stark ausgeprägt als beim Morbus Crohn. Im akuten Schub jedoch sieht man sonographisch relativ leicht die entzündliche Verschwellung der Darmwand (Abb. 38a). Zusätzlich läßt sich die Peristaltik und die Rarefizierung der Haustrierung beurteilen. Eine manchmal schwer zu beurteilende Region stellt das Rektum dar. Hier ist eine gute Harnblasenfüllung hilfreich (Abb. 38b).

Häufig wird an die bildgebenden Verfahren der Anspruch gestellt, zwischen Colitis ulcerosa und Morbus Crohn zu differenzieren. Die Ultraschalldiagnostik

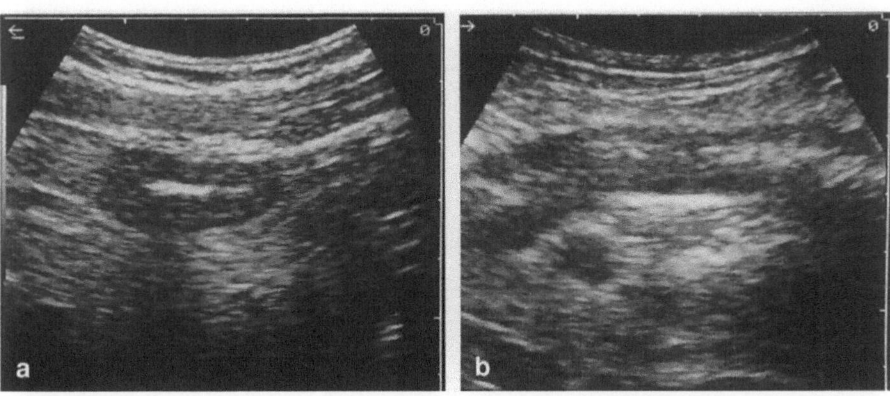

Abb. 37a,b. „Target-Zeichen" bei Morbus Crohn: Deutliche, echoarme Wandverschwellung des terminalen Ileums mit scharfem intraluminalem Luftreflex im Querschnitt (**a**). Langstreckige Wandverdickung des terminalen Ileums im Längsschnitt (**b**) bei Morbus Crohn

Tabelle 44. Sonographische Zeichen des Morbus Crohn und der Colitis ulcerosa

Morbus Crohn	Colitis ulcerosa
Ringkonfiguration des quergeschnittenen Darmes (Target)	Ringkonfiguration des quergeschnittenen Darmes (Target)
Langstreckige, echoarme Wandverdickung (über 4 mm)	Langstreckige, echoarme Wandverdickung (über 4 mm)
Einengung der luminalen Echoformation	Erkennbare Wandschichtung
Reduzierte Peristaltik	Reduzierte Peristaltik
Reduzierte Kompressibilität des verschwollenen Darmsegments	Reduzierte Kompressibilität des verschwollenen Darmsegments
Segmentaler Haustrenverlust	Haustrenverlust

ist allerdings nur in Einzelfällen dazu in der Lage. Bei Morbus Crohn ist wegen der transmuralen Entzündung die Wandschichtung häufig aufgehoben. Dagegen ist diese bei Colitis ulcerosa (mit überwiegendem entzündlichen Befall der Mukosa) eher vorhanden (Tabelle 44). Dieses Kriterium ist allerdings nicht zuverlässig genug, um sonographisch eindeutig zwischen einer Colitis ulcerosa und einem Morbus Crohn zu differenzieren. Gerade in der Frühphase des Morbus Crohn beschränkt sich die Entzündung auf die oberflächlichen Schleimhautschichten, ohne daß die Submukosa beteiligt ist. Als differentialdiagnostische Kriterien können der Nachweis von Fisteln und Abszessen sowie der Befall des terminalen Ileums herangezogen werden. Insgesamt sind die beschriebenen sonographischen Zeichen *unspezifisch,* so daß aufgrund der Sonographie andere Ursachen einer Entzündung der Darmwand (infektiöse Kolitis, Strahlenkolitis, ischämische Kolitis, Divertikulitis, pseudomembranöse Kolitis) nicht ausgeschlossen werden können.

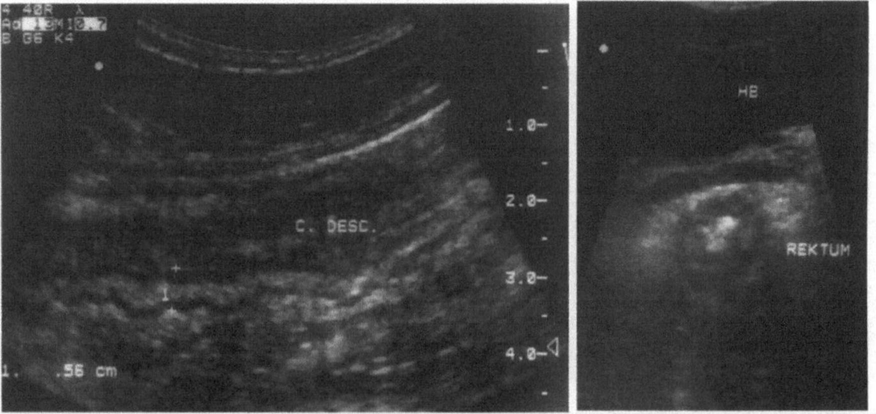

Abb. 38. Deutliche Wandverschwellung des Colon descendens (a) und des Rektums (b) bei Colitis ulcerosa (*HB* Harnblase)

Die Differentialdiagnose der Darmwandschwellung wird durch die sonographische Zuordnung des befallenen Darmabschnitts zu Dick- oder Dünndarm erleichtert. Dies gilt bei der Abgrenzung der chronisch-entzündlichen Darmerkrankung von der ischämischen Kolitis und insbesondere von der Divertikulitis. Der überwiegend betroffene Darmabschnitt bei der Divertikulose ist das Sigma, das sonographisch häufig sicher zugeordnet werden kann. Bei der Sigmadivertikulitis ist die kurzstreckige Wandverschwellung charakteristisch. Zusätzlich ist es möglich, durch Darstellung des extramural gelegenen Divertikels die Diagnose definitiv zu stellen.

12.3
Verlaufsbeobachtung

In der Verlaufs- und Therapiekontrolle wird die Sonographie in den nächsten Jahren sicherlich einen hohen Stellenwert erreichen. Ziel der Verlaufsbeobachtung ist die Beurteilung der Rückbildung der entzündlichen Veränderungen, der Normalisierung der Wanddicke, der Kompressibilität des Darmabschnitts und der Rückbildung von Stenosen im entzündlich veränderten Darmsegment. Die longitudinale Ausdehnung kann im Verlauf nur bei Befall eines kürzeren Segments beurteilt werden. Wie bereits mehrfach erwähnt, ist die Objektivierung und Quantifizierung des sonographischen Befundes begrenzt. Somit kann auch in der Verlaufsbeobachtung von der Sonographie keine exakte Angabe über die Längenausdehnug des befallenen Darmabschnittes erwartet werden. Dies gilt auch für die Vermessung der Wanddicke, da angesichts der Haustrierung und der Kerckring-Falten eine standardisierte, exakte Messung nicht möglich ist. Im individuellen Fall erlaubt allerdings die wiederholte Ultraschalluntersuchung des Abdomens eine Aussage darüber, ob im Verlauf und unter der Therapie die Entzündung im befallenen Abschnitt rückläufig ist. Nach Schwerk können anhand der Beurteilung der Wandschichtung Hinweise auf akute und chronische Wandverschwellung gefunden werden (Tabelle 45). Bei einem Zustand nach Ileozäkalresektion oder nach einer Ileotransversostomie ist die Wandverschwellung

Tabelle 45. Stadieneinteilung des Morbus Crohn. (Modifiziert nach Schwerk 1989)

Kennzeichen	Akute (mukosale) Entzündung	Prolongierte (transmurale) Entzündung	Chronische (transmurale) Entzündung
Histomorphologie	Ödem der Mukosa, Submukosa, Serosa	Vermehrte zelluläre Infiltration	Fibrose, Zerstörung der anatomischen Schichten
Sonomorphologie	Wandverdickung, Akzentuierung verschiedener Wandschichten	Wandverdickung Verminderte Echogenität	Echoarme Wandverdickung Luminale Einengung
Peristaltik	Normal oder gesteigert	Vermindert	Aufgehoben

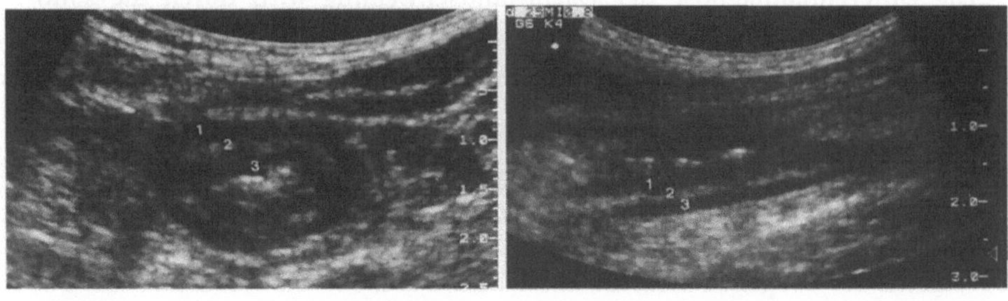

Abb. 39a,b. Rezidiv im neoterminalen Ileum bei Zustand nach Ileozäkalresektion im Querschnitt (a) und Längsschnitt (b). Im Quer- und Längsschnitt ist die Mukosa als echoarm (*1*), die Submukosa als echoreich (*2*) und die Muscularis propria als echoarm (*3*) erkennbar

des neoterminalen Ileums gut beurteilbar (Abb. 39a,b). Hier gelingt es häufig, die Anastomosenregion gut darzustellen. In publizierten Studien wurde bisher der Stellenwert der sonographischen Untersuchung im Vergleich zu klinischen Aktivitätsindices, laborchemischen Entzündungsparametern in der Beurteilung des Therapieerfolges nicht geprüft. In einer eigenen laufenden Studie scheinen sich die sonographisch faßbaren, morphologischen Veränderungen langsamer zurückzubilden als z.B. die Verbesserung der klinischen Aktivität der Erkrankung unter adäquater Therapie. Einen besonderen Stellenwert hat die Sonographie in der Darstellung der *intestinalen Komplikationen* des Morbus Crohn. Abszesse stellen sich überwiegend als echoarme Formationen dar (Abb. 40). In Abhängigkeit von der Lokalisation bietet sich heute die *ultraschallgezielte Drainage* von Abszessen als therapeutische Maßnahme an. Die Darstellung von enteromesenterialen, enterokutanen und enterovesikalen Fisteln ist mit den hochauflösenden Geräten möglich. Weitere Komplikationen wie *Kolondilatation, Konglomerattumor, Stenose* und *Ileus* können mit hoher Sensitivität durch die Sonographie erfaßt werden. Die Signifikanz einer Stenose wird an dem Ausmaß der prästenotischen Dilatation des Darmes beurteilt. Ein Ileus zeigt sich in erster Linie durch die dilatierten, flüssigkeitsgefüllten Darmschlingen („Klaviertastenphänomen"). Zusätzlichen Wert hat die Sono-

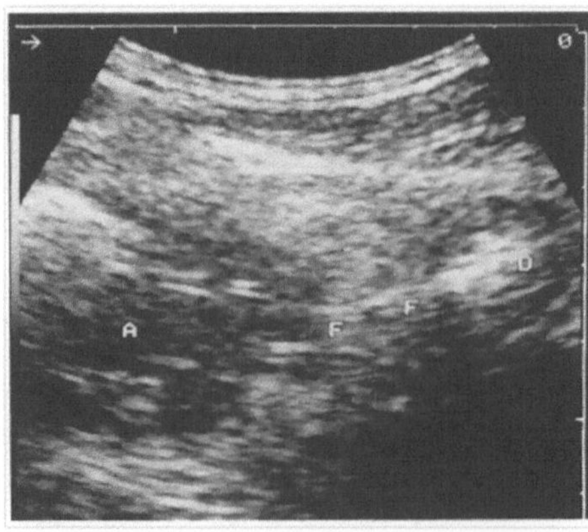

Abb. 40. Entzündliche Wandverschwellung des terminalen Ileums (*D*) mit Fistel (*F*) und Abszedierung (*A*)

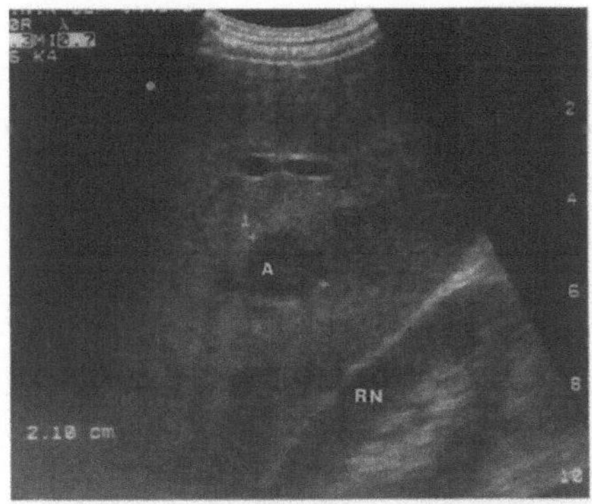

Abb. 41. Leberabszeß (*A*) bei Morbus Crohn (*RN* rechte Niere)

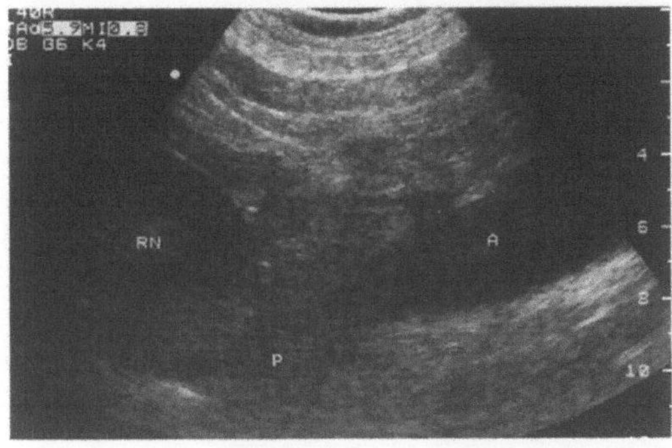

Abb. 42. Abszedierung im Bereich des M. psoas (p) bei Morbus Crohn (*RN* = rechte Niere, *A* = Abszeß)

graphie in der Diagnostik *extraintestinaler Begleiterkrankungen* der chronisch-entzündlichen Darmerkrankungen. Hierzu gehört die Darstellung von *Gallen-* und *Nierensteinen*. In einzelnen Fällen kann die *primär sklerosierende Cholangitis* über segmentale, dilatierte intrahepatische Gallengänge diagnostiziert werden. Eine seltene, der Sonographie zugängliche Komplikation stellt der Leberabszeß dar (Abb. 41) sowie der Psoasabszeß (Abb. 42).

12.4
Endosonographie des Anorektums

Die Endosonographie des Rektums stellt eine wichtige Methode zur Lokalisation und Therapieplanung von anorektalen Fisteln und Abszessen (Abb. 43a,b) dar. Kleine perianale Abszedierungen und tief ischiorektal gelegene Abszesse, die bei der klinischen oder proktoskopischen Untersuchung nicht erfaßt werden können, kommen durch die Endosonographie zur Darstellung. Blind endende und komplizierte Fistelsysteme lassen sich durch den Nachweis von Luftbläschen erkennen. In einer Untersuchung der Chirurgischen Universitätsklinik Tübingen wurden perianale Abszesse endosonographisch in allen Fällen erkannt, entgingen jedoch in 43 % der Fälle der klinisch-proktoskopischen Untersuchung (Tabelle 46). Ein ähnliches Ergebnis wurde beim Nachweis von perianalen Fisteln erzielt (Tabelle 47). In manchen Fällen muß wegen

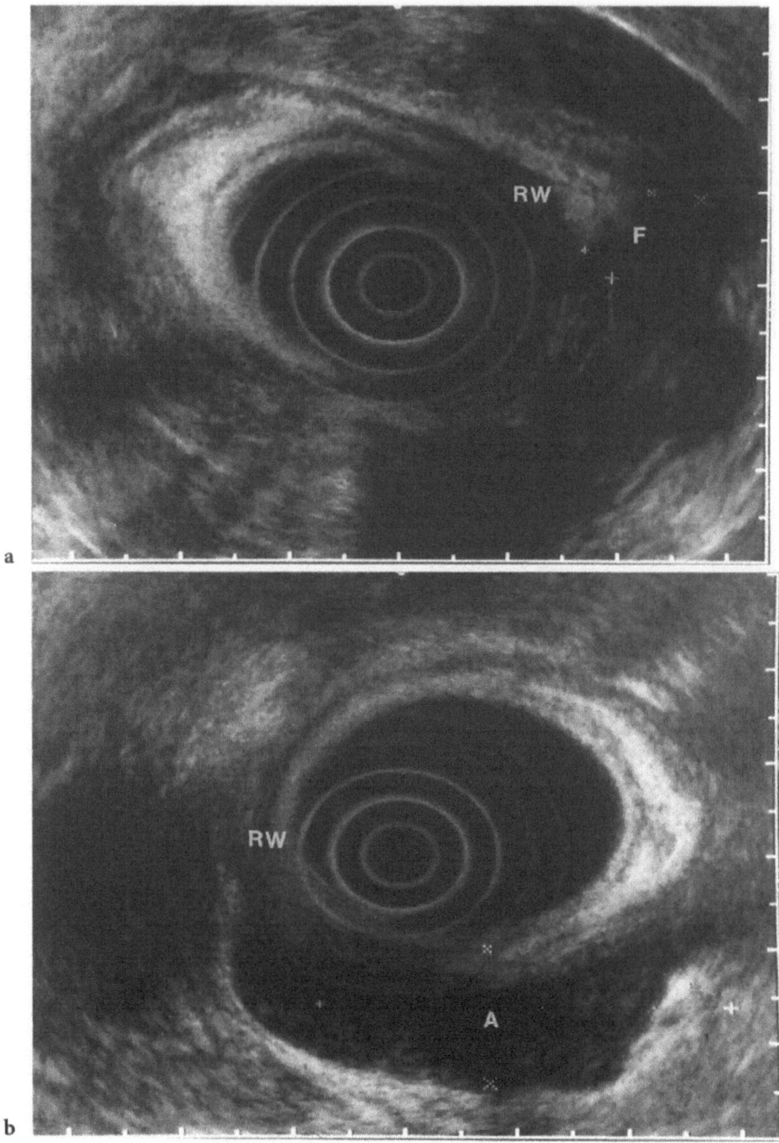

Abb. 43a,b. Endosonographie des Rektums. Nachweis einer Fistel (**a**) und eines Abszesses (**b**) (*RW* Rektumwand, *F* Fistel, *A* Abszeß)

starker Schmerzen auf die Durchführung einer endosonographischen Untersuchung verzichtet werden. Hier bietet sich als Alternativverfahren die Kernspintomographie an, die in der Literatur und aus eigener Erfahrung zu dieser Fragestellung sehr gute Ergebnisse liefert. Im Vergleich zur Computertomographie ist die Wertigkeit der Endosonographie bezüglich der Erkennung von

Tabelle 46. Vergleich zwischen Endosonographie und klinisch/proktoskopischen Untersuchungen bei Patienten mit perianalen Abszessen. (Aus El Mouaaouy et al. 1992)

Perianale Abszesse (richig erkannt)	Endosonographie	Klinisch/proktoskopisch
Subkutan-ischiorektal (n=47)	47(100 %)	31(66 %)
Hufeisenförmig (n=12)	12(100 %)	5(42 %)
Supralevatorisch (n=3)	3(100 %)	(0 %)
Suprainfralevatorisch (n=4)	4(100 %)	2(50 %)
Gesamt (n=66)	66(100 %)	38(57 %)

Tabelle 47. Vergleich zwischen Endosonographie und klinisch/proktoskopischen Untersuchungen bei Patienten mit perianalen Fisteln. (Aus El Mouaaouy et al. 1992)

Perianale Fisteln (richig erkannt)	Endosonographie	Klinisch/proktoskopisch
Extrasphinktär (n=4)	4(100 %)	4(100 %)
Transsphinktär (n=17)	17(100 %)	11(65 %)
Supralevatorisch (n=6)	6(100 %)	1(17 %)
Rektovaginal (n=6)	6(100 %)	6(100 %)
Intersphinktär (n=31)	27(87 %)	22(67 %)
Gesamt (n=64)	66(100 %)	60(94 %)/44(48 %)

perirektalen Fisteln und entzündlicher Infiltration der Muskulatur im Bereich des kleinen Beckens höher. Beim Nachweis von perirektalen Abszessen ist die diagnostische Genauigkeit der Computertomographie mit der Endosonographie vergleichbar.

In den letzten Jahren ist über Erfahrungen endosonographischer Beurteilung der Darmwand zur Differenzierung mukosaler von transmuraler Entzündung berichtet worden. In einer Studie wurde davon sogar das operative Vorgehen abhängig gemacht. Auch wurde bei der Colitis ulcerosa eine gute Korrelation zwischen der Dicke der Mukosa und dem Nachweis von vergrößerten Lymphknoten auf der einen Seite und der klinischen Aktivität auf der anderen Seite gefunden. Trotz dieser Berichte kann man erwarten, daß die Endosonographie einen hohen Stellenwert in der Beurteilung des Anorektums und der pararektalen Region behalten wird und die proximalen Abschnitte weiterhin eine Domäne der transkutanen Sonographie bleiben.

13 Endoskopie

Die Endoskopie des oberen und unteren Gastrointestinaltrakts ist ein wichtiger Bestandteil der Diagnostik und Therapieüberwachung chronisch-entzündlicher Darmerkrankungen. Die Bedeutung der Endoskopie ergibt sich aus folgenden 5 Punkten:

- Die *Ausdehnung des Schleimhautbefalls* kann durch die Endoskopie exakt beurteilt werden.
- Die Endoskopie erlaubt eine Beurteilung der *Schleimhautoberfläche* unter Berücksichtigung der Farbe und der Beschaffenheit der Schleimhaut.
- Bei der Endoskopie können an verschiedenen Stellen des Magen-Darm-Traktes *Biopsien* entnommen werden, mit denen eine histologische *und* bakteriologische Differentialdiagnostik durchgeführt werden kann und die für die Abgrenzung zwischen einer benignen und malignen Schleimhautveränderung von Bedeutung sind.
- Die Endoskopie gibt nicht nur Hinweise für die Therapieplanung, sondern kann selbst als *therapeutische Maßnahme* bei der Blutstillung bei der Abtragung obstruierender Polypen und bei der Dilatation von Stenosen eingesetzt werden.
- Durch den Einsatz der *Videoendoskopie* ist es möglich, Befunde zu speichern und von verschiedenen Untersuchern beurteilen zu lassen (Qualitätskontrolle!).

Trotz dieser Vorteile der Endoskopie kann jedoch nicht außer acht gelassen werden, daß es bis heute *keinen endoskopischen Befund* gibt, der *allein sicher pathognomonisch* für eine chronisch-entzündliche Darmerkrankung ist. Die Endoskopie reiht sich von daher in die verschiedenen klinischen und laborchemischen Methoden in der Diagnose der chronisch-entzündlichen Darmerkrankungen ein.

13.1
Indikation

Die Indikation für endoskopische Verfahren bei chronisch-entzündlichen Darmerkrankungen besteht in der *Diagnosesicherung*, der *Therapieplanung*, der *Kontrolle des Therapieverlaufs*, der Kontrolle zum *Ausschluß maligner Veränderungen* bei langdauerndem Krankheitsverlauf und der Gewinnung von

Biopsien zur histologischen Differenzierung. In der Erstdiagnostik einer chronisch-entzündlichen Darmerkrankung sollen grundsätzlich eine komplette Koloskopie einschließlich Sondierung und Biopsie des terminalen Ileums und eine Endoskopie des *oberen Gastrointestinaltrakts* durchgeführt werden. Durch den Einsatz dieser beiden Methoden können mit einer hohen Sensitivität und Spezifität auch frühe morphologische Veränderungen der Schleimhaut erfaßt werden. Bei schwerer Schleimhautentzündung und ausgeprägten Ulzerationen sollte wegen der erhöhten Gefahr einer Perforation die komplette Koloskopie nicht erzwungen, sondern nach Abheilen des akuten Schubes nachgeholt werden. Gründe für eine inkomplette Koloskopie können vermehrte Schmerzangaben des Patienten und technische Schwierigkeiten bei der Passage des Kolons sein. Darüber hinaus können Strikturen und eine nicht ausreichende Vorbereitung zu einer inkompletten Koloskopie führen.

Die *Sigmoidoskopie* ist in der Diagnostik und Verlaufsbeobachtung der *linksseitigen Kolitis* in der Mehrzahl der Patienten ausreichend. Mit dieser Methode werden jedoch etwa 40 % der Morbus-Crohn-Erkrankungen *nicht* erfaßt, da sie sich erst in proximalen Darmabschnitten manifestieren.

In der präoperativen Diagnostik dient die Koloskopie der exakten Erfassung der Ausdehnung der Krankheit. Von besonderer Bedeutung ist sie in der Überwachung der Patienten mit langdauernder Colitis ulcerosa und Morbus Crohn, da nach einem Krankheitsverlauf von 10–20 Jahren das Risiko für eine maligne Entartung ansteigt (s. Kap. 9).

Die Endoskopie des Kolons ermöglicht in einem hohen Prozentsatz die Differenzierung zwischen einem Morbus Crohn und einer Colitis ulcerosa (Tabelle 48). Im Rahmen klinischer Studien wurde eine exakte Trennung in bis zu 89 % der Fälle erreicht. Aus verschiedenen Gründen erreicht die histologische Analyse von Biopsien diesen hohen Differenzierungsgrad zwischen den beiden entzündlichen Darmerkrankungen nicht. Dies liegt auch daran, daß der untersuchende Pathologe oft nur die Biopsie vor sich hat und über die übrigen Informationen zu dem Krankheitsbild nicht verfügt (Tabelle 49). Die für den Morbus Crohn pathognomonischen Granulome der Schleimhaut werden in Biopsiematerial nur selten nachgewiesen (Kap. 15). Granulome sind eher *in Biopsien aus Ulzerationen* als aus aphthoiden Läsionen oder Pflastersteinreliefregionen zu finden. Eine eindeutige Differenzierung zwischen akuten selbstlimitierenden Kolitiden und den chronisch-entzündlichen Darmerkrankungen gelingt nur in etwa zwei Drittel der Fälle.

13.2
Ösophago-Gastro-Duodenoskopie

Die Zahlenangaben über den Befall des oberen Gastrointestinaltrakts beim Morbus Crohn liegen bei 5 %. Während der endoskopische Befund die Beteiligung des oberen Gastrointestinaltrakts eher unterschätzt, führt die histologische Bewertung der Biopsien zu einem deutlich höheren Anteil. Außer Crohn-typischen Läsionen (Pflastersteinrelief, Stenosen, Erosionen, umschrie-

Tabelle 48. Differentialdiagnose zwischen Colitis ulcerosa und Morbus Crohn: Endoskopie

	Colitis ulcerosa	*Morbus Crohn*
Ausbreitung:	kontinuierlich oralwärts konzentrisch Rektumbefall (95 %) Analläsionen selten	diskontinuierlich analwärts exzentrisch Rektumbefall (50 %) Analläsionen häufig
Geringe Aktivität:	Hyperämie, Verlust der Gefäßzeichnung, granuläre Schleimhaut, vermehrte Vulnerabilität, leichte Blutungen	Aphthen neben normaler Schleimhaut, keine Blutungen
Florider Schub:	flache, konfluierende Ulzera, eitriges Exsudat, hyperämische Schleimhaut mit diffusen, spontanen Blutungen	längliche, fissurale Ulzera, Pflastersteinrelief, Hyperämie, spontane Blutungen, Fistelöffnungen
Remission:	fehlende Haustrierung, Pseudopolypen, eingeengtes Lumen, Schleimhautbrücken	wenige Pseudopolypen, narbige Verziehungen Strikturen, Stenosen

Tabelle 49. Diagnostische Wertigkeit histologischer Biopsiebefunde bei Morbus Crohn. (Aus Pötzi et al. 1989)

Histologische Befunde	n	[%]
Befund ist diagnostisch für Morbus Crohn	36	24,7
Befund ist vereinbar mit Morbus Crohn	80	54,8
Befund schließt Morbus Crohn aus	30	20,5
Gesamt	146	

bene Nekrosen Kerckringscher Falten im Duodenum) können auch peptische Ulzerationen auftreten.

Bereits in der Mundhöhle beginnend und sich auf verschiedene Abschnitte des oberen Gastrointestinaltrakts ausdehnend, treten erythematöse Plaques und Aphthen als früheste morphologische Läsion auf (s. Abschn 6.1). Sie sind charakterisiert durch eine zentrale Erosion der Schleimhaut, die von einem entzündlichen Hof umgeben ist. In den befallenen Abschnitten des oberen Gastrointestinaltrakts ist die Schleimhaut hyperämisch, granulär und vermehrt verletzlich. In Abhängigkeit vom Schweregrad treten tiefe, längsgestellte Ulzerationen und insbesondere im Duodenum Strikturen auf, die zur Duodenalobstruktion führen können.

13.3
Koloskopie bei Morbus Crohn

Trotz einiger typischer endoskopischer Befunde im Kolon beim Morbus Crohn kann die Abgrenzung zur Colitis ulcerosa insbesondere bei starker Entzündung schwierig sein. Ein entscheidendes Charakteristikum des Morbus Crohn ist die diskontinuierliche Ausbreitung der Entzündung. Befallene Abschnitte wechseln sich mit normalen Regionen ab. Die frühesten morphologischen Läsionen sind die etwa 4 mm großen Aphthen, die zu länglichen fissuralen (Abb. 44) oder flechtenartigen (Abb. 45) Ulzerationen konfluieren und von einer normalen, nicht entzündeten Schleimhaut umgeben sind. Bei entzündlichem Befall der Submukosa tritt das für den Morbus Crohn typische Pflastersteinrelief auf. Es entsteht durch ein Ödem der Submukosa, das von Nekrosen und Fissuren durchzogen wird. Bei weiterem Fortschreiten der Entzündung kommt es zu einem zirkulären Befall der Schleimhaut mit deutlicher Hyperämie und granulärem Erscheinungsbild. Die Ulzerationen dehnen sich dann aus, sind langgestreckt und verschwimmen untereinander (Abb. 46). Im Stadium der schweren akuten Entzündung sieht man großflächige Ulkusstraßen und diffuse Blutungen (Abb. 47).

Die Ulzerationen beim Morbus Crohn erstrecken sich auf die Ileozäkalklappe und das terminale Ileum. Hier finden sich Aphthen und Granulationen der Schleimhaut. Insbesondere bei jungen Patienten sollte die lymphozytäre Hyperplasie des terminalen Ileums nicht mit einem Morbus Crohn verwechselt werden. Die Differentialdiagnose ergibt sich aus der Histologie.

Endoskopisch sprechen eine fehlende Verletzbarkeit der Schleimhaut sowie fehlende Aphthen und Ulzerationen eher gegen einen Morbus Crohn.

In der Remissionsphase ist die Schleimhaut endoskopisch völlig unauffällig, wenn der vorherige Schub nur leicht war. Bei schwerem Verlauf finden sich in der Remission entzündliche Polypen (Abb. 48), Mukosabrücken, narbige Verziehungen, Strikturen und ein Verlust der Haustrierung. Fistelöffnungen sind endoskopisch oft nicht zu sehen. Nur bei wenigen Patienten (29 %) findet sich bei klinischer Remission auch eine endoskopische Remission (s. Abschn. 17.1). Bei bis zu 70 % der Patienten finden sich drei Monate nach einer Ileotransversostomie Entzündungszeichen im Bereich der Anastomose, bei nur 33 % dieser Patienten entwickeln sich in diesem Zeitraum klinische Symptome eines Rezidivs.

Beim Morbus Crohn können, wie bei der Colitis ulcerosa, in Abhängigkeit von der Dauer der Erkrankung maligne Tumoren sowohl im Kolon als auch im terminalen Ileum entstehen. Sie wachsen entweder infiltrierend oder exophytisch und können durch andere entzündliche Veränderungen wie Pflastersteinrelief, Ulzerationen und Pseudopolypen maskiert sein (s. Kap. 9).

Beim Morbus Crohn treten Stenosen im Kolon, im terminalen Ileum und im Bereich der Anastomose nach Ileotranversostomie auf (Abb. 49). Erste Untersuchungen zeigen, daß durch die endoskopische Ballondilatation die Mehrzahl dieser Stenosen erfolgreich und ohne Komplikationen aufgedehnt werden kann (s. Abschn. 8.6). Ob die endoskopische Ballondilatation einen

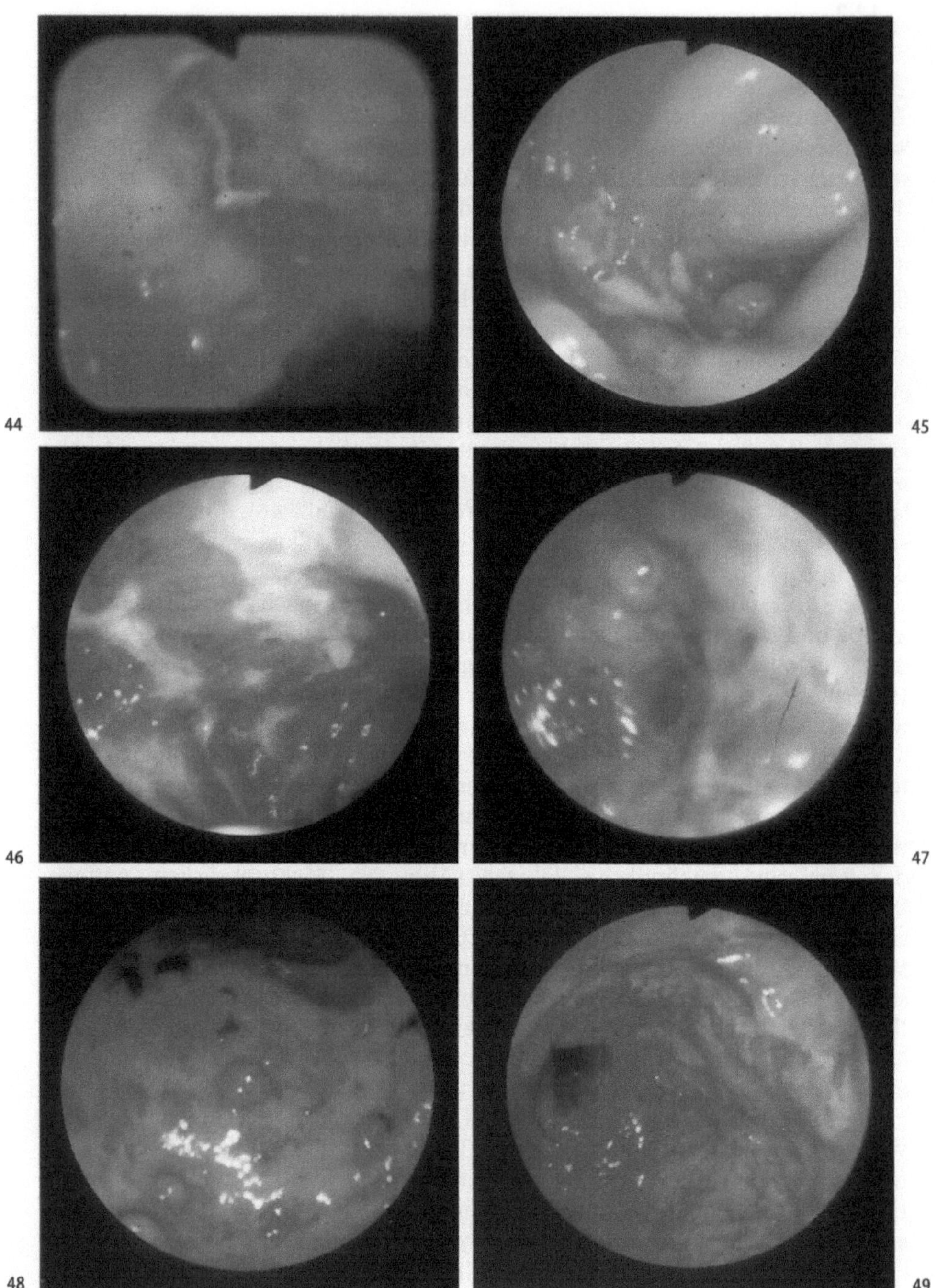

günstigen Einfluß auf den Verlauf der Erkrankung hat und ob dadurch die sonst notwendige operative Sanierung der Stenose vermieden werden kann, ist noch nicht bewiesen.

13.4
Koloskopie bei Colitis ulcerosa

Die Colitis ulcerosa beginnt überwiegend im Rektum und breitet sich von dort nach proximal aus. Die ersten endoskopisch faßbaren Manifestationen der Colitis ulcerosa sind das *Schleimhautödem*, die *Hyperämie* und die *granulierte Schleimhautoberfläche* (Abb. 50). Das Ödem der Schleimhaut ist dafür verantwortlich, daß die Blutgefäße nicht mehr sichtbar sind. Der Aspekt der feingranulären Schleimhautoberfläche kommt dadurch zustande, daß das Licht durch eine Unregelmäßigkeit der Schleimhautoberfläche vielfach gebrochen wird. Während der Verlust der Gefäßzeichnung und das granuläre Erscheinungsbild auch in der Remissionsphase zu finden sind, ist das Erythem Ausdruck einer akuten Entzündung. Im Stadium des Erythems ist die Schleimhaut vermehrt verletzlich; bei Berührung mit dem Endoskop kommt es zur Schleimhautblutung. Bei fortschreitender Entzündung treten kleine, flache Ulzerationen auf, die spontan bluten (Abb. 51) und von entzündeter Schleimhaut umgeben sind. Die teils mit eitrigem Exsudat, teils mit Fibrin bedeckten Ulzerationen fusionieren untereinander (Abb. 52). Im schweren Schub kommt es zur diffusen Schleimhautblutung (Abb. 53). In diesem Stadium entstehen am Rand der Ulzerationen entzündliche Polypen, die teilweise gestielt sind und des öfteren breitbasig aufsitzen (Abb. 54). Sie können mehrere Zentimeter groß sein und weisen teilweise Ulzerationen auf der Oberfläche auf, so daß Malignomverdacht geäußert wird.

In der Remissionsphase ist die Gefäßzeichnung der Schleimhaut weitgehend aufgehoben. Auffallend ist der *Verlust der Haustrierung*, wodurch das Bild des starren Rohrs entsteht (Abb. 55). Es kommt insgesamt zu einer Einengung des Lumens. Am ehesten als Folge einer Muskelhypertrophie treten bei Colitis ulcerosa *Strikturen* auf, die zu einer *signifikanten Stenose* führen. Die Schleimhaut ist in Abhängigkeit vom Schweregrad der durchgemachten Schübe übersät von *entzündlichen Polypen* (Abb. 56 und 57). Teilweise finden sich

Abb. 44. Morbus Crohn: Fissurales Ulkus mit entzündlichem Randwall im terminalen Ileum. Am unteren Bildrand einige hyperplastische Lymphfollikel

Abb. 45. Morbus Crohn: Flechtenartiges, fibrinbedecktes Ulkus im Colon ascendens. Die umgebende Schleimhaut ist reizlos

Abb. 46. Morbus Crohn: Konfluierende, längsgestellte und einzelstehende Ulzerationen im Colon descendens. Zirkulärer Befall der Schleimhaut mit Hyperämie

Abb. 47. Schwerer akuter Schub eines Morbus Crohn: Breitflächige Ulkusstraßen mit deutlicher Hyperämie und spontanen Blutungen der umgebenden Schleimhaut

Abb. 48. Morbus Crohn: Multiple, kleine, entzündliche Polypen, umgeben von hyperämischen Schleimhautinseln

Abb. 49. Morbus Crohn: Ausgeprägte Stenose im terminalen Ileum umgeben von einer teilweise ulzerierten, teilweise hyperämischen Schleimhaut und einzelnen entzündlichen Polypen

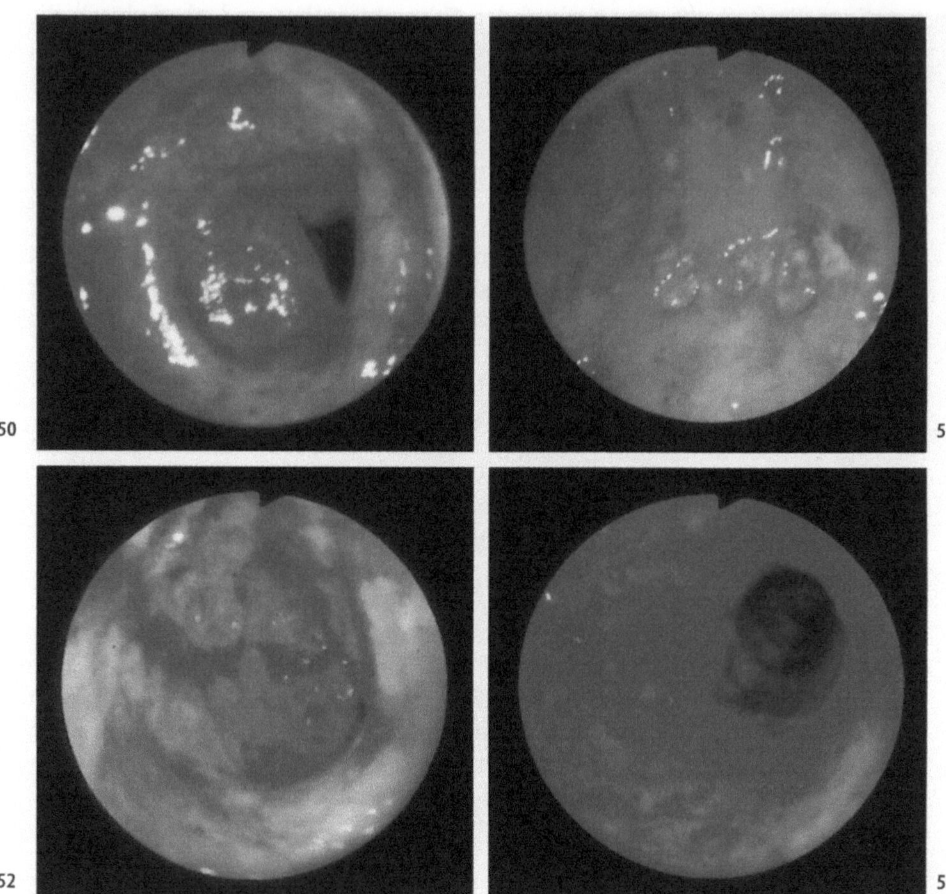

Abb. 50. Colitis ulcerosa: Im Colon transversum deutliches Ödem der Schleimhaut mit Hyperämie und einzelnen Schleimhauteinblutungen

Abb. 51. Colitis ulcerosa: Flache, einzelstehende Ulzerationen im Colon ascendens, Schleimhauteinblutungen und Fibrinauflagerungen der umgebenden Schleimhaut

Abb. 52. Colitis ulcerosa: Schwerer Schub mit großflächigen, konfluierenden Ulzerationen neben bandförmigen Fibrinauflagerungen, oberflächlichen Nekrosen und hämorrhagischer Schleimhaut

Abb. 53. Colitis ulcerosa: Schwerer Schub mit breitflächigen Nekrosen und diffuser Schleimhautblutung im Sigma

Mukosabrücken, die durch das Darmlumen zu ihren Ansatzpunkten auf der regenerierten Schleimhaut ziehen.

Der gering aktive Schub der Colitis ulcerosa ist charakterisiert durch das Erythem und die vermehrte Verletzbarkeit der Schleimhaut, während die schwere Entzündung gekennzeichnet ist durch zahlreiche große Ulzerationen und eine diffuse Schleimhautblutung.

In Abhängigkeit von der Dauer der Erkankung ist bei der Colitis ulcerosa das *Karzinomrisiko* erhöht (s. Kap. 9). Die bei Patienten mit langdauernder Colitis ulcerosa auftretenden Strikturen sind *meist kurzstreckig* und *konzen-*

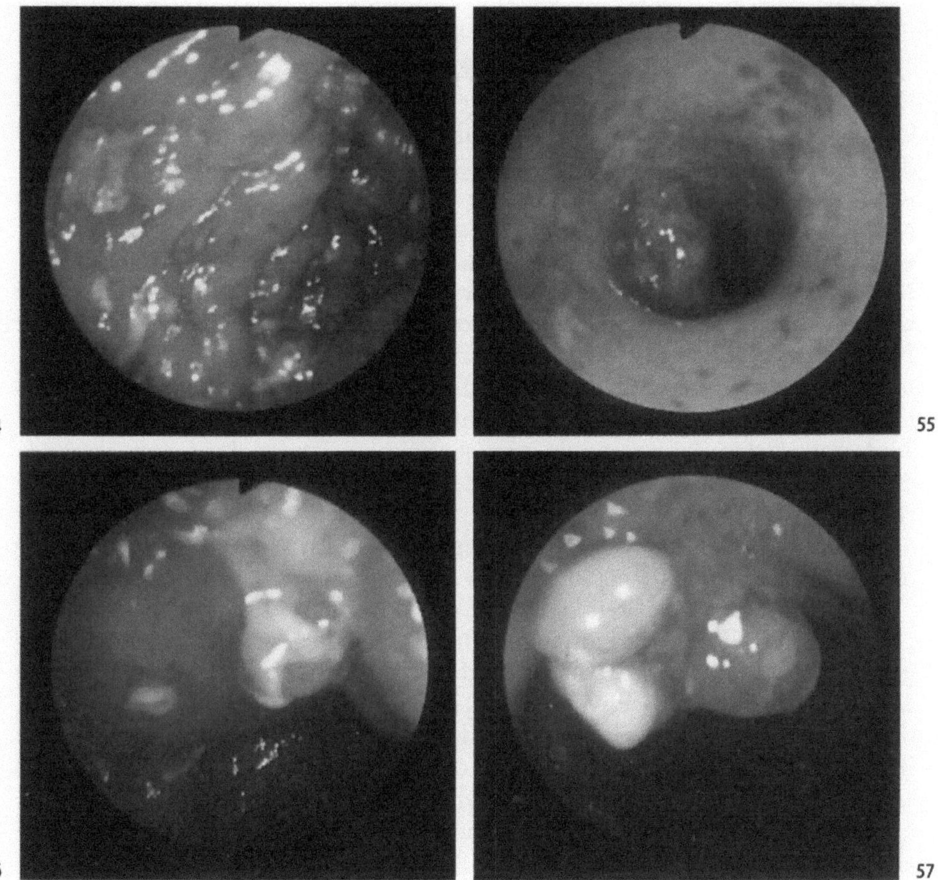

Abb. 54. Colitis ulcerosa: Multiple, fibrinbedeckte Ulzerationen im Sigma mit polypartiger Vorwölbung der intakten Schleimhaut

Abb. 55. Colitis ulcerosa nach langfristigem Verlauf: Verlust der Haustrierung, das Kolon erscheint als starres Rohr, einzelne Wandeinblutungen. Großer, teilweise das Lumen obstruierender Polyp

Abb. 56. Colitis ulcerosa: Entzündlicher Polyp, die ulzeröse Läsion der umgebenden Schleimhaut greift auf den Polypen über

Abb. 57. Colitis ulcerosa: Entzündliche Polypen, die Kuppe zweier Polypen hat eine weißliche Oberfläche

trisch. Endoskopisch muß der Verdacht auf ein *Karzinom* gestellt werden, wenn die *Striktur exzentrisch und leicht verletzlich ist* und eine *größere Längsausdehnung* hat. Die Karzinome bei Colitis ulcerosa wachsen entweder als flache, Schleimhaut-infiltrierende Plaques oder als polypöse Strukturen, deren Oberfläche teilweise exulzeriert ist.

13.5
Probleme der Koloskopie: Darmreinigung und Sedierung

Es gibt bis heute kein ideales Verfahren für die Darmreinigung vor der Koloskopie. Dies hängt ganz überwiegend mit der individuellen Verträglichkeit der verschiedenen Methoden zusammen. Unter dem Aspekt einer optimalen Reinigung des Darmes ist die Lavage mit „Golytely®" am geeignetsten. Es handelt sich dabei um eine osmotisch ausgeglichene Lösung, die Polyethylenglycol (PEG) 4000 enthält, welches die Wasserresorption verhindert. Eine Spülung mit dieser Lösung führt weder zu einem Gewichtsanstieg noch zu einer Änderung der Plasmakonzentrationen der Elektrolyte und wird *auch von Patienten mit Herzinsuffizienz* und *chronisch kompensiertem Nierenversagen* toleriert. Die Vorbereitungszeit mit dieser Lösung beträgt etwa 3 h. Dabei müssen im Schnitt etwa 3 l der Lösung getrunken werden. Die Trinkmenge wird von vielen Patienten als großer Nachteil dieser Reinigungsmethode empfunden und führt bei etwa 10 % der Patienten zum Abbruch der Vorbereitung. Alternativen stellen die Spülung mit Golytely über eine nasogastrale Sonde oder die Aufteilung der Spüllösung in 2 Portionen dar, die am Abend vor der Untersuchung und am Morgen der Untersuchung getrunken werden.

Möglich ist auch die Reinigung mit einem Senna-Präparat oder mit einem Laxans (Bisacodyl, Natriummmonohydrogenphosphat und Natriumdihydrogenphosphat). Beide Substanzen werden am Abend vor der Untersuchung zusammen mit etwa 250 ml Wasser eingenommen. Diese Methoden werden von den Patienten gut toleriert, führen jedoch zu einem signifikant schlechteren Reinigungseffekt. Mit dem Einsatz von oralem Natriumphosphat wird ebenfalls eine effektive Darmreinigung bei guter Verträglichkeit erreicht. (Es wird in einer Menge von 90 ml am Abend vor der Untersuchung und am Untersuchungstag getrunken.)

Zusammenfassend kann derzeit die folgende Methode empfohlen werden:

Am Tag vor der Koloskopie nimmt der Patient kein festes Mittagessen mehr ein und trinkt den Rest des Tages klare Flüssigkeiten in einer Menge von 2–3 l. Am Abend vor der Untersuchung nimmt er ein Senna-Präparat. Am nächsten Morgen erfolgt die Spülung mit Golytely®. Der Patient muß angehalten werden, 2 l innerhalb 1 h zu trinken. Es sollte vorher mit ihm besprochen werden, ob er das Einlegen einer nasogastralen Sonde bevorzugt. Bei diesem Verfahren ist die Darmreinigung auch bei ambulanten Patienten am Untersuchungstag innerhalb von 3 h möglich.

Es gibt kein standardisiertes Vorgehen für die *Sedierung* im Rahmen einer Koloskopie. Es wird der Standpunkt vertreten, daß insbesondere unerfahrene Untersucher auf eine Sedierung des Patienten verzichten sollten, um unter Berücksichtigung der Schmerzangabe des Patienten die Endoskopie sicherer und komplikationsloser durchführen zu können. Im Rahmen einer Sigmoidoskopie ist eine Sedierung sicherlich nicht erforderlich. Die Gabe von Sedativa macht die Koloskopie für die Mehrzahl der Patienten erträglicher und reduziert die Zahl der nur unvollständigen Koloskopien wegen starker Schmerzempfindung des Patienten. Vergleichende Untersuchungen haben deutlich gemacht, daß Midazolam im Vergleich zu Diazepam in einem signifikant höheren Prozentsatz zu einer retrograden Amnesie führt, daß die Patienten weniger Schmerzen empfinden und eher bereit sind, eine Koloskopie nochmals durchführen zu lassen. Midazolam führt ebenso wie Diazepam zu Atemdepressionen mit Anstieg der Apnoephasen und Erniedrigung der arteriellen O_2-Sättigung, besonders bei denjenigen Patienten, die zusätzlich Analgetika (Opioide) erhalten haben. Entscheidend ist, daß das Midazolam so niedrig wie möglich dosiert wird. Das Medikament sollte bis zu einer Dosis gegeben werden, die eine *verwaschene Sprache des Patienten induziert*. Demnach führen bei älteren Patienten 1,5–2,5 mg und bei jüngeren Patienten 2,5 bis maximal 5 mg Midazolam (i.v.) zu einer ausreichenden Sedierung.

14 Röntgendiagnostik chronisch-entzündlicher Darmerkrankungen

Die endoskopische Untersuchung des Kolons und des terminalen Ileums hat die Röntgenverfahren aus der Diagnostik entzündlicher Darmerkrankungen weitgehend verdrängt. Lediglich das Enteroklysma nach Sellink wird zur Untersuchung des gesamten Dünndarms weiterhin im Rahmen der Primärdiagnostik eingesetzt. Unter den bildgebenden Verfahren hat die Sonographie sowohl in der primären Diagnostik als auch in der Verlaufsbeobachtung einen hohen Stellenwert erlangt. Die Rolle der konventionellen Röntgenverfahren und der modernen Schnittbildverfahren liegt vorwiegend in der Abklärung von Komplikationen oder sehr schweren Verläufen.

Für eine differenzierte Therapie der idiopathischen chronisch- entzündlichen Darmerkrankungen Morbus Crohn und Colitis ulcerosa sind die Ausdehnung der Erkrankung in Dünn- und Dickdarm, die Aktivität der Krankheit und der Nachweis von Komplikationen entscheidend. Es ist wichtig sich klarzumachen, welche Untersuchungen die Diagnose mit hoher Wahrscheinlichkeit sichern, welche Wertigkeit die unterschiedlichen bildgebenden Verfahren im Verlauf der Erkrankung haben und aus welchen Befunden sich therapeutische Konsequenzen ableiten lassen.

14.1 Konventionelle Röntgenuntersuchungen

Abdomenübersicht

Die Abdomenübersicht ist in allen Fällen von schweren akuten Krankheitszuständen indiziert, um folgende Komplikationen zu erkennen:

a) Freie Luft als Ausdurck einer Darmperforation, die in jedem Darmabschnitt auftreten kann und sowohl bei Morbus Crohn als auch bei Colitis ulcerosa vorkommen kann.
b) Toxisches Megakolon, bei dem sich eine Doppelkontrastuntersuchung des Dickdarmes verbietet (Abb. 58).
c) Nachweis und Lokalisation eines Ileus.

Da erkrankte Kolonabschnitte meist gasgefüllt sind und keinen Stuhl enthalten, lassen sich wichtige Hinweise über die Ausdehnung und Verteilung einer Erkrankung gewinnen. Im Luftkontrastbild können gelegentlich diffuse oder noduläre Wandverdickungen erkannt werden.

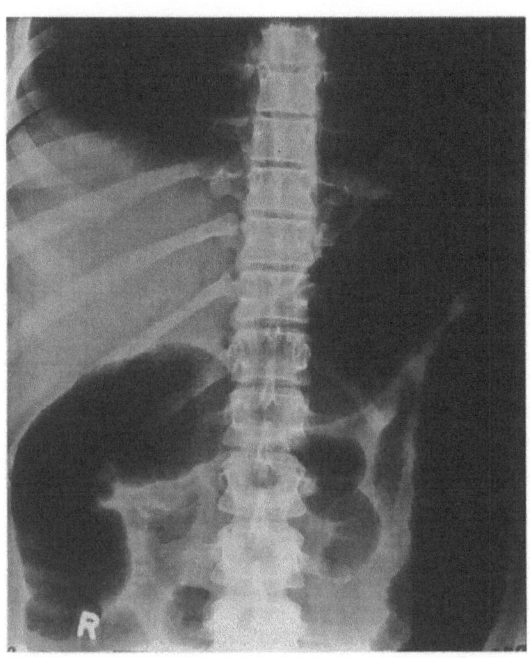

Abb. 58. Abdomenübersicht im Liegen. Erhebliche Dilatation des Kolonrahmens bei toxischem Megakolon bei akuter Colitis ulcerosa

Doppelkontrastuntersuchungen: Kolonkontrasteinlauf

Für die Untersuchung des Dickdarmes hat die Doppelkontrasttechnik den Einfachkontrasteinlauf vollständig verdrängt, da nur im Doppelkontrast frühe, meist noch diskrete entzündliche Veränderungen erkannt werden können. Voraussetzung für eine differenzierte Diagnostik ist eine gründliche Darmreinigung. Als Kontrastmittel werden Bariumpräparate mit hoher Dichte bevorzugt, die einen guten Bildkontrast ergeben und ein gutes Haftvermögen an der Schleimhaut haben. Beurteilt werden Lumenweite und Haustrierung, Darmkontur und Schleimhautveränderungen.

Kontraindikationen für die Durchführung einer Doppelkontrastuntersuchung sind das toxische Megakolon, die Perforationsgefahr bzw. der Perforationsverdacht und eine hochgradige Obstruktion des Dickdarms. Ist bei fulminanter Kolitis, bei Perforationsverdacht und in der frühen postoperativen Phase eine Röntgenuntersuchung angezeigt, muß diese in Monokontrasttechnik mit wasserlöslichem, jodhaltigem KM durchgeführt werden.

Enteroklysma nach Sellink

Als optimale Untersuchung des Dünndarms hat sich das Enteroklysma nach Sellink herausgestellt. Die am häufigsten angewandte Modifikation ist die biphasische Technik, bei der nach Infusion einer verdünnten Bariumsuspension Methylcellulose nachgeschoben wird.

Zur Vorbereitung sollte am Nachmittag vor der Untersuchung ein Laxans verabreicht werden, da ein leeres rechtes Kolon wünschenswert ist. Eine Vorbereitung wie zu einer Doppelkontrastuntersuchung des Kolons bzw. Koloskopie ist aber nicht erforderlich.

Für die Einführung der Sonde ist die transnasale Intubation der peroralen Intubation vorzuziehen. Dafür ist der Zugangsweg mit einem 2 %igem Xylocain-Gel zu behandeln. Der Rachen sollte mit einem Lokalanästhetikum gesprayt werden. Für die Intubation stehen heute dünne weiche Katheter zur Verfügung, die in der Regel rasch und problemlos bis in die gewünschte Position gebracht werden können. Es wird empfohlen, die Katheterspitze bis über die Flexura duodenojejunalis vorzuschieben. Komplikationen im Zusammenhang mit der Sondeneinlage sind extrem selten.

Es hat sich bewährt, das verdünnte Kontrastmittel über eine Pumpe gesteuert zu infundieren, wobei neuere Fabrikate nicht nur die Flußrate regulieren, sondern auch druckgesteuert arbeiten. Die Flußrate kann unter Durchleuchtung optimiert werden (70–120 ml) und sollte so eingestellt sein, daß sich eine stete Kontrastmittelsäule entwickelt, die sich ohne übermäßige Dehnung des Darmes fortleitet.

Die Einfachkontrastphase wird nach Infusion von bis zu 500 ml Barium abgebrochen, wenn das Kontrastmittel das terminale Ileum erreicht hat. Ab diesem Moment wird eine vorgewärmte 0,5 %ige Methylcelluloselösung (ca. 1000–2000 ml) nachgeschickt, die die Bariumsäule vorantreibt und im wesentlichen zwei Funktionen hat: Sie führt zu einer Distension der Darmschlingen und erhöht die Transparenz, so daß der Eindruck einer Doppelkontrastuntersuchung entsteht. Dabei hat Methylcellulose die Eigenheit, einen dünnen Bariumfilm auf der Schleimhaut zu erhalten, so daß eine Feinbeurteilung möglich bleibt.

Gelegentlich wird zur Doppelkontrastuntersuchung die Insufflation von Luft empfohlen, um eine bessere Detailerkennbarkeit zu erzielen. Diese Methode ist für die Patienten aber unangenehmer und bringt allenfalls bei lokal umschriebenen Prozessen gewisse Vorteile.

Es gehört Erfahrung dazu, die Untersuchungsgänge optimal zu gestalten, bei intermittierender Durchleuchtung Morphologie und Funktion zu beurteilen und eine ausreichende Zahl von Röntgenaufnahmen in den entscheidenden Phasen und Lokalisationen vorzunehmen und dabei mit einem Minimum an Strahlenbelastung auszukommen.

Im Rahmen der Diagnostik entzündlicher Darmerkrankungen ist das Enteroklysma indiziert, um in der Primärdiagnostik einen Dünndarmbefall nachzuweisen oder auszuschließen und das Ausmaß der Dünndarmerkrankungen zu erfassen.

In einer Studie an 100 Patienten, bei denen unter dem Verdacht auf einen Morbus Crohn ein Enteroklysma durchgeführt wurde, zeigte sich eine sehr gute Korrelation zwischen dem Röntgenbefund und der klinischen Verlaufsbeobachtung nach 2 und mehr Jahren. Ein Drittel der Patienten hatten einen unauffälligen Befund und keiner der Patienten entwickelte die Klinik eines Morbus Crohn. Ein weiteres Drittel bot diskrete Zeichen eines frühen Stadiums der Erkrankung. Bei jedem dieser Patienten, der in der Folgezeit eines chirurgischen Eingriffs bedurfte, fanden sich röntgenologische Zeichen eines intensiven Befalls.

Diese Technik kann auch bei einer Obstruktion durchgeführt werden, so daß sich die Untersuchung auch zur Abklärung bei plötzlicher klinischer Verschlechterung empfiehlt. Ebenso ist das Enteroklysma geeignet, um postoperative Komplikationen bei Morbus Crohn nachzuweisen.

Röntgenmorphologische Befunde

Analog zur endoskopischen und histologischen Untersuchung, bei denen es keine pathognomonischen Einzelbefunde gibt, die eine der beiden Diagnosen beweisen, gibt es auch röntgenologisch keine Einzelbefunde, die eine spezifische Diagnose erlauben.

Da die Röntgenuntersuchung auf die zusätzliche Hilfe durch die bioptische Untersuchung verzichten muß, ist eine detaillierte Differenzierung nach folgenden Beurteilungskriterien vorzunehmen:

- Verteilungsmuster der entzündlichen Veränderungen im Dünn- und Dickdarm (Tabelle 50),
- Charakteristik der Schleimhautveränderungen (Tabelle 51),
- Art der Komplikationen (Tabelle 52).

Tabelle 50. Verteilungsmuster entzündlicher Darmerkrankungen

	Morbus Crohn	*Colitis* ulcerosa
Ausbreitung	Diskontinuierlich Exzentrisch In Richtung Rektum	Kontinuierlich Konzentrisch In Richtung Zäkum
Befallsmuster	Terminales Ileum und rechtes Kolon Rektum meist frei	Rektum und linkes Kolon fast immer erkrankt Terminales Ileum frei

Tabelle 51. Schleimhautveränderungen

	Morbus Crohn	Colitis ulcerosa
Frühes Stadium	Lymphfollikel Aphthöse Ulzera Flache Ulzera auf gesunder Schleimhaut	Granulierte Schleimhaut Erosionen und Ulzera
Fortgeschrittenes Stadium	Tiefe Ulzera Pflastersteinrelief	Kragenknopfulzera Reduzierte Haustrierung
Chronisches Stadium	Haustrienverlust Segm. Schrumpfung Pseudopolyposis Pseudodivertikel	Haustrienverlust „Pfeifenrohr" Pseudopolyposis Schrumpfung

Tabelle 52. Komplikationen	
Morbus Crohn	*Colitis* ulcerosa
Fisteln	Toxisches Megakolon
Abszesse	Profuse Blutung
Konglomerattumoren	Perforation
Strikturen	Strikturen

14.2
Röntgenbefunde bei Morbus Crohn

Der Morbus Crohn ist durch eine transmurale Entzündung charakterisiert, die alle Wandschichten durchgreift. Die wanddurchgreifenden Läsionen führen zu tiefen Ulzerationen, die konfluieren können und zu Adhäsionen mit benachbarten Strukturen und Organen (Abb. 59) sowie zu Fistelbildungen führen. Die Folgen der transmuralen und disproportionierten Ausbreitung der Entzündung können weder endoskopisch noch zangenbioptisch eindeutig nachgewiesen, jedoch röntgenologisch detailliert erfaßt werden.

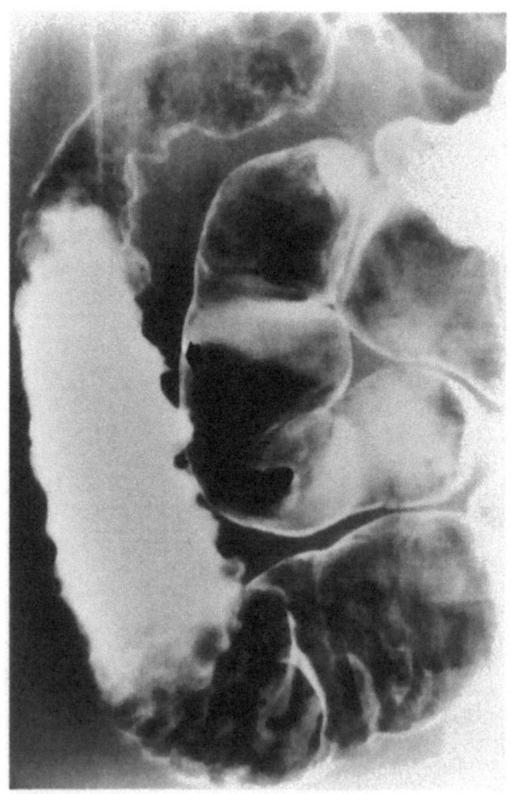

Abb. 59. Doppelkontastdarstellung. Dornförmige Spikulae am medialen Rand des Kolons bei Morbus Crohn. Die benachbarte Dünndarmschlinge ist adhärent und verschiebt sich bei Palpation nicht mehr gegen das Kolon

Verteilungsmuster

Obwohl der Morbus Crohn jeden Abschnitt des Gastrointestinaltraktes befallen kann, ist bevorzugt das terminale Ileum betroffen. Etwa 55 % der Patienten haben einen ileokolischen Befall und bei etwa 15 % der Patienten ist nur das Kolon (meist-rechtsseitig) betroffen. Bei etwa 30 % der Patienten ist die Erkrankung auf den Dünndarm beschränkt.

Der Morbus Crohn ist der Prototyp einer segmentalen Entzündung mit diskontinuierlicher Ausbreitung. Das Nebeneinander von entzündlich veränderter und normaler Schleimhaut ist charakteristisch (Abb. 60). Die diskontinuierliche Ausbreitung ist oft auch an der Darmzirkumferenz als exzentrischer Befall zu erkennen, der in späteren Stadien zum Bild der sogenannten Pseudodivertikel führt (Abb. 61).

Schleimhautveränderungen

Da Pathologie und Röntgenmorphologie gut korrelieren, ist es möglich, Veränderungen im Enteroklysma einem frühen, fortgeschrittenen und chronischen Stadium zuzuordnen.

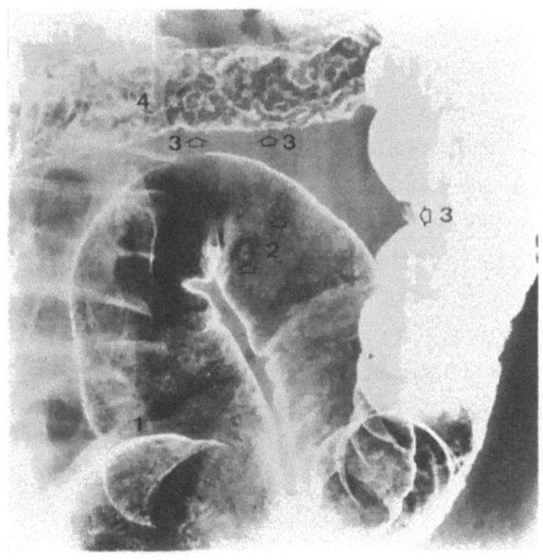

Abb. 60. Nebeneinander von Aphthen, singulären Ulzerationen und konfluierenden längs- und querverlaufenden Ulzerationen im Kolon bei Morbus Crohn

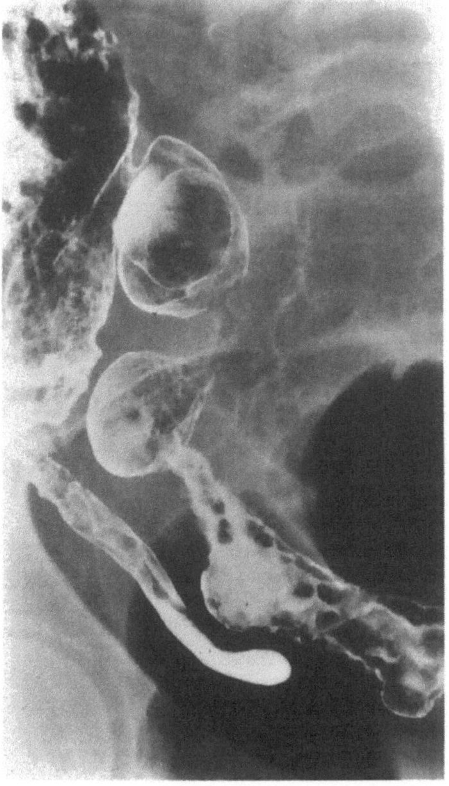

Abb. 61. Nebeneinander von Pseudodivertikeln,▶ Strikturen und Pflastersteinrelief im terminalen Ileum. Zusätzlich auch Befall der Appendix

Das früheste radiologisch erkennbare Zeichen ist die aphthöse Läsion, die einer knötchenförmigen lymphoiden Hyperplasie entspricht und zu einer diskreten Schleimhautvorwölbung führt. Erosive oder ulzeröse Schleimhautdefekte auf diesen Follikeln sind als punktförmige Kontrastmittelansammlungen mit einem Ödemwall zu erkennen (Abb. 60).

Im fortgeschrittenen Stadium treten ausgedehnte konfluierende Ulzerationen in longitudinaler und transversaler Richtung auf, die das typische Pflastersteinrelief hervorrufen (Abb. 62). Als Ausdruck der transmuralen Entzündung treten Adhäsionen und Fisteln auf (Abb. 63). Die tiefen Ulzerationen neigen in der Regel nicht zu Perforationen, sondern induzieren eine ausgeprägte transmurale entzündliche Reaktion, die in einer Lumeneinengung resultiert.

In der Remissionsphase bilden sich wegen der asymmetrischen Ausprägung der Entzündung Pseudodivertikel und Sakkulationen aus, die in der Regel an der antimesenterialen, meist weniger intensiv befallenen Darmseite auftreten. Postentzündliche Pseudopolypen, die als wurmstichige Kontrastmittelaussparungen imponieren, treten beim Morbus Crohn seltener als bei der Colitis ulcerosa auf. In der chronischen Phase der Entzündung finden sich oft bizarre Deformierungen des Dünn- und Dickdarms (Abb. 64). Die betroffenen Darmabschnitte sind starr, das Lumen ist oft nur bleistiftdick. Segmente erweiterter und stenosierter Darmabschnitte können sich aneinanderreihen.

Komplikationen

Als Folge der transmuralen Entzündung treten Adhäsionen mit benachbarten Darmschlingen auf, die konglomeratartig miteinander verschmelzen können. Fisteln entwickeln sich in etwa 5–30% und können zu benachbarten Darmschlingen, zur Harnblase, zur Vagina, zum Mesenterium oder zur Haut verlaufen. Im fortgeschrittenen Stadium treten in etwa 20 % Strikturen auf, die im Gegensatz zur Colitis ulcerosa häufig mit einer klinischen Stenosesymptomatik einhergehen. Die Inzidenz von Karzinomen ist bei Morbus Crohn leicht erhöht und scheint mit der Dauer der Erkrankung zu korrelieren. Das terminale Ileum ist die häufigste Lokalisation der Tumorentstehung.

14.3
Röntgenbefunde bei Colitis ulcerosa

Im Gegensatz zum Morbus Crohn ist bei der Colitis ulcerosa wegen des Befallsmusters in der Primärdiagnostik eine Kontrastuntersuchung in der Regel nicht mehr indiziert.

Verteilungsmuster

Die Colitis ulcerosa nimmt in der Regel ihren Ausgang vom Rektum und breitet sich diffus und kontinuierlich nach proximal aus. Die befallenen Segmente sind uniform und symmetrisch verändert, und der Übergang in die gesunde Schleimhaut ist fließend.

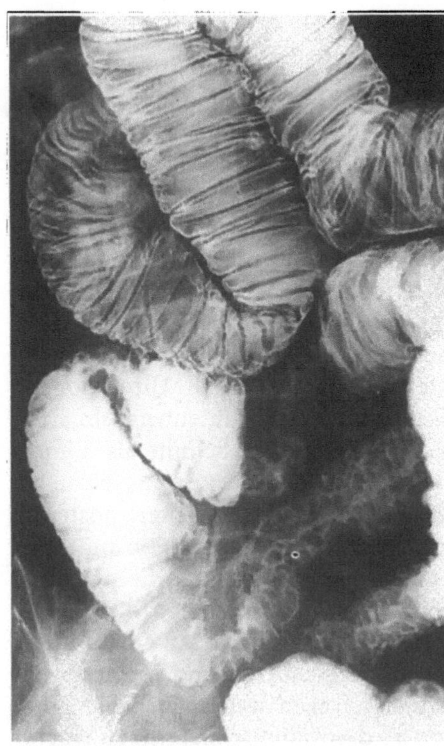

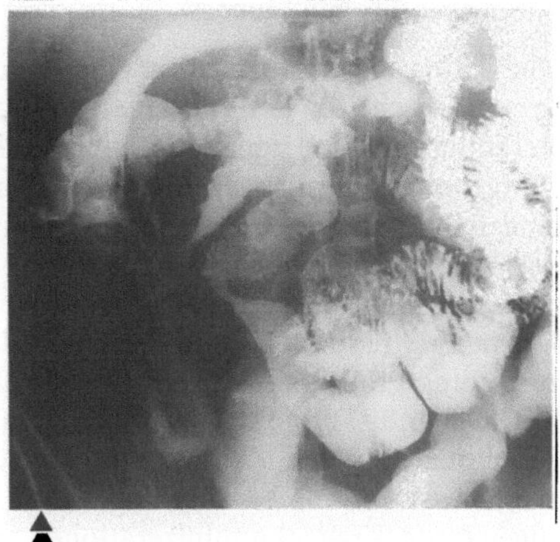

Abb. 63. Dünndarmdarstellung nach Sellink. Hochgradige Entzündung und Einengung im Bereich der terminalen Ileumschlingen mit sternförmig zulaufenden Fisteln

◀ **Abb. 62.** Dünndarmdarstellung nach Sellink. Neben unauffälligen Jejunumschlingen finden sich im linken Unterbauch hochentzündliche Abschnitte mit Pflastersteinrelief

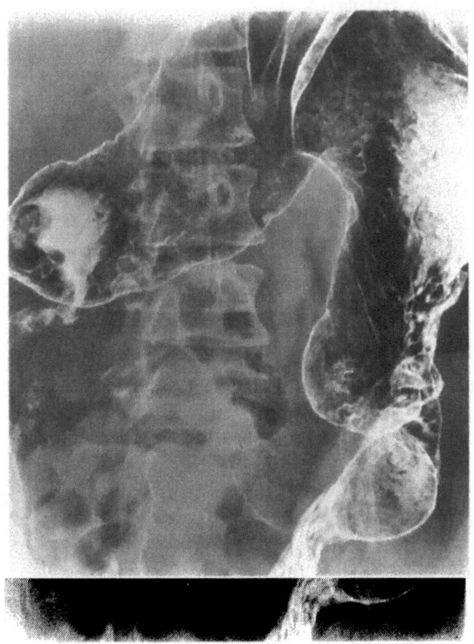

Abb. 64. Doppelkonstrast des Dickdarms. Bizarre Deformierung des Kolons in einem fortgeschrittenen Stadium des Morbus Crohn.

Schleimhautveränderungen

Die Colitis ulcerosa ist eine Erkrankung der Mukosa, und der Entzündungsprozeß macht an der Muscularis mucosae halt. Die frühen pathologischen
Veränderungen (Hyperämie, entzündliche Zellinfiltrate und Ödem) sind
röntgenologisch nicht nachweisbar. Das früheste röntgenologische Zeichen ist
eine feingranuläre Schleimhautzeichnung mit angedeutet unscharfer Wand-
kontur, wahrscheinlich bedingt durch eine Kryptitis (Abb. 65). Die Semilu-
narfalten sind verbreitert, die Haustrien abgeflacht und die Dehnbarkeit des
Darmes ist reduziert. Im weiteren Verlauf wird der Aspekt der Schleimhautzeichnung grob-granulär und es entwickeln sich Ulzerationen.

Die Kontur des Darmes wirkt gezähnelt und die Haustrien verstreichen
zunehmend. Wenn die weniger resistente Submukosa durch Ulzerationen
zerstört ist und die Entzündung an der Muskularis haltmacht, entwickeln sich
sogenannte Kragenknopfulzerationen, die im tangentialen Schnitt als T-för-
mige Kontrastausstülpungen imponieren (Abb. 66).

In der Remissionsphase bilden sich bei 10–20 % der Patienten postentzündliche Pseudopolypen aus, die breitbasig, gestielt oder länglich wurmförmig
erscheinen können (Abb. 67). Im chronischen Stadium können die postent-
zündlichen Pseudopolypen wieder an Größe und Zahl abnehmen. Die Muskularis zeigt eine deutliche Hypertrophie und Kontraktion, so daß eine diffuse
oder umschriebene Lumenverminderung resultiert. Fibrose und Vernarbung
am Übergang von Submukosa und Muskularis tragen weiter zu einer Verkürzung und Einengung des Darmes bei, so daß das Kolon schließlich zu einem
haustrienlosen Rohr (Pfeifenrohr) wird. Die Einengung des Rektums kann zu
einer Verbreiterung des präsakralen Raumes führen.

Komplikationen

Komplikationen der hochfloriden Colitis ulcerosa sind toxisches Megakolon,
Perforation und profuse Blutung. Das toxische Megakolon entspricht einer
Atonie und Überblähung des Dickdarms und ist klinisch mit hohem Fieber,
Tachykardie und blutigen Durchfällen vergesellschaftet. Das Colon transversum ist am stärksten betroffen und zeigt auf der Abdomenübersichtsaufnahme
eine Weite von mehr als 5,5 cm. Mit zunehmender Distention neigt die
Darmwand zur Perforation. Die Weite des Darmlumens ist für sich allein kein
hinreichendes Kriterium für die Entscheidung, ob eine chirurgische Therapie
gewählt werden muß.

Strikturen treten bei etwa 10–15 % der Patienten auf und sind bei langwierigen Verläufen häufiger zu finden. Meist finden sie sich im Rektum, aber auch
das gesamte Kolon kann befallen sein. Die stenotischen Abschnitte sind meist
kürzer als 10 cm. Die Konturen sind glatt und der Übergang zu den weit-
lumigeren Darmabschnitten ist fließend. Meist sind die Strikturen durch nar-
big-fibrotische Veränderungen verursacht und irreversibel. Manchmal sind sie
durch eine Hypertrophie und Kontraktion der Muskulatur bedingt und dann
reversibel. Patienten mit einem langen und intensiven Krankheitsverlauf haben
ein erhöhtes Risiko, ein Kolonkarzinom zu entwickeln (Abb. 68a,b). Dyspla-

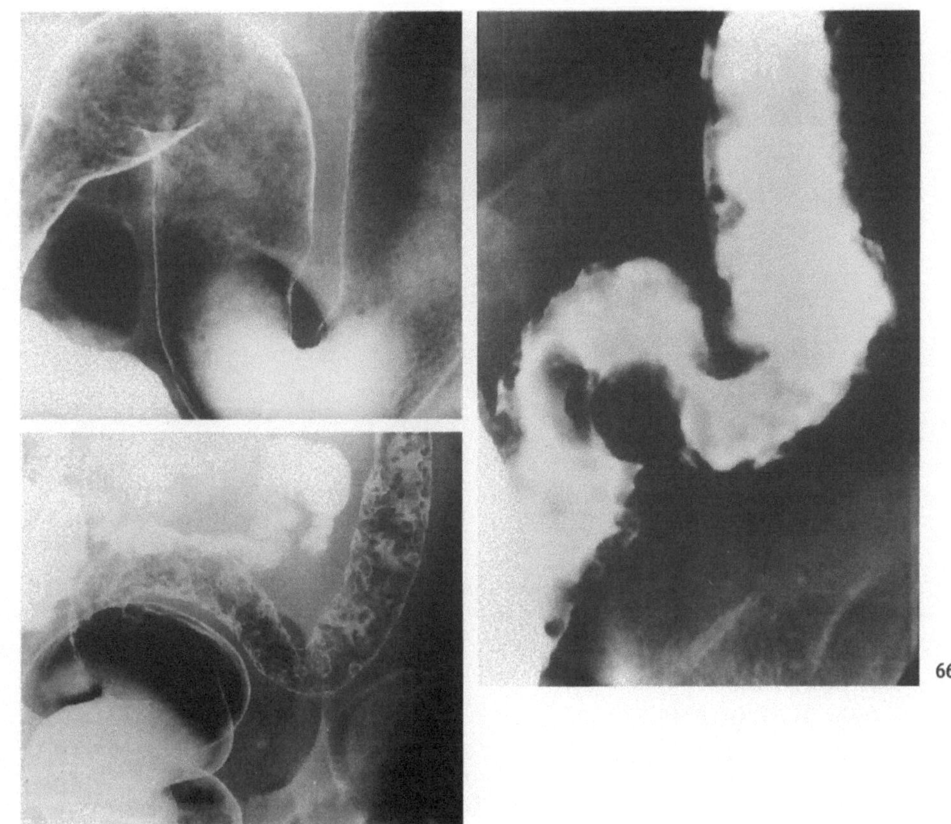

Abb. 65. Feingranuläre Schleimhautzeichnung (wie mit Puderzucker bestäubt) des Sigma bei Colitis ulcerosa

Abb. 66. Einfachkontrast des Sigma-Deszendens-Übergangs. Ulzerationen, die die Schleimhaut unterminieren, führen zum Bild sog. „Kragenknopfulzerationen"

Abb. 67. Entzündliche Pseudopolypen im Colon descendens und Sigma in der Remissionsphase einer Colitis ulcerosa

stische Epithelabschnitte sind meist flach und sind sowohl röntgenologisch als auch endoskopisch schwer zu entdecken. Drei Muster einer karzinomatösen Läsion werden bei der Kolitis beschrieben:

- eine konzentrische Einengung des Lumens wie bei gewöhnlichen Adenokarzinomen,
- eine polypöse breitbasige Vorwölbung, die meist größer als 2 cm ist,
- singuläre oder multiple Stenosen.

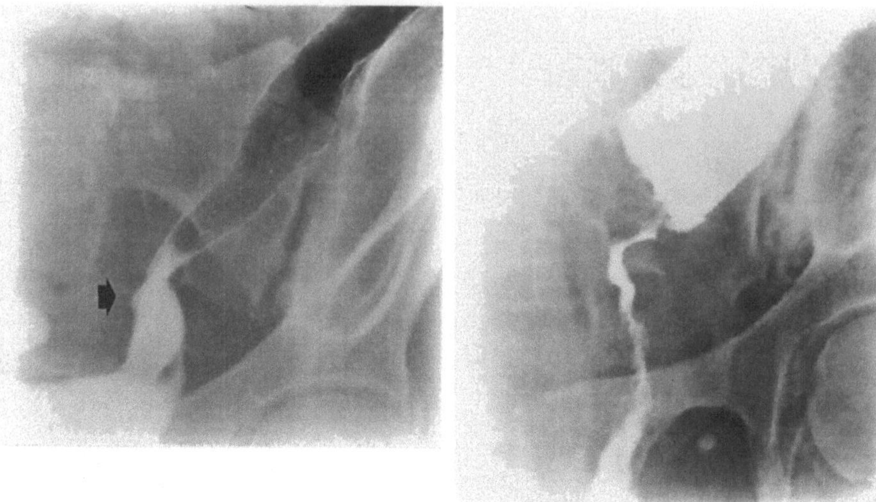

Abb. 68. a Lumeneinengung und haustrienlose Kontur des Kolons in einer Spätphase einer Colitis ulcerosa. b Einige Jahre später: Entwicklung eines stenosierenden Karzinoms

14.4
Computertomographie

Endoskopie und röntgenologische Doppelkontrasttechniken geben überwiegend oberflächliche Schleimhautveränderungen wider und erlauben keine oder nur ungenügende Aussagen über extraintestinale Manifestationen wie Abszesse und Phlegmonen, eine Proliferation des mesenterialen Fettgewebes und vergrößerte Lymphknoten. Die Computertomographie ist bestens geeignet, neben der Wanddicke der befallenen Darmabschnitte diese extraintestinalen Veränderungen darzustellen und auch Perforationen und Fisteln nachzuweisen (Abb. 69).

Beim akuten Schub eines Morbus Crohn kann die Computertomographie in bis zu knapp 30% bislang unbekannte Veränderungen nachweisen, die zu einer Änderung der medikamentösen oder chirurgischen Therapie führen. Andererseits ist die CT in der Lage, zuverlässig Komplikationen, die klinisch oder durch konventionelle Röntgentechniken diagnostiziert wurden, zu beweisen oder auszuschließen.

Entscheidend für die diagnostische Qualität einer CT-Untersuchung ist die Kontrastierung des Darmlumens mit verdünnten Bariumlösungen oder wasserlöslichen Jodverbindungen. In der Regel werden die Kontrastmittel oral eingenommen, bei Erkrankungen in den distalen Kolonabschnitten kann auch eine rektale Kontrastmittelgabe vorteilhaft sein. Eine intravasale Kontrastmittelgabe erlaubt eine verbesserte Abgrenzung von Abszessen und ermöglicht nebenbei die Beurteilung der mesenterialen Gefäße und damit den Nachweis oder Ausschluß arterieller oder venöser Gefäßverschlüsse. Neben der Dicke der Darmwand und extraintestinalen Komplikationen können Begleiterkrankun-

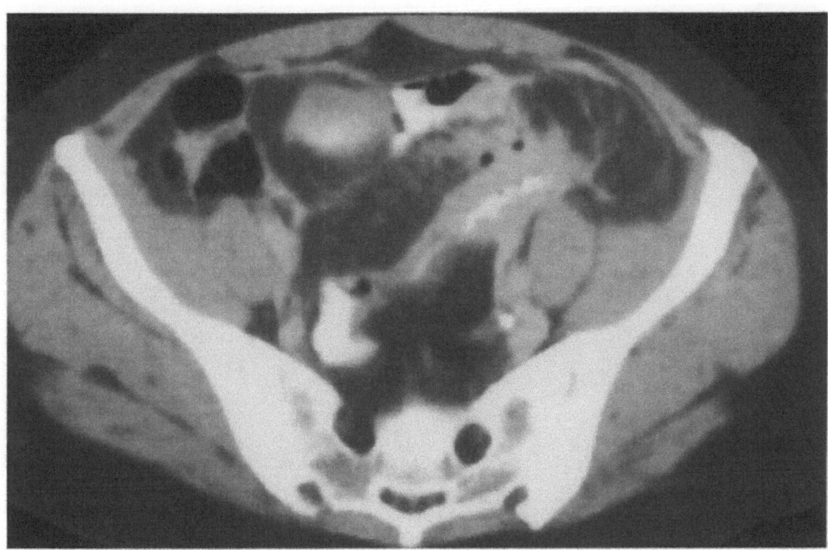

Abb. 69. CT des Unterbauches. Erheblich verdickte Dünndarmschlinge mit deutlicher Einengung des kontrastierten Lumens. Um die Dünndarmschlinge zeigt sich eine Fettgewebsvermehrung mit ausgedehnten entzündlichen Infiltrationen. Extraluminal finden sich zwei kleine Gaseinschlüsse, die Ausdruck einer Fistelbildung sind

gen wie Fettleber, Harnaufstau, Nieren- und Gallenblasenkonkremente, eine Sakroileitis und ligamentäre Verkalkungen an der Wirbelsäule entdeckt werden.

Eine entscheidende Rolle spielt die CT beim Nachweis von Abszessen (Abb. 70), die im Verlauf eines Morbus Crohn in knapp 1/4 der Fälle auftreten oder sich nach chirurgischer Resektionstherapie entwickeln können. Mit Hilfe der CT kann sicher die Ursache einer Distanzierung der Darmschlingen differenziert werden, die durch Abszedierung oder durch eine Proliferation des mesenterialen Fettgewebes verursacht sein kann. Im CT imponiert ein Abszeß als umschriebene Zone verminderter Dichte mit einer dicken kontrastaufnehmenden Wand. In dieser Flüssigkeitsansammlung lassen sich in 30–50% Gasblasen nachweisen.

Unter computertomographischer Führung können derlei Abszesse punktiert und drainiert werden, was sich präoperativ als nützlich erwiesen hat, um den Allgemeinzustand und den Ernährungszustand der Patienten vor einem chirurgischen Eingriff zu verbessern (Abb. 71).

Mittels CT können Fisteln, die mit der Haut, der Muskulatur und benachbarten Organen kommunizieren, dargestellt werden. Im perirektalen Fett und in der Fossa ischiorectalis können selbst kurze Fisteln und kleine Abszedierungen erkannt werden. Enterovesikale Fisteln können in einem deutlich höheren Prozentsatz im CT als mit konventionellen Röntgentechniken erkannt werden. In einem überraschend hohen Prozentsatz können perianale und perirektale Veränderungen nachgewiesen werden.

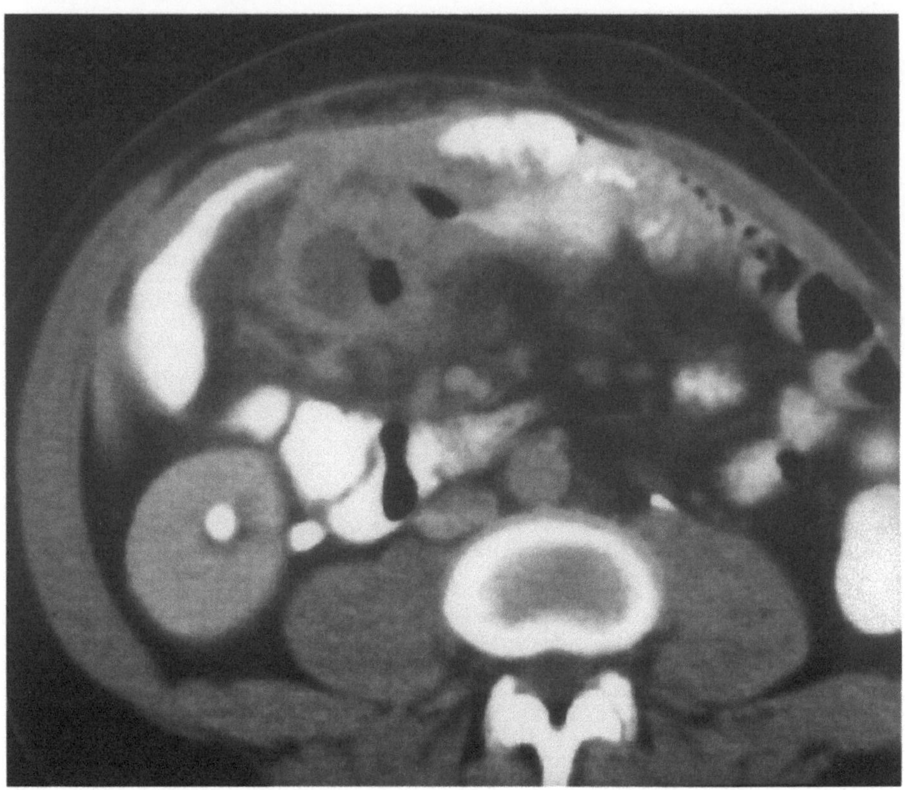

Abb. 70. CT im Mittelbauch. Deutlich wandverdickte kontrastierte Dünndarmschlinge, von der ein dorsal gelegener Abszeß ausgeht, der neben Flüssigkeit eine Gasblase enthält

Das CT ist auch hilfreich zur Beurteilung einer Einengung und Dilatation der Darmschlingen und kann Zeichen einer Perforation früher und zuverlässiger als die Abdomenübersicht darstellen.

14.5
Magnetresonanztomographie (MRT)

Im Gegensatz zur Computertomographie erlaubt die Kernspintomographie zusätzliche Schnittebenen (sagittal und koronar), die für die Diagnostik des Abdomens und Beckens vorteilhaft sind.

Die MRT des Gastrointestinaltraktes war bisher durch atembedingte und peristaltikbedingte Artefakte qualitativ eingeschränkt. Die Entwicklung schneller Sequenzen einerseits und die Verfügbarkeit von oralen Kontrastmitteln mit magnetischen Eigenschaften andererseits ermöglichen eine Bildgebung, die in der Diagnostik entzündlicher Darmerkrankungen in der Zukunft eine Rolle spielen könnten.

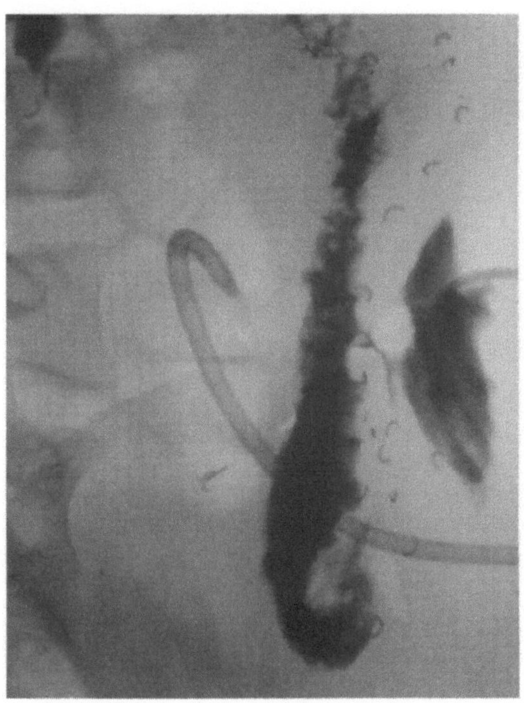

Abb. 71. Punktion und Drainage von Abszessen im linken Unterbauch. Nach Kontrastierung des kleinen linkslateral gelegenen Abszesses über den Drainagekatheter füllt sich über eine schmale Fistelverbindung das Colon descendens

Neueste Studien zeigen, daß die kontrastmittelverstärkte Kernspintomographie der CT bei der Diagnostik unkomplizierter entzündlicher Darmerkrankungen überlegen ist. Die Vorzüge bestehen dabei im Fehlen der Strahlenbelastung, in der Verwendung nebenwirkungsärmerer Kontrastmittel und in dem besseren Kontrastmittelenhancement (Abb. 72a und b). Es wurde gezeigt, daß die MRT einen Beitrag leisten kann, um Morbus Crohn und Colitis ulcerosa zu differenzieren und den Schweregrad der Entzündung abzuschätzen.

Anale und perianale Veränderungen treten bei einem Morbus Crohn des Kolons in bis zu 75% der Patienten auf und können die früheste Manifestation dieser Erkrankung sein.

In der Diagnostik perianaler Fisteln und Abszesse ist die MRT eine überlegene Methode (Abb. 73, 74). Narbig abgeheilte Fistelgänge imponieren als signalarme Strukturen, die im signalintensiven Fettgewebe leicht zu identifizieren sind. Auf T2 gewichteten Aufnahmen fallen Fisteln und Abszesse durch ihre hohe Signalintensität auf. Durch die multiplanare Darstellung kann die Beziehung zur Sphinktermuskulatur und zur Beckenbodenmuskulatur dargestellt werden und damit eine präzise Klassifikation vorgenommen werden.

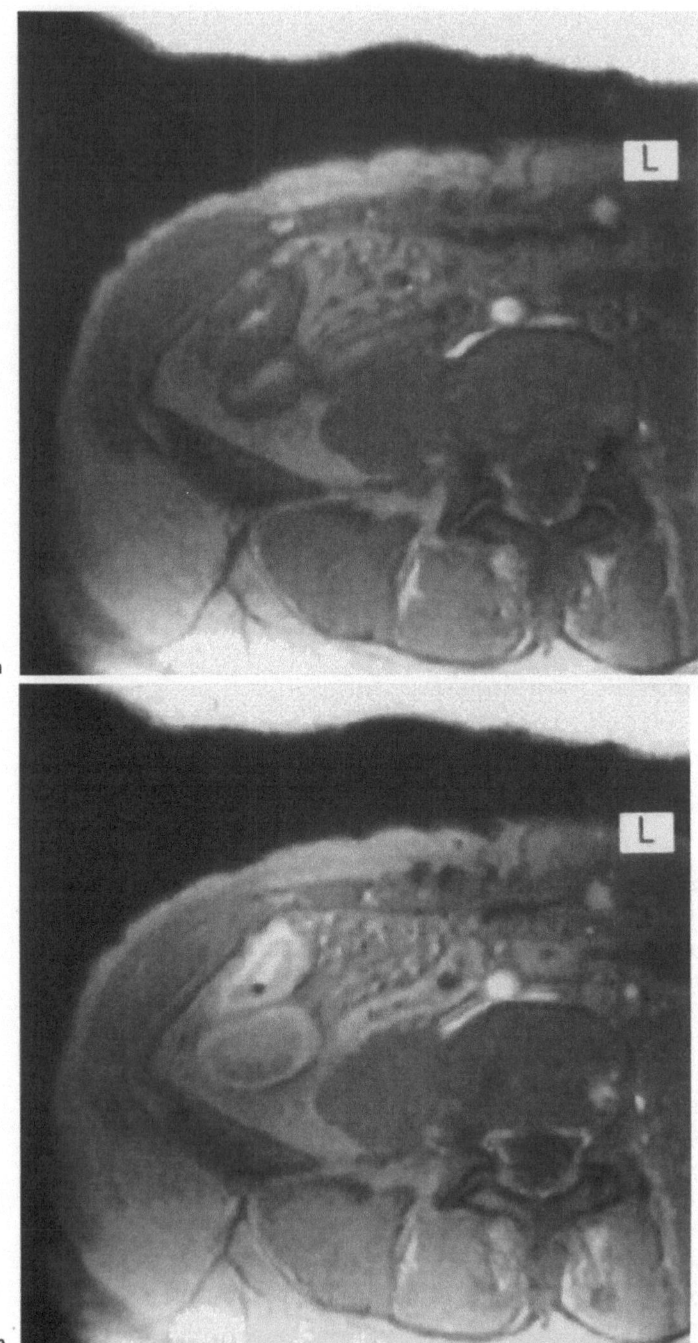

Abb. 72. a MRT. Wandverdickte Dünndarmschlingen im Querschnitt in Höhe des rechten Unterbauchs. **b** Nach intravenöser KM-Gabe kommt es zu einer deutlichen Signalanhebung in der entzündlich verdickten Dünndarmwand

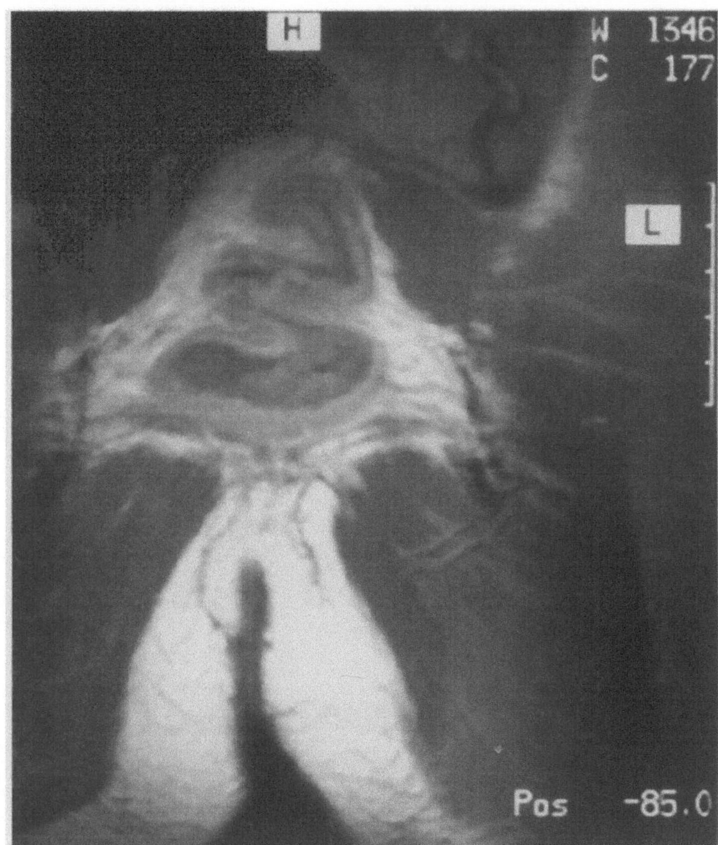

Abb. 73. Koronarer MRT-Schnitt in Beckenebene. Erheblich verdickte Darmwand des Rektums bei Morbus Crohn. Unterhalb der Levatorschlinge finden sich in der Fossa ischiorectalis zwei signalarme lineare Strukturen, die narbig verheilten Fisteln entsprechen

14.6
Differentialdiagnose entzündlicher Darmerkrankungen

Da die Reaktionsmöglichkeiten der Darmschleimhaut auf unterschiedliche Noxen begrenzt sind, können verschiedene Erkrankungen des Dünn- und Dickdarms Symptome und Krankheitsbilder hervorrufen, die Ähnlichkeiten mit dem Morbus Crohn oder mit der Colitis ulcerosa aufweisen. Diese Erkrankungen können auch endoskopisch und röntgenologisch das Bild eines Morbus Crohn oder einer Colitis ulcerosa imitieren.

Die Diagnose eines Morbus Crohn oder einer Colitis ulcerosa kann nur gestellt werden, wenn nach gründlicher Untersuchung andere Ursachen einer Darmerkrankung ausgeschlossen sind.

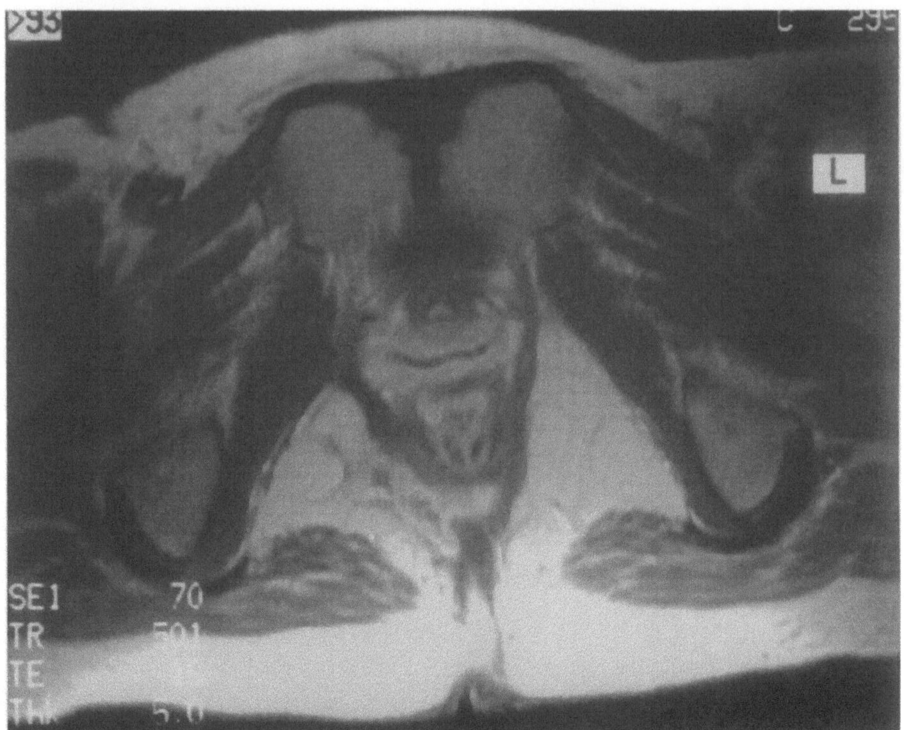

Abb. 74. Axialer Schnitt in Höhe des Beckens. Transsphinktärer Abszeß, der bis weit in die rechte Fossa ischiorectalis reicht

14.7
Begleiterscheinungen bei entzündlichen Darmerkrankungen

Neben entzündlichen Begleiterkrankungen am Auge und Hautveränderungen wie Erythema nodosum und Pyoderma gangraenosum finden sich röntgenologisch oder sonographisch nachweisbare Veränderungen an den Nieren und ableitenden Harnwegen, an den Gallenwegen und am Skelett (Tabelle 53).

Röntgenologische Zeichen einer Sakroileitis werden in knapp 10% der Colitis ulcerosa-Patienten gesehen (Abb. 75). Die Arthritis bei Patienten mit Colitis ulcerosa ist dadurch gekennzeichnet, daß die Rheumaserologie negativ ausfällt. Die häufigste Form ist die Arthritis der großen Gelenke. Im Gegensatz zur rheumatoiden Arthritis kommt es zu keinen Gelenkdeformitäten.

Als Begleiterkrankungen der Leber werden Verfettung, Pericholangitis und Hepatitis aufgeführt. Eine seltene, aber bedeutsame Begleiterscheinung der Colitis ulcerosa ist die primär sklerosierende Cholangitis, die in eine sekundär biliäre Zirrhose übergehen kann. Sehr schwierig hierbei ist die Abgrenzung zu einem Gallengangskarzinom, das sich aus einer primär sklerosierenden Cholangitis entwickeln kann.

Tabelle 53. Extraenterische Begleiterkrankungen, die mit Hilfe bildgebender Verfahren nachweisbar sind

	Colitis ulcerosa		*Morbus Crohn*
Skelett	Oligoarthritis		
		Sakroileitis	
		Ankylosierende	
		Spondylitis	
Gallenwege	Sklerosierende Cholangitis, Gallengangskarzinom		Gallensteine
Harnwege		Nephrolithiasis	Obstruktive Nephropathie

An den Harnwegen kommen gehäuft Nierensteine vor. Bei der Ileitis terminalis findet sich gelegentlich eine entzündliche Obstruktion des rechten Ureters (Abb. 75).

14.8
Zusammenfassung

Morbus Crohn und Colitis ulcerosa haben trotz vieler Gemeinsamkeiten und Ähnlichkeiten Unterschiede im klinischen Bild und Verlauf, in der Art der

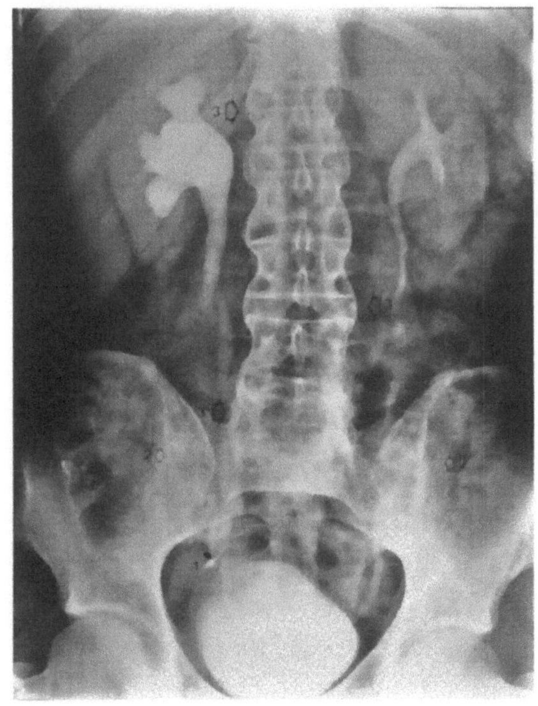

Abb. 75. Intravenöses Urogramm bei einem Patienten mit einem akuten Schub eines Morbus Crohn. Aufstau des rechten Ureters durch entzündlichen Konglomerattumor im rechten Unterbauch. Nebenbefundlich: Zeichen einer Fusion der Sakroiliacalgelenke und Bechterew-artige Syndesmophyten der LWS

Schleimhautveränderungen, in der Art der Komplikationen und der Prognose. Häufig ist erst aus dem Verlauf eine Sicherung der Diagnose möglich.

Prinzipiell sind sowohl Röntgenuntersuchungen als auch die Endoskopie in der Lage, die beiden Krankheiten in den meisten Fällen zu differenzieren. Die Differenzierung bereitet vor allem dann Probleme, wenn sich die Erkrankung auf den Dickdarm beschränkt. Der entzündliche Befall des terminalen Ileum ist ein wesentlicher Schlüssel zur Diagnose. Bei der Colitis ulcerosa finden sich keine Ulzerationen im terminalen Ileum. Ein weiteres „absolutes" Kriterium, das für einen Morbus Crohn spricht, ist der Nachweis von Ulzerationen, die von normaler Schleimhaut umgeben sind.

Die Primärdiagnostik hat die Bestätigung einer vermuteten Diagnose zum Ziel und soll die Ausdehnung eines entzündlichen Prozesses angeben. Im Rahmen der Primärdiagnostik wird in der Regel eine endoskopische und bioptische Untersuchung der Darmschleimhaut bevorzugt. Insbesondere in der Primärdiagnostik der Colitis ulcerosa hat die Kontrastuntersuchung des Dickdarms keinen Platz mehr.

Da bestimmte pathomorphologische Eigenheiten besser radiologisch als endoskopisch dargestellt werden können, kann die Röntgendiagnostik in der Primärdiagnostik insbesondere des Dünndarms entscheidende Hinweise geben. So kann die transmurale und disproportionierte Ausbreitung der Entzündung bei Morbus Crohn radiologisch gut nachvollzogen werden. Die floride Entzündung kann nicht nur an Schleimhautveränderungen, sondern auch an der Verkürzung des Darmes, an der Verdickung der Darmwand, an Fistelbildungen, entzündlichen Konglomerattumoren und Abszessen erkannt werden. Im chronischen Stadium weisen Morbus Crohn und Colitis ulcerosa viele Ähnlichkeiten auf, die eine Differenzierung erschweren. Im Spätstadium geht es überwiegend um die Frage von Komplikationen. Hier haben sich Schnittbildverfahren wie Sonographie und neuerdings auch Computertomographie und Kernspintomographie als hilfreich erwiesen. Die Kernspintomographie besitzt eindeutige Vorzüge im Nachweis und in der Lokalisation perianaler und perirektaler Fisteln und Abszesse.

15 Pathologie der idiopathischen chronisch-entzündlichen Darmerkrankungen

Mangels bekannter Ätiologie beruht die Diagnose des Morbus Crohn im Dünndarm und Kolon sowie die Diagnose der Colitis ulcerosa auf dem Nachweis verschiedener Krankheitsphänomene. Hierunter nehmen die morphologischen Befunde eine zentrale Rolle ein, insbesondere die Makromorphologie.

Beide idiopathischen chronisch-entzündlichen Darmerkrankungen führen, entsprechend ihrer Dynamik und dem langfristigen Verlauf, zu einem breiten Spektrum an pathologisch-anatomischen Veränderungen des Darmes. Um die aktuellen morphologischen Befunde im Einzelfall diagnostisch richtig einordnen zu können, bedarf es der Kenntnis sowohl der vermeintlich typischen Befunde dieser Erkrankungen als auch ihrer verschiedenen Varianten. Wichtig ist ferner die Berücksichtigung von Anamnese und Therapie.

Bevor die Diagnose „Morbus Crohn" oder „Colitis ulcerosa" im Einzelfall anhand der etablierten morphologischen Kriterien gestellt werden darf, ist zunächst immer das mögliche Vorliegen zahlreicher anderer entzündlicher Darmerkrankungen abzuklären (s. Kap. 5). Erst nach deren Ausschluß ist es gerechtfertigt, eine idiopathische chronisch-entzündliche Darmerkrankung zu diagnostizieren und diese differentialdiagnostisch zu spezifizieren (Morbus Crohn oder Colitis ulcerosa).

15.1
Makroskopische Befunde bei Morbus Crohn

Der Morbus Crohn ist patho-anatomisch vornehmlich charakterisiert als entlang der Darmoberfläche *diskontinuierlich* ausgedehnte chronisch-ulzeröse Entzündung, d.h. entzündete und nichtentzündete Areale liegen eng benachbart. Die Erkrankung manifestiert sich *bevorzugt segmental* oder multisegmental. Zur Tiefe sind öfter alle Darmwandschichten in den Entzündungsprozeß einbezogen (*transmural*), dies ist aber nicht obligat. Dabei ist die Ausprägung der Entzündung mehr *disproportional*, d.h. in der Submukosa (oder tiefer) ist die Entzündung häufig intensiver als in der Mukosa. Mitunter ist die Entzündungsreaktion granulomatös; dies ist jedoch keineswegs so stereotyp der Fall, wie es das vielbenutzte Schlagwort einer „granulomatösen Enterokolitis" vortäuscht (s. S. 171).

Lokalisation

Historisch gesehen entspricht das terminale Ileumsegment der originären Lokalisation eines Morbus Crohn („regional ileitis"). Neben dieser häufigen Manifestation als *Ileitis terminalis* (Abb. 76) hat ein Teil der Patienten auch kombinierte Erkrankungen im Ileum und Jejunum (*Ileojejunitis*) bzw. Kolon (*Ileokolitis*; Abb. 77) oder seltener im Duodenum oder Magen. Außerhalb des terminalen Ileums treten isolierte Manifestationen insbesondere als isolierte *Colitis Crohn* auf (Abb. 78). Entsprechend dieser Vielfalt möglicher Manifestationsorte gilt der Morbus Crohn heute als eine systemische Erkrankung „von der Mundhöhle bis zum Anus", welche häufig assoziiert ist mit entzündlichen Prozessen an weiteren Organen (s. Kap. 6).

Unabhängig von der Lokalisation der manifesten Erkrankung weisen ihre morphologischen Befunde eine Reihe von Gemeinsamkeiten auf, die zur Zusammenfassung als „Morbus Crohn" beigetragen haben. Je nach Lokalisation gibt es aber auch Besonderheiten der Morphologie, bedingt v.a. durch die Anatomie und Topographie des Manifestationsorgans.

Dünndarm

Im Ileum beginnt die Erkrankung meist an oder kurz vor der Grenze von Ileum und Kolon, sei es (anatomisch regulär) an der Ileozäkalklappe (Abb. 76) oder (anatomisch irregulär) an einer ileokolonischen Anastomose. Von dort dehnt sich die Entzündung vornehmlich retrograd aus. Aboral (distal) sind die Veränderungen am stärksten ausgeprägt bzw. älter, während oral (proximal) vergleichsweise geringere Veränderungen vorliegen, einer früheren Phase der Erkrankung entsprechend (Abb. 76).

Entsprechend der *diskontinuierlichen* Ausdehnung der Erkrankung überspringen oralwärts anschließende Läsionen mitunter auch einen makroskopisch unauffälligen Abschnitt (*skipping lesions*), bis hin zur Manifestation als multisegmentale Enteritis im Ileum oder auch Jejunum.

Die Länge der erkrankten Dünndarmsegmente ist dabei außerordentlich variabel. Nach älteren Literaturangaben reicht ihr Spektrum von wenigen Zentimetern bis hin zu mehr als 100 cm. Nach eigener Erfahrung sind heute

Abb. 76. Morbus Crohn im terminalen Ileum (Ileozäkalresektat mit Appendix vermiformis; w., 27 Jahre): Diskontinuierlich ausgedehnte ulzeröse Ileitis, distal mit langstreckiger schlauchförmiger Wandverdickung und sklerolipomatösem Überwuchs der Serosa, proximal mit mesenterialseitiger linearer Ulkusstraße inmitten einer quergefalteten, leicht ödematösen Schleimhaut

Abb. 77. Ileocolitis Crohn (Kolonteilresektat mit terminalem Ileum; w., 28 Jahre): Diskontinuierlich ausgedehnte Kolitis vom Zäkum bis Colon descendens mit inkomplettem Umbau des Schleimhautreliefs. Neben Arealen mit ödematös verquollenen Falten liegen ausgedehnte Bereiche mit höckrig vergröberter Mukosa, dazwischen schmale Ulkusstraßen. Anterograde Ausdehnung mit einzelnen umschriebenen Ulzera im Colon descendens

Abb. 78. Linksseitige Colitis Crohn (Subtotales Kolonresektat mit Appendix). Diskontinuierlich ausgedehnte Kolitis vom Sigma bis etwa zur rechten Kolonflexur mit fast flächenhaft konfluierten Ulkusstraßen im enggestellten Sigma und Deszendens, bei ausgeprägtem lipomatösem Überwuchs der Serosa. Retrograde Ausdehnung mit einzelnen umschriebenen Ulzera in ödematös verquollener Schleimhaut im proximalen Transversum

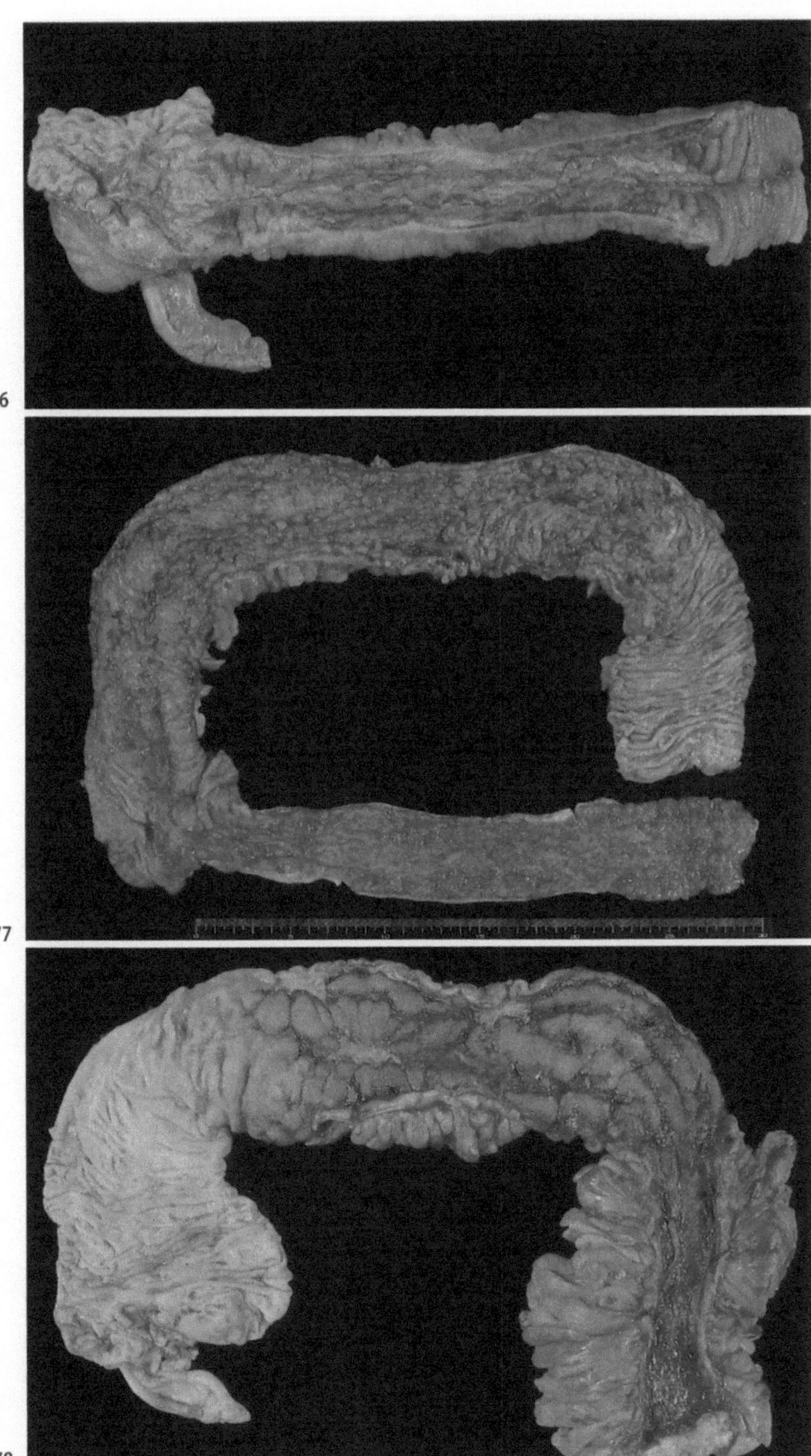

76

77

78

Ileummanifestationen eines Morbus Crohn von mehr als 30 cm Segmentlänge selten; Ausnahmen bilden Konglomerattumoren.

Frühveränderungen sind charakterisiert durch kleine, auf die Mukosa begrenzte erosive Schleimhautdefekte mit schmalem gerötetem Randsaum (*Aphthen*). Diese sind umgeben von entzündungsfreier, leicht ödematöser Schleimhaut, deren Querfalten initial weitgehend erhalten sind. Vor allem in der Submukosa besteht meist ein ausgeprägtes Ödem, das die Schleimhaut zunehmend verquellen läßt, so daß die Querfaltung im Verlauf verstreicht.

Werden die Läsionen größer oder konfluieren sie, dann entwickeln sich schmale, vornehmlich längs ausgerichtete Ulzera. Diese *linearen Ulkusstraßen* („Schneckenspur") verlaufen bevorzugt entlang der mesenterialen Ansatzlinie (Abb. 76) und parallel hierzu. Dabei durchtrennen sie die Querfalten der Schleimhaut. Durch netzförmige Konfluenz der schmalen ulzerösen Läsionen, und im Zusammenwirken mit der zunehmenden ödematösen Verquellung der Mukosa und Submukosa, resultiert hieraus ein höckrig gefeldertes Muster (Pflastersteinrelief; s. Abb. 80). Erst in fortgeschrittenen Stadien entstehen mehr flächenhafte Schleimhautdefekte (Abb. 77).

Neben flachen Ulzera entstehen öfter zusätzlich auch tiefe schnittartige Läsionen (*Fissuren*). Diese entwickeln sich häufig fort in blind-endende *inkomplette Fisteln*, intramurale wie extramurale Abszesse oder in *komplette Fisteln* zu benachbarten Organen oder zur Bauchwand. Eine solche Tiefenausdehnung von Fissuren ereignet sich zumeist vor einem Passagehindernis, sei es (anatomisch regulär) an der Ileozäkalklappe bzw. dem Analsphinkter oder (anatomisch irregulär) an einer Stenose. Der Fistelabgang liegt meist mesenterialseitig, daher verlaufen Fisteln öfter gedeckt im Mesenterium, mit lokaler Peritonitis an dessen Oberfläche.

In der anfangs ödematösen Submukosa entwickelt sich im Verlauf zunehmend eine ausgeprägte Fibrose (Abb. 76). Je nach Ausmaß und Länge trägt diese Fibrose zur Entstehung kurzer oder langer, schlauchförmiger Stenosen bei (s. S. 185).

An der Serosa des Dünndarms demarkiert sich die Länge des krankhaft veränderten Segments zunächst durch Hyperämie bei starker Kapillarisierung und durch eine prominente (lymph)ödematöse Verquellung. Hieraus entsteht im Verlauf durch Fibrosierung und lipomatöse Metaplasie ein charakteristischer *sklerolipomatöser Überwuchs der Serosa* (Abb. 76). Je nach Tiefenausdehnung der floriden Entzündung liegen der Serosa des Dünndarms fibrinöse Beläge auf. Mitunter sind an ihrer Oberfläche auch zahlreiche weißliche Stippchen vorhanden („miliarer Morbus Crohn").

Durch lokale fibrinöse Peritonitis des Mesenteriums (bei Fisteln) oder des Dünndarms (bei transmuraler Entzündung) entstehen leicht Adhäsionen mit benachbarten Dünndarmschlingen, dem Kolon, oder anderen topographisch benachbarten Strukturen. Hierdurch werden viszerale Fisteln gebahnt, und öfter entsteht ein komplexer entzündlicher Konglomerattumor. Aufgrund ihrer Masse und Schwerkraft können sich Konglomerattumoren verlagern („wandern"), oft unter Mitnahme anhängender Organstrukturen.

Kolon

Die Colitis Crohn kann sowohl rechtsseitig (Abb. 77) als auch linksseitig im Kolon (Abb. 78) und Rektum lokalisiert sein. Dabei ist die Länge der erkrankten Segmente stark variabel, sie reicht von wenigen Zentimetern bis zur (sub)totalen Ausdehnung. Die Colitis Crohn breitet sich fakultativ anterograd (Abb. 77) oder retrograd im Kolon aus (Abb. 78). Ihre Tiefenausdehnung ist individuell variabel; sie ist keineswegs immer transmural. Eine entsprechende Variante bildet die *mukosale Colitis Crohn* (s. unten).

Trotz ähnlicher entzündlich-ulzeröser Primärläsionen im Kolon und Dünndarm bedingen anatomische Unterschiede im Faltenrelief von Dick- und Dünndarm, im Regenerationsverhalten ihrer Schleimhaut, sowie in der Textur ihrer Muskelschicht recht unterschiedliche Reliefbefunde beim Morbus Crohn im Kolon, verglichen mit dem Dünndarm. Vor allem bei betont diskontinuierlichem Umbau der Schleimhaut resultiert ein sehr unregelmäßiges Relief (Abb. 77), häufig noch akzentuiert durch Polypen (s. S. 184).

Die ulzerösen Läsionen entsprechen initial aphthösen Schleimhautdefekten, die sich bei Ausdehnung oder Konfluenz fortentwickeln zu umschriebenen Ulzera oder zu fast *linearen Ulkusstraßen* (Abb. 78). Diese verlaufen im Kolon bevorzugt entlang der mesokolischen Tänie oder parallel hierzu. Neben diesen zumeist flachen Läsionen kommen auch tiefe fissurale Läsionen vor, die sich zu inkompletten oder kompletten Fisteln fortbilden können.

Sekundär ins Kolon einschließende Fisteln, z. B. ausgehend vom terminalen Ileum, weisen an ihrer Einmündung uncharakteristische entzündliche Veränderungen auf, häufig mit filiformen Polypen. Weitere Veränderungen einer Colitis Crohn hingegen fehlen.

Tief-intramurale und transmurale Entzündungen gehen einher mit Ödem bzw. einer ausgeprägten Fibrosierung. Bei Einbezug der Subserosa entsteht ein sklerolipomatöser Überwuchs des Kolonsegments (Abb. 78). Dieser ist oft besonders ausgeprägt bei Patienten mit Therapie-induziertem cushingoidem Habitus.

Appendix vermiformis

Entsprechend ihrer Funktion als „Tonsille des Darms" ist die Appendix fast regelmäßig beim Morbus Crohn im Ileum oder Kolon „reaktiv" involviert. Allerdings bedingt ihre besondere Mikroanatomie, speziell die begrenzte Dehnungsfähigkeit der Appendix, zumeist den weitgehenden Erhalt der Wurmfiguration (Abb. 76 und 78). Hingegen sind „echte" Appendixmanifestationen, d.h. bei Vorliegen Crohn-typischer Affektionen auch in anderen Darmsegmenten, in der Regel durch eine fibromuskuläre Wandverdickung und Serositis, charakterisiert. Rein makroskopisch sind diese Veränderungen aber nicht von einer einfachen Periappendizitis abzugrenzen, z. B. bei fortgeleiteter lokaler Peritonitis am Ileum.

Duodenum und Magen

In den seltenen Fällen einer Morbus-Crohn-Manifestation im Duodenum (Bulbus oder postbulbäres Duodenum) sind die makroskopischen Verände-

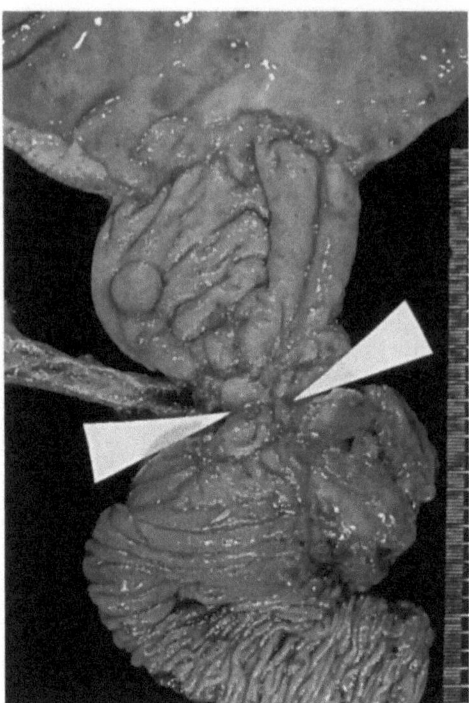

Abb. 79. Morbus Crohn im Duodenum. (Ausschnitt aus Operationspräparat des Duodenums; w., 19 Jahre.) Diskontinuierliche Entzündung im präpapillären Duodenum (Pfeile = Papilla Vateri mit getrennter Mündung von Gallen- und Pankreasgang) mit grobhöckrigem Relief der ödematös auffgequollenen Schleimhaut und einzelnen aphthösen Läsionen, bei Verlust der Querfaltung. Obgleich keine auffällige Wandverdickung vorliegt, sind proximales Duodenum, Pylorus und Magenantrum prästenotisch dilatiert: Pseudoobstruktion bei transmuraler Entzündung mit myenterischer Ganglioneuritis

rungen, ähnlich wie im unteren Dünndarm, durch ein ödematöses, höckrigvergröbertes Relief, aphthöse Schleimhautdefekte sowie Stenosen (Abb. 79) charakterisiert. Größere, lineare Ulzerationen hinterlassen mitunter Kerben im Kerckring-Faltenrelief.

Gastrale Manifestationen sind *häufiger im Antrum* lokalisiert als im Korpus und Fundus. Sie präsentieren sich als unregelmäßige ödematöse Verdickung der Schleimhaut mit nodulärem Muster, Rötung, als aphthöse Erosionen, chronische Erosionen (mit erhabenem Randwall), lineare Ulzerationen oder Magenausgangsstenose.

Sekundäre Einschußfisteln in das Duodenum oder den Magen, ausgehend vom Dickdarm oder Dünndarm, führen meist nur zu umschriebenen Entzündungsreaktionen, ohne daß die zuvor genannten Charakteristika primärer Magen-Darm-Manifestationen vorhanden sind.

15.2
Histologische Befunde bei Morbus Crohn

Die mikroskopischen Befunde spiegeln dynamisch die aktuelle Erkrankungsaktivität und ihre Folgen wider. Entsprechend der oftmals transmuralen Ausdehnung der Entzündung bestehen, in individuell stark variabler Ausprägung, pathologische Befunde an allen Strukturen der Darmwand: Mukosa (Epithel,

Tabelle 54. Histologisches Befundspektrum bei Morbus Crohn

Ausdehnung der Entzündung:	diskontinuierlich transmural – auch weniger disproportional
Epitheliale Veränderungen:	Drüsenarchitektur regulär/irregulär Becherzellen normal/reduziert mukoide antrale Metaplasie (Dünndarm) Paneth-Zellmetaplasie (Kolon)
Ulzeröse Läsionen:	Aphthen Ulzera Fissuren Kryptenabszesse
Entzündliches Infiltrat:	Lymphozyten Plasmazellen Makrophagen Mastzellen eosinophile Granulozyten neutrophile Granulozyten
Lymphoidzellige Herde:	lymphatische Hyperplasie lymphoide Aggregate
Granulome:	Sarkoidosetyp Fremdkörpertyp Tuberkulosetyp Mikrogranulome
Muskuläre Läsionen:	Aufsplitterung/Desintegration Hypertrophie Leiomyomatöse Proliferation
Nervale Läsionen:	Neuritis Ganglioneuritis neuromatöse Proliferationen
Vaskuläre Läsionen (Lymph-und Blutgefäße):	Lymphangiektasien Lymphangitis Neovaskularisation Vaskulitis degenerativ
Bindegewebsläsionen:	Ödem Fibrose Amyloidose

Schleimhautstroma bzw. Lamina propria mucosae, Muscularis mucosae), Submukosa, Muscularis propria (Quer- und Längsmuskelschicht; Plexus myentericus), Subserosa. Zusammen bilden sie ein breites Spektrum (Tabelle 54), weitgehend unabhängig von der Lokalisation.

Charakteristika in Dünndarm und Kolon

In praktisch allen Phasen der Erkrankung besteht ein markantes Nebeneinander von entzündlichen und nichtentzündlichen Veränderungen in eng be-

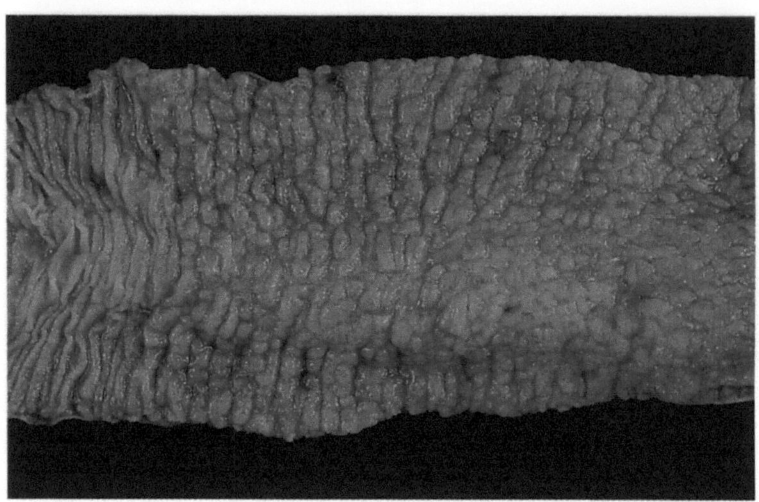

Abb. 80. Pflastersteinrelief im terminalen Ileum bei Morbus Crohn (Ausschnitt aus Ileozäkalresektat, antimesenterialseitig eröffnet): Leicht unregelmäßiges, höckrig gefeldertes Relief, hervorgegangen aus mehrfach durchtrennten Querfalten der Schleimhaut, welche ödematös verquollen sind (vgl. normale Mukosa am *linken* Bildrand)

nachbarten Arealen (*diskontinuierlich;* Abb. 81). Frühe Phasen sind gekennzeichnet durch eine eher gering ausgeprägte Entzündung in der Mukosa, einhergehend mit umschriebenen kleinen Schleimhautdefekten sowie einem Ödem mit Lymphangiektasien, vornehmlich in der Submukosa. Die Ulzerationen betreffen initial häufig das spezialisierte überkleidende Epithel der Lymphfollikel, aber auch andere Areale. Dabei ist das mukosa-assoziierte lymphatische Gewebe hyperplastisch, in den T-Zonen können Granulome entwickelt sein (s. S. 171).

Die Tiefenausdehnung der Entzündung ist individuell variabel und keineswegs immer transmural, mitunter nicht einmal nach mehrjährigem Verlauf. Bei der „*mukosalen Colitis Crohn*" bleibt die diskontinuierliche Entzündung mit ulzerösen Läsionen weitgehend auf die Mukosa begrenzt, auch wenn in allen Wandschichten Granulome präsent sind.

Zunächst in der Umgebung ulzeröser Läsionen und dilatierter Lymphgefäße, im Verlauf dann aber vornehmlich in der tiefen Submukosa und Subserosa (*disproportional*), bilden sich abseits des mukosa-assoziierten lymphatischen Gewebes sekundäre follikelartige Ansammlungen lymphoider Zellen (*Lymphoide Aggregate*), v.a. entlang der Muskularis propria. Erst in dieser Phase ist die Entzündung *transmural.*

Größere flache Ulzera variabler Größe werden von einem mäßig kapillarreichen Granulationsgewebe gesäumt. Am Ulkusrand ist das Epithel regenerativ-hyperplastisch, bei chronischen Läsionen auch metaplastisch. Im Dünndarm entstehen mukoide Drüsenkomplexe von Antrumtyp, im Kolon Paneth'sche Körnerzellen. Insgesamt wird die originäre Schleimhautarchitektur bei Morbus Crohn im Dünndarm stärker alteriert als im Kolon.

Fissuren, tiefe V-förmige Ulzerationen, gehen zumeist unmittelbar von der Mukosa aus oder aus einem flachen Ulkus hervor. Wie andere Ulzera werden Fissuren meist von Granulationsgewebe gesäumt. Bei längerem Bestehen können sie aber auch durch eingewachsenes Epithel ausgekleidet werden, welches dann einen Verschluß der Fissur per Granulation behindert.

Granulome

Granulome gelten zwar traditionell als ein Charakteristikum des Morbus Crohn. Tatsächlich finden sich aber nicht einmal bei der Hälfte der Patienten (ca. 40 %) Granulome im operierten Darmabschnitt, dies dann v.a. in tiefen Wandschichten (Subserosa > Submukosa > Mukosa > Muscularis propria). Entsprechend gering ist ihre Inzidenz bei mikroskopischer Untersuchung endoskopischer Biopsien. Insofern ist die Bezeichnung des Morbus Crohn als „granulomatöse Enterokolitis" trügerisch, denn sie erweckt falsche Vorstellungen.

Als Crohn et al. im Jahr 1932 die „regional ileitis" als klinisch-pathologische Entität aus dem seinerzeitigen Sammelbegriff „intestinal granulomas" herauslöste, charakterisierte dieser Begriff allgemein einen lokalisierten tumorartigen Entzündungsprozeß. Mikroskopisch am Operationspräparat nachweisbare Granulome hatten auch in der originalen Präsentation von Crohn et al. nur „einige der (n=14) Patienten".

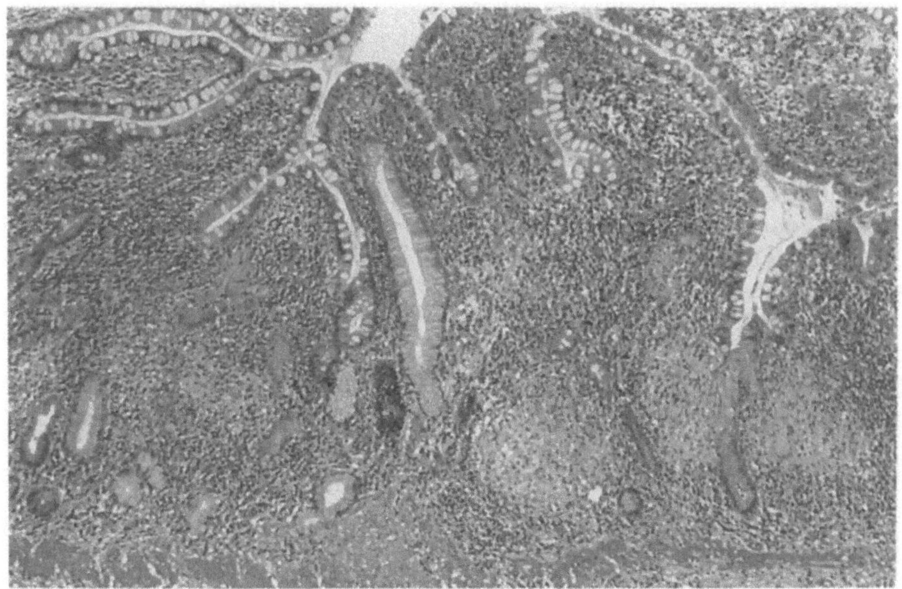

Abb. 81. Morbus Crohn im Ileum (Histologie). Die Schleimhautzotten werden durch ein dichtes Zellinfiltrat verbreitert. Basal in der Mukosa sind mehrere epitheloidzellige Granulome ausgebildet, z.T. mit Riesenzellen vom Langhans-Typ. Das basale Kryptenepithel ist z.T. metaplastisch

Granulome können nicht nur im Darm, sondern auch in den Lymphknoten oder in der Appendix vorkommen. *Tendenziell häufiger* treten sie bei *Kindern, Jugendlichen* sowie bei *jungen Erwachsenen* auf. Sie liegen dann praktisch immer multipel vor, gewissermaßen als Ausdruck einer besonderen immunologischen Disposition des Patienten zur Granulombildung. Hingegen ist ihre Häufigkeit mit steigendem Lebensalter tendenziell rückläufig.

Sofern vorhanden, sind sie unterschiedlich strukturiert. Ein typisches Crohn-Granulom gibt es nicht. Am relativ häufigsten entsprechen sie kleinen Ansammlungen von wenigen histiozytären Zellen (Mikrogranulome), singulären mehrkernigen histiozytären Riesenzellen oder aber Granulomen vom Fremdkörpertyp, z.T. auch mit Fremdmaterial. Seltener sind epitheloidzellige Granulome ohne zentrale Nekrose (Sarkoidosetyp; Abb. 81), noch seltener sind epitheloidzellige Granulome mit zentraler Nekrose (Tuberkulosetyp). Regressive Veränderungen mit Fibrosierung bedingen weitere Heterogenität.

Vaskuläre Läsionen

Vaskuläre Läsionen umfassen bei Morbus Crohn Veränderungen der Lymphgefäße und Blutgefäße. Sie können entzündlicher, proliferativer oder degenerativer Art sein.

Zusammen mit einem Ödem (s. oben) finden sich fast in allen Fällen dilatierte Lymphbahnen, in deren Lumen neben Lymphe auch histiozytäre und lymphoide Zellen zirkulieren. Umgeben werden die Lymphgefäße oft von lymphohistiozytären Infiltraten. Diese bilden öfter kleine herdförmige Ansammlungen (Mikrogranulome), die mitunter scheinbar das Lumen einengen („obliterative granulomatöse Lymphangitis"). Bei chronischem Lymphödem verdickt die Wand der Lymphgefäße fibromuskulär.

Fast regelmäßig geht die chronische Entzündung auch mit einer veränderten Angioarchitektur einher. Während der Blutfluß in der Frühphase normal oder meßbar erhöht ist, so ist er in der fibrotischen Spätphase reduziert. Morphologisch kommt es, vornehmlich in der terminalen Strombahn der Mukosa, stereotyp zum Auftreten von Kalibersprüngen. Diese Läsionen sind wahrscheinlich sekundär.

In manchen Fällen reichen entzündliche Zellinfiltrate hinein in die Wand arterieller, mitunter auch venöser Blutgefäße, aber nur selten bis hin zu einer (granulomatösen) Vaskulitis mit Gefäßwandnekrosen. Nosologisch abzugrenzen von diesen sekundären vaskulitischen Befunden bleiben Manifestationen primärer Vaskulitiden im Magen-Darm-Trakt mit sekundärer ischämischer ulzeröser Enteritis bzw. Kolitis.

Nervale Läsionen

Die Strukturen des enteralen Nervensystems bleiben im Rahmen der transmuralen Entzündung nicht ausgespart. Neben direkter ulzeröser und fissuraler Destruktion der nervalen Plexus können, in stark variabler Ausprägung, vorliegen:

– entzündliche Infiltrate an Nerven und Ganglien (Neuritis bzw. Ganglioneuritis),
– degenerative Veränderungen an Nerven (axonale Nekrosen) und Neuronen sowie
– proliferative Veränderungen, insbesondere neuromatöse Proliferationen enteraler Gliazellen und Nervenfasern, fraglich auch der Neurone.

Teilweise entsprechen diese Befunde denen einer neuronalen intestinalen Dysplasie.

Die funktionelle Relevanz der nervalen Läsionen bei Morbus Crohn ist bislang noch weitgehend ungeklärt. Eine Entzündung im Plexus myentericus („myenterische Ganglioneuritis") geht in manchen Fällen einher mit segmentaler Pseudoobstruktion (Abb. 79). Neben lokalen Störungen der nerval kontrollierten Motorik, Sensorik und Trophik werden auch neuroimmune Interaktionen diskutiert (s. S. 340 und S. 358).

Besonderheiten in Duodenum und Magen

Bei systematischer bioptischer Untersuchung weist ein Teil der Patienten auch im Duodenum und Magen verschiedene entzündliche Befunde auf. Bei kritischer Betrachtung unterscheiden sich diese Befunde allerdings meist nicht zuverlässig von den geläufigen uncharakteristischen Entzündungsbefunden in diesen Lokalisationen. Zwar bildet eine besondere Fokalität der Entzündung Hinweise für das Vorliegen einer Crohn-Manifestation. Zur diagnostischen Abgrenzung bedarf es aber, speziell im Duodenum und Magen, des mikroskopischen Nachweises von Granulomen, v.a. abseits ulzeröser Läsionen. Diese restriktiven Kriterien erfüllen nur wenige Patienten.

Besonderheiten in der Appendix vermiformis

Mikroskopisch bestehen bei manifestem Morbus Crohn im Ileum oder Kolon fast regelmäßig entzündliche Veränderungen der Appendix („Tonsille des Darms"), speziell eine Hyperplasie im lymphatischen Gewebe. Dieser reaktive Prozeß ist zunächst krankheitsunspezifisch. In gewisser Weise ist er Spiegelbild der Veränderungen in den mesenterialen Lymphknoten.

„Echte" Crohn-Manifestationen in der Appendix sind histologisch charakterisiert durch Befunde wie im Dünndarm und Kolon:

– ulzeröse und fissurale Läsionen,
– eine transmurale Ausdehnung der Entzündung mit lymphoidzelligen Aggregaten,
– Granulome,
– eine fibromuskuläre Wandverdickung,
– Lymphangiektasien und Serositis.

Sie sind fast immer assoziiert mit gleichartigen Befunden in anderen Darmsegmenten.

Eine Appendizitis als isolierte Manifestation eines Morbus Crohn ist dagegen sehr selten, auch wenn einschlägige histologische Befunde, einschließlich von Granulomen, diese Diagnose in isolierten Appendektomiepräparaten gelegentlich nahelegen. Die große Mehrzahl der Patienten mit Crohn-ähnlichen Appendizitisbefunden hat eine kurze Anamnese, und bei langjähriger Nachbeobachtung mit gründlichen Nachuntersuchungen treten meist keine sonstigen Crohn-Stigmata auf; die Patienten bleiben gesund. Daher ist die Diagnose einer primären bzw. isolierten Crohn-Appendizitis stets besonders kritisch und nicht nur morphologisch zu stellen.

Bioptische Graduierung der Entzündungsaktivität

Voraussetzung einer histologischen Diagnostik ist stets die Repräsentanz der untersuchten Gewebsprobe für die spezielle Fragestellung. Speziell bei Morbus Crohn ergeben sich Probleme, die in der Praxis die Graduierung der Entzündungsaktivität anhand endoskopischer Biopsien stark einschränken.

Wichtigstes Hindernis ist die oftmals disproportionale Ausprägung der intramuralen Entzündung, d. h. das Bestehen einer intensiveren Entzündung in der Submukosa oder in tieferen Wandschichten als in der Mukosa. Endoskopische Biopsien erfassen jedoch nicht diese tiefen Wandschichten, zumindest nicht ausreichend. Ferner bedingt die diskontinuierliche Ausdehnung der Entzündung, d. h. die eng benachbarte Lage von entzündeten und nichtentzündeten bzw. ödematösen Arealen, daß Biopsien leichter an herdförmigen Läsionen „vorbeigleiten" und die Herdbefunde nicht erfassen.

Auch der Nachweis bzw. das Fehlen von Granulomen sind kein zuverlässiges Kriterium der Krankheitsaktivität. Wie oben ausgeführt, sind Granulome überhaupt nur bei manchen Patienten mit Morbus Crohn vorhanden. Bei gegebener Disposition sind Granulome nicht selten auch in asymptomatischen Phasen der Darmerkrankung nachweisbar, wie auch in makroskopisch unauffälligen entfernten Abschnitten des Magen-Darm-Trakts.

15.3
Makroskopische Befunde bei Colitis ulcerosa

Die Colitis ulcerosa ist patho-anatomisch charakterisiert als *kontinuierlich* entlang der Oberfläche ausgedehnte chronisch-hämorrhagische Entzündung im Rektum und Kolon, fakultativ einhergehend mit makroskopisch erkennbaren Ulzerationen. Sie ist vornehmlich in der Schleimhaut manifest (*mukosale Kolitis*). In aktiven Krankheitsphasen reicht die Entzündung zwar auch bis in die Submukosa hinein, die tieferen Darmwandschichten bleiben jedoch vom Entzündungsprozeß weitgehend ausgespart. Ausnahmen bilden die hochfloriden Fälle einer Colitis ulcerosa. Sofern die Entzündung die Mukosa überschreitet, ist ihre Intensität zur Tiefe hin *proportional* abnehmend, d. h. die Entzündung ist in der Mukosa stärker ausgeprägt als in tiefen Wandschichten.

Lokalisation

Die Colitis ulcerosa manifestiert sich in individuell variabler Ausdehnung. Fast immer ist die Erkrankung im Rektum oder im distalen, linksseitigen Kolon präsent (*Proctitis* bzw. *Proctocolitis* ulcerosa; Abb. 82). Sie kann aber auch das gesamte Kolon umfassen (*Totale Kolitis*; Abb. 83). Bei etwa 20 % der Patienten mit totaler Kolitis reicht sie sogar kontinuierlich über die Bauhin-Klappe hinaus retrograd in das anschließende terminale Ileum (*retrograde Anschlußileitis*; engl. „backwash ileitis"). Die Ausdehnung bleibt entweder ab Erstmanifestation stationär, oder sie verhält sich dynamisch. Bei einem Teil der Patienten mit zunächst distaler Kolitis expandiert die Erkrankung im Verlauf *kontinuierlich* weiter in *retrograder Richtung.*

Abweichungen von der charakteristischen kontinuierlichen Präsentation kommen bei der Colitis ulcerosa nicht so selten vor. Sie resultieren meist aus einer diskontinuierlichen Remission. So kann die (residuelle) aktive Entzündung diskontinuierlich (Abb. 82), sprunghaft, segmental oder selten auch multisegmental vorliegen (Abb. 84), obgleich die Erkrankung ursprünglich kontinuierlich ausgedehnt ist (vgl. Abb. 82–84). Dabei bilden v.a. die beiden Flexuren des Kolons, das Sigma, das Zäkum und die Appendix bevorzugte Logen einer residuellen Entzündung. Der Übergangsbereich ist makroskopisch meist graduell, mitunter jedoch auch scharf demarkiert (Abb. 84).

Eine seltene Variante der Colitis ulcerosa bildet die *minimal change colitis.* Diese ist charakterisiert durch das Fehlen eines auffälligen makroskopischen Befundes (Sigmoidoskopie, Röntgenuntersuchung des Kolons) bei symptomatischen Patienten. Diagnostisch ist der einschlägige histologische Befund (s. unten).

Aktive Kolitis

In den aktiven Phasen der Colitis ulcerosa ist die entzündete Schleimhaut aufgelockert, stark hyperämisch und vulnerabel. Kontaktblutungen, z. B. bei der Stuhlpassage oder bei der Endoskopie, sind daher häufig. Während die reguläre Faltung der Kolonschleimhaut im frühen Stadium der Erkrankung noch erhalten bleiben kann, verstreicht die Faltung im Verlauf der Erkrankung zunehmend. Das Relief wird granulär bis flachknotig (Abb. 82–84).

Bei der aktiven mukosalen Entzündung entstehen zunächst oberflächlich ulzeröse Läsionen der Schleimhaut (*Erosion*), die sich weiter zur Tiefe in die Submukosa fortentwickeln können (*Ulzeration*). Diese unterminieren bei der Colitis ulcerosa oft buchtenartig die entzündete Schleimhaut am Ulkusrand. Die Ulzera können quer, längs oder in schweren Fällen auch fast flächenhaft konfluieren. Inmitten von ausgedehnten Ulzerationen verbleibende restliche Schleimhautinseln vermitteln einen polypoiden Aspekt (*Pseudopolypen*), obgleich sie keinen Vorwölbungen der Schleimhaut entsprechen (Polypen; s. S. 184).

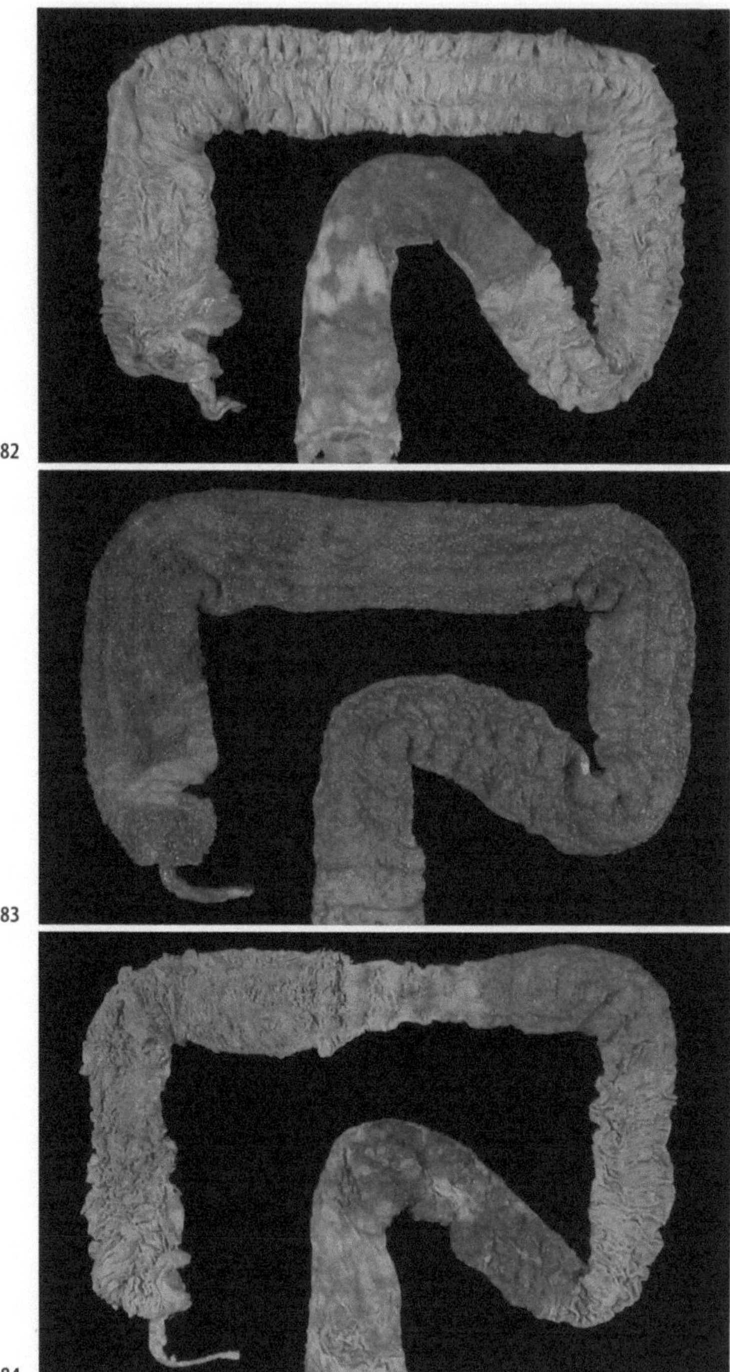

82

83

84

Fulminante Kolitis

In gradueller Abhängigkeit von der Intensität der Entzündung reichen Ulzerationen und Entzündung mitunter auch tief in die Darmwand hinein (Tabelle 56). Dabei wird dann die Muscularis propria z. T. flächenhaft freigelegt und destruiert, nicht selten werden auch Strukturen des enteralen Nervensystems getroffen. Diese extremen Fälle einer tief-intramural ausgedehnten Colitis ulcerosa entsprechen klinisch einer hochfloriden bzw. fulminanten Colitis ulcerosa. Gelegentlich gehen sie einher mit Dilatation eines Kolonsegments, vornehmlich des Colon transversum, seltener des ganzen Kolons (*toxisches Megakolon*).

Retrograde Anschluß-Ileitis

Sofern sich bei Colitis ulcerosa im rechtseitigen Kolon kontinuierlich und retrograd eine Entzündung im Ileum anschließt, sind die Schleimhautveränderungen im terminalen Ileum weitgehend identisch mit den Befunden im benachbarten Zäkum und Colon ascendens. Zumeist ist die Entzündung auf die Mukosa des Ileums beschränkt. Es kommen jedoch mitunter die für die Kolitis typischen Komplikationen auch im Ileum vor, wie z. B. eine fulminante Anschluß-Ileitis mit Perforation, präkanzeröse Dysplasien im Ileum, oder ein primäres Ileumkarzinom. Die Längenausdehnung einer *retrograden Anschluß-Ileitis* ist variabel, sie reicht von wenigen Zentimetern bis zu 40 cm oder mehr. Ein Viertel der Kolitis-Patienten mit *retrograder Anschluß-Ileitis* hat gleichzeitig eine primär-sklerosierende Cholangitis.

Inaktive Kolitis

Bei Remission der Entzündung, spontan oder Therapie-induziert, kommt es in Abhängigkeit von Schwere und Dauer der Erkrankung meist zu einer Defekt-

---

Abb. 82. Distale Colitis ulcerosa (Proktokolektomieresektat mit Appendix; m., 26 Jahre). Kontinuierlich ausgedehnte Proktitis und Kolitis im Sigma mit vollständig verstrichenem Faltenrelief und entzündlich geröteter Schleimhaut. In den umschriebenen blasseren Arealen ist die Entzündung lokal geringer aktiv. Vom Deszendens bis zum Zäkum ist die Schleimhaut regulär gefaltet und entzündungsfrei. Insbesondere im Transversum sind zwei der Tänien prominent

Abb. 83. Colitis ulcerosa im gesamten Kolon und Rektum (Proktokoletomieresektat mit Appendix; w., 25 Jahre). Kontinuierlich ausgedehnte Proktitis und Kolitis mit durchgehend verstrichenen Falten, granulärem Relief und massiver entzündlicher Hyperämie. Die terminale Ileummanschette wird von der Entzündung ausgespart, sie demarkiert sich ob ihrer relativen Blässe

Abb. 84. Colitis ulcerosa mit bisegmentaler Aktivität (Proktokolektomieresektat mit Appendix; m., 60 Jahre). Kontinuierlich vom Rektum bis ins Transversum ausgedehnte Kolitis. Während makroskopisch nur in 2 Segmenten, an der linken Flexur und im Sigma, die einschlägigen Befunde erkennbar sind, täuschen das erhaltene Faltenrelief und fehlende Hyperämie im Deszendens und distalen Rektum Normalität vor. Mikroskopisch wurde aber auch dort eine, derzeit inaktive, Colitis ulcerosa dokumentiert

heilung. Eine makroskopische restitutio ad integrum ist seltener, sie kommt aber vor, v.a. im rechtsseitigen Kolon. Postentzündliche Veränderungen sind charakterisiert durch ein vergröbertes oder verstrichenes Faltenrelief, eine vollständig verflachte, glatte blasse Schleimhaut oder aber durch eine Polypose (s. S. 184).

Eine Verkürzung des Kolons ist v.a. nach längerem Krankheitsverlauf zu beobachten. Sie beruht auf einer abnormen wellenartigen Kontraktur und Hypertrophie der Muskulatur, akzentuiert besonders im Sigma. Muskuläre Veränderungen bilden auch das Korrelat des bekannten Haustrierungsverlustes. Eine nennenswerte Fibrose bleibt bei der Colitis ulcerosa bemerkenswerterweise meist aus.

Tabelle 55. Histologisches Befundspektrum bei Colitis ulcerosa

Ausdehnung der Entzündung:	Kontinuierlich mukosal – z. T. auch tiefer proportional
Epitheliale Veränderungen:	Drüsenarchitektur irregulär Becherzellen reduziert/normal epitheliale Mikroabszesse Paneth-Zellmetaplasie
Entzündliches Infiltrat:	Plasmazellen Lymphozyten Makrophagen Mastzellen neutrophile Granulozyten eosinophile Granulozyten
Lymphoidzellige Herde:	follikuläre Hyperplasie
Granulome:	Fremdkörpertyp
Ulzeröse Läsionen:	Kryptenabszesse Erosionen Ulzera (unterminierend) Fissuren
Vaskuläre Läsionen (Blutgefäße):	Hyperämie/Neovaskularisation Vaskulitis degenerativ
Nervale Läsionen:	Neuritis/Ganglioneuritis neuromatöse Proliferationen
Muskuläre Läsionen:	Aufsplitterung/Desintegration Destruktion Kontraktur leiomyomatöse Proliferation
Bindegewebsläsionen:	kaum Fibrose Amyloidose

15.4
Histologische Befunde bei Colitis ulcerosa

Die mikroskopischen Befunde reflektieren bei der Colitis ulcerosa vornehmlich die aktuelle Aktivität der Erkrankung, daneben aber auch Folgen des vorangegangenen Krankheitsverlaufs. Entsprechend lassen sich histologisch 3 Phasen unterscheiden: aktive Colitis ulcerosa, Rückbildungsphase und ruhende Colitis ulcerosa. Diese Phasen können bei demselben Patienten metachron oder synchron vorliegen. Die Korrelation der histologischen Befunde zur Klinik ist nicht immer unmittelbar gegeben, öfter ist die Symptomatik zeitversetzt präsent. In Abhängigkeit von der realen Tiefenausdehnung der Entzündung finden sich, in individuell stark variabler Ausprägung, pathologische Befunde an fast allen anatomischen Strukturen der Darmwand. Zusammengenommen bilden sie ein breites Spektrum (Tabelle 55).

Aktive Colitis ulcerosa

Die floride Colitis ulcerosa ist charakterisiert durch eine ausgeprägte Hyperämie der Schleimhaut, dichte zelluläre Infiltration im Schleimhautstroma, unregelmaßige Kryptenarchitektur, Kryptenabszesse, Kryptendestruktion und ulzeröse Läsionen (Abb. 85). Die Mitoserate des Kryptenepithels ist gesteigert, die Ausreifung zu Becherzellen ist reduziert. Präsenz, Dichte und zelluläre Komposition des Infiltrats im Schleimhautstroma (Plasmazellen, andere mononukleäre Rundzellen, Granulozyten), v. a. das Vorliegen einer granulozytären Infiltration des Oberflächenepithels (intraepitheliale Mikroabszesse), des Kryptenepithels (Kryptitis) bzw. Kryptenlumens (Kryptenabszesse) signalisieren gemeinsam die aktuelle Aktivität der Entzündung (s. S. 183; Tabelle 56).

Tabelle 56. Histologische Graduierung der Entzündungsaktivität bei Colitis ulcerosa

Kriterien	Entzündungsaktivität			
	Grad I inaktiv	Grad II gering-aktiv	Grad III schwer-aktiv	Grad IV[a] hochfloride
Epithel	intakt	intakt	Erosionen Ulzera	Erosionen Ulzera
Zellinfiltrat				
–Dichte	gering	mäßig	dicht	dicht
–Zellen	Plasmazellen Lymphozyten	Plasmazellen Lymphozyten Granulozyten	Plasmazellen Lymphozyten Granulozyten	Plasmazellen Lymphozyten Granulozyten
Kryptenabszesse	keine	einzelne	mehrere	mehrere
Tiefenausdehnung	Mukosa	Mukosa	Mukosa und Submukosa	Tief- intramural

[a] Meistens nur am Operationspräparat beurteilbar.

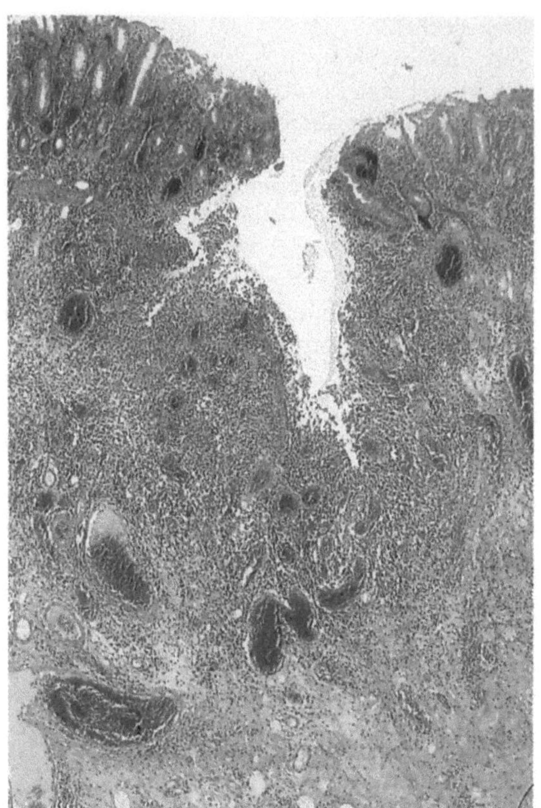

Abb. 85. Aktive Colitis ulcerosa, Aktivitätsgrad III. Entzündliche Infiltration und Hyperämie der Mukosa mit proportional zur Tiefe abnehmender Dichte des Zellinfiltrats. Im Zentrum eine Ulzeration, deren Basis in der Submukosa von kapillarreichem Granulationsgewebe gebildet wird. (Hämalaun-Eosin, Originalvergr. 12,5 : 1)

Zusätzlich entwickeln sich in variabler Dichte auch hyperplastische Lymphfollikel, v. a. bei den jüngeren Patienten. Diese Follikel liegen vornehmlich in der basalen Mukosa, im Übergangsbereich von Mukosa zur Submukosa sowie in der oberen Submukosa. Sie tragen zu einer Aufsplitterung und Desintegration der Muscularis mucosae bei. Dabei entstehende Muskellücken bilden dann mögliche Durchtrittspforten für Schleimhautanteile, die pseudoinvasiv in die Submukosa hineinverlagert werden können und dort die Entzündung propagieren (*Colitis cystica profunda*).

Gelegentlich sind bei aktiver Colitis ulcerosa auch Granulome vorhanden (5-10 % der Operationspräparate), obgleich diese in der Literatur mitunter als Kriterium zum Ausschluß einer Colitis ulcerosa bezeichnet werden. Granulome bei Colitis ulcerosa entsprechen in aller Regel Fremdkörpertyp-Granulomen mit mehrkernigen Riesenzellen. Sie sind zumeist in der Mukosa lokalisiert. Typischerweise liegen sie im Randbereich entzündlich destruierter Krypten oder im Randsaum ulzeröser Läsionen.

Rückbildungsphase

Beginnend schon während der aktiven Phase entwickeln sich reparative Veränderungen, insbesondere im Epithel. Ulzeröse Defekte werden durch Proliferation des Epithels vom Ulkusrand her zunehmend geschlossen. Neue Krypten entstehen, der Anteil ausdifferenzierter schleimbildender Becherzellen normalisiert sich graduell. Das vormals zell- und kapillarreiche Granulationsgewebe am Ulkusgrund bildet sich zurück. Die histologischen Befunde dieser Rückbildungsphase überdauern oft lange das Abklingen der klinischen Symptomatik. Mitunter sind zelluläre Atypien des aktiven Regenerationsepithels schwer von präkanzerösen Epitheldysplasien abzugrenzen (s. Kap. 9).

Inaktive (ruhende) Kolitis

Auch nach vollständigem Abklingen von Entzündung und Regeneration bestehen in den meisten Fällen histologisch nachweisbare Schleimhautveränderungen im Sinne einer Defektheilung. Diese sind v. a. nach schwerem und längerem Verlauf zu beobachten. Die Kolonkrypten haben ihre reguläre parallele Anordnung teilweise verloren, sie liegen mehr unregelmäßig beieinander, zum Teil sind sie verzweigt. Kryptendichte und Kryptenhöhe können abnehmen, wobei dann die Kryptenbasis von der Muscularis mucosae lumenwärts hochrückt. Der Gehalt an Becherzellen im Epithel ist fakultativ normal oder graduell reduziert. Metaplastische Paneth-Zellen treten oft hinzu.

Im Schleimhautstroma liegt fast regelmäßig ein vermehrtes, aber mäßig dichtes Zellinfiltrat. Dieses präsente chronische Entzündungsinfiltrat begründet die Einstufung „ruhender" Befunde als inaktive Kolitis (Grad I). Echte entzündungsfreie Befunde mit völligem Fehlen von Veränderungen der Schleimhautarchitektur („Grad 0") sind hingegen selten. Derartige komplett restituierte Schleimhautbefunde werden v. a. im rechtsseitigen Kolon beobachtet, wesentlich seltener sind sie hingegen im Sigma und Rektum.

Die vormals aufgesplitterte Muscularis mucosae verbleibt zumeist verbreitert. Häufiger werden Lücken durch proliferierte Muskelfasern repariert, hieraus resultiert dann eine starke Verbreiterung der Muscularis mucosae mit Desintegration ihrer originären zweischichtigen Textur. In Extremfällen können sogar Muscularis mucosae und Muscularis propria fusionieren.

Je nach ursprünglicher intramuraler Tiefenausdehnung der Entzündung bestehen weitere Veränderungen in den beteiligten Wandschichten und an den beteiligten Strukturen (Blutgefäße, Nerven, Muskulatur, Bindegewebe; vgl. Tabelle 55).

Vaskuläre Veränderungen

Vaskuläre Läsionen bei Colitis ulcerosa entsprechen fast ausschließlich Veränderungen der Blutgefäße. Diese können proliferativer, entzündlicher oder degenerativer Art sein. Die markante Hyperämie der Mukosa geht einher mit Teleangiektasien und einer Angioneogenese unter Bildung subepithelialer knäuelförmiger Kapillarformationen. Hieraus resultiert eine charakteristisch veränderte Angioarchitektur der Schleimhaut. Auch das Granulationsgewebe am Grunde ulzeröser Läsionen ist kapillarreich.

Bioptische Graduierung der Entzündungsaktivität

Die vornehmlich mukosale und proportionale Entzündung ermöglicht es bei der Colitis ulcerosa, durch histologische Untersuchung von Schleimhautbiopsien graduierte Informationen zur entzündlichen Aktivität zu gewinnen, z. B. als Verlaufskontrolle. In der diagnostischen Praxis etabliert ist hierbei v. a. eine *dreistufige Bewertung* der *Entzündungsaktivität* (Truelove u. Richards 1956), welche die wichtigsten Kriterien in praktikabler Kürze zusammenfaßt und kategorisiert als: inaktive Colitis ulcerosa (Grad I), gering-aktive Colitis ulcerosa (Grad II) und schwer-aktive Colitis ulcerosa (Grad III).

Diese dreistufige Skalierung anhand endoskopischer Biopsien erweitert sich, sofern auch die intramurale Tiefenausdehnung der Entzündung als weiteres Kriterium einbezogen werden kann; dies erfordert ein transmurales Biopsat (Operationspräparat). Während bei allen Patienten mit schwer aktiver Colitis ulcerosa die Entzündung Mukosa und Submukosa beteiligt (*Grad III*), dehnt sie sich in hochfloriden Fällen weiter zur Tiefe aus (*Grad IV*), in die Muscularis propria oder im Extrem sogar bis zur transmuralen Entzündung (Tabelle 56). Diese hochfloriden Fälle mit tief-intramuraler Colitis ulcerosa neigen besonders zur Entstehung von Komplikationen wie Fistelbildung oder freier Perforation. Mitunter werden diese Komplikationen erst nach einer Operation manifest.

Eine schwer-aktive Colitis ulcerosa, entsprechend dem Grad III oder IV, ist in der Praxis makroskopisch immer als solche erkennbar – und klinisch symptomatisch. Demgegenüber wird eine gering-aktive Colitis ulcerosa (Grad II) makroskopisch (endoskopisch) mitunter als „blande" verkannt, zumal ulzeröse Schleimhautläsionen definitionsgemäß fehlen und die Patienten symptomarm sein können. Aber gerade in klinischer Remission ist die histologische Graduierung der Entzündungsaktivität prognostisch von Relevanz. Denn jene Patienten mit einer histologisch dokumentierten Grad-II-Aktivität erleiden *früher bzw. häufiger manifeste Rezidivschübe* als bei histologisch gesicherter inaktiver Colitis ulcerosa (Grad I).

Einschränkungen erfährt die histologische Graduierung der Colitis-ulcerosa-Aktivität in der Praxis allerdings dann, wenn das Biopsiematerial zu spärlich oder aber nicht wirklich repräsentativ für den Gesamtbefund ist. Gerade bei Teilremissionen kommen Grad-I-, Grad-II- und Grad-III- Befunde gleichzeitig nebeneinander vor. Wenn nun die Biopsien, z. B. aus Angst vor Blutungen bei der Biopsieentnahme, nicht auch adäquat die floriden entzündlichen Areale einschließen, so resultieren hieraus zwangsläufig Unterbewertungen der Entzündungsaktivität. Nicht selten täuschen Rektumbiopsien eine geringere Aktivität vor, z. B. infolge Lokaltherapie mit Klysmen, während weiter proximal im Kolon die floride Entzündung persistiert.

15.5
Bioptische Differentialdiagnostik: Möglichkeiten und Grenzen

Ein Vergleich der mikroskopischen Befunde bei Morbus Crohn und Colitis ulcerosa (Tabellen 54 und 55) zeigt auf, daß die histomorphologischen Unterschiede beider Erkrankungen nicht einfach mittels einer „Ja-nein"-Kriterienliste erfaßbar sind. Denn praktisch alle histologischen Einzelbefunde, einschließlich von Granulomen und Kryptenabszessen, können grundsätzlich sowohl bei Morbus Crohn, als auch bei Colitis ulcerosa vorkommen, wenn auch in unterschiedlicher Häufigkeit und Ausprägung.

Trotz des Fehlens spezifischer Einzelveränderungen ist eine bioptisch-histologische Differentialdiagnostik grundsätzlich möglich und etabliert. Sie beruht auf der subtilen Gewichtung von Befunden, die jeweils zwar typisch, nicht aber spezifisch sind. Kriterien sind, neben dem Ausbreitungsmuster entlang der Oberfläche, der Erhalt bzw. die Störung der regulären Schleimhautarchitektur sowie die Dichte und Zusammensetzung des zellulären Infiltrats im Schleimhautstroma und Epithel. Die Wertung dieser Kriterien variiert je nach der Lokalisation im Dünndarm, Kolon oder Rektum.

Vor diesem Hintergrund und zur Abgrenzung vom differentialdiagnostischen Spektrum der übrigen entzündlichen Darmerkrankungen (s. Kap. 5), bedarf die diagnostische Interpretation von histologischen Befunden in endoskopischen Biopsien ergänzender Informationen, um wirklich effektiv zu sein. Einzubeziehen sind die Lokalisation, anamnestische Daten (Krankheitsdauer, Verlauf), der makroskopische Befund (Kolonoskopie, röntgendiagnostische Befunde) sowie die durchgeführten Therapiemaßnahmen. Fehlen diese Informationen, so sind die Möglichkeiten der bioptisch-histologischen Diagnostik begrenzt, oder Fehldeutungen können die Folge sein. Es sei in diesem Kontext darauf hingewiesen, daß gemäß der eigenen Erfahrung mit mehr als 800 operierten Patienten die klinische Diagnose oder Verdachtsdiagnose Morbus Crohn oder Colitis ulcerosa in einem Viertel der Fälle später nicht am Operationspräparat histopathologisch bestätigt wird.

Zweckmäßigerweise werden bioptische Untersuchungen zur Differentialdiagnostik während einer aktiven Phase der chronisch-entzündlichen Darmerkrankung durchgeführt. Dies soll gewährleisten, daß die diagnostisch relevanten Charakteristika der jeweiligen entzündlichen Erkrankung ausgebildet sind. Eine laufende Therapie kann, auch bei noch aktiver Erkrankung, diese Charakteristika verändern. Besonders problematisch ist die Klassifikation in inaktiven Phasen, wenn vornehmlich oder nur postentzündliche Veränderungen vorliegen; diese sind naturgemäß diagnostisch wenig charakteristisch.

Bei der endoskopischen Untersuchung von Dick- und Dünndarm (s. Kap. 13) sollte eine möglichst großzügige Anzahl von Stufenbiopsien entnommen werden, mindestens aber 2 je Entnahmeort. Die Biopsien sollten für jede Lokalisation getrennt portioniert und deklariert werden. Sie sollten sowohl makroskopisch auffällige wie auch unauffällige Areale erfassen, möglichst jeweils getrennt portioniert.

Tabelle 57. Bioptische Diagnostik bei Morbus Crohn und Colitis ulcerosa: Vorgehen in der Praxis

Zeitpunkt:	Möglichst während aktiver Erkrankungsphase
Endoskopie:	Möglichst umfassende Endoskopie
Biopsien:	Stufenbiopsien in ausreichender Anzahl, getrennt – aus makroskopisch auffälligen Aralen – aus makroskopisch unauffälligen Arealen
Begleitschein für Pathologie:	Deklaration der Lokalisation entnommener Biopsien Angaben zum makroskopischen Lokalbefund (evtl. Skizze) Angaben zum endoskopischen Gesamtbefund Angaben zur Anamnese (Krankheitsdauer, aktuelle Krankheitsaktivität; Grunderkrankungen) Angaben zur aktuellen und früheren Therapie

Bei Beachtung dieser Voraussetzungen (zusammengefaßt in Tabelle 57) können bioptisch-histologische Untersuchungen einen wesentlichen oder gar den entscheidenden Beitrag zur Differentialdiagnose von chronisch-entzündlichen Darmerkrankungen erbringen.

15.6
Intestinale Komplikationen bei Morbus Crohn und Colitis ulcerosa

Aus den komplexen Veränderungen innerhalb der entzündlich alterierten Darmwand resultieren bei Morbus Crohn und Colitis ulcerosa im Verlauf verschiedene intestinale Folgeveränderungen. Relativ häufig sind hierunter *Polypen* und *Stenosen*. Beide haben ein heterogenes morphologisches Substrat.

Polypöse Läsionen

Polypen entsprechen umschriebenen Vorwölbungen der Schleimhaut, die das reguläre Niveau der Mukosa überragen. Gemäß dieser Definition entsprechen Polypen bei Morbus Crohn und Colitis ulcerosa überwiegend Fehlregeneraten der (vormals) entzündeten Schleimhaut am Rand von (ehemaligen) unterminierenden ulzerösen Läsionen, die postentzündlich persistieren (*entzündliche Polypen*). Sie können isoliert, fokal gruppiert oder rasenförmig auftreten. Entzündliche Polypen entstehen häufig im Kolon, gelegentlich im Rektum und selten im Dünndarm. Definitionsgemäß abzugrenzen sind verbliebene Inseln nichterhabener Schleimhaut inmitten ulzeröser Flächen (*Pseudopolypen*). Von klinischer Relevanz ist besonders die Abgrenzung entzündlicher von neoplastischen Polypen (Tabelle 58; s. auch Abschn. 9.7).

Entzündliche Polypen haben zumeist eine fadenförmige („filiforme") Figuration, sie messen wenige Millimeter bis 2 cm, gelegentlich aber auch mehr. Filiforme Polypen ragen in das Lumen hinein, pendulieren und sind daher anfällig für traumatische Ereignisse wie Erosion oder Torsion. Entsprechend häufig sind ihre Spitzen entzündlich alteriert und hierbei kugelig verbreitert,

Tabelle 58. Polypöse Läsionen bei Morbus Crohn und Colitis ulcerosa	
Entzündliche Polypen:	Pseudopolypöse Inseln entzündeter Mukosa
	Polypöse Fehlregenerate der Mukosa
	–filiforme Polypen
	–filiforme Polypen mit Kappe
	–Riesenpolypen
	–polypöse Brücken
	Granulationsgewebepolypen
	Lymphangiektatische Polypen
	Mischtypen
Neoplastische Polypen:	Präkanzeröse Epitheldysplasien (DALM[a])
	Invasives Karzinom
	Malignes Lymphom
[a]Englisches Akronym für dysplasie-assoziierte Läsion oder Masse.	

mitunter ähnlich einem gestielten Adenom. Diese „entzündlichen Kappen" (post)entzündlicher Polypen sind nicht repräsentativ für die genuine entzündliche Aktivität der Colitis ulcerosa.

Durch muzinöse oder fibrinöse Adhäsionen agglomerieren dichtstehende entzündliche Polypen mitunter büschelförmig zu Riesenpolypen, oder sie bilden Schleimhautbrücken. Derartige polypöse Massen können, ähnlich wie fäkale Massen, symptomatische Propulsionen auslösen oder aber obstruktiv wirken (s. S. 186).

Vor allem bei Colitis ulcerosa bilden sich gelegentlich Polypen aus kapillarreichem Granulationsgewebe. Diese haben eine ovale bis rundliche Form und messen selten mehr als 1 cm. Die Oberfläche dieser teleangiektatischen *Granulationspolypen* ist meist fibrinbelegt, ältere Läsionen können auch epithelial überkleidet sein. Ihre klinische Relevanz liegt in der immanenten Blutungsneigung.

Speziell bei Morbus Crohn, vornehmlich im Ileum, bilden sich vereinzelt Polypen durch lokal ausgeprägte Lymphangiektasien, die zur Vorwölbung der überkleidenden Mukosa führen (*lymphangiektatische Polypen*). Sie erreichen bis ca. 2 cm Größe.

Stenosen

Stenosen sind entzündliche oder postentzündliche Komplikationen entzündlicher Darmerkrankungen. Pathogenetisch können ihnen verschiedene Mechanismen zugrunde liegen, deren morphologisches Substrat in verschiedenen Schichten bzw. Strukturen der Darmwand lokalisiert ist. Zumeist sind Stenosen mechanisch bedingt (*Typ Obstruktion*), seltener sind sie funktioneller Natur (*Typ Pseudoobstruktion*). Im Einzelfall wirken wahrscheinlich mehrere Einzelfaktoren zusammen (Tabelle 59).

Fibrotische Veränderungen innerhalb der Darmwand tragen v.a. bei Morbus Crohn wesentlich bei zur Ausbildung kurzer Strikturen oder langer schlauchförmiger Stenosen (Abb. 76). Sie entstehen durch Neubildung und Vermehrung

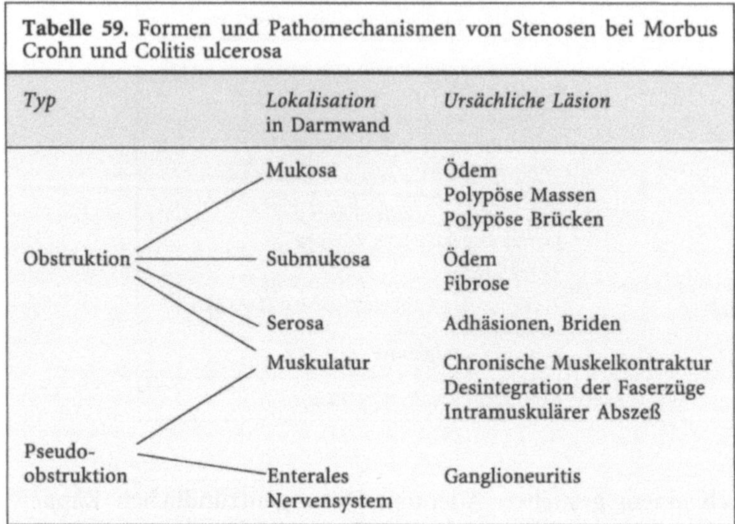

von Kollagenfasern. Wahrscheinlich beeinträchtigt die Rigidität des fibrotischen Gewebes die mechanische Compliance der Submukosa als Verschiebeschicht bei propulsiven Bewegungen.

Muskuläre Läsionen bilden das Korrelat der meisten Stenosen bei Colitis ulcerosa. Sie werden hervorgerufen durch muskuläre Umbauvorgänge mit Desintegration der originären Textur (s. 181). Gemäß der anatomischen Disposition sind *muskuläre Stenosen am häufigsten im Sigma* lokalisiert, seltener im Transversum oder an anderer Stelle. Muskuläre Veränderungen sind aber auch häufig an Stenosen bei Morbus Crohn im Dünndarm und Kolon beteiligt.

Obstruktionen können ferner in selteneren Fällen auch durch polypöse „Massen" bedingt sein, d. h. durch große entzündliche oder neoplastische Polypen, insbesondere bei deren Adhäsion und Brückenbildung.

Funktionelle Stenosen werden durch lokale Veränderungen der Muskulatur und/oder des enteralen Nervensystems im tief-intramural oder transmural entzündeten Darmabschnitt hervorgerufen, ohne daß eine mechanisch-obstruktive Veränderung vorliegt. So können beispielsweise Abszeßherde in der Muskulatur oder eine floride Ganglioneuritis im Plexus myentericus (s. S. 172) die lokale motorische Aktivität beeinträchtigen, wahrscheinlich mittels Ausbildung muskulärer Spasmen; im einzelnen ist die Pathogenese bislang aber noch wenig aufgeklärt. Derartige sekundäre muskuläre und nervale Läsionen bei Morbus Crohn und Colitis ulcerosa entsprechen prinzipiell einer „segmentalen intestinalen Pseudoobstruktion", in Analogie zu den verschiedenen primären muskulären und nervalen Erkrankungen beim Syndrom der chronischen intestinalen Pseudoobstruktion.

Obgleich funktionelle Stenosen potentiell reversibel sind, können sie zu einer massiven prästenotischen Dilatation führen (Abb. 79).

TEIL III · THERAPIE

16 Medikamente und ihre Wirkungsweisen

16.1
Medikamentöse Beeinflussung der Entzündungskaskade

Die medikamentöse Therapie der chronisch-entzündlichen Darmerkrankungen beschränkt sich bis heute auf die Unterdrückung der Entzündungsaktivität, da Ätiologie und exakte Pathogenese nicht bekannt sind. Das allgemeine Wissen um die Regulation der Entzündungsreaktion hat in den letzten Jahren ganz entscheidend zugenommen. Dadurch wurde es möglich, die Wirkung anti-inflammatorischer Substanzen, die über Jahre empirisch in der Therapie der chronisch-entzündlichen Darmerkrankungen eingesetzt wurden (Steroide, Salicylate), zu verstehen. Darüber hinaus wird der gezielte Einsatz weiterer Medikamente wie Immunsuppressiva pathophysiologisch begründbar.

Die derzeit diskutierten pathogenetischen Konzepte werden in Teil IV dieses Buches ausführlich vorgestellt (s. Kap. 24). Hier soll beschrieben werden, an welcher Stelle die zur Zeit zur Verfügung stehenden Medikamente angreifen (Tabelle 60).

Nach heutiger Auffassung sind an der Schädigung der Schleimhaut bei chronisch-entzündlichen Darmerkrankungen zelluläre und humorale Immunmechanismen beteiligt. Ein bisher nicht näher klassifiziertes Antigen wird von den Darmepithelzellen oder Zellen der Lamina propria präsentiert. Nach Kontakt mit Lymphozyten der Lamina propria über Zelladhäsionsmoleküle kommt es unter dem Einfluß von Interleukin-1 zur Aktivierung von T-Helferzellen und Makrophagen sowie zur Adhäsion von Granulozyten an das Endothel und Übertritt in die Lamina propria. Die Freisetzung von Interleukin-2 aktiviert zytotoxische T-Zellen, B-Lymphozyten und zusammen mit weiteren Lymphokinen die Aktivierung von Makrophagen sowie die Chemotaxis der Neutrophilen. B-Lymphozyten, Makrophagen und Granulozyten produzieren eine Vielzahl von Entzündungsmediatoren und zelltoxischen Substanzen (*Leukotriene, O_2-Radikale, Elastasen, Kollagenasen, Proteasen, Komplementfaktoren*). Zusammen mit den zytotoxischen T-Lymphozyten und den Sekretionsprodukten aktivierter Mastzellen (Histamin, Proteasen) führen sie zur entzündlichen Läsion in der Schleimhaut (s. Teil IV, Kap. 24).

Die unspezifischen Lipidmediatoren (Prostaglandine, Leukotriene, plättchenaktivierender Faktor, PAF), die sich aus dem Stoffwechsel der Membranphospholipide ableiten, sind wichtige Faktoren in der Pathophysiologie und

Tabelle 60. Therapie des Morbus Crohn und der Colitis ulcerosa: Einfluß etablierter und möglicher therapeutischer Substanzen auf die ätiopathogenetischen Faktoren des Morbus Crohn und der Colitis ulcerosa

Ätiopathogenetischer Faktor	Medikamentöser Ansatz
Fremdantigene (Bakterien, Viren, Bakterienprodukte)	Antibiotika? Tuberkulostatika?
Antigenpräsentation	Cyclosporin? Chloroquin?
Aktivierung von B- und T-Zellen, Interleukine	Immunsuppressiva (Steroide, Azathioprin, Metothrexat, Cyclosporin) Interleukin-Rezeptorantagonisten? Monoklonale Antikörper gegen Interleukin und das CD_4-Antigen?
Adhäsion von Entzündungszellen	Steroide Monoklonale Antikörper gegen Zelladhäsionsmoleküle? Löslicher IgG-Rezeptor für Adhäsionsmoleküle?
Chemotaxis	Steroide, Sulfasalazin, Mesalazin, Eicosapentansäure, 5-Lipoxygenaseinhibitoren? Leukotrien B_4-Rezeptorantagonisten
Sekretionsprodukte der Granulozyten	Sulfasalazin, Mesalazin, O_2-Radikalfänger, Proteaseinhibitoren
Blutgefäße, Gerinnungsaktivierung	Thromboxan-A_2-Synthetaseinhibitoren und Antagonisten? PAF-Antagonisten?

Therapie der chronisch-entzündlichen Darmerkrankungen. In Abb. 86 ist dargestellt, wie unter dem Einfluß der Phospholipase A_2 Arachidonsäure bzw. die Vorstufe des PAF freigesetzt wird. Aus der Arachidonsäure entstehen über den Zyklooxygenaseweg Prostaglandine und Thromboxane. Über den Lipoxygenaseweg werden Leukotriene und Hydroxysäuren (HETE) gebildet. Der *Zyklooxygenaseweg* ist in Endothelzellen, Blutplättchen und polymorphkernigen Granulozyten lokalisiert. Leukotriene werden über den *Lipoxygenaseweg* in polymorphkernigen Granulozyten, Eosinophilen, Makrophagen und Mastzellen gebildet.

In der Mukosa von Patienten mit akuten Schüben einer chronisch-entzündlichen Darmerkrankung sind die Konzentrationen der Metaboliten aus dem Zyklooxygenase- und Lipoxygenaseweg deutlich erhöht. Die Konzentration von Leukotrien B_4 ist 50mal höher als im normalen Gewebe. Die Rolle der Prostaglandine in der Pathophysiologie der chronisch-entzündlichen Darmerkrankung ist nicht eindeutig geklärt. Da Hemmer der Zyklooxygenase wie Indometacin keinen Einfluß auf die Entzündungsreaktion haben, wurde spekuliert, daß Prostaglandine möglicherweise einen protektiven Effekt haben. Die Thromboxane wirken als Vasokonstriktoren, die die Plättchenaggregation fördern. Diese Eigenschaften könnten über eine Gefäßokklusion zur Mukosaschädigung führen. Ob Thromboxanrezeptorantagonisten oder Thromboxansynthesehemmer einen positiven Effekt auf die Entzündung haben, ist nicht ausreichend untersucht. Nichtsteroidale Antirheumatika wirken wahrschein-

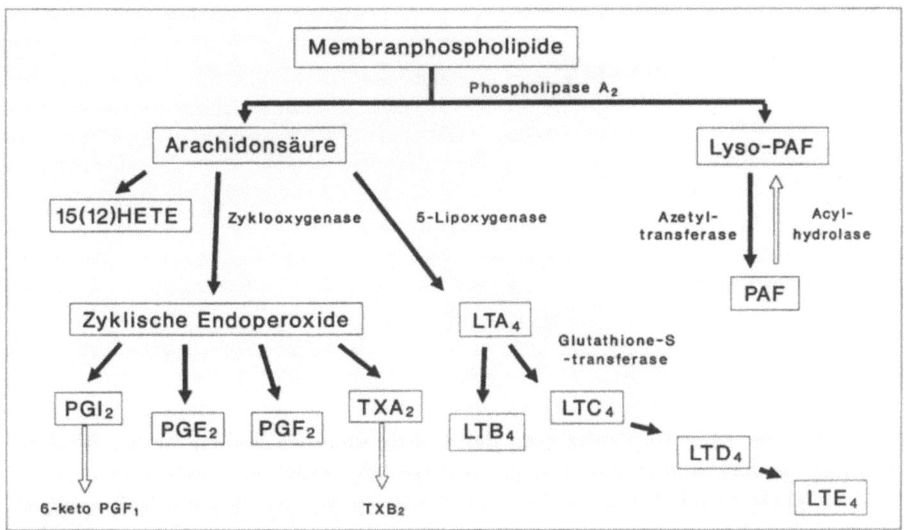

Abb. 86. Metabolismus der Membranphospholipide

lich im Falle der chronisch-entzündlichen Darmerkrankungen entzündungsfördernd.

Das Leukotrien B_4 ist ein Mediator der Neutrophilenaggregation in der Schleimhaut. Die Leukotriene LTC_4, LTD_4 und LTE_4 steigern die Mukusproduktion und sind möglicherweise über sekretorische und absorptionshemmende Effekte für die Diarrhöen verantwortlich. Der Hauptbildungsort von Leukotrien B_4 sind *Granulozyten,* weshalb es eher unwahrscheinlich ist, daß das Leukotrien B_4 primär für die Migration von Granulozyten in die Mukosa verantwortlich ist.

Der PAF wirkt vasodilatierend, steigert die vaskuläre Permeabilität, stimuliert die Aggregation und Chemotaxis von Granulozyten und führt möglicherweise darüber zu einer Schädigung der Mukosa.

Nach dieser kurzen Übersicht zu den derzeit diskutierten Mechanismen der Pathogenese der chronisch-entzündlichen Darmerkrankungen gehen wir auf die verschiedenen in der Therapie eingesetzten Substanzen ein. Zunächst werden die wichtigsten pharmakologischen Daten und danach die Effekte auf die Entzündungsreaktion in der Schleimhaut aufgeführt. Es folgt eine Diskussion der Ergebnisse klinischer Studien mit den einzelnen Substanzen.

16.2
Glukokortikoide

Die Glukokortikoide werden seit über 30 Jahren in der Therapie der chronisch-entzündlichen Darmerkrankungen eingesetzt. In der Behandlung des schweren

Tabelle 61. Relative Wirksamkeit und äquivalente Dosen von Kortikosteroiden

Substanz	Relative antiinflammatorische Wirksamkeit	Relative Natriumretention	Wirkungsdauer (biologische Halbwertszeit [h]	Ungefähre äquivalente Dosis [mg]
Kortisol (Hydrokortison)	1	1	8–12	20
Prednison	4	0,8	12–36	5
Prednisolon	4	0,8	12–36	5
6-α-Methylprednisolon	5	0,5	12–36	4
Kortison	0,8	0,8	8–12	25
Dexamethason	25	0	36–72	0,75

Schubes eines Morbus Crohn und der Colitis ulcerosa stellen sie die Medikation dar, an der andere Substanzen in ihrer Wirksamkeit gemessen werden.

Nach einer kürzlich von A. Tromm, Bochum, durchgeführten Befragung an 82 Therapiezentren werden zur oralen Therapie der chronisch-entzündlichen Darmerkrankungen am häufigsten Prednisolonpräparate benutzt. 36,9 % der Zentren setzen Prednisolonpräparate zur oralen Therapie der Colitis ulcerosa und 41,3 % der Zentren zur Therapie des Morbus Crohn ein. 6-Methylprednisolon wird von 26,2 % der Zentren zur Therapie der Colitis ulcerosa und von 31,3 % der Zentren zur Behandlung des Morbus Crohn benutzt. Prednison wird von 17,5 bzw. 23,3 % der Zentren eingesetzt. Die relative Wirksamkeit und die äquivalenten Dosen von Glukokortikoiden sind in Tabelle 61 dargestellt.

Tabelle 62. Entzündungshemmende und immunsuppressive Wirkung von Glukokortikoiden

Angriffsort Wirkmechanismus	Effekt
Hemmung der Phospholipase A durch Lipocortin	Hemmung der Bildung von Prostaglandinen und Leukotrienen
Lymphozyten	Lymphopenie T-Helferzellen stärker gehemmt als T-Suppressorzellen
Makrophagen, Monozyten	Reduktion der Anzahl, Hemmung der Phagozytose
Mastzelle	Hemmung der Histaminfreisetzung
Antigenpräsentierende Zellen, Lymphozyten	Hemmung der Interleukin-1- und Interleukin-2-Freisetzung
Granulozyten	Hemmung der Anhaftung an Gefäßendothel
Gefäßwand	Durch Vasokonstriktion Verringerung des Durchtritts von Proteinen, Hemmung der Ödembildung
Stimulation des Natriumtransports	Reduktion der Diarrhö

Glukokortikoide werden nach oraler Einnahme schnell und nahezu vollständig resorbiert, unabhängig davon, ob sie auf nüchternen Magen oder nach dem Essen eingenommen werden. Ihre biologische Halbwertszeit beträgt bis 36 h. Prednisolon wird zu 95 % reversibel an das kortikosteroidbindende Globulin und Albumin gebunden. Der Anteil des freien Kortikosteroids steigt mit zunehmender Dosis. Bei Hypalbuminämie ist der freie Kortikoidanteil erhöht. Die Plasmaeliminationshalbwertszeit liegt zwischen 2 und 4 h und ist von zahlreichen Faktoren abhängig:

Sie ist *verlängert* bei hoher Kortikosteroiddosis, gleichzeitiger Einnahme von Östrogenen, Schwangerschaft, Leberzirrhose und Myxödem.

Sie ist *verkürzt* bei gleichzeitiger Einnahme von enzyminduzierenden Substanzen wie Barbituraten, Phenytoin und Rifampizin, im höheren Alter und bei Hyperthyreose.

Da unter physiologischen Bedingungen die Kortisolspiegel im Plasma zwischen 6 und 8 Uhr morgens am höchsten sind, wird die morgendliche Einnahme von Glukokortikoiden empfohlen. Die morgendliche Gabe einer oralen Dosis von 40 mg ist in ihrer Wirksamkeit vergleichbar mit einer 4maligen, über den Tag verteilten Dosis von 10 mg. Bei *steroidrefraktären Fällen* kann es sinnvoll sein, die Medikation auf eine *höhere Morgendosis (2/3)* und eine *niedrigere Abenddosis (1/3)* aufzuteilen. Ein Zusammenhang zwischen Plasmaspiegel und therapeutischer Wirksamkeit konnte bisher nicht eindeutig hergestellt werden.

Wirkmechanismen

Die Wirkung der Glukokortikoide bei chronisch-entzündlichen Darmerkrankungen wird bisher als Summe verschiedener Effekte auf die Entzündungskaskade interpretiert (Tabelle 62). Glukokortikoide diffundieren passiv über die Plasmamembran in die Zellen und binden an zytoplasmatische Rezeptoren. Der Steroid-Rezeptor-Komplex wird in den Zellkern transportiert und induziert dort die Expression spezifischer m-RNA. Diese m-RNA kodiert für Enzyme, die die physiologische Wirkung der Glukokortikoide ausmachen. Intrazytoplasmatische Kortikosteroidrezeptoren wurden in Lymphozyten, Monozyten, Neutrophilen und Eosinophilen nachgewiesen. Da der Effekt der Kortikosteroide innerhalb kurzer Zeit auftreten kann, muß ein zweiter Wirkmechanismus angenommen werden, der unabhängig von der Neusynthese von Proteinen arbeitet.

Glukokortikoide stimulieren die Synthese von Lipokortin, einem Inhibitor der Phospholipase A_2. Dadurch wird die Bildung der Arachidonsäure und ihrer Metaboliten, die potente Mediatoren der Entzündung (Prostaglandin und Leukotrien) sind, reduziert (Abb. 86). Kortikosteroide induzieren eine Umverteilung der Lymphozyten vom intravaskulären Pool in das lymphatische Gewebe. In der *Peripherie* ist die *Zahl der T-Helferzellen danach stärker gehemmt* als die Zahl der T-Suppressorzellen. Kortikosteroide reduzieren die Zahl der Eosinophilen und Basophilen und *hemmen die Freisetzung von Histamin aus Mastzellen* und *Basophilen.* Darüber hinaus *hemmen sie die Phagozytoseaktivität von Makrophagen.* Durch die Hemmung von Interleukin-

1 und Interleukin-2 greifen Glukokortikoide entscheidend in die Immunantwort ein. Sie verhindern die Anhaftung der Granulozyten an das Gefäßendothel über eine Hemmung der Adhäsionsmoleküle. Über eine Vasokonstriktion wird der Übertritt von Proteinen ins Interstitium und die Ausbildung des Ödems verhindert. Durch eine Stimulation des elektrogenen Natriumtransports an der Kolonschleimhaut kommt es zu einer Reduktion der Diarrhö bei Colitis ulcerosa. Diese Zusammenstellung zeigt eindrucksvoll die zahlreichen antiinflammatorischen und immunsuppressiven Effekte der Glukokortikoide bei chronisch-entzündlichen Darmerkrankungen. Es muß jedoch darauf hingewiesen werden, daß einige dieser Effekte bisher *nur in vitro* an isolierten Zellsystemen nachgewiesen wurden.

Im akuten Schub des Morbus Crohn ist die intestinale Permeabilität gesteigert. Parallel zur Senkung der Krankheitsaktivität senken die Glukokortikoide die Permeabilität signifikant. Bei Patienten, die nicht auf die Therapie ansprechen oder bei denen Rezidive auftreten, ändert sich die intestinale Permeabilität unter der Steroidtherapie nicht. Klinische Besserung und Senkung der intestinalen Permeabilität verlaufen somit unter einer Steroidtherapie parallel.

Nebenwirkungen

Die Nebenwirkungen einer Therapie mit Glukokortikoiden sind abhängig von der Dosis und der Dauer der Therapie (Tabelle 63). Ob eine alternierende Einnahme von Glukokortikoiden die Nebenwirkungsrate deutlich senkt, ohne den antiinflammatorischen Effekt abzuschwächen, ist nicht sicher bekannt.

Die akuten Nebenwirkungen einer hochdosierten Glukokortikoidtherapie betreffen insbesondere das Zentralnervensystem und den Glukosestoffwechsel. Die zentralnervösen Nebenwirkungen schließen das Auftreten von Schlaflosigkeit, Euphorie, Depression, Psychose und peripherer Neuropathie ein. Störungen der Elektrolytregulation induzieren eine Hypokaliämie und Natriumretention mit Auftreten von Hypertension, Ödem und manifester Herzinsuffizienz.

In der chronischen Steroidtherapie ist keine Dosis frei von Nebenwirkungen. Diese entsprechen dem klinischen Bild des Cushing-Syndroms mit Stammfettsucht, Fetteinlagerungen im Nackenbereich, Mondgesicht und zahlreichen Hautveränderungen (Tabelle 63). Die Osteoporose tritt als Nebenwirkung insbesondere bei Frauen in der Postmenopause und bei Kindern auf. Sie manifestiert sich in Knochen mit überwiegend trabekulärer Struktur wie Rippen, Wirbelkörper und distaler Radius. Glukokortikoide begünstigen die Entstehung der Osteoporose durch Inhibition der 25-1-Hydroxilierungsreaktion von Vitamin D, verminderte intestinale Resorption von Kalzium, vermehrte renale Exkretion von Kalzium, verminderte Aktivität von Osteoblasten, dosisabhängige Reduktion des Testosteronspiegels und möglicherweise durch Entwicklung eines sekundären Hyperparathyreodismus und Effekte auf den Stoffwechsel der Sexualhormone bei der Frau. Glukokortikoide hemmen die Aktivität der Osteoblasten und stimulieren die Aktivität der Osteoklasten. Die

Tabelle 63. Nebenwirkungen der Glukokortikoide

Akute Einnahme:	zentrales Nervensystem	Euphorie Schlaflosigkeit Psychose periphere Neuropathie
	Elektrolytregulation	Kaliumverlust Natriumretention Ödem Herzinsuffizienz
	Glukosestoffwechsel	manifester Diabetes
Chronische Einnahme:	Habitus	Cushingoid, Fettsucht, Mondgesicht
	Haut	Erythem Striae Elastizitätsverlust Purpura Ekchymosen Hirsutismus, Akne

	Knochen	Osteoporose (Rippen, Wirbelkörper,
		  distaler Radius)
		aseptische Knochennekrosen
		  (Femurkopf)

	Wachstum	Hemmung des Längenwachstums vorzeitiger Epiphysenschluß
	Augen	Katarakt Erhöhung des intraokulären Drucks, Glaukom
	Muskulatur	Myopathie
	Gastrointestinaltrakt	(Peptisches?) Magenulkus Pankreatitis Dünndarmulzera Kolonulzera?
	Hemmung der zellulären Immunität	Manifestation latenter Infektionen Mykobakterien, Pilz-, Virusinfektionen Toxoplasmose, Pneumozystis
	Gonaden	Hypogonadismus Zyklusschwankung
	Steroidentzugssyndrom	Fieber, Anorexie, Übelkeit, Lethargie, Arthralgie

Prophylaxe und Behandlung der glukokortikoidabhängigen Osteoporose sind in Abschn. 16.6 beschrieben.

Zumindest bei jungen Patienten ist eine Rückbildung der steroidinduzierten Osteoporose nach Absetzen der Steroide bekannt. Bei etwa 1 % der Patienten kann nach langdauernder Steroidtherapie eine *aseptische Knochennekrose* des Femurkopfes auftreten. Chronische Steroidtherapie führt zur Wachstumshemmung über eine Beeinflussung des Längenwachstums und einen vorzeitigen Epiphysenschluß. Eine Erhöhung des Augeninnendrucks bis hin zum *Glaukom und Katarakt* sind Komplikationen der chronischen Steroidtherapie am Auge. Eine *proximale Myopathie* mit Schwächung der Muskulatur der Arme und Beine kann eine Indikation zum Absetzen der chronischen Steroidmedikation sein. Der exakte Mechanismus einer Entstehung eines Magenulkus, von Ulzera in Dünn- und Dickdarm und einer akuten Pankreatitis unter Steroidmedikation ist nicht geklärt.

Die *Hemmung der zellulären Immunität* durch Steroide kann die Manifestation latenter Infektionen begünstigen. Dazu gehört insbesondere das Auftreten einer Tuberkulose sowie von Pilz-, Virus- und Protozoeninfektionen. Eine der häufigsten Nebenwirkungen ist die Hemmung der Aktivität des Hypothalamus-Hypophysen-Systems durch die exogene Gabe von Glukokortikoiden. Dadurch wird die *ACTH-Freisetzung gehemmt.* Diese Hemmung tritt bei einer Aufnahme von mehr als 5 mg Prednison über mehr als 2 Wochen auf. Beim plötzlichen Absetzen der Steroidmedikation entwickelt sich durch ein Fehlen der ACTH-Sekretion das Bild der Nebenniereninsuffizienz mit Fieber, Anorexie, Übelkeit, Lethargie und Arthralgien. Die Steroidmedikation hat daneben einen Einfluß auf die hypothalamisch-hypophysäre Gonadenachse. Sie hemmt die Sekretion der Gonadotropine und unterdrückt den Effekt der Gonadotropine auf die Gonaden. Folgen sind beim Mann ein Hypogonadismus und bei der Frau Zyklusschwankungen bis zur Oligomenorrhö.

Topische Steroide

Die zahlreichen Nebenwirkungen einer systemischen Therapie mit Glukokortikoiden führten zur Suche nach neuen Substanzen mit geringeren systemischen und stärkeren topischen Effekten. Die *rektale Verabreichung* von Steroiden bietet sich insbesondere bei der häufig vorkommenden *Proktitis und linksseitigen Kolitis* an. Hier stellt sich die Frage, wie weit die rektal verabreichte Substanz in das Kolon vordringt. Dies hängt entscheidend von der Zubereitungsform und dem Volumen ab. Mit Hilfe nuklearmedizinischer Methoden konnte eine Ausbreitung rektal applizierter Klysmen bis in das Colon descendens nachgewiesen werden.

Die zweite Frage ist, ob lokal applizierte Steroide absorbiert werden und zu einer Hemmung der Nebenniere führen. Exakte Vergleichszahlen liegen für die verschiedenen topischen Steroide nicht vor. Einläufe mit Betametason-17-Valerat oder Beclomethason-Diproprionat führten zu einer geringeren Hemmung der Plasmakortisolspiegel im Vergleich zu Prednisolon-21-Phosphat- oder Betametason-21-Phosphat-Einläufen. Nach Durchsicht der Literatur muß man davon ausgehen, daß bis zu 25 % der rektal verabreichten Kortikoide absorbiert werden. Sie haben damit sowohl einen systemischen als auch lokalen Effekt auf die entzündete Kolonschleimhaut. Im Vergleich zu den Prednisolon-21-Phosphat-Klysmen ist die Absorption von Prednisolon-21-Metasulfobenzoat deutlich geringer.

In den letzten Jahren wurde eine neue Generation von Glukokortikoiden in der Therapie chronisch-entzündlicher Darmerkrankungen eingesetzt, die in der Asthmatherapie bereits erfolgreich sind. Es sind überwiegend Substanzen,

Tabelle 64. Relative Wirksamkeit topischer Steroide

	Rezeptoraffinität	Topische Vasokonstriktion
Methyprednisolon	1	1
Prednison-21-Phosphat	~13	~1
Betamethason-17-Valerat Prednisolon-21-Metasulfabenzoat Tixocortol pivalat	1	–
Beclomethasondiproprionat	~80	~600
Budesonid	~195	~1000
Fluticasonproprionat	–	~1200

deren *topische Aktivität* deutlich größer ist als die von Methylprednisolon (Tabelle 64). Sie zeichnen sich besonders dadurch aus, daß sie aufgrund eines schnellen First-pass-Metabolismus in der Leber deutlich weniger systemische Nebenwirkungen auslösen im Vergleich zu Prednison und 6-α-Methylprednisolon.

Tixocortol pivalat, Beclomethasondiproprionat, Fluticasonproprionat und Budesonid haben antiinflammatorische Eigenschaften, die bis zu 200mal höher sind als die des Hydrokortisons. Bedeutung in der Therapie der chronisch entzündlichen Darmerkrankung hat insbesondere das Budesonid erreicht. Es hat eine deutlich höhere Rezeptoraffinität und eine höhere topische Vasokonstriktionsaktivität als die anderen neuentwickelten Glukokortikoide. Strukturell ist es verwandt mit dem 16-α-Hydroxyprednisolon. Es ist gut wasserlöslich und wird aufgrund seiner lipophilen Eigenschaften effizient von der Rektumschleimhaut absorbiert. Nur etwa 2 % der Substanz zirkulieren, mehr als 95 % sind gewebegebunden. Budesonid unterliegt einem ausgeprägten First-pass-Effekt in der Leber, wo es zu Metaboliten mit minimaler Aktivität abgebaut wird. Seit mehreren Jahren wird Budesonid in Form von Einläufen eingesetzt. Für den Einsatz oraler Budesonidpräparate muß eine verzögerte Freisetzung der Substanz im terminalen Ileum bzw. Kolon gewährleistet werden. Vergleichbar mit den neuen 5-Aminosalizylsäure-Präparaten wird das Budesonid in Eutragit-ummantelten Pellets verpackt, aus denen es zeit- und pH-Wert-abhängig freigesetzt wird.

Neben der höheren topischen Aktivität und den stärkeren antiinflammatorischen Eigenschaften wird eine geringere Nebenwirkungsrate im Vergleich zu den bisher eingesetzten Glukokortikoiden als Hauptvorteil für das Budesonid angesehen. In einer vergleichenden Studie lagen die Glukokortikoid-assoziierten Nebenwirkungen unter Budesonid bei 33 % im Vergleich zu 55 % unter Prednisolon. Die derzeit als wirksam angesehene Dosis (9 mg/Tag) führt bei 69 % der Patienten zu einer Suppression des morgendlichen Plasmakortisolwertes und bei 50 % der Patienten zu einem verringerten Anstieg des Plasmakortisols im ACTH-Test. Wird Budesonid als Einlauf (2 mg/100 ml) gegeben, findet sich nach 4 und 8 Wochen keine Veränderung des Plasmakortisolspiegels sowie ein normaler ACTH-Test.

16.3
Sulfasalazin und Aminosalizylate

Sulfasalazin

Sulfasalazin (Salazosulfapyridin) wird seit 5 Jahrzehnten erfolgreich in der Therapie der chronisch-entzündlichen Darmerkrankungen eingesetzt. Über eine Azoverbindung ist die Aminosalizylsäure mit einem der ersten Sulfonamide, dem Sulfapyridin, gekoppelt. Dr. Nanna Svartz aus Stockholm hat die Entwicklung dieser Substanz Anfang der 40er Jahre veranlaßt, nachdem sie beobachtet hatte, daß sich einige Colitis-ulcerosa-Fälle unter SulfapyridinTherapie besserten. Aus histologischen Untersuchungen hatte sie geschlossen, daß die rheumatoide Arthritis und Colitis ulcerosa Ähnlichkeiten besitzen und beide bakteriell bedingte Erkrankungen sind. Der Erfolg von Sulfasalazin ergab sich aus dem gezielten Einsatz bei Patienten mit Colitis ulcerosa und nicht – wie oft dargestellt – zufällig bei einem Patienten mit rheumatoider Arthritis und begleitender Colitis ulcerosa.

Nach oraler Aufnahme werden etwa 25 % des Sulfasalazins im oberen Gastrointestinaltrakt als intakte Substanz resorbiert (Abb. 87). Davon werden etwa 10 % intakt über den Urin ausgeschieden, etwa 15 % gelangen über den enterohepatischen Kreislauf in den Darm. Somit erreichen ca. 90 % der intakten Substanz das Kolon. Im Kolon wird die Azoverbindung zwischen dem

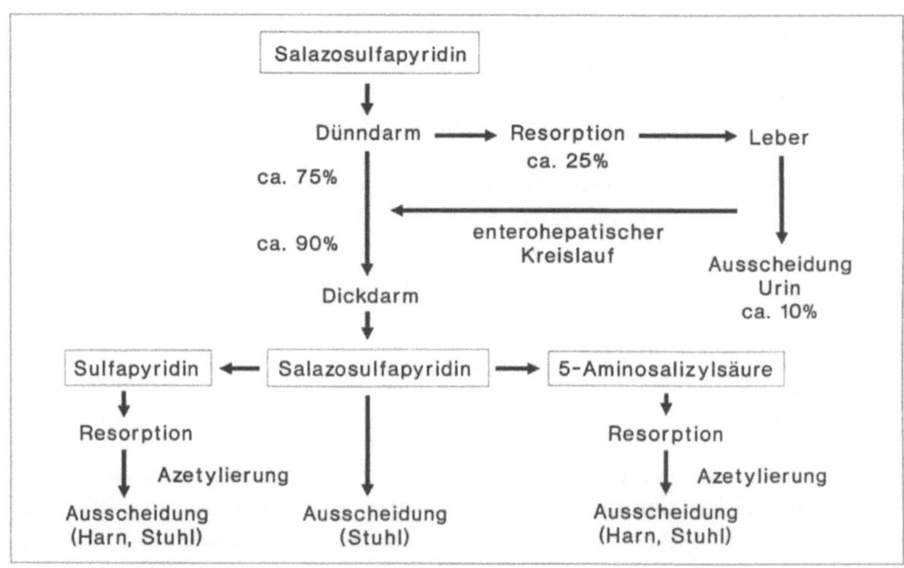

Abb. 87. Metabolismus des Salazosulfapyridins

Sulfapyridin und der Aminosalizylsäure durch die Azoreduktase der Kolonbakterien gespalten. Im Stuhl werden nur geringe Mengen der intakten Substanz gefunden. Die Spaltung der Substanz im Kolon kann nach Gabe von Antibiotika und bei beschleunigter Kolontransitzeit verringert sein. Nach Spaltung der Azoverbindung wird das Sulfapyridin fast vollständig im Kolon absorbiert. Nach einem genetisch determinierten Muster wird Sulfapyridin azetyliert und anschließend renal eliminiert. Patienten mit langsamer Azetylierung erreichen höhere Blutspiegel von Sulfapyridin und haben eher Nebenwirkungen als Patienten mit schneller Azetylierung. Etwa 20 % der Aminosalizylsäure werden im Kolon absorbiert und über den Urin in azetylierter Form ausgeschieden. Etwa 80 % der Aminosalizylsäure sind im Stuhl in unveränderter Form oder in azetylierter Form nachweisbar.

Nach oraler Gabe von Sulfapyridin und Aminosalizylsäure werden beide Substanzen im oberen Gastrointestinaltrakt absorbiert und nach Metabolisierung im Urin ausgeschieden. Da die beiden Substanzen nach Kopplung über die Azoverbindung im Kolon fast komplett metabolisiert werden, wurde vermutet, daß ein Teil der Substanz eine Funktion als Vehikel für den Transport in das Kolon hat. Da das Sulfapyridin fast vollständig resorbiert wird, wurde gefolgert, daß die meisten Nebenwirkungen durch das Sulfapyridin zustande kommen und daß der Aminosalizylsäureanteil den eigentlichen therapeutischen Effekt auf die entzündete Schleimhaut hat. Um die Wirksamkeit der Aminosalizylsäure zu beweisen, wurden Sulfasalazin, Sulfapyridin und Aminosalizylsäure in Form von Klysmen Patienten mit distaler Colitis ulcerosa verabreicht. Während unter Sulfasalazin und Aminosalizylsäure eine Besserung des histologischen Befundes und der klinischen Symptomatik eintrat, zeigten die Patienten mit Sulfapyridin nur einen Minimaleffekt.

Aminosalizylate

Nachdem durch topische Anwendung der Effekt der Aminosalizylsäure nachgewiesen war, galt es, eine orale Formulierung zu entwickeln, die die Zerstörung der Aminosalizylsäure durch Magensäure und ihre schnelle Absorption im Dünndarm verhindert. Dies führte zur Entwicklung verschiedener Formulierungen der 5-Aminosalizylsäure (5-ASA) mit unterschiedlichen Mechanismen der Freisetzung im terminalen Ileum und im Kolon.

Um dies zu erreichen, gibt es zum einen die Möglichkeit, das Mesalazin über eine Azoverbindung an einen Carrier zu koppeln, der weniger toxisch ist als das im Sulfasalazin benutzte Sulfapyridin. Die andere Möglichkeit ist die inerte Verkapselung des Mesalazins mit verzögerter Freisetzung der Wirksubstanz in Abhängigkeit von der Zeit oder dem pH-Wert. Am häufigsten benutzt werden derzeit die Präparationen, bei denen die Wirksubstanz ummantelt ist und langsam oder verzögert freigesetzt wird (Tabelle 65). In den Präparaten mit verzögerter Freisetzung ist das Mesalazin mit Eudralgit S – oder L – ummantelt. Diese setzen das Mesalazin entweder bei einem pH-Wert = 6 (Eudragit L) in höher gelegenen Abschnitten des Ileums frei oder bei einem pH-Wert = 7 (Eudragit S) im terminalen Ileum/Kolon. Hieraus resultieren deutliche Unterschiede in der systemischen Belastung. So werden bei pH-6-Techniken 44 %

Tabelle 65. Orale Aminosalizylate

Arzneistoff (INN)	Präparat	Formulierung	Freisetzung
Mesalazin	Pentasa®	Mikrogranula ummantelt mit Ethylzellulose	Langsame Freisetzung
	Asacolitin®	ummantelt: Eudragit S	pH-Wert >7
	Claversal® }	in Natriumkarbonatglycin-Puffer,	pH-Wert >6,5
	Salofalk®	ummantelt: Eudragit L	
Olsalazin	Dipentum®	Azoverbindung 5-ASA-Dimer	im Kolon nach bakterieller Spaltung
Balsalazid	Colazide®	Azoverbindung Alaninträger	im Kolon nach bakterieller spaltung

der 5-ASA renal eliminiert im Vergleich zu lediglich 20 % einer pH-7-Technik. In einer weiteren Präparation (Pentasa®) enthält eine Retardtablette säureresistente Mikrogranula, die im Magen freigesetzt werden. Sie sind von einer semipermeablen Membran aus Ethylzellulose umgeben. Aus diesen Mikrogranula wird die Wirksubstanz unabhängig vom pH-Wert kontinuierlich im Dünn- und Dickdarm freigesetzt. Etwa 20 % der oral verabreichten Dosis sind im Dünndarm als freigesetztes Mesalamin oder Acetylmesalamin nachweisbar. Etwa 80 % unmetabolisiertes Mesalazin erreicht den Dickdarm. Die kontinuierliche Freisetzung von Mesalazin im Dünndarm stellt möglicherweise einen Vorteil dieses Präparats in der Behandlung des Morbus Crohn im Dünndarm dar.

Mehrere Azoverbindungen des Mesalazins wurden entwickelt, von ihnen hat bisher jedoch nur das Olsalazin klinische Bedeutung erlangt. Das Olsalazin ist ein Dimer aus zwei 5-ASA-Molekülen, die über eine Azoverbindung aneinandergekoppelt sind. Wie bei Sulfasalazin wird die Azoverbindung unter dem Einfluß von Bakterien im Kolon gespalten. Das intakte, dimere Molekül wird nur zu einem sehr geringen Prozentsatz (2 %) im Dünndarm absorbiert. Etwa 40 % der Substanz werden als monomere 5-ASA oder Ac-5-ASA über den Stuhl ausgeschieden. Olsalazin steigert die luminale Wassersekretion im Dünndarm und beschleunigt den Kolontransit. Daraus resultiert eine Diarrhö, die bei etwa 6 % der Patienten auftritt.

Die Freisetzung der verschiedenen Substanzen aus ihren Formulierungen ist abhängig von der Darmpassagezeit. Eine beschleunigte Passagezeit bei einem akuten Schub einer entzündlichen Darmerkrankung kann dazu führen, daß die Substanz nicht aus ihrer Ummantelung freigesetzt wird oder daß die Azoverbindungen nicht gespalten werden. Bei einer medikamentös induzierten Diarrhö bei gesunden Probanden wurden von Salazosulfapyridin und von Olsalazin etwa 50 % unverändert mit dem Stuhl ausgeschieden. Die Freisetzung von 5-ASA aus Präparaten, die mit Ethylzellulose oder Eudragit L ummantelt waren, war durch die Diarrhö weniger beeinflußt. Diese Untersuchungen weisen darauf hin, daß bei einer beschleunigten Passagezeit die Wirksamkeit der Aminosalizylate in einer Standarddosierung reduziert sein kann.

Zur rektalen topischen Anwendung stehen Präparationen der 5-ASA als Klysmen, Schaum oder Suppositorien zur Verfügung. Die Resorption von rektal verabreichter 5-ASA liegt bei etwa 10–20 %. Da die Resorption aus einem sauren pH-Wert geringer ist, sind die Klysmen auf einen pH-Wert zwischen 4,5 und 4,8 gepuffert. Die resorbierte 5-ASA wird in der Kolonschleimhaut und in der Leber azetyliert (Ac-5-ASA). Die Ac-5-ASA wird renal tubulär und über einen enterohepatischen Kreislauf im Stuhl ausgeschieden. Das Volumen des Klysmas hat einen Einfluß auf die Ausbreitung im Kolon. Klysmen zwischen 60 und 100 ml erreichen in der überwiegenden Zahl der Fälle die linke Kolonflexur. Die Absorption ist außer vom pH-Wert des Klysmas auch vom Entzündungsgrad der Schleimhaut und davon abhängig, ob und wie lange der Patient das Klysma halten kann. Letzteres hängt von der Aktivität der Erkrankung und der Häufigkeit der Stuhlentleerungen ab. 5-ASA-Präparate, die in Form von Suppositorien angeboten werden, sind nur im Rektum wirksam.

Die 4-Aminosalizylsäure (4-ASA) unterscheidet sich in der Position der Aminogruppe und ist stabiler als die 5-ASA. In den letzten Jahren wurden verschiedene orale and rektale Präparationen der 5-ASA und 4-ASA entwickelt, die sich hauptsächlich in der Art und im Zeitpunkt der Freisetzung der Wirksubstanz voneinander unterscheiden.

Im fetalen Plasma und in der Muttermilch ist acetylierte 5-Aminosalizylsäure nachweisbar, während 5-ASA nur in Spuren auftaucht (s. Kap. 4).

Tabelle 66. Wirkungsmechanismen von Sulfasalazin und 5-Aminosalizysäure (5-ASA)

	Sulfasalazin	5-ASA
Lipoxygenaseprodukte Hemmung von Leukotrien B_4	+	+
Zyklooxygenaseprodukte Hemmung der Synthese von Prostaglandin	+	+
Hemmung von Thromboxan	+	–
Gesteigerte Synthese oder verminderter Abbau von PGE_2	+	–
Hemmung der Neutrophilenfunktion *(Phagozytose, Chemotaxis, Degranulierung)*	+	+
Hemmung der T-Zellzytotoxizität	+	+
Hemmung der Immunglobulinsekretion	–	+
Immunsuppressiver Effekt auf B-Lymphozyten	+	–
Freisetzung von Histamin aus Mastzellen	+	–
Radikalfänger	–	+
Hemmung der Histaminfreisetzung aus Mastzellen	+	–
Hemmung der Proliferation von Lymphozyten aus Lamina propria	–	+
Hemmung der Interleukin-1-Produktion	+	+

+, Positiver Effekt; –, Negativer Effekt oder nicht untersucht.

Wirkmechanismen

Sulfasalazin und Aminosalizylate haben Effekte auf das *lokale und systemische Immunsystem* und die *Entzündungskaskaden* (Tabelle 66). Untersuchungen dazu wurden jedoch überwiegend in vitro an gesunder oder erkrankter Schleimhaut gewonnen und nur vereinzelt in vivo bestätigt. Auch wenn die Aminosalizylsäure als das eigentliche therapeutische Wirkprinzip anerkannt ist, ist nicht auszuschließen, daß auch das Sulfasalazin eine therapeutische Wirksamkeit als intaktes Molekül hat. Sulfasalazin verringert die Zahl der Darmbakterien, insbesondere von Clostridien, anaeroben und aeroben Enterobakterien. Es gibt allerdings nur wenige Beweise dafür, daß eine Reduktion der Darmflora die Entzündungsaktivität der chronisch-entzündlichen Darmerkrankungen positiv beeinflußt. In einigen Studien wurde eine Hemmung der T-Zellzytotoxizität durch Sulfasalazin, aber nicht durch 5-ASA, und eine Hemmung der Immunglobulinsekretion durch 5-ASA, aber nicht durch Sulfasalazin, beschrieben.

Die meisten Untersuchungen liegen zum Effekt von Sulfasalazin und Aminosalizylaten auf den *Metabolismus der Arachidonsäure* vor. Beide Substanzen hemmen die Prostaglandinbiosynthese über eine Hemmung der Prostaglandinsynthetase (Zyklooxygenase). Da nichtsteroidale Antirheumatika, die ebenfalls potente Hemmer der Zyklooxygenase sind, keinen Einfluß auf die Aktivität der entzündlichen Darmerkrankung haben, ist die Hemmung der Prostaglandinsynthese für den therapeutischen Effekt von Sulfasalazin und 5-ASA eher nicht verantwortlich. Es gibt Hinweise, daß Sulfasalazin den Abbau von Prostaglandin F_2 hemmt, und daß durch 5-Aminosalizylat die Bildung von Prostazyklin gesteigert ist. Möglicherweise *wirken beide Substanzen über eine Steigerung der lokalen Konzentrationen von Prostaglandinen,* die im Bereich des Kolons ebenso wie im Magen einen zytoprotektiven Effekt haben.

Die Produkte des Lipoxygenasewegs sind wichtige Mediatoren der Entzündung bei chronisch-entzündlichen Darmerkrankungen. Leukotrien B_4 vermittelt die zelluläre Infiltration der Schleimhaut, während die Leukotriene C_4, D_4 und E_4 die Mukusproduktion steigern, die Kontraktion der glatten Muskulatur fördern und den Austritt von Proteinen aus den Kapillaren ins Interstitium begünstigen. Salazosulfapyridin und 5-Aminosalizylate hemmen dosisabhängig die Synthese und Freisetzung von Leukotrienen. Die hemmende Aktivität von Sulfasalazin ist dabei etwa 20mal größer als die von 5-ASA. Durch die Hemmung der Leukotriene sind möglicherweise weitere Funktionen der Salizylate erklärt, z. B. die Hemmung der Lymphozytenfunktion, der Antikörpersekretion und des PAF.

Freie O_2-Radikale werden unter dem Einfluß von Leukotrien B_4 und PAF aus Entzündungszellen freigesetzt. Die daraus entstehenden Hydroxylradikale sind starke Oxidanzien, die durch Lipidperoxidation die Membranfluidität verändern. Weitere O_2-Metaboliten bauen die Schleimschicht ab und schädigen die Epithelzellen. Normalerweise wird die Funktion der O_2-Radikale und ihrer Produkte durch Radikalfänger verhindert. Die gesunde Kolonschleimhaut enthält im Vergleich zu anderen Geweben wenig O_2-Radikale. In der entzündeten Kolonschleimhaut steigt der Gehalt an O_2-Radikalen deutlich an. Die 5-

ASA und Sulfasalazin sind potente O_2-Radikalfänger. Die Lipidperoxidation wird jedoch nur durch die 5-ASA effektiv gehemmt.

Nebenwirkungen

Nebenwirkungen von Sulfasalazin sind bei 10–45 % der Patienten mit chronisch-entzündlichen Darmerkrankungen beschrieben (Tabelle 67). Die Häufigkeit der Nebenwirkungen hängt von der Dosis und vom Azetylierungstyp ab. Die *häufigsten Nebenwirkungen* treten dosisabhängig innerhalb der ersten Wochen der Behandlung bei den Patienten auf, die das *Sulfapyridin nur langsam azetylieren* und deshalb hohe Serumspiegel von Sulfapyridin haben. Bei Tagesdosen von 4 g Sulfasalazin liegt die Nebenwirkungsrate bei etwa 50 %. Die häufigsten dosisabhängigen Nebenwirkungen sind in Tabelle 67 dargestellt.

Unabhängig von der Dosis und dem Azetylierungstyp treten in seltenen Fällen Hypersensibilitätsreaktionen auf. Diese können alle Organsysteme betreffen. Die Hautveränderungen reichen von der Urtikaria über eine nicht näher erklärte Blaufärbung der Haut (Methämoglobinbildung?) bis zur Epidermiolyse. Vereinzelt sind Hepatitiden und Pankreatitiden unter Sulfasalazintherapie beschrieben. Bei Hepatotoxizität entspricht das Bild entweder einer viralen Hepatitis mit sehr hohen Transaminasen, in manchen Fällen aber auch dem Bild einer granulomatösen oder einer cholestatischen Hepatitis. Die initialen Symptome pulmonaler Nebenwirkungen sind Husten, Fieber und Lungenfunktionsstörungen. Klinisch und radiologisch imponiert das Bild einer eosinophilen Pneumonitis oder einer fibrosierenden Alveolitis. Eine megaloblastäre Anämie ist Folge eines Folsäuremangels unter der Sulfasalazintherapie. Seltener sind hämolytische Anämien und Granulozytopenie. Die Reifungsstörung der Spermatogenese unter Sulfasalazin ist möglicherweise Folge des Folsäureantagonismus durch Sulfapyridin. Es treten Oligospermie und Störungen der Spermienmotilität auf (s. Abschn. 4.1). Nach Absetzen von Sulfasalazin sind die Störungen voll reversibel. Sehr selten sind unter Sulfasalazin Exazerbationen einer Colitis ulcerosa mit blutigen Diarrhöen und Fieber aufgetreten, wobei es sicher schwierig ist, zwischen einer Wirkung des Medikaments und einer Folge der Krankheit zu differenzieren. Nur vereinzelte Fälle von pseudomembranöser Kolitis sind beschrieben. Diskutiert wird auch eine Rolle des Folsäuremangels in der Karzinogenese bei chronisch-entzündlichen Darmerkrankungen (s. S. 113).

Die häufiger auftretenden und leichteren Nebenwirkungen der Sulfasalazintherapie können vermieden werden, wenn etwa 2–3 Wochen nach Absetzen der Substanz Sulfasalazin in einer etwa 50 % niedrigeren Dosis gegeben wird. Mehrere Schemata zur Desensibilisierung – beginnend mit sehr niedrigen Dosen von Sulfasalazin (1 mg/Tag mit langsamer Verdopplung der Dosis) – wurden beschrieben. Etwa 85 % der Patienten, die allergische Reaktionen auf Sulfasalazin zeigten, hatten keine Nebenwirkungen nach Umstellung auf Mesalazin. Ähnliche Nebenwirkungen wie unter Sulfasalazin wurden auch bei bis zu 20 % unter Mesalazin beschrieben (Tabelle 67). Erst mit zunehmender Dauer und Anwendungshäufigkeit von Mesalazin wird es möglich sein, die

Tabelle 67. Nebenwirkungen von Sulfasalazin und 5-ASA

Sulfasalazin

Häufig treten auf:

- Appetitmangel
- Brechreiz und Erbrechen
- Juckreiz
- Exantheme
- Bauchschmerzen
- Blähungen und Durchfälle
- allgemeines Schwächegefühl
- Müdigkeit und Kopfschmerz

Gelegentlich treten auf:

- Fieber
- allergische Konjunktivitis, Quincke-Ödem
- Folsäuremangelanämie, hämolytische Anämie, Methämoglobinämie, Leukopenie, Thromobozytopenie, Panzytopenie
- Benommenheit, Schwindel, Konzentrationsstörungen, Parästhesien, Schlaflosigkeit, Depressionen, Psychosen
- Fotosensibilität, Enantheme
- Palpitationen, Blutdrucksteigerungen
- Dyspnoe, Asthma bronchiale
- Muskelschwäche, Gelenkschmerzen

Selten:
- Zyanose der Haut.

In Einzelfällen:

- Mononucleosis-infectiosa-ähnliche Erkrankungen
- Agranulozytose, Knochenmarksdepressionen, Plasmozytose
- Lyell-Syndrom (toxische Epidermolyse), Steven-Johnson-Syndrom
- Lupus-erythematodes-Syndrom, Perikarditis
- Hepatotoxizität, Pankreatitis
- akute interstitielle Nephritis, Kristallurie, nephrotisches Syndrom
- fibrosierende Alveolitis, Eosinophilen-Pneumonie
- Exazerbation remittierender Colitis ulcerosa

5-ASA
Bis zu 20 % der Patienten haben ähnliche Nebenwirkungen wie bei Sulfasalazin

Selten:

- allergisches Exanthem
- Medikamentenfieber
- Bronchospasmen
- Pankreatitis
- interstitielle Nephritis

In Einzelfällen:

- Alveolitis
- Perikarditis
- Pleuritis
- Haarausfall

Häufigkeit der Nebenwirkungen exakt zu vergleichen. Es liegen Studien vor, bei denen die Häufigkeit von Kopfschmerzen und epigastrischen Beschwerden unter Sulfasalazin und Mesalazin vergleichbar sind, während Übelkeit und Erbrechen in der Sulfasalazingruppe 4mal häufiger auftreten. Unter Mesalazin sind vereinzelt Myokarditis, Pankreatitis, Haarausfall und Leukopenie beschrieben. Einzelne Fälle einer Exazerbation der Kolitis sind unter Mesalazin aufgeführt. In toxikologischen Untersuchungen bei Ratten fiel Nephrotoxizität auf, die Folge einer Nekrose der proximalen Tubuli und der Papillen war. Es sind etwa 15 Fälle von interstitieller Nephritis unter der Therapie mit Salazosulfapyridin oder 5-ASA beschrieben. Es handelt sich dabei um komplett reversible, dosisunabhängige Überempfindlichkeitsreaktionen. Überwiegend wurden jedoch weder in der Kurz- noch in der Langzeitbehandlung bei nichtvorgeschädigter Niere relevante nephrotoxische Nebenwirkungen beobachtet.

16.4
Nichtsteroidale Immunsuppressiva

Azathioprin, 6-Mercaptopurin

Azathioprin und 6-Mercaptopurin (6-MP) *hemmen die zelluläre und humorale Immunantwort*. Sie können bei gut überwachter Therapie als Medikamente der 2. Wahl bei chronisch-entzündlichen Darmerkrankungen eingesetzt werden, wenn mit Steroiden und Aminosalizylaten die Behandlung des akuten Schubes und seiner Komplikationen nicht gelingt.

Azathioprin wird in der Leber in 6-MP umgewandelt, das als Purinanalog durch Hemmung der Biosynthese der DNS zytostatisch wirkt. Azathioprin hat zusätzlich einen immunsuppressiven Effekt, der möglicherweise durch Alkylierung von Membranstrukturen der Lymphozyten erklärt ist. Ob Azathioprin und 6-MP einen Einfluß auf die Synthese und Freisetzung von Entzündungsmediatoren haben, ist bisher nicht untersucht. Beide Substanzen reduzieren die Zahl und Zytotoxizität der „natural killer cells", verringern die Zahl der Plasmazellen in der Lamina propria um 50 % und unterdrücken die Funktion der T-Suppressorzellen. Welche Wirkung von 6-MP und Azathioprin für die Immunsuppression verantwortlich ist und ob die Immunsuppression den therapeutischen Effekt bei chronisch-entzündlichen Darmerkrankungen erklärt, ist nicht mit Sicherheit bekannt. Aus allen Untersuchungen wird deutlich, daß ein therapeutischer Effekt erst 8–12 Wochen nach Beginn der Therapie zu erwarten ist.

Aus der langjährigen Behandlung von Leukämien, rheumatoider Arthritis und Immunsuppression nach Organtransplantation sind die *häufigsten Nebenwirkungen* von 6-MP und Azathioprin auf die *Blutbildung* sowie *Hepatotoxizität* bekannt. Bei Einsatz dieser Substanzen zur Behandlung des Morbus Crohn waren die häufigsten Nebenwirkungen Pankreatitis, Knochenmarkdepression, allergische Reaktionen und medikamenteninduzierte Hepatitis (Tabelle 68). Eine dosisabhängige Übelkeit findet sich häufig kurz nach Therapiebeginn. In einer Studie trat bei 3,3 % der Patienten eine akute, leichte

Tabelle 68. Nebenwirkungen von Azathioprin[a]. (Aus Hawthorne u. Hawkey 1989)

	Anzahl Patienten (n)	[%]
Leukopenie	15 (+1 Todesfall durch Panzytopenie)	4,6
Übelkeit und Erbrechen	13	3,2
Pankreatitis	7	2,0
Fieber	4	1,1
Arthritis/Arthralgie	3	0,8
Diarrhö/Abdominalschmerzen	2	0,6
Allergisches Exanthem	1	0,3

[a] Daten aus Studien, in denen 349 Patienten mit entzündlichen Darmerkrankungen mit Azathioprin behandelt wurden.

Pankreatitis innerhalb der ersten 32 Tage der Therapie auf, die sich nach Absetzen des Medikamentes schnell zurückbildete. In anderen Studien wurde eine Pankreatitis weit weniger häufig beobachtet. Fieber, Diarrhöen, Arthralgien und allergisches Exanthem sind weitere seltene Nebenwirkungen. Insgesamt liegt die Häufigkeit der Toxizität des 6-MP bei etwa 7,6 %. Diese Nebenwirkungen bildeten sich alle nach Absetzen des Medikamentes zurück. Unter der Therapie mit Azathioprin und 6-MP findet sich ein um den Faktor 1,6 gesteigertes Risiko für die Entwicklung von malignen Lymphomen und anderen Tumoren.

In der Behandlung des Morbus Crohn konnte nur ganz vereinzelt ein Auftreten eines malignen Lymphoms unter der immunsuppressiven Therapie gesehen werden (s. S. 109). Die Häufigkeit maligner Tumoren war jedoch nicht höher im Vergleich zu den Gruppen, die nicht immunsuppressiv behandelt wurden. Infektionen entwickelten sich bei etwa 7 % der Patienten unter der Therapie mit 6-MP. Bei Crohn-Patienten treten diese Infektionen jedoch auch ohne immunsuppressive Therapie auf.

Zur Vermeidung von Nebenwirkungen des Azathioprin wurde empfohlen, mit einer Dosis von 50 mg/Tag zu beginnen. Wenn innerhalb von 3 Wochen keine Nebenwirkungen auftreten, kann die Dosis schrittweise auf 150 mg täglich erhöht werden.

Cyclosporin A

Cyclosporin A ist ein zyklisches Undecapeptid, das ursprünglich aus Pilzsporen isoliert wurde und seit 1980 synthetisch hergestellt wird. Wegen seiner potenten immunsuppressiven Wirkung wird es seit vielen Jahren zur *Verhinderung der Organabstoßung nach Transplantation eingesetzt*. Die immunsuppressive Wirkung von Cyclosporin A resultiert aus einer starken Hemmung der

Produktion von Zytokinen, insbesondere von Interleukin-2, Interleukin-4 und Interferon-Gamma. Die Hemmung der Zytokine unterbricht die Proliferation der T-Zellen und blockiert indirekt die Funktion von B-Zellen. Im Gegensatz zu anderen Immunsuppressiva führt Cyclosporin nicht zur Knochenmarkdepression. Der Effekt einer Therapie mit Cyclosporin auf das Immunsystem bei Patienten mit chronisch-entzündlichen Darmerkrankungen ist nicht vollständig geklärt.

In der Therapie der chronisch-entzündlichen Darmerkrankungen wird Cyclosporin oral, intravenös und als Klysma eingesetzt. Nach oraler Gabe wird die Substanz im Dünndarm resorbiert und erreicht die Zirkulation über das lymphatische System. Die Resorption im Gastrointestinaltrakt hängt überwiegend von der Kontaktzeit mit der Darmwand ab. Bei chronisch-entzündlichen Darmerkrankungen kann die Absorption durch gesteigerte Motilität, Schädigung der Mukosa und Reduzierung der Resorptionsfläche nach Operationen eingeschränkt sein. Die Metabolisierung erfolgt in der Leber, die Ausscheidung der inaktiven Metaboliten über die Galle. Medikamente, die mit dem Zytochrom P_{450}-System interagieren, beeinflussen die Pharmakokinetik von Cyclosporin A. Erythromycin, Metoclopramid, Cimetidin, Verapamil, orale Kontrazeptiva und Methylprednisolon erhöhen die Spiegel von Cyclosporin, während Phenobarbital, Carbamazepin, Rifampizin und Griseofulvin die Blutspiegel senken. Maximale Serumspiegel von Cyclosporin A werden nach 2–6 h erreicht, während die Halbwertzeit etwa 19 h beträgt. Regelmäßige Blutspiegelkontrollen sind bei Einsatz von Cyclosporin A Voraussetzung.

Bei bis zu 12 % der Patienten treten Nebenwirkungen unter der Cyclosporintherapie auf (Tabelle 69). Non-Hodgkin-Lymphome werden mit Cyclosporin früher und häufiger beobachtet als unter der Therapie mit anderen Immunsuppressiva.

Die immunsuppressive Therapie mit Cyclosporin A verhindert nicht die Entstehung einer chronisch-entzündlichen Darmerkrankung. Dies wurde kürzlich bei einem Patienten nach Nierentransplantation gezeigt, der nach 6jähriger Cyclosporin-A-Therapie eine Colitis ulcerosa entwickelte.

Tabelle 69. Nebenwirkungen bei 343 Patienten mit oraler oder intravenöser Therapie mit Cyclosporin. (Aus Sandborn 1995)

Nebenwirkung	Häufigkeit (%)
Parästhesien	26
Hypertrichose	13
Hypertonie	11
Tremor	7
Anorexie/Übelkeit/Erbrechen	6
Nierenschädigung	6
Lebertoxizität	3
Zahnfleischhypertrophie	2
Neurotoxizität	1

16.5
Metronidazol

Metronidazol ist ein Nitroimidazol, dessen *freie Nitrogruppe* verantwortlich ist für die *antibakterielle* Wirkung gegen *gramnegative* und *grampositive Anaerobier* und andere Erreger. Es wird seit 1975 zur Behandlung des Morbus Crohn eingesetzt. Die Substanz wird nach oraler Aufnahme schnell absorbiert. Sie tritt in alle Körperflüssigkeiten über und ist auch im entzündlichen Gewebe nachweisbar. Bei Patienten mit eingeschränkter Leberfunktion hat Metronidazol eine verlängerte Halbwertszeit. Die Kombination mit Steroiden ist möglich. Metronidazol hat keinen Effekt auf die Spaltung der Diazoverbindung von Sulfasalazin im Kolon. Der *antibakterielle Effekt* beruht auf der Bildung von *zytotoxischen Metaboliten*, die an die DNS der Bakterien ankoppelt. Die Wirkung von Metronidazol bei Morbus Crohn wird auf den antimikrobiellen Effekt zurückgeführt, ohne daß eine Korrelation zwischen der Abnahme der Kolonbakterien und der symptomatischen Besserung besteht.

Im allgemeinen wird Metronidazol gut vertragen. Dosisabhängig treten bei kurzzeitiger Therapie metallischer Geschmack, dunkler Urin, Übelkeit, verminderter Appetit, Kopfschmerzen, Urtikaria und Neutropenie auf. Diese Nebenwirkungen sind bei Dosisreduktion auf etwa 250 mg/Tag reversibel. *Parästhesien sind bei bis zu 50 % der Patienten* nach etwa 6monatiger Therapie nachweisbar. Es handelt sich um eine Schädigung der sensorischen peripheren Nerven. Auch diese Schädigungen bilden sich nach Absetzen der Medikation oder Dosisreduktion zurück. Motorische Ausfälle sind nicht beschrieben. Die Metronidazol-induzierte periphere Neuropathie ist Folge einer selektiven Bindung der Substanz an die neuronale RNS. Dadurch kommt es zur Axondegeneration. Vereinzelt wurden Pankreatitiden, Arzneimittelexanthem und Leberabszesse unter Metronidazol beschrieben.

Metronidazol hat unter bestimmten experimentellen Bedingungen mutagene und karzinogene Eigenschaften. Bisher sind beim Menschen embryotoxische oder teratogene Nebenwirkungen nicht beschrieben. Dennoch sollte die Substanz weder in der Schwangerschaft noch in der Stillperiode eingesetzt werden.

16.6
Potentielle Medikamente und Substanzen zur symptomatischen Therapie

Neben den standardisierten Therapeutika werden weitere Substanzen bei der Therapie der chronisch-entzündlichen Darmerkrankungen eingesetzt, die entweder global oder gezielt auf einzelne Schritte der Entzündungskaskade einwirken. Die verschiedenen Substanzen sind in Tabelle 70 aufgelistet.

Leukotrien B_4 gilt als einer der wichtigsten Mediatoren der Schleimhautentzündung. Bei Patienten mit aktiver Colitis ulcerosa sind die Konzentrationen von Leukotrien B_4 um das 50fache erhöht im Vergleich zu Kontrollen. Deshalb richtet sich das Interesse bei der Entwicklung neuer Substanzen darauf, entweder die Synthese von Leukotrien B_4 zu hemmen oder seine Wirkung am Rezeptor zu blocken. Die Hemmung der Leukotrien-B_4-Synthese kann durch Reduktion des Arachidonsäuresubstrats erreicht werden. 3-Ω-Fettsäuren

Tabelle 70. Potentielle therapeutische Substanzen. (Aus Debinski u. Kamm 1995 und Cohen u. Hanauer 1995)

3-Ω-Fettsäuren (Eicosapentansäuren)
Leukotrien-B_4-Rezeptorantogonist
5-Lipoxygenasehemmer
Thromboxanantagonisten
Thromboxansynthesehemmer
PAF (plättchenaktivierender Faktor)-Antagonisten
Methotrexat
Chloroquin
Levamisol
Sucralfat
Dinatriumchromoglycat
Immunglobuline
Monoklonale Antikörper gegen T-Helferzellen (CD_4)
T-Lymphozytenapherese
Monoklonale Antikörper gegen IL_2-Rezeptor (CD_{25})
Monoklonale Antikörper gegen interzelluläre Zelladhäsionsmoleküle
Tuberkulostatika
Monoklonale Antikörper gegen Tumornekrosefaktor
Interferon α
Ciprofloxacin
Butyrat, kurzkettige Fettsäuren
Apathogener E. *coli*-Stamm
Lidocain
Nikotin
Superoxid Dismutase
Allopurinol
Dimethylsulfoxid (DMSO)
Heparin
Faktor XIII

(Eikosapentansäuren) in Fischöl werden durch die Lipoxygenase zu Leukotrien B_5 metabolisiert, das nur etwa 10 % der Aktivität von Leukotrien B_4 hat. Eine tägliche Gabe von 3 g 3-Ω-Fettsäuren/Tag über 6 Wochen reduziert die Bildung von Leukotrien B_4. Ein zweiter Weg ist die Entwicklung von Leukotrien-B_4-Rezeptorantagonisten. Der spezifische *5-Lipoxygenaseinhibitor* Zileuton (A-64077, Abbott) führt zu einem etwa 90 %igen Abfall der Leukotrien-B_4-Produktion nach etwa 8 h.

Der PAF (Plättchen-aktivierende Faktor) hat eine starke proinflammatorische Aktivität. Der Einsatz von *PAF-Antagonisten* in der Therapie der chronisch-entzündlichen Darmerkrankungen erscheint sinnvoll und wird derzeit untersucht. Eine Vaskulitis wird als ein pathogenetischer Faktor des Morbus Crohn angesehen. In der Ausbildung der Vaskulitis spielt Thromboxan eine entscheidende Rolle. *Thromboxansynthesehemmer* und *Thromboxanantagonisten* haben in tierexperimentellen Modellen entzündlicher Darmerkrankungen positive Ergebnisse gezeigt. Erste klinische Studien mit PAF-Antagonisten oder Thromboxansynthesehemmern zeigen allerdings keinen therapeutischen Vorteil dieser Substanzen gegenüber der Standardtherapie.

Methotrexat wird bei chronisch-entzündlichen Erkrankungen (Psoriasis und rheumatoide Arthritis) eingesetzt, ohne daß der Wirkmechanismus genau verstanden wird. Als Folsäureinhibitor hemmt Methotrexat die DNS-Synthese. Seine anti-inflammatorischen Eigenschaften führen zur Reduktion der Interleukin-1-Aktivität und zur Reduktion der zirkulierenden Rezeptoren von Interleukin-2 und Tumornekrosefaktor. Nach oraler Gabe hat Methotrexat eine 80–100 %ige Bioverfügbarkeit. Es wird überwiegend in der Leber metabolisiert. Die Nebenwirkungen von Methotrexat sind leichte gastrointestinale Symptome wie Übelkeit, Erbrechen, Diarrhö und Bauchschmerz. Daneben treten Kopfschmerzen, Müdigkeit, Kältegefühl und Schlaflosigkeit auf. Seltene Nebenwirkungen sind hypersensible Pneumonitis und Hepatotoxizität. Unter einer Dosierung von 7,5–25 mg einmal pro Woche sind Nebenwirkungen selten. Bei Patienten mit erhöhtem Risiko für eine toxische Leberschädigung (Alkoholabusus, Übergewicht, vorexistierende Lebererkrankung) sollte Methotrexat nicht gegeben werden. Folsäure in einer Dosierung von 1 mg/Tag reduziert die Toxizität des Methotrexates, ohne die therapeutische Wirksamkeit abzuschwächen.

Bei den chronisch-entzündlichen Darmerkrankungen besteht möglicherweise ein Defekt der antigenpräsentierenden Zellen, die Produktion von Suppressor-T-Zellen zu stimulieren. *Chloroquin* hat einen Effekt auf die Antigenpräsentation und hemmt die Aktivität der Phospholipase A_2. Endgültige Ergebnisse zum Einsatz von Chloroquin liegen bisher nicht vor. Levamisol und BCG wurden eingesetzt, um die zelluläre Immunität zu steigern. Weder bei Morbus Crohn noch bei Colitis ulcerosa hatte Levamisol einen Einfluß auf die Krankheitsaktivität.

Sucralfat ist ein zytoprotektives Mukopolysaccharid. Sein protektiver Effekt wird möglicherweise vermittelt durch vermehrte Mukussekretion und Änderungen des lokalen Blutflusses und der Prostaglandinsekretion. In mehreren kontrollierten Studien führten Sucralfateinläufe bei der Colitis ulcerosa zu einer deutlichen Verbesserung, die jedoch signifikant schlechter war im Vergleich zu Einläufen mit Glukokortikoiden oder 5-Aminosalizylaten. Durch den Einsatz von Dinatriumchromoglycat wurde versucht, die Freisetzung entzündungsaktivierender Substanzen aus Mastzellen und eosinophilen Granulozyten bei chronisch-entzündlichen Darmerkrankungen zu inhibieren. Während die orale Form von Dinatriumchromoglycat keinen Einfluß auf die Krankheitsaktivität hatte, führten Einläufe mit dieser Substanz zu einer leichten Reduktion der rektalen Blutung und der Stuhlfrequenz.

Der α-2-Agonist Clonidin hat einen Einfluß auf die Kolonmotilität. Bei Patienten mit aktiver Colitis ulcerosa führte Clonidin zu einer Verbesserung der klinischen Symptomatik.

Einläufe mit Wismut Subzitrat bei der aktiven Proktitis und linksseitigen Kolitis erreichten in einer Studie vergleichbare Remissionsraten wie Einläufe mit 5-Aminosalizylaten. Der therapeutische Effekt von Wismut ist möglicherweise durch seine Bakterizidie bedingt. Einläufe mit dem Lokalanästhetikum Lidocain (800 mg) führten bei Patienten mit Proktitis und linksseitiger Kolitis zu einer deutlichen Besserung der Symptome.

Von einer intravenösen Therapie mit Immunglobulinen werden verschiedene Effekte erwartet:

Eine Suppression von Autoimmunreaktionen durch Infusion antiidiotypischer Antikörper, eine Neutralisation von Endotoxin, eine Blockierung retikoloendothelialer Fc-Rezeptoren, ein Abfall der T-Zell-Proliferation und eine Maskierung der Antigenpräsentation. Bei einigen Autoimmunerkrankungen wurden Gamma-Immunglobuline bereits mit Erfolg eingesetzt (thrombozytopenische Purpura, Kawasaki-Syndrom, Myastenia gravis).

CD_4+-T-Helferzellen haben eine Bedeutung bei der Initiierung der Immunantwort und der Proliferation der T-und B-Lymphozyten in der Lamina propria. Mit *monoklonalen Antikörpern gegen das CD_4-Antigen* wird versucht, die Aktivierung der Immunantwort zu blockieren. Ein chimärer monoklonaler CD_4-Antikörper (CMT-412) und ein monoklonaler CD_4-Mausantikörper (Mab 16H5) wurden in klinischen Prüfungen getestet. Bei einem hohen Prozentsatz (75 % und mehr) der Patienten kam es zu einer Besserung des klinischen und endoskopischen Befundes. Allerdings kam es insbesondere bei Einsatz des chimären Antikörpers zu einer langdauernden Suppression der CD_4+-Helferzellen. Grundsätzlich begünstigt diese Situation die Entstehung opportunistischer Infektionen. Bei an sich gutartig verlaufenden Erkrankungen wie Morbus Crohn und Colitis ulcerosa erscheint dieser experimentelle Therapieansatz gefährlich und nicht gerechtfertigt.

Die *Apherese von T-Lymphozyten* führt zu einer mechanischen Entfernung immunreaktiver Zellen. Dies geschieht unter dem Aspekt, daß die zirkulierenden T-Zellen für eine abnorme Immunantwort bei Patienten mit chronisch-entzündlichen Darmerkrankungen verantwortlich sind. Allerdings sind nur die T- und B-Zellen in der Darmwand aktiviert. Von daher ist ein signifikanter therapeutischer Effekt von einer Entfernung peripherer Blutlymphozyten nicht zu erwarten. Während unkontrollierte Studien durch Lymphozytenapherese eine 100 %ige Induktion und einen langen Erhalt der Remission nachwiesen, fand sich in einer kontrollierten Studie kein therapeutischer Nutzen der Apherese.

Interleukin-2 und andere Interleukine stimulieren die Proliferation von Entzündungszellen (insbesondere T- und B-Lymphozyten) und die Sekretion von Entzündungsmediatoren (s. Kap. 24). Monoklonale Antikörper oder Pharmaka, die mit der Bindung oder der Wirkung von *Interleukinen* interferieren, könnten hemmend auf den Entzündungsprozeß wirken. Erste klinische Studien werden derzeit mit dieser Fragestellung durchgeführt.

Das proinflammatorische Zytokin Tumornekrosefaktor α (TNF-α) wird während der aktiven Entzündung von mononukleären Zellen und aktivierten T-Zellen produziert und findet sich in erhöhten Konzentrationen in Blut und Stuhl von Patienten mit Morbus Crohn und möglicherweise auch Colitis ulcerosa. In einer offenen Studie erhielten 10 Patienten mit steroidrefraktärem Morbus Crohn eine einzelne Infusion eines chimären monoklonalen Antikörpers gegen TNF-α (cA2). Innerhalb von 4 Wochen zeigten 8 der 10 Patienten eine Normalisierung des CDAI und eine deutliche Besserung des endoskopischen Befundes.

Viren werden als ein pathogenetischer Faktor der chronisch-entzündlichen Darmerkrankungen angesehen. Wegen seiner antiviralen, immunmodulatorischen und antiproliferativen Effekte wurde Interferon-α in mehreren offenen

Studien bei Patienten mit Morbus Crohn und Colitis ulcerosa eingesetzt. In einer Dosierung von 3 Mio. Einheiten dreimal pro Woche wurde bei 44 % der Patienten mit akutem Morbus Crohn eine Remissionsrate erreicht, während Patienten mit chronisch aktivem Morbus Crohn keine Verbesserung der Krankheitsaktivität zeigten. Bei 80 % der Patienten mit chronisch aktiver Colitis ulcerosa kam es innerhalb von 15 Tagen zu einer deutlichen Verbesserung und innerhalb von 6 Monaten zur kompletten klinischen und endoskopischen Remission. Alle Studien mit Interferon-α hatten ein offenes Studiendesign und wurden an kleinen Patientengruppen durchgeführt. Die Angaben über die Nebenwirkungen sind sehr unterschiedlich.

Bei Patienten mit Morbus Crohn und Colitis ulcerosa finden sich bei hoher Krankheitsaktivität und intestinalen Blutungen *häufig erniedrigte Spiegel der Faktor-XIII-Aktivität* und des *Faktor-XIIIA-Antigens*. Die Ursache ist am ehesten ein Verlust bzw. ein Verbrauch von Faktor XIII im Bereich der entzündeten Darmwand. In der Remissionsphase kommt es spontan zu einer Normalisierung der Faktor-XIII-Aktivität. Faktor XIII trägt durch Verbindung der Fibrinmoleküle und Bindung von Fibrin an Fibronektin und α_2-Antiplasmin zur Bildung eines stabilen Fibrinnetzes und zur Organisation des Gerinnsels bei. Bei Patienten mit Morbus Crohn und Colitis ulcerosa werden bei erniedrigten Ausgangswerten bis zu 3750 E Faktor-XIII-Konzentration benötigt, um einen Normalwert der Faktor-XIII-Aktivität und ein Sistieren der Blutung zu erreichen. Faktor-XIII-Substitution ist eine adjuvante Maßnahme bei längerdauernder Blutung, die keinen Einfluß auf die Entzündungsaktivität hat.

In der Diskussion ist derzeit der therapeutische Effekt eines *apathogenen Escherichia-coli-Stammes* (E.-coli-stamm Nissle 1917) auf die Krankheitsaktivität. Die Wirksamkeit wird erklärt über einen *Antagonismus gegen pathogene Darmkeime*, die möglicherweise für die Durchfallsymptomatik und Entzündungsaktivität verantwortlich sind. Es wird auch diskutiert, daß der apathogene E.-coli-Stamm durch Bildung kurzkettiger Fettsäuren (N-Butyrat, Azetat, Propionat) den Stoffwechsel der Kolonepithelzellen günstig beeinflußt. *N-Butyrat* ist eine wichtige Energiequelle der Kolonepithelzellen. Es entsteht aus dem bakteriellen Abbau unverdauter Kohlenhydrate im Kolon. Bei Colitis ulcerosa ist die Konzentration an kurzkettigen Fettsäuren im Rektum stark reduziert. Neben seiner Funktion als Energiequelle hat Butyrat einen differenzierenden Effekt auf undifferenzierte Kolonzellen in der Kultur. Bei Colitis ulcerosa führte Butyrat in autoradiographischen Untersuchungen zu einer Erniedrigung der Mitoserate der Kolonepithelzellen. Erste Therapieversuche mit N-Butyrateinläufen zeigen einen positiven therapeutischen Effekt bei linksseitiger Kolitis (s. Abschn. 18.8).

Grundlagen der Prävention und Therapie der Osteoporose bei chronischentzündlichen Darmerkrankungen sind die Verminderung der Entzündungsaktivität, physikalische und medikamentöse Maßnahmen. Bei Patienten mit hoher Krankheitsaktivität und längerfristiger Glukokortikoidtherapie werden Medikamente gegeben, die den Knochenabbau bremsen und die Mineralisation und Kalziumbilanz verbessern. Dazu gehören Kalzium, Vitamin D, Biphosphonate und bei Frauen in der Postmenopause Östrogene. Kalzium sollte in einer Dosierung von 2mal 0,5 g, Vitamin D_3 in einer Dosierung von 1000 IE pro Tag verabreicht werden. Der Einsatz von Calcitonin ist im Rahmen einer Akuttherapie bei High-turnover-Osteoporose indiziert. Bei bereits bestehender Osteoporose ist es sinnvoll, zusätzlich zu Kalzium und Vitamin D_3 Fluoride zu geben, die den Knochenaufbau stimulieren. Das Natriumfluorid wird in einer Tagesdosis von 25–50 mg verabreicht.

Zur *symptomatischen Therapie* bei Diarrhöen sollten Substanzen nur eingesetzt werden, wenn keine starken Entzündungszeichen vorhanden sind. Insbesondere Opiate sind in der Lage, Ileus und die Entstehung des toxischen Megakolons zu begünstigen. *Loperamid* hat sich als eine wirkungsvolle Substanz zur Behandlung der Diarrhö bei Morbus Crohn und Colitis ulcerosa insbesondere auch nach Anlage eines Ileostomas erwiesen. Bei chologenen Diarrhöen im Zusammenhang mit einer Ileitis terminalis kann der Einsatz von *Cholestyramin* erwogen werden. Insbesondere bei Patienten mit Stenosen sollte Cholestyramin wegen der Gefahr der Obstipation und der Dünndarmobstruktion nicht eingesetzt werden.

16.7
Thromboembolieprophylaxe und -therapie

Patienten mit chronisch-entzündlichen Darmerkrankungen weisen häufig erhöhte Aktivitäten prokoagulatorischer Gerinnungsfaktoren und gesteigerte Thrombozytenzahlen auf (s. Abschn. 6.6). Klinisch führt diese Prädisposition zu einer erhöhten Inzidenz thromboembolischer Komplikationen. Um das Risiko dieser Komplikationen zu senken, ist eine *frühzeitige, gezielte und effektive Thromboembolieprophylaxe* erforderlich. Kompliziert wird die Entscheidung zur Thromboseprophylaxe durch die Grunderkrankung, die bei Vorliegen von Ulzera bzw. hämorrhagischen Darmveränderungen ein *erhöhtes Blutungsrisiko* beinhaltet. Deshalb muß bei jedem Patienten in jeder spezifischen Situation differentialtherapeutisch vorgegangen werden.

Noch komplizierter gestaltet sich die Therapie thromboembolischer Erkrankungen, da die erforderlichen Dosierungen an Antikoagulanzien wesentlich höher liegen. Art und Dosierung der entsprechenden Medikamente sind in diesen Fällen noch präziser zu bedenken. In jedem Fall muß grundsätzlich eine individuelle Entscheidung getroffen werden (s. Tabelle 71).

Bei der Thromboembolieprophylaxe und -therapie muß folgendes beachtet werden:

- Steroide führen zu einer thrombophilen Diathese und damit zu einer Verstärkung der Thrombophilie bei chronisch-entzündlichen Darmerkrankungen. Hiermit ist eine primäre bzw. sekundäre Thromboseprophylaxe um so mehr angezeigt, wenn eine gleichzeitige Behandlung mit Kortison erfolgt.
- Grundsätzlich ist bei einer oralen Antikoagulation mit Kumarinderivaten darauf zu achten, daß ggf. eine erhöhte Empfindlichkeit deshalb besteht, weil (a) möglicherweise die Darmflora gestört ist und dadurch ein Vitamin-K-Mangel verursacht werden kann; im Falle von Darmresektionen, z.B. nach Mesenterialvenen oder -arterienthrombosen kann dies bis zu einer Absen-

Tabelle 71. Thromboembolieprophylaxe und -therapie bei Morbus Crohn

Phase	Ereignis	Therapie
Chronische Phase	Plättchen < 1 Mio./μl Plättchen > 1 Mio./μl	– 100 mg ASS/Tag, wenn Endoskopie ohne Ulzera und ohne Hämorrhagien und Hämokkult negativ
Chronische Phase	Akute Thromboembolie	therapeutische Heparinisierung, wenn endoskopisch keine hämorrhagischen Ulzera und Hämokkult negativ, anschließend orale Antikoagulation mit Marcumar niedermolekulares Heparin, wenn endoskopisch keine manifeste Blutung, aber Hämokkult positiv
Chronische Phase	Plättchen > 1 Mio./μl Hämokkult positiv oder Ulzera bei vorausgegangenen klinischen Symptomen, z.B. Apoplex, arterielle Durchblutungsstörung	– Low-dose-ASS, z.B. 50 mg/2. Tag unter klinischer Kontrolle, sofortiges Absetzen bei verstärkter Blutungsneigung
Akute Phase	Plättchen > 1Mio./μl akute Thromboembolie, Sekundärprophylaxe	Low-dose-Heparin, wenn endoskopisch keine manifeste Blutung, evtl. Dosisreduktion auf 10000 oder 5000 IE Heparin/Tag niedermolekulares Heparin über 3 Monate unter ständiger klinischer Kontrolle
Chronisch-rezidivierende Formen mit häufigen Rezidiven		Behandlung wie Patienten in der akuten Phase, Sekundärprophylaxe mit niedermolekularem Heparin

kung des spontanen Quick-Wertes in den therapeutischen Bereich führen und damit eine *Autoantikoagulation* induziert werden; (b) unter der Behandlung mit 5-ASA oder Salazosulfapyridin Kumarinderivate aus ihrer Eiweißbindung gedrängt werden und es somit zu einer Verstärkung der Wirksamkeit kommt.

- Eine vermehrte Blutungsneigung durch 5-ASA oder Salazosulfapyridin ist nicht bekannt.
- Es gilt der Grundsatz: Keine Antikoagulanzien beim blutenden Patienten! Dies bedeutet, daß ein Patient mit hämorrhagischer Darmerkrankung weder Heparin noch Marcumar noch Thrombozytenaggregationshemmer erhalten darf.
- Es muß darauf hingewiesen werden, daß niedermolekulare Heparinpräparate für die Primär- und Sekundärprophylaxe beim internistischen Patienten noch nicht zugelassen sind.

17 Medikamentöse Therapie des Morbus Crohn

Morbus Crohn ist eine chronisch-entzündliche Darmerkrankung ungeklärter Ätiologie, die durch keine konservative oder chirurgische Maßnahme zu heilen ist. Die medikamentöse Therapie des Morbus Crohn hat das Ziel, durch Verringerung der Entzündungsaktivität die klinische Symptomatik zu verbessern, die Lebensqualität des Patienten zu steigern und das Auftreten von rezidivierenden Schüben zu verhindern. Es werden zunächst die Erfahrungen mit den verschiedenen Substanzen in der Therapie des Morbus Crohn diskutiert und schließlich praktische Therapieempfehlungen (s. Abschn. 17.10) gegeben.

17.1
Therapie des aktiven Morbus Crohn mit Glukokortikoiden

Mehrere unkontrollierte Studien hatten die therapeutische Wirksamkeit von Prednison auf die klinische Symptomatik des aktiven Morbus Crohn gezeigt, bevor dies 1979 und 1984 durch 2 kontrollierte Studien aus Nordamerika und Europa gesichert wurde. Prednison wurde in der amerikanischen Studie in Abhängigkeit vom Crohn's disease activity index (CDAI) (s. Abschn. 2.2) in einer Dosis von 0,25–0,75 mg/kg über 17 Wochen gegeben (Summers et al. 1979). Der CDAI-Wert lag bei Beginn der Studie zwischen 150 und 450, d. h. die Erkrankung war in einem aktiven Stadium. Unter Prednisontherapie erreichten 60 % der Patienten eine Remission mit einem CDAI-Wert unter 150, während in der Plazebogruppe 30 % eine Remission erzielten (Abb. 88). Diese Ergebnisse zeigen zum einen die hohe Ansprechrate auf die Steroidmedikation, machen zum anderen aber auch deutlich, daß es bei einem Drittel der Patienten innerhalb von 17 Wochen zu einer Spontanremission kommt.

Die *amerikanische Crohn-Studie* macht wichtige Angaben über den *Effekt einer Vorbehandlung* und der *Lokalisation der Erkrankung* auf die Wirkung der Therapie. Mit Glukokortikoiden vorbehandelte Patienten verschlechterten sich nach Umsetzen auf Plazebo. Bei Manifestation des Morbus Crohn ausschließlich im Ileum oder bei gleichzeitiger Manifestation in Ileum und Kolon war Prednison dem Plazebo überlegen. Bei ausschließlichem Kolonbefall waren die Glukokortikoide nicht wirksamer als Plazebo. Es muß allerdings berücksichtigt werden, daß die Patientenzahl in diesen Subgruppen sehr klein war.

In der *europäischen Crohn-Studie* wurden 4 Therapiearme miteinander verglichen: Plazebo, Sulfasalazin, Methylprednisolon und die Kombination von

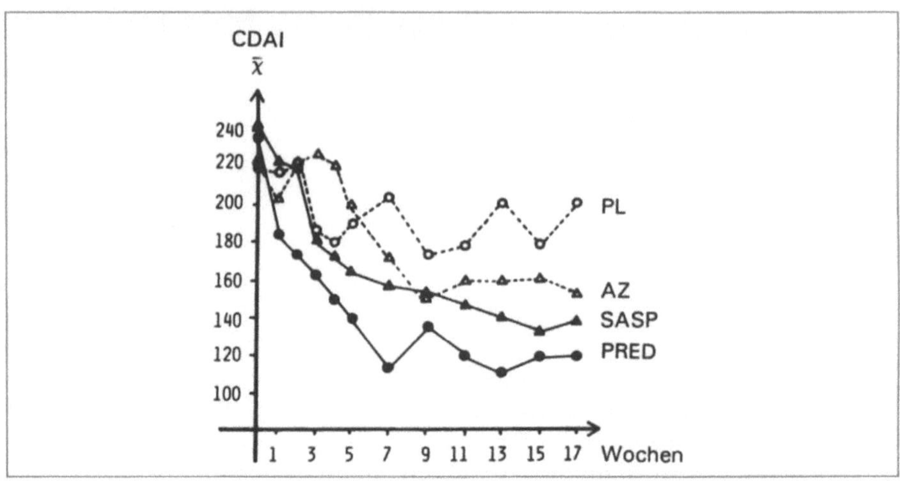

Abb. 88. Therapieergebnisse der amerikanischen Crohn-Studie (NCCDS). Aufgeführt sind die Mittelwerte (x̄) des CDAI (Crohn's Disease Activity Index) in den verschiedenen Therapiegruppen für den Therapiezeitraum von 17 Wochen. Plazebo (*PL*), Azathioprin (*AZ*), Salazosulfapyridin (*SASP*), Prednison (*PRED*). (Summers et al. 1979; mit Genehmigung des Autors)

Methylprednisolon und Sulfasalazin (Malchow et al. 1984). Die Patienten wurden weiter in Gruppen stratifiziert, je nachdem ob der Morbus Crohn vorbehandelt war oder nicht. Methylprednisolon wurde in einer Dosis von 48 mg/Tag gegeben und während der 6wöchigen Beobachtungszeit auf 12 mg/Tag reduziert. Methylprednisolon war signifikant wirksamer als Plazebo – unabhängig davon, ob die Patienten vorbehandelt waren oder nicht. In der Methylprednisolongruppe erreichten nach 100 Tagen 80 % der Patienten eine Remission im Vergleich zu 15 % der Patienten in der Plazebogruppe.

In einer kürzlich publizierten Studie wurden Patienten mit einem CDAI-Wert >200 über 3–7 Wochen mit 1 mg Prednisolon/kg/Tag therapiert (Modigliani et al. 1990). Unter dieser Therapie kamen 63, 80, 88 und 92 % nach 4, 5, 6 und 7 Wochen in Remission. Diese Remissionsraten sind möglicherweise aufgrund der höheren Steroiddosis größer als die Raten der früheren Studien; allerdings fehlte eine Plazebokontrollgruppe. Das besondere an dieser Studie ist der *Vergleich der klinischen* mit der *endoskopischen Remissionsrate*. In fast allen Therapiestudien wurde der Therapieerfolg anhand von Indizes gemessen, die klinische und laborchemische Daten beinhalten. Die Arbeitsgruppe von Modigliani erarbeitete einen endoskopischen Aktivitätsindex und führte bei Erreichen der klinischen Remission eine Ileokoloskopie durch. Nur 38 der 131 Patienten (29 %) in klinischer Remission zeigten auch eine endoskopische Remission. Es bestand somit keine Korrelation zwischen dem klinischen Aktivitätsindex und den endoskopischen Entzündungszeichen (Abb. 89). Die Fortführung der Prednisolontherapie über 5 Wochen nach Erreichen der klinischen Remission führte zwar zu einer Verminderung der endoskopisch sichtbaren Schleimhautschäden, hatte jedoch keinen Einfluß auf den klinischen

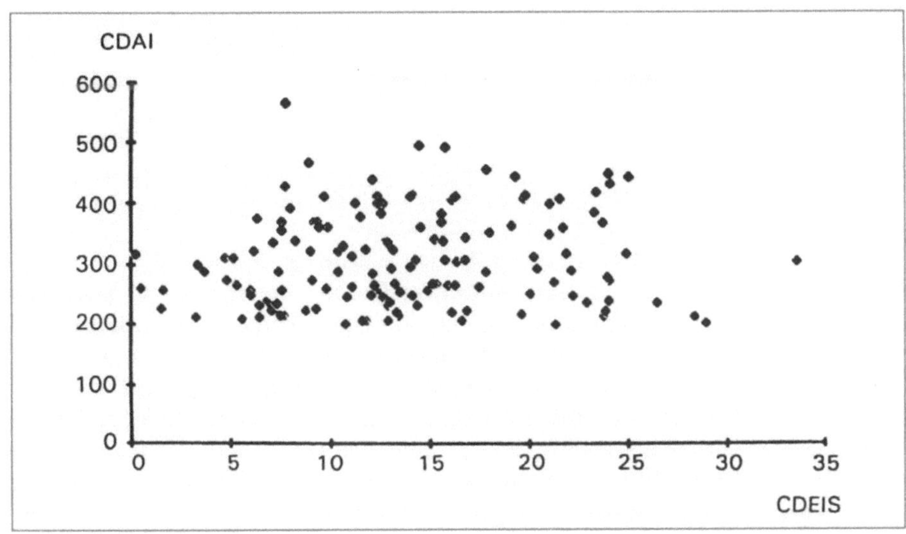

Abb. 89. Fehlen einer Korrelation zwischen dem klinischen Schweregrad (*CDAI* , Crohn's Disease Activity Index) und dem endoskopischen Schweregrad (*CDEIS*, Crohn's Disease Endoscopic Index of Severity) bei 142 Patienten (♦) mit Morbus Crohn. r=0.13; n.s. (Modigliani et al. 1990, mit Genehmigung des Autors)

Verlauf und die Rezidivrate des Morbus Crohn. Es gibt nur sehr wenige Daten über Glukokortikoidresistenz und -abhängigkeit beim Morbus Crohn. In zwei neueren Studien wird von einer Resistenz von etwa 20 % berichtet, wenn die Aktivität des Morbus Crohn über einen Zeitraum von 30 Tagen unter einer Glukokortikoidtherapie nicht abnahm (s. Abschn. 17.9).

Der therapeutische Effekt einer *Kombination* von Sulfasalazin und Kortikosteroiden ist i. allg. *nicht höher* als die Wirkung einer *alleinigen* Gabe von Steroiden. *Sulfasalazin hat keinen steroidsparenden Effekt.* In der europäischen Crohn-Studie war die Kombinationstherapie allerdings dann effektiver als die einzelnen Substanzen, wenn die Patienten *nicht vorbehandelt* waren oder wenn *nur ein Kolonbefall* vorlag.

Bei einem schweren Schub eines Morbus Crohn mit häufigen Diarrhöen sollten die Glukokortikoide parenteral gegeben werden. Die intravenöse Gabe von Prednisolon (60 mg/Tag) zusammen mit intravenöser Flüssigkeitsgabe oder parenteraler Ernährung sowie Tetrazyklin und Metronidazol führt zu einer Remission bei etwa 75 % der Patienten. Die parenterale Steroidtherapie hat jedoch keinen Einfluß auf den natürlichen Verlauf der Erkrankung und auf die Remissionsrate.

In der europäischen Crohn-Studie starben 3 Patienten aus der Methylprednisolon-Therapiegruppe; bei ihnen war ein Konglomerattumor im Unterbauch klinisch nachweisbar (Malchow et al. 1984). Seither wurde davor gewarnt, bei einem Konglomerattumor Steroide einzusetzen, bevor ein Abszeß nicht sicher ausgeschlossen ist. Kürzlich wurde jedoch empfohlen bei Vorliegen eines Konglomerattumors und unabhängig vom Nachweis eines Abszesses hochdosiert Glukokortikoide zusammen mit Antibiotika zu geben. Bei keinem Patienten traten unter der Therapie septische Komplikationen auf, während sich der entzündliche Tumor bei 62 % der Patienten weitgehend zurückbildete. Es wurde argumentiert, daß durch die Steroidtherapie die Krankheitsaktivität geringer ist und damit eine operative Sanierung entweder nicht erforderlich oder einfacher durchzuführen ist. Im Gegensatz zu diesen Empfehlungen sollte das *Vorliegen* eines Abszesses eine sofortige Indikation für eine ultraschallgezielte Drainage oder operative Entfernung sein.

In zwei großen multizentrischen Studien wurde die Wirksamkeit von Budesonid in der Therapie des aktiven Morbus Crohn untersucht. Der Vergleich von 3, 9 und 15 mg Budesonid pro Tag ergab nach 8 Wochen Remissionsraten von 33 %, 51 % und 43 %. In der Kontrollgruppe lag die Remissionsrate nach 8 Wochen bei 20 % (Abb. 90). Die Lokalisation der Erkrankung, frühere chirurgische Resektionen und frühere Behandlung mit Glukokortikoiden hatten keinen Einfluß auf das Ergebnis. Wegen eines fehlenden Ansprechens auf die Therapie beendeten 46 % der Patienten vorzeitig die Studie. In einer zweiten Studie wurden 9 mg Budesonid gegen Prednisolon (40 mg für 2 Wochen, danach Reduktion) verglichen. Nach 10 Wochen waren 53 % der Patienten unter Budesonid in Remission im Vergleich zu 66 % der Patienten mit Prednisolontherapie (Abb. 91). Mit 9 mg Budesonid wurden in beiden Studien nach 8 Wochen Remissionsraten um 50 % erreicht. Unter Prednisolontherapie fand sich allerdings bereits nach 4 Wochen eine Remissionsrate von 65 %. Bei Patienten mit chronisch aktivem Morbus Crohn, bei denen eine mediane Prednisolongabe von 14 mg täglich erforderlich war, hatte die Therapie mit Budesonid (3–6 mg/Tag) keinen Einfluß auf die Krankheitsaktivität.

Unter Fluticasonproprionat (20 mg/Tag) waren nach einer 4wöchigen Therapie die Remissionsraten signifikant geringer im Vergleich zu einer Therapie mit Prednisolon.

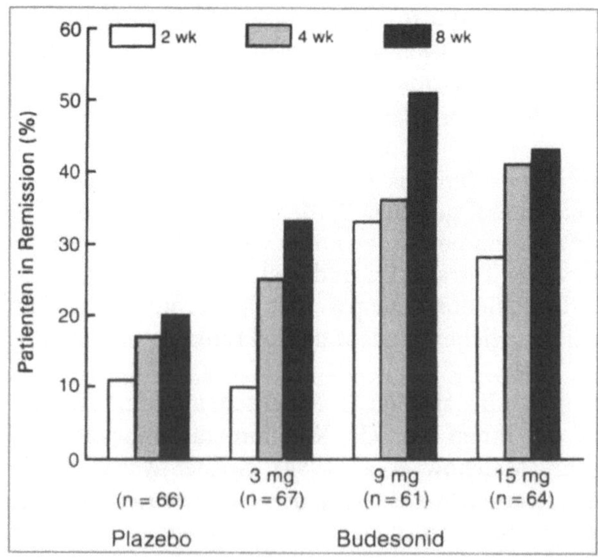

Abb. 90. Patienten mit Morbus Crohn in Remission (%) in Abhängigkeit von der Budesonid-Dosis und der Behandlungsdauer. (Greenberg et al. 1994, mit Genehmigung des Autors)

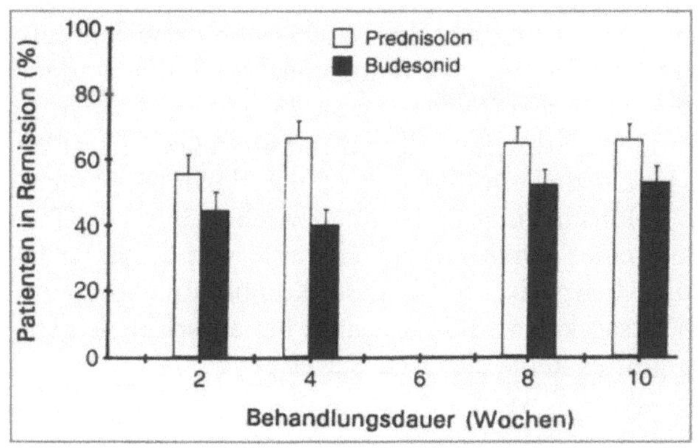

Abb. 91. Vergleich der Wirksamkeit von Prednisolon und Budesonid bei Patienten mit Morbus Crohn (Rutgeerts et al. 1994, mit Genehmigung des Autors)

Bei Befall des distalen Kolons kann der Einsatz von Glukokortikoiden in Form von Klysmen sinnvoll sein. Über ihre Wirksamkeit gibt es jedoch nur offene Studien mit Hydrokortisonacetat und Budesonid. In beiden Fällen kam es klinisch und endoskopisch zu einer Besserung des Befundes.

Nach der derzeitigen Studienlage profitieren Patienten von der Therapie mit Budesonid, wenn der Morbus Crohn nicht sehr aktiv ist (CDAI < 300), sie bisher auf Glukokortikoide gut angesprochen haben, ausgeprägte Nebenwirkungen in der Glukokortikoidtherapie bestehen, eine Ileozäkalbeteiligung vorliegt und die Krankheitsdauer kurz ist. Patienten die glukokortikoidtherapierefraktär sind oder einen hochakuten Schub haben sowie Patienten mit ausgeprägten extraintestinalen Manifestationen und mit Befall des oberen Gastrointestinaltraktes profitieren von der Budesonidtherapie nicht.

17.2
Sulfasalazin und Aminosalizylate
in der Therapie des aktiven Morbus Crohn

Sulfasalazin

In der amerikanischen Crohn-Studie (s. Abschn. 17.1) wurde Sulfasalazin in einer Dosierung von 1 g/15 kg KG (maximal 5 g/Tag) über 17 Wochen gegeben. Patienten mit alleinigem Kolonbefall oder Befall von Kolon und terminalem Ileum zeigten eine signifikante Besserung (Abfall des CDAI-Index auf unter 150) im Vergleich zu der Plazebogruppe. In der Sulfasalazingruppe erreichten 43 % eine Remission, in der Kontrollgruppe 30 %. Patienten mit alleinigem Befall des terminalen Ileums profitierten nicht von der Therapie mit Sulfasalazin. Wenn eine Steroidtherapie nicht zu einer Besserung der klinischen Symptomatik des Morbus Crohn führte, hatte auch das Umsetzen auf Sulfasalazin keinen therapeutischen Effekt. Eine kombinierte Therapie von Sulfasalazin und Prednison war weniger effektiv als die alleinige Prednisontherapie. Sulfasalazin hatte keinen steroidsparenden Effekt.

In der *europäischen Crohn-Studie* (s. Abschn. 17.1) wurden 3 g Sulfasalazin über 6 Wochen verabreicht. Bei Befall des Kolons zeigte sich unter der Sulfasalazintherapie eine Besserung bei 58 % der Patienten im Vergleich zu 42 % in der Plazebogruppe. Wenn nur das terminale Ileum befallen war, hatte Sulfasalazin keinen therapeutischen Effekt.

Im Gegensatz zu der amerikanischen und der europäischen Crohn-Studie konnte in anderen, allerdings kleinen Studien eine Wirksamkeit von Sulfasalazin bei ausschließlichem Befall des terminalen Ileums nachgewiesen werden. In einer retrospektiven Studie, die einen Zeitraum von 23 Jahren überblickt, profitierten etwa 25 % der Patienten von einer alleinigen Sulfasalazintherapie.

Zusammenfassend wurde tendenziell ein Effekt von Sulfasalazin bei akutem Morbus Crohn mit Befall des Kolons in einer Dosierung zwischen 3 und 6 g/Tag gezeigt. Auch wenn der Erfolg einer kombinierten Therapie von Sulfasalazin und Steroiden nicht eindeutig belegt ist, wird diese Kombinationstherapie häufig angewandt. Für die Wirksamkeit von Sulfasalazin bei ausschließlichem Befall des terminalen Ileums gibt es keine sicheren Beweise.

5-Aminosalizylate

In den letzten Jahren sind zahlreiche Studien zum Einsatz der 5-Aminosalizylate in der Behandlung des aktiven Morbus Crohn erschienen. Dabei wurden unterschiedliche Dosen von 5-ASA (1,5 – 4,5 g) eingesetzt und gegen Plazebo oder Glukokortikoide verglichen. In einer Dosierung zwischen 1,5 und 2 g pro Tag hatte die 5-ASA keinen positiven Effekt auf die Entzündungsaktivität im Vergleich zu Plazebo und eine deutlich geringere Wirkung als Glukokortikoide. Mit 3 g Mesalazin pro Tag wurden im Vergleich zu Glukokortikoiden über 12 Wochen vergleichbare Remissionsraten erreicht. Allerdings kam es bei den Patienten unter Glukokortikoidtherapie zu einer deutlich früheren Besserung der klinischen Symptomatik. Eine tägliche Dosis von 4 g Mesalazin führte unter kontrollierten Bedingungen zu einem stärkeren Abfall des Crohn's Disease Activity Index im Vergleich zu Plazebo und zu Dosierungen von 1 und 2 g pro Tag (Tabelle 72). Dieser Effekt war am deutlichsten bei Befall des terminalen Ileums, allerdings auch nachweisbar bei Kolitis und Ileokolitis. Unter der Therapie mit 4 g Mesalazin trat eine signifikant höhere Remissionsrate im Vergleich zu Plazebo auf. Unter der Therapie mit 4 g Mesalazin pro Tag kam es auch zu einer signifikanten Verbesserung der Le-

Tabelle 72. Mesalazin zur Behandlung des aktiven Morbus Crohn. (Aus Singleton et al. 1993)

Therapie	CDAI: Änderung zum Ausgangswert		Remission (% Patienten)
	Gesamt	Befall des terminalen Ileums	
Plazebo	-21 ± 13	-2 ± 20	18%
Mesalazin 1 g/d	-8 ± 13	-22 ± 21	23%
2 g/d	-29 ± 13	-30 ± 21	24%
4 g/d	-72 ± 13[a]	-93 ± 20[a]	43%[a]

[a]Signifikant gegenüber Plazebo.

Tabelle 73. Vergleich der Wirksamkeit von 5-ASA und 6-Methylprednisolon bei Morbus Crohn. (Aus Gross et al. 1995)

	5-ASA	6-MPred
Aktivitätsindex (CDAI) (Abfall des CDAI während der Behandlung)	-85	-122
Abfall des CDAI während der Behandlung	-1,88	-2,07
Behandlungserfolg	40,0 %	56,3 %

bensqualität, gemessen an den Parametern Schlafvermögen, Einfluß auf die Libido, Sozialkontakte, Arbeitsfähigkeit u.a.

In einer randomisierten doppelblinden Studie wurde der Effekt von 4,5 g 5-ASA pro Tag gegen 6-Methylprednisolon verglichen (Tabelle. 73). Nach einer 8 wöchigen Behandlungsdauer fand sich kein signifikanter Unterschied in der Reduktion der Krankheitsaktivität zwischen der 5-ASA-Gruppe und der 6-Methylprednisolon-Gruppe. Die Remissionsraten waren in der 6-Methylprednisolon-Gruppe höher (56,3 %) im Vergleich zur 5-ASA-Gruppe (40 %). Dieser Unterschied war jedoch nicht signifikant.

Zusammenfassend wurde in einigen Studien eine Wirksamkeit der 5-Aminosalizylsäure in der Behandlung des akuten Morbus Crohn im Vergleich zu Plazebo und zu Glukokortikoiden gezeigt. Unter der 5-ASA-Therapie tritt der therapeutische Effekt später ein als unter einer Glukokortikoidtherapie. Nicht geklärt ist, welche Bedeutung Krankheitslokalisation, Schweregrad und Kombination mit anderen Medikamenten auf die Wirksamkeit der 5-Aminosalizylpräparate haben. Die besten therapeutischen Effekte scheinen mit einer Dosierung um 4 g pro Tag zu erreichen zu sein.

17.3
Azathioprin und 6-Mercaptopurin

Es steht heute außer Zweifel, daß Azathioprin und 6-MP in der Therapie des Morbus Crohn einen positiven Effekt haben. Sie führen zur Einleitung der Remission, Erhaltung der Remission, zur Reduktion der erforderlichen Steroiddosis und zur Besserung des Fistelleidens. Es muß aber auch festgehalten werden, daß sie nicht Medikamente der 1. Wahl in der Behandlung des Morbus Crohn sind, da bei ihrer Anwendung bei bis zu 8 % der Fälle Nebenwirkungen auftreten.

Zunächst wurde die Bedeutung von Azathioprin in der Therapie des Morbus Crohn aufgrund der Ergebnisse der amerikanischen Crohn-Studie nicht gesehen (Abb. 88). Dafür gibt es 3 Gründe:

- Zum ersten wurde Azathioprin über einen Zeitraum von 17 Wochen gegeben. Die Wirkung des Azathioprin setzt jedoch erst nach 12 Wochen ein.

Tabelle 74. Azathioprin und 6-Mercaptopurin zur Behandlung des Morbus Crohn. (Aus O'Brien 1991)

	Ileitis (n = 6)	Ileokolitis (n = 51)	Kolitis (n = 13)	Gesamt (n = 70)
Responder (n = 49) (%)	4 (67)	36 (71)	9 (69)	49 (70)
– Remission erreicht und erhalten	1	8	2	11
– Remission induziert	0	1	1	2
– deutliche Besserung	1	11	4	16
– leichte Besserung	2	16	2	20
Nonresponder (n = 21)				
– keine Änderung	1	10	1	12
– Verschlechterung	1	5	3	9

– Zweitens wurden zu Beginn der Studie Sulfasalazin und Steroide abgesetzt. Bei noch nicht vorhandener Wirkung von Azathioprin konnte somit eine Besserung der klinischen Symptomatik nicht auftreten.
– Drittens wurde Azathioprin in einer niedrigen Dosierung (1 mg/kg) gegeben.

Ein signifikanter therapeutischer Effekt wurde unter einer Dosis von 1,5 mg/kg 6-MP beschrieben (Tabelle 74). Nach einem Jahr kam es bei 67 % der Patienten zu einer Besserung der klinischen Symptomatik im Vergleich zu 8 % in der Plazebogruppe. Entscheidend ist, daß die Patienten bei Beginn der 6-MP- und Azathioprintherapie eine zuvor begonnene Behandlung mit Steroiden fortsetzen, da die immunsuppressiven Substanzen erst nach 12 Wochen ihre Wirksamkeit entfalten. Azathioprin in Kombination mit Prednisolon führt zu einer höheren Remissionsrate als eine Monotherapie mit Prednisolon. Unter der Gabe von 2,5 mg Azathioprin pro kg Körpergewicht waren nach 4 Wochen 76 % der Patienten in Remission, während unter der alleinigen Prednisolontherapie die Remissionsrate 38 % betrug. Nach acht Wochen Therapie mit Azathioprin war die Krankheitsaktivität deutlich geringer als in der Prednisolongruppe (Abb. 92). Die Patienten in der Azathiopringruppe benötigten signifikant weniger Prednisolon. Allerdings gibt es auch Untersuchungen, bei denen die Kombination von Azathioprin und Prednisolon nicht zu einer höheren Remissionsrate führt im Vergleich zur alleinigen Prednisolontherapie. Faßt man die sechs bisher publizierten plazebokontrollierten Studien zusammen, so ergibt sich für Azathioprin ein geringerer therapeutischer Gewinn im Vergleich zur alleinigen Standardtherapie (Glukokortikoide, 5-ASA) des Morbus Crohn. Dieser Vorteil wird erst signifikant, wenn Azathioprin für mehr als 17 Wochen gegeben wird. Außer einigen prospektiven, kontrollierten Studien wurden in den letzten Jahren mehrere retrospektive Studien publiziert, in denen über langjährige Erfahrungen mit Azathioprin und 6-MP berichtet wurde. Dabei trat bei 60 % bis 70 % der Patienten eine deutliche Besserung der klinischen Symptomatik unter Azathioprin oder 6-MP auf. Zu gleichen Teilen betraf dies eine Besserung des refraktären, mit anderen Medikamenten nicht behandelbaren, akuten Schubes des Morbus Crohn, das Einsparen von Steroiden und die Rückbildung von Fisteln. Zum Einsatz von Azathioprin und Mercaptopurin in der Behandlung des Fistelleidens s.Abschn. 8.3.

Es gibt keine klar definierten Kriterien, wann eine nichtsteroidale, immunsuppressive Therapie bei Morbus Crohn begonnen werden sollte. Sicherlich wird die Entscheidung leichter fallen bei Patienten, die bereits 1 oder 2 Operationen durchgemacht haben und auf die Standardtherapie bei einem erneuten Schub nicht ansprechen. Die Indikation ist auch gegeben, wenn keine Besserung des akuten Schubes unter einer langdauernden Steroidmedikation zu verzeichnen ist. Auch entzündliche Stenosen, die auf die Steroidtherapie nicht ansprechen, können eine Indikation für die Behandlung mit 6-MP sein.

In der Mehrzahl der Studien beträgt die initiale Dosis von Azathioprin während der ersten Woche 50 mg/Tag. Im weiteren Verlauf wird entweder eine fixe Dosierung bis 150 mg/Tag oder eine gewichtsangepaßte Dosierung von 2,5

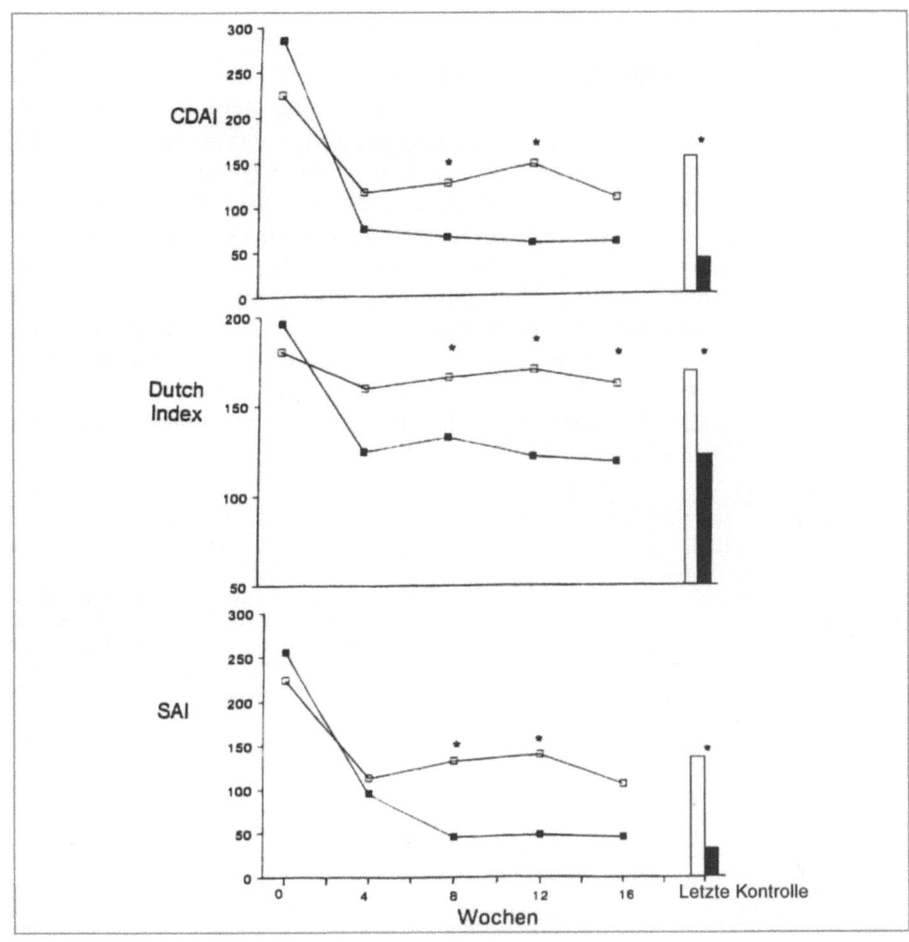

Abb. 92. Wirkung von Azathioprin auf die Krankheitsaktivität wird gemessen über drei Indizes: CDAI (s. Tabelle 5), Dutch Index (van Hees Index s. Tabelle 6), SAI (s. Tabelle 7). Bei der letzten Kontrolle werden die Medianwerte der Aktivitätsindizes angegeben. Azathioprin (■), Placebo (□). (Ewe et al. 1993, mit Genehmigung des Autors)

– 3 mg/kg/Tag gegeben. Das weiße Blutbild und die Thrombozyten sollten im ersten Monat wöchentlich und danach über den gesamten Verlauf der Therapie einmal monatlich kontrolliert werden. Dosisreduktionen oder Absetzen der Therapie sind erforderlich, wenn die Leukozyten unter 3000 und die Thrombozyten unter 100 000 abfallen. Es gibt keine exakten Zeitangaben darüber, wie lange die immunsuppressive Therapie fortgeführt werden soll. Falls keine Nebenwirkungen auftreten, kann die Therapie in Abhängigkeit von der Aktivität des Morbus Crohn über einen Zeitraum von 2 Jahren und länger fortgesetzt werden. Wurde eine vollständige Remission erreicht, kann über eine Dosisreduktion ein langsames Ausschleichen versucht werden. Wie bereits erwähnt, kommt es allerdings bei einigen Patienten innerhalb von 6 Monaten nach Absetzen der Therapie zu einem erneuten Rezidiv.

17.4
Cyclosporin

Cylclosporin hat in mehreren unkontrollierten Studien bei Patienten mit therapieresistentem Morbus Crohn einen therapeutischen Effekt zwischen 0 und 100 %. Die mittlere Ansprechrate betrug 63 %. Eine Verbesserung der klinischen Symptomatik fand sich innerhalb von 2–3 Wochen. Die Ansprechrate war unabhängig von der Aktivität und der Lokalisation der Erkrankung. Die anfängliche orale Dosis betrug zwischen 5 und 15 mg/kg/Tag. Bei intravenöser Anwendung wurden 1–4 mg/kg/Tag eingesetzt. Eine intravenöse Dosis von 4 mg/kg/Tag ist vergleichbar mit einer oralen Dosis von 12–16 mg/kg/Tag. Vereinzelt traten unter der Therapie erneut Rezidive auf. In einem hohen Prozentsatz manifestierte sich das Rezidiv innerhalb 1 Woche nach Absetzen von Cyclosporin. Tabelle 75 faßt die Ergebnisse der ersten kontrollierten Studie zur Wirkung von Cyclosporin bei Morbus Crohn zusammen.

Unter einer oralen Cyclosporinmedikation mit einer Anfangsdosis von 5 bis 7,5 mg/kg/ KG kommt es nach 2 Wochen bei 51 % der Patienten zu einer Besserung des Krankheitsbildes im Vergleich zu 21 % in der Plazebogruppe. Nach 3 Monaten ist eine klinische Besserung bei 59 % der Patienten unter Cyclosporin im Vergleich zu 32 % in der Plazebogruppe zu beobachten. Bei den Patienten, die Cyclosporin und Prednisolon einnehmen, ist der therapeutische Effekt gering verstärkt. Bereits in der Phase der Dosisreduktion läßt der therapeutische Effekt von Cyclosporin deutlich nach. In den ersten Monaten nach Absetzen von Cyclosporin ist ein Unterschied zu der Plazebogruppe nicht mehr festzustellen. Somit ist auch in dieser kontrollierten Cyclosporinstudie die Rezidivrate nach Absetzen der Medikation hoch (Brynskov et al. 1991).

Tabelle 75. Therapie des aktiven Morbus Crohn mit Cyclosporin[a]. (Aus Brynskov et al. 1989, 1991)

Zeitpunkt	Cyclosporin (n = 37)	Plazebo (n = 34)	Therapeutischer Gewinn[b]	p-Wert
Behandlungsphase:				
2 Wochen	19 (51%)	7 (21 %)		
1 Monat	19 (51%)	8 (24%)		
2 Monate	21 (57%)	10 (29%)		
3 Monate (Abschluß)	22 (59%)	11 (32%)	27%	0,032
Ausschleichphase:				
4 Monate	16 (43%)	7 (21%)	22%	0,047
5 Monate	16 (43%)	6 (18%)	25%	0,023
6 Monate	14 (38%)	5 (15%)	23%	0,034
Follow-up:				
8 Monate	9 (24%)	3 (9%)	15%	0,12 (ITT)[c]
10 Monate	10 (27%)	4 (12%)	15%	0,14 (ITT)
12 Monate	7 (19%)	3 (9%)	10%	0,31 (ITT)

[a] Angegeben wird die Anzahl der Patienten mit klinischer Besserung.
[b] Unterschied der Wirkungsraten zwischen Behandlungen (CL = 95% „confidence limits").
[c] ITT; Intention-to-treat-Analyse: zwei Patienten mit Cyclosporinbehandlung ohne Follow-up wurden erfaßt unter „ohne Besserung" (n = 71)

Tabelle 76. Ansprechraten auf Cyclosporin bei Morbus Crohn. (Aus Sandborn 1995)

Autor	Patientenzahl	Ansprechrate (%)		Anfängliche Tagesdosis (mg/kg)	Behandlung	
		Cyclosporin A	Plazebo		Dauer (Monate)	Glukokortikoide (%)
Brynskov et al. (1989)	71	59	32	5 - 7,5	3	34
Feagan et al. (1994)	305	40	48	5	18	61
Jewell et al. (1994)	146	36	43	5	12	77
Nicholls et al. (1994)	24	67	93	5	2	58
Stange et al. (1995)	182	35	27	5	4	100

Neben dieser Studie mit einer hohen Dosis von Cyclosporin A (5 - 7,5 mg/kg/Tag) wurden 4 Studien mit einer niedrigen Dosis von Cyclosporin ≤ 5 mg/kg/Tag publiziert (Tabelle 76). In 3 Studien (Feagan, Jewell, Stange) erhielten Patienten mit einem chronisch aktiven Morbus Crohn entweder die Standardtherapie mit Glukokortikoiden oder zusätzlich eine Therapie mit Cyclosporin A. In dem Behandlungszeitraum von 4 - 18 Monaten fand sich in keiner Studie ein signifikanter Vorteil für das Cyclosporin A im Vergleich zu der Standardtherapie.

Bei Kindern mit einem ersten Schub oder einem frühen Rezidiv des Morbus Crohn kam es unter Cyclosporin seltener zu einer klinischen Verbesserung als unter der Glukokortikoidtherapie.

Zusammenfassend zeigen die bisher veröffentlichten kontrollierten Studien eine geringe Wirksamkeit einer niedrigen Dosis von Cyclosporin in der Behandlung des aktiven Morbus Crohn. Es gibt Hinweise, daß eine intravenöse oder höher dosierte orale (mehr als 5 mg/kg/Tag) Dosis von Cyclosporin effektiv und schnell die klinische Aktivität steroidrefraktärer akuter Schübe des Morbus Crohn verbessern kann. Nach Absetzen des Cyclosporin treten innerhalb von einem Monat erneute Rezidive auf. Möglicherweise ist Cyclosporin eine Substanz, die kurzzeitig zur Remissionseinleitung bei einem schweren akuten Schub des Morbus Crohn sinnvoll ist, wobei überlappend mit dem Cyclosporin andere entzündungshemmende Substanzen zum Erhalt der Remission gegeben werden müssen. Zum jetzigen Zeitpunkt sollte Cyclosporin nur im Rahmen von Studien eingesetzt werden.

Kontrollierte Studien zum Einsatz von Cyclosporin in der Behandlung von Fisteln beim Morbus Crohn liegen bisher nicht vor. Unter intravenöser Therapie mit Cyclosporin kommt es innerhalb von 14 Tagen bei bis zu 80 % der Patienten zum Fistelverschluß (s. Abschn. 8.3 und 8.5).

Unklar ist bis jetzt, ob Cyclosporin über längere Zeit oder in höherer Dosierung gegeben werden muß. Sinnvoll erscheint es, nach Absetzen der Cyclosporinmedikation die Therapie mit anderen Immunsuppressiva fortzusetzen. Die Daten weisen auf einen Vorteil einer Kombination von Cyclosporin mit Steroiden hin. Da die Pharmakokinetik des Cyclosporins von Patient zu Patient unterschiedlich ist, können auf der Basis der wenigen bisher vorliegenden Studien keine gesicherten Dosisempfehlungen gegeben werden.

17.5
Metronidazol und andere Antibiotika

Insgesamt gibt es nur wenige Studien mit überwiegend kleinen Patientenzahlen, die unter kontrollierten Bedingungen den Effekt von Metronidazol bei Morbus Crohn untersucht haben. In vielen unkontrollierten Beobachtungen an Einzelpatienten oder Gruppen von Patienten war Metronidazol bei der Behandlung des Morbus Crohn und seiner Komplikationen wirksam. Unter kontrollierten Bedingungen ist der Abfall des CDAI über einen Zeitraum von 4 Monaten unter Metronidazol und Sulfasalazin identisch. Bei einigen Patienten geht die Entzündungsaktivität bei einem Wechsel von Sulfasalazin auf Metronidazol zurück.

In einer plazebokontrollierten Studie wurde der Effekt von Metronidazol auf die klinische Aktivität des Morbus Crohn bei 63 Patienten untersucht (Tabelle 77). Unter Metronidazol-Dosen von 10 und 20 mg/kg über 16 Wochen fielen der CDAI-Wert und das Orosomukoid gegenüber Plazebo signifikant ab. Der Prozentsatz an erreichten Remissionen, definiert als CDAI-Wert unter 150, war nicht signifikant unterschiedlich. Am ehesten profitierten Patienten mit einem ausschließlichen Kolonbefall oder einem kombinierten Befall von Kolon und terminalem Ileum von der Metronidazoltherapie.

Mehrere retrospektive oder an konsekutiven Patienten durchgeführte Studien zeigten einen Effekt von Metronidazol auf die Abheilung von Fisteln und perianalen Läsionen bei Morbus Crohn (s. Abschn. 8.3 und 8.5).

Die hohe Rezidivrate macht in der Mehrzahl der Fälle eine Dauertherapie über längere Zeit erforderlich. Es gibt Hinweise, daß ein langsames Ausschleichen des Medikaments die Zahl der Rezidive reduziert.

Dosen von 10 und 20 mg/kg/Tag werden bei Morbus Crohn empfohlen und ohne häufiges Auftreten von Nebenwirkungen vertragen. Bei Ansprechen auf die Therapie kann die Tagesdosis auf 250 mg reduziert werden.

Tabelle 77. Behandlung des aktiven Morbus Crohn mit Metronidazol[a]. (Aus Sutherland et al. 1991)

	Metronidazol (10 mg/kg) (n = 33)	Metronidazol (20 mg/kg) (n = 30)	Plazebo (n = 36)	p-Wert
CDAI	+67	+97	-1	0,002
Orosomukoid	+38	+49	-9	0,001
C-reaktives Protein	0,9	0,8	-0,9	n.s.
Remission (%)	36	27	25	n.s.

[a] Die Werte für den Crohn's Disease Activity Index (CDAI), Orosomukoid und C-reaktives Protein geben die Differenz zwischen dem Eintrittswert und dem Wert bei Studienende an. +/-, Verbesserung/Verschlechterung. Für CDAI und Orosomukoid ergeben sich unter Metronidazol signifikante Verbesserungen gegenüber Plazebo. Kein signifikanter Unterschied in der prozentualen Remissionsrate.

Unter intravenöser Applikation von Metronidazol in einer Dosis von 2mal 500 mg/kg/Tag über einen Zeitraum von 5–20 Tagen kam es in unkontrollierten Studien bei Patienten mit therapierefraktärem Morbus Crohn zu einer deutlichen Besserung der klinischen Symptomatik.

Der *exakte Stellenwert* von Metronidazol in der Therapie des Morbus Crohn ist bisher nicht bekannt. Es muß noch definiert werden, ob eine Monotherapie mit Metronidazol günstigere Ergebnisse bietet als die Therapie mit den übrigen Standardtherapeutika. Der Effekt von Metronidazol wurde ausschließlich gegen Plazebo oder Sulfasalazin, nicht jedoch gegen Steroide verglichen. Im Vergleich zu den unter Steroidtherapie erreichten Remissionsraten ist der Effekt von Metronidazol gering. Es gibt Hinweise, daß Metronidazol bei Befall des Kolons eher wirksam ist als bei Befall des terminalen Ileums.

Metronidazol ist nach den bisher vorliegenden Daten ein Medikament der 2. Wahl bei therapierefraktärem Morbus Crohn des Kolons. Sein Einsatz kann primär bei perianalen Läsionen erwogen werden, die jedoch eine lange dauernde, hochdosierte Therapie erfordern. Es gibt allerdings keine kontrollierten Untersuchungen, die die Wirksamkeit von Metronidazol bei der Behandlung perianaler Läsionen beweisen.

Zum Einsatz von Metronidazol in der postoperativen Rezidivprophylaxe des Morbus Crohn s. Abschn. 17.9.

Bei der Diskussion über den Einsatz von Antibiotika in der Therapie des Morbus Crohn muß unterschieden werden zwischen der Therapie der Grundkrankheit und der Therapie der septischen Komplikationen. Für den primären Einsatz von Antibiotika in der Therapie des Morbus Crohn gibt es keine Begründung. In einzelnen retrospektiven Studien fand sich eine symptomatische Verbesserung unter verschiedenen Antibiotika (Ampicillin, Tetrazyklin, Clindamycin, Cefalotin, Erythromycin und Sulfamethoxazol-Trimethoprim). Antibiotika sind dann erforderlich, wenn bei einem aktiven Morbus Crohn ein schweres Krankheitsbild mit Zeichen der Peritonitis und der Sepsis oder ein toxisches Megakolon vorliegen.

Es ist bis heute nicht sicher ausgeschlossen, daß Mykobakterien in der Ätiogenese des Morbus Crohn eine Rolle spielen. Diese Überlegung war der Ausgangspunkt mehrerer Therapiestudien mit Tuberkulostatika. In kleinen, meist unkontrollierten Studien führte die Kombination von Streptomycin und Rifampicin bzw. eine Vierertherapie – bestehend aus Rifampicin, Ethambutol, Isoniazid und Pyrazinamid oder Dapsone – zu einer klinischen Besserung bei aktivem Morbus Crohn. Unter kontrollierten Bedingungen führte eine Kombination von Rifampicin, Isoniazid und Ethambutol über einen Zeitraum von zwei Jahren nicht zu einer Verbesserung der Krankheitsaktivität oder zu einer Reduzierung der Glukokortikoiddosis. Andererseits gibt es Berichte, daß unter kontrollierten Bedingungen eine Kombination von Ethambutol, Clofacymin, Dapsone und Rifampicin in einem Zeitraum von neun Monaten die klinischen Symptome bessert und die Remissionsphase verlängert. Zum jetzigen Zeitpunkt gibt es jedoch keinen eindeutigen Beweis dafür, daß Tuberkulostatika die Aktivität und Rezidivhäufigkeit des Morbus Crohn entscheidend beeinflussen.

17.6
Parenterale und enterale Ernährung

Parenterale und enterale Ernährung werden bei Morbus Crohn eingesetzt, um Untergewicht und Wachstumsverzögerung auszugleichen und den Ernährungszustand des Patienten präoperativ zu verbessern. Eine Indikation für die parenterale Ernährung besteht dann, wenn aufgrund intestinaler Komplikationen (z. B. Ileus, toxisches Megakolon) eine orale Nahrungsaufnahme kontraindiziert ist. Enterale und parenterale Ernährung werden jedoch *auch als primäre Therapieformen* des Morbus Crohn diskutiert.

Parenterale Ernährung

Bei den etwa 25 Studien zum Einsatz der total parenteralen Ernährung bei Morbus Crohn handelt es sich überwiegend um retrospektive oder nichtkontrollierte Studien, in denen die Patienten zusätzlich eine medikamentöse Therapie erhielten. Der Effekt einer ausschließlich parenteralen Ernährung ist nur an wenigen Patienten untersucht. Mit Ausnahme einer Studie konnte ein positiver Effekt einer parenteralen Ernährung auf den klinischen Verlauf des Morbus Crohn nicht nachgewiesen werden. Der Nachteil einer parenteralen Ernährung ist neben den katheterbedingten Komplikationen das schnelle Wiederauftreten von Rezidiven. Bei Nichtansprechen der Standardtherapie kann durch eine zusätzliche parenterale Ernährung bei bis zu 70 % der Fälle eine Remission erreicht werden. Dies gelingt allerdings auch durch Gabe enteraler Diäten. Bei schwerem Verlauf einer Crohn-Kolitis ohne Komplikationen führt die Kombination von medikamentöser Standardtherapie und parenteraler Ernährung in einem hohen Prozentsatz zu einer Besserung der klinischen Symptomatik. Die total parenterale Ernährung als Dauertherapie kommt für Patienten mit Kurzdarmsyndrom nach Operation eines Morbus Crohn in Betracht. Sie verbessert den Ernährungsstatus des Patienten und die Lebensqualität, hat jedoch keinen Einfluß auf den Verlauf der Erkrankung einschließlich der Notwendigkeit erneuter Operationen und Hospitalisierung. Bei bis zu 7 % treten unter der parenteralen Dauertherapie Komplikationen durch Kathetersepsis auf.

Der Wert einer total parenteralen Ernährung vor einer notwendigen Operation wird in der Verbesserung des Ernährungsstatus des Patienten gesehen. Es gibt nur wenige Hinweise, daß durch eine präoperative parenterale Ernährung die Länge des zu resezierenden Darmabschnitts bei Morbus Crohn reduziert werden kann. Die präoperative parenterale Ernährung hat keinen signifikanten Einfluß auf die postoperative Komplikationsrate.

In mehreren unkontrollierten Studien wurde der Effekt einer parenteralen Ernährung auf das Fistelleiden bei Morbus Crohn untersucht. In diesen Studien, die meist nur an einer sehr kleinen Zahl von Patienten durchgeführt wurden, schwankt der berichtete Erfolg eines Fistelverschlusses zwischen 0 und 100 %. Langzeitverschlüsse wurden nur in ganz wenigen Fällen beobachtet. Es kann aus den bisher vorliegenden Daten geschlossen werden, daß eine total parenterale Ernährung zur Therapie des Fistelleidens nicht geeignet ist.

Nach den bisher vorliegenden Daten ist der Einsatz einer total parenteralen Ernährung bei Morbus Crohn nur dann gerechtfertigt, wenn bei stark reduziertem Ernährungszustand und intestinalen Komplikationen eine enterale Ernährung nicht möglich ist.

Enterale Ernährung

Eine enterale Ernährung mit nieder- oder hochmolekularen Diäten (Tabelle 78) wird sowohl als alleinige Therapiemaßnahme als auch in Verbindung mit einer medikamentösen Standardtherapie eingesetzt. Für eine mögliche therapeutische Wirksamkeit der Diäten werden 3 Gründe angeführt. Zum einen, die Ruhigstellung distaler, erkrankter Darmabschnitte durch Resorption der Diät bereits im oberen Magen-Darmtrakt. Zweitens die Reduktion immunogener Substanzen im Magen-Darmtrakt. Es wird vermutet, daß durch das Fehlen luminaler Antigene der Entzündungsprozeß günstig beeinflußt wird. Drittens soll die im akuten Schub erhöhte Dünndarmpermeabilität möglicherweise über die beiden zuvor beschriebenen Mechanismen reduziert werden. Keine dieser Theorien ist bisher ausreichend bewiesen. In Vergleichsstudien zwischen parenteraler und enteraler Ernährung wurden Remissionsraten zwischen 50 und 70 % erreicht, die nicht signifikant unterschiedlich waren. Damit war gezeigt, daß die Ruhigstellung des Darmes alleine nicht das Wirkprinzip der Ernährungstherapie in der Behandlung der akuten Phase des Morbus Crohn sein kann. Der erwiesene Nutzen dieser Diäten liegt in der *raschen Besserung klinischer Beschwerden* (Schmerzfreiheit, z. B. bei Stenosen), der *Korrektur des schlechten Ernährungsstatus* und in der *Behandlung der Wachstumsverzögerungen bei Kindern.*

Die enteralen Diäten werden unterteilt in hochmolekulare und niedermolekulare Diäten (Tabelle 78). Die hochmolekulare Formeldiät *ist nährstoffdefiniert.* Sie enthält intakte Proteine, Kohlenhydrate und zwischen 9,4 und 50 g Fett/1000 kcal. Sie ist überwiegend frei von Ballaststoffen. Die 2. Gruppe umfaßt die *chemisch definierten* Diäten, bei denen es sich um niedermolekulare Diäten handelt. Dazu gehören die *eigentlichen Elementardiäten* der 1. *Generation,* die aus einem Gemisch von Glukose-, L-Aminosäuren und Ethylinoleat zusammengesetzt sind. Diese monomolekularen Komponenten werden vollständig im oberen Jejunum resorbiert. Der Nachweis, daß Oligopeptide im oberen Dünndarm besser resorbiert werden als Aminosäuregemische, führte zur Entwicklung der 2. *Generation* niedermolekularer Diäten, der sog. Oligopeptiddiät. Diese zeichnet sich durch eine etwas verbesserte geschmackliche Verträglichkeit und durch eine geringere Osmolarität aus, wodurch die Nebenwirkungen wie Diarrhöen, Oberbauchbeschwerden und Völlegefühl reduziert wurden. Allerdings wird auch die orale Einnahme von Oligopeptiddiäten von vielen Patienten über einen längeren Zeitraum nicht toleriert. Die Akzeptanz dieser Ernährungsform ist günstiger, wenn die Peptiddiät über eine Duodenalsonde verabreicht wird. Hierzu stehen Systeme bestehend aus dünnlumigen Ernährungssonden und tragbaren Pumpensystemen zur Verfügung, mit denen die Diät über 24 h kontinuierlich zugeführt wird. Dadurch werden Völlegefühl und osmotische Nebenwirkungen reduziert.

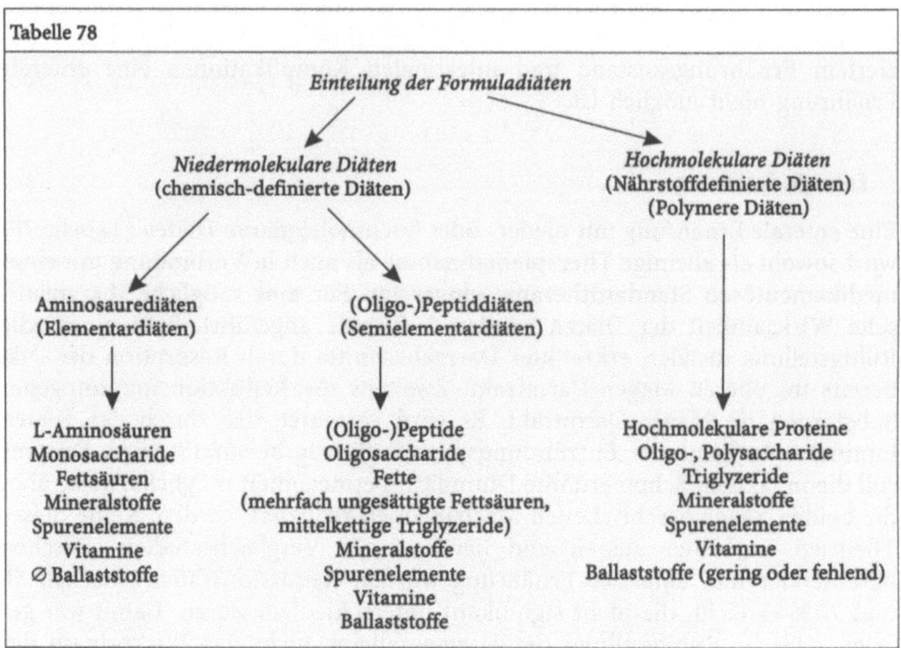

Trotz zahlreicher, teilweise auch kontrollierter Studien, ist bis heute nicht eindeutig geklärt, welche Bedeutung die enterale Ernährung mit Formuladiäten in der Therapie des akuten Morbus Crohn hat. Dies hängt hauptsächlich damit zusammen, daß in der Mehrzahl der Studien die Patientenzahl sehr gering ist und damit eine statistische Aussage mit Fehlern behaftet ist. Zum anderen sind die Studien wegen unterschiedlicher Angaben über den klinischen Verlauf und die Remission nicht vergleichbar. Die Aussage der Studien wird auch dadurch geschwächt, daß wegen Unverträglichkeit der Diäten viele Patienten die Studien nicht bis zu Ende durchführten und die Diäten teilweise oral und teilweise über Duodenalsonden gegeben wurden.

Der Vergleich der Wirksamkeit von Aminosäurediäten, Oligopeptiddiäten und Glukokortikoiden wurde in mehreren Studien an großen Patientenkollektiven durchgeführt (Tabelle 79). Eine Kombination mit Steroiden und Sulfasalazin führte zu einer schnelleren Remission, die auch länger erhalten blieb (Abb. 93).

Der deutlichere Effekt der medikamentösen Therapie ist unabhängig von der initialen Krankheitsaktivität und der Lokalisation der Erkrankung. Die Oligopeptiddiäten wurden entweder oral eingenommen oder über eine Duodenalsonde appliziert. Die orale Applikation wurde von vielen Patienten nicht über die gesamte Studiendauer toleriert, während bei duodenaler Applikation die Patientencompliance gut war.

Zum jetzigen Zeitpunkt gibt es 6 Studien, die die verschiedenen Diäten in kontrollierten Studien untereinander verglichen haben (Tabelle 80). Nur in einer Studie war die Elementardiät der hochmolekularen Diät überlegen, in allen anderen Studien bestand zwischen Elementardiät und Oligopeptiddiät oder hochmolekularer Diät kein Unterschied. Zum jetzigen Zeitpunkt hat also keine der 3 Diäten einen therapeutischen Vorteil gegenüber den anderen.

Die bisher durchgeführten kontrollierten Studien zeigen, daß unter der *Kombination von Steroiden und Sulfasalazin eine schnellere Remission des Morbus Crohn eintritt* als unter enteraler Formeldiät. Andererseits treten unter der *enteralen Ernährung bei etwa 60 % der Patienten Remissionen* ein. Derzeitig ergeben sich für die enterale Ernährung zwei Indikationen:

Tabelle 79. Wirksamkeit enteraler Diäten im Vergleich zu Glukokortikoiden in der Behandlung des Morbus Crohn. (nach Griffiths et al. 1995)

Autor	Patienten (n)	Patienten in Remission (%)		
		Diät	(%)	Glukokortikoid (%)
O'Morain (1984)	21	Elementar	82	80
Gorard (1991)	44	Elementar	45	85
Seidmann et al. (1991)	19	Elementar	80	67
Malchow et al. (1990)	95	Semielementar	41	73
Lochs et al. (1991)	104	Semielementar	56	79
Seidmann (1993)	78	Semielementar	75	90
Gonzales-Huix et al. (1993)	32	Polymer	80	88

– bei Patienten mit Dünndarmbefall, deren Krankheitsaktivität unter dem Einfluß von medikamentöser Therapie nicht zu reduzieren ist und bei denen deutliche Nebenwirkungen der Medikamente auftreten;
– bei Patienten mit einer geringen Krankheitsaktivität, die den Einsatz von Steroiden nicht erforderlich macht.

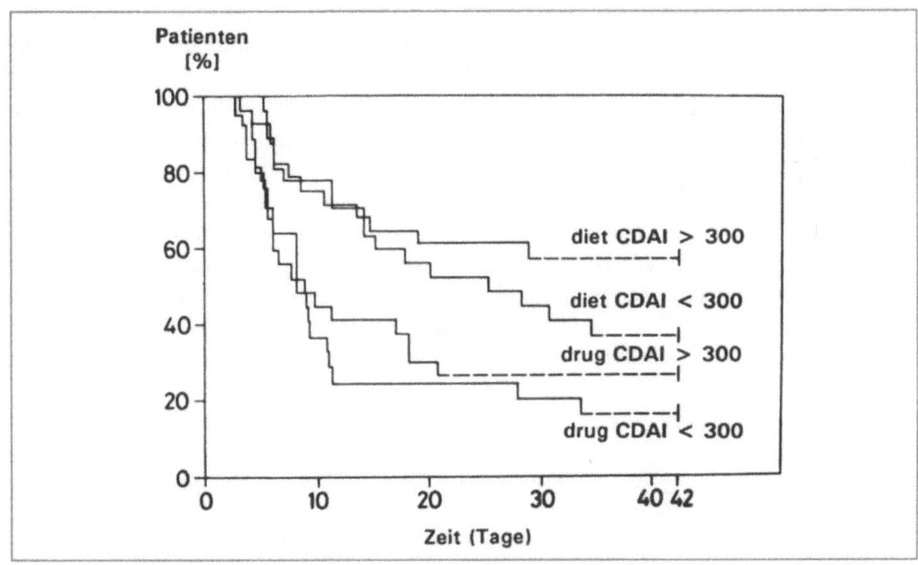

Abb. 93. Einfluß einer enteralen Oligopeptiddiät (diet) im Vergleich zur medikamentösen Therapie mit Methylprednisolon und Sulfasalazin (drug) auf die Krankheitsaktivität des Morbus Crohn (CDAI). Angegeben ist die Zahl der Patienten, die sich zu verschiedenen Zeitpunkten der Studie nicht in Remission befinden. Die beiden Therapiegruppen sind nochmals unterteilt in Patienten mit einem CDAI-Wert >300, bzw. einem CDAI-Wert <300. (Lochs et al. 1991, mit Genehmigung des Autors)

Tabelle 80. Vergleich der Wirksamkeit enteraler Diäten in der Therapie des Morbus Crohn. (nach Griffiths et al. 1995)

Autor	Patienten (n)	Patienten in Remission (%)			
		Diät	(%)	Diät	(%)
Park (1991)	14	Elementar	29	Polymer	71
Rigaud (1991)	30	Elementar	67	Polymer	73
Rauof (1991)	24	Elementar	69	Polymer	73
Royall (1994)	40	Elementar	84	Polymer	71
Middleton (1991)	26	Elementar	73	Semielementar	73
Mansfield et al. (1995)	38	Elementar	42	Semielementar	42

Spezielle Diäten und Substitution von Vitaminen und Spurenelementen

Es gibt zum jetzigen Zeitpunkt keinen gesicherten Beweis dafür, daß spezielle Diäten den akuten Schub oder die Remissionserhaltung des Morbus Crohn günstig beeinflussen. Epidemiologische Studien haben Zusammenhänge zwischen dem Konsum verschiedener Nahrungsbestandteile und dem Auftreten entzündlicher Darmerkrankungen beschrieben (s. S. 325). Dazu gehörten raffinierte Zucker, Fette, Milchzucker, Cornflakes und Carrageen, das als Stabilisator Nahrungsmitteln zugesetzt wird. Ein kausaler Zusammenhang zwischen dem vermehrten Konsum dieser Nahrungsbestandteile und der erhöhten Inzidenz eines Morbus Crohn ist allerdings nicht bewiesen. Die Patienten mit Morbus Crohn weisen nicht häufiger eine Laktoseintoleranz auf als eine Kontrollgruppe. Die *Empfehlung einer milchzuckerfreien Diät muß sich deshalb auf den Nachweis einer Laktoseintoleranz stützen.* Mehrere epidemiologische Studien haben auf einen vermehrten Verbrauch von raffinierten Zuckern bei Patienten mit Morbus Crohn hingewiesen. Ausgehend von dieser Beobachtung wurden Studien durchgeführt, in denen der Effekt einer kohlenhydratarmen Diät auf den Verlauf des Morbus Crohn untersucht wurde. Eindeutige Effekte einer zuckerarmen Diät wurden in keiner Studie nachgewiesen. Eine ballaststoffreiche Diät beeinflußt den Krankheitsverlauf oder das Auftreten von Komplikationen nicht.

Es wurde versucht, durch *Ausschlußdiäten* die Remissionsphasen des Morbus Crohn zu verlängern und Rezidive zu vermeiden. Bei diesem Verfahren führen die Patienten im Abstand von 1–2 Tagen einzelne Nahrungsmittel in ihre Kost ein. Nahrungsmittel, die nicht vertragen werden, werden aus der Diät weggelassen. Am häufigsten werden Unverträglichkeiten von diversen Getreidesorten und Milchprodukten, seltener von Fleisch angegeben. Der Effekt einer Ausschlußdiät auf die Rezidivrate des Morbus Crohn ist umstritten. Das Verfahren kann nicht als Maßnahme zur Rezidivprophylaxe empfohlen werden. Ziel ist es, eine individuelle Diät für den Patienten herauszufinden, die zu Beschwerdefreiheit und langer Remissionserhaltung führt. Es handelt sich hierbei um ein sehr zeitaufwendiges Verfahren, das von den Patienten ein hohes Maß an Bereitschaft zur Mitarbeit voraussetzt.

Selbstverständlich wird man dem Patienten raten, Nahrungsmittel, die er nicht verträgt, umgehend wegzulassen.

Mangel an Vitaminen und Spurenelementen werden bei bis zu 25 % der Patienten mit Morbus Crohn beschrieben. Dies betrifft insbesondere die *Vitamine A, D, E und K, Vitamin B$_{12}$ und Folsäure sowie Zink, Eisen und Magnesium.* Neben der Malabsorption und dem enteralen Verlust trägt die Therapie mit Steroiden und Salazosulfapyridin zu diesen Mangelzuständen bei. Wichtig ist, daß sie rechtzeitig diagnostiziert werden und eine entsprechende Substitution eingeleitet wird. Die chologene Diarrhö (s. 7.1) bei Entzündung des terminalen Ileum wird durch Cholestyramin und parenterale Gabe fettlöslicher Vitamine (A, D, E, K) behandelt. Beim dekompensierten Gallensäurenverlust treten durch Fettsäuren induzierte Durchfälle auf, die oft durch den Einsatz mittelkettiger Triglyzeride diätetisch beeinflußt werden können. Patienten mit Hyperoxalurie (s. Abschn. 7.2) sollte empfohlen werden, Nahrungsmittel mit hohem Oxalsäuregehalt wie Rhabarber, Spinat, rote Rüben und Petersilie zu meiden. Die Einnahme von Omega-3-Fettsäuren in Fischöl hat keinen Einfluß auf die Rezidivhäufigkeit des Morbus Crohn.

17.7
Verschiedene Therapieansätze (s. Abschn. 16.6)

Zahlreiche neue Therapieansätze zur Behandlung des Morbus Crohn sind derzeit in klinischer Erprobung. Sie sind in Abschn. 16.6 ausführlich beschrieben.

Methotrexat

Der Antimetabolit Methotrexat (25 mg i.v., 1mal/Woche) erreichte in der Behandlung des therapierefraktären Morbus Crohn eine Abschwächung der Krankheitsaktivität, jedoch keine langdauernde Remission. Bei Patienten mit einem chronisch aktiven Morbus Crohn führt die intramuskuläre Gabe von 25 mg Methotrexat einmal pro Woche zusätzlich zu einer Therapie mit Prednisolon zu einer deutlichen Besserung im Vergleich zur alleinigen Prednisolontherapie. Unter Methotrexat ist die notwendige Glukokortikoiddosis deutlich geringer und es erreichen mehr Patienten nach 16 Wochen eine Remission (39,4 % im Vergleich zu 19,2 % unter alleiniger Glukokortikoidtherapie). Die therapeutische Wirksamkeit des Methotrexats setzt etwa nach 6 Wochen ein. In einzelnen Fallberichten wurde auch über eine Abheilung rektaler Fisteln berichtet. Die positiven Ergebnisse zum Einfluß von Methotrexat auf den Krankheitsverlauf des Morbus Crohn müssen zunächst im Rahmen weiterer Studien bestätigt werden, bevor Methotrexat allgemein in der Therapie des Morbus Crohn eingesetzt werden kann.

Immunglobuline

Bei wenigen Patienten mit schwerem Verlauf des Morbus Crohn kommt es unter Infusion von 7S-Immunglobulinen oder IgM-angereicherten Immunglobulinen zu einem Rückgang der Krankheitsaktivität. Nach Absetzen der Therapie tritt jedoch bei fast allen Patienten ein Rezidiv innerhalb von 2 Wochen auf.

Faktor XIII

Während eines aktiven Morbus Crohn wird bei der Mehrzahl der Patienten eine erniedrigte Konzentration an Faktor XIII gemessen. Die Substitution von Faktor XIII führte nicht zur klinischen Remission, reduzierte allerdings die Blutungsaktivität.

17.8
Remissionserhaltung und Rezidivprophylaxe

Das Probelm der Remission bei Morbus Crohn muß unter 3 Aspekten diskutiert werden.

1. *Remissionserhalt:* Hier stellt sich die Frage, ob nach Erreichen einer Remission eine weitere Therapie erforderlich ist, um die Remission zu erhalten. Dabei liegt der entscheidende Punkt darin, daß klinisch die Remission nicht eindeutig charakterisiert und definiert ist und auch bei klinischer Remission endoskopisch bei der Mehrzahl der Patienten weiterhin deutliche Entzündungszeichen vorhanden sind (s. S. 216).
2. *Rezidiv nach chirurgischer Intervention:* Hierbei muß analysiert werden, ob eine medikamentöse Therapie nach operativer Sanierung das Auftreten von Rezidiven vermindern kann.
3. *Rezidivhäufigkeit:* Unter diesem Punkt ist zu diskutieren, ob und welche Medikamente in der Lage sind, die Häufigkeit der Rezidive zu reduzieren.

Rezidivprophylaxe

In der amerikanischen und europäischen Crohn-Studie konnten bei inaktiven Erkrankungen weder Steroide noch Sulfasalazin die Häufigkeit von Rezidiven verhindern. Daraus wurde abgeleitet, daß eine prophylaktische Gabe von Steroiden oder Sulfasalazin für das Auftreten von Rezidiven nicht von Bedeutung ist. Allerdings führen nach einer Umfrage von Tromn in Deutschland und Österreich 65,5 % der Zentren eine Therapie mit Glukokortikoiden über einen Zeitraum von bis zu sechs Monaten nach Erreichen einer klinischen Remission des Morbus Crohn durch. Dabei werden überwiegend Dosen zwischen 5 und 10 mg Prednisolonäquivalent gegeben.

In der europäischen Crohn-Studie hatte die Gabe von niedrigen Dosen von Methylprednisolon (8 mg/Tag über 2 Jahre) bei den Patienten mit aktivem Crohn, die auf die initiale Therapie ansprachen, einen günstigen Effekt auf die

Dämpfung der Krankheitsaktivität. Dies wurde auch durch die Kombination von 6-Methylprednisolon und Sulfasalazin erreicht. Die amerikanische Crohn-Studie zeigte vergleichbare Ergebnisse für Prednison. In dieser und weiteren Studien hatte die alleinige Gabe von Sulfasalazin keinen Effekt auf den Remissionserhalt. Faßt man die verschiedenen Studien zur Rezidivprophylaxe mit 5-Aminosalizylaten zusammen, so findet sich eine etwa 40 %ige Reduktion des Rezidivrisikos innerhalb von einem Jahr. In Studien mit Eutragid-L-ummanteltem Mesalazin (Salofalk, Mesasal, Claversal) wurden Dosierungen zwischen 1 und 3 g pro Tag eingesetzt. Klinische Rezidive wurden damit um 33 -50 % reduziert. Allerdings war dieser Effekt nur zu sehen bei Patienten mit Befall des terminalen Ileums oder nach Darmresektion. Eutragid-S- ummanteltes Mesalazin (Asacol) in einer Dosierung von 2,4 g pro Tag reduzierte die Rezidivrate nach einem Jahr signifikant (34 % in der Therapiegruppe, 55 % Rezidive in der Kontrollgruppe). Auch hier wurden signifikante Effekte nur bei Patienten mit Ileitis oder nach kürzlich vorgenommener Darmresektion erzielt. Ethylzellulose-ummanteltes Mesalazin (Pentasa) in einer Dosierung von 2 g pro Tag hatte in einer Studie keinen signifikanten Effekt auf die Rezidivrate. In einer weiteren Studie mit 2 g Pentasa pro Tag wurde bei Patienten, die weniger als drei Monate in Remission waren, eine signifikant höhere Remissionsrate erreicht (29 % in der Plazebogruppe, 45 % in der Pentasagruppe).

Beim direkten Vergleich zwischen der 4-Aminosalizylsäure (1,5 g pro Tag) und der 5-Aminosalizylsäure (1,5 g pro Tag) fanden sich nach einem Jahr vergleichbare Rezidivraten von 36 und 38 %.

Die zur Zeit publizierten Studien zeigen, daß mit 5-ASA-Präparaten eine Reduktion der Rezidivrate des Morbus Crohn um etwa 40 % erreicht werden kann. Noch zu klären ist, bei welcher Krankheitslokalisation und welcher Dosierung der 5-ASA die besten Ergebnisse erzielt werden. Zum jetzigen Zeitpunkt gibt es auch keine Hinweise, welche der verschiedenen Mesalazin-Präparationen die besten Ergebnisse zeigen.

Eine länger dauernde Steroidtherapie wird häufig wegen erhöhter Entzündungsaktivität bei chronisch aktiver Erkrankung durchgeführt, ohne daß bekannt ist, welche Patienten davon profitieren. Wie oben bereits erwähnt, liegt dies hauptsächlich daran, daß die *klinische Remission nicht exakt definiert ist* (s. Abschn. 2.2, 2.3). Bei einigen Patienten finden sich bei sog. klinischer Remission Laborparameter, die eine noch vorhandene Entzündung anzeigen (BSG, C-reaktives Protein). Wenn diese Patienten Steroide einnehmen, treten im Vergleich zur Plazebogruppe Rezidive des Morbus Crohn deutlich seltener auf. Andererseits gibt es Patienten mit einer chronischen Aktivität der Erkrankung, die nur durch langdauernde Steroideinnahme zu beeinflussen ist. Bei diesen Patienten kann es sinnvoll sein, Prednison in einer Dosierung von 25 mg jeden zweiten Tag zu geben. Unter dieser Therapie kommt es bei einem hohen Prozentsatz der Patienten zu einer Remission bei einer deutlich geringeren Nebenwirkungsrate. Allerdings fehlen auch zu diesem therapeutischen Regime kontrollierte Untersuchungen. Bei 36 % der Patienten tritt innerhalb von 30 Tagen nach Erreichen einer Remission unter einer Glukokortikoidtherapie ein Rezidiv auf, das eine weitere Glukokortikoidtherapie erforderlich macht. Nur vorläufige Daten liegen zur Wirksamkeit von Budesonid in der

Remissionserhaltung vor. Unter der Therapie mit 6 mg Budesonid pro Tag über ein Jahr war die mittlere Zeitdauer bis zum Auftreten eines Erkrankungsrezidivs auf 258 Tage verlängert, während sie in der Plazebogruppe 92 Tage betrug. 3 mg Budesonid pro Tag war zur Rezidivprophylaxe nicht wirksam.

In der amerikanischen Crohn-Studie hatte Azathioprin keinen remissionserhaltenden Effekt. Mehrere Studien der letzten Jahre haben diese Befunde widerlegt. Azathioprin in einer Dosierung um 2,5 mg/kg/Tag reduzierte die Rezidivhäufigkeit des Morbus Crohn über einen Zeitraum von bis zu 60 Wochen signifikant gegenüber Plazebo. Allerdings traten in bis zu 8,9 % der Fälle Nebenwirkungen (allergische Reaktionen, Leukopenie, Pankreatitis, Übelkeit) auf.

Postoperative Rezidivprophylaxe

Zur Rezidivprophylaxe nach chirurgischer Therapie gibt es unterschiedliche Aussagen. Die europäische und amerikanische Crohn-Studie haben gezeigt, daß bei operierten Patienten weder Steroide noch Sulfasalazin einen Effekt auf die Rezidivhäufigkeit haben. Mehrere Untersuchungen haben den fehlenden Effekt des Sulfasalazins bestätigt. Kürzlich wurde die Wirkung von Sulfasalazin auf die Rezidivprophylaxe bei Patienten mit radikal und nicht radikal operiertem Morbus Crohn untersucht (Abb. 94). Die Rezidivhäufigkeit war bei den nicht radikal operierten Patienten deutlich geringer als bei den radikal operierten Patienten. Zusätzlich hatten die Patienten mit Sulfasalazin zumindest während der ersten beiden Jahre postoperativ weniger Rezidive als die Patienten der Plazebogruppe. Die geringste Rezidivrate während der ersten beiden Jahre hatte die Gruppe, die nicht radikal operiert wurde und Sulfasalazin in einer Dosierung von 3 g/Tag erhielt. Die Unterschiede sind allerdings nicht so

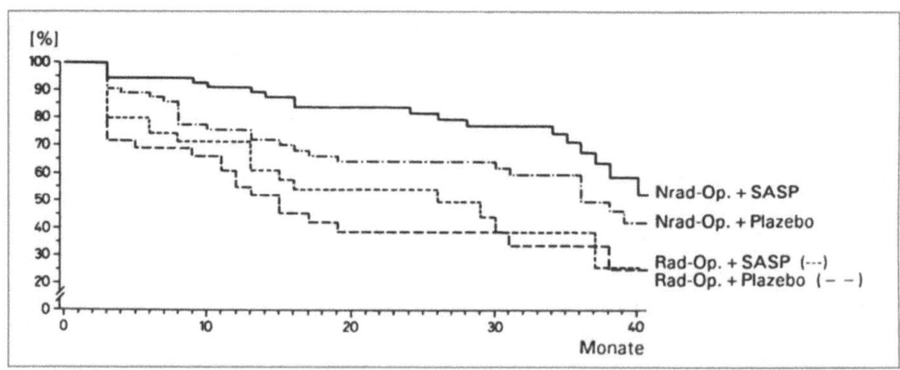

Abb. 94. Einfluß von Salazosulfapyridin (SASP) und Plazebo auf die postoperative Rezidivfreiheit bei Patienten mit radikaler (Rad.-Op.) und nichtradikaler Operation (Nrad-Op.) eines Morbus Crohn. Angegeben ist der prozentuale Anteil der Patienten mit postoperativer Rezidivfreiheit während eines Beobachtungszeitraums von 40 Monaten (Ewe et al. 1989, mit Genehmigung des Autors)

eindeutig, daß auf dem Boden dieser Studie eine Rezidivprophylaxe mit Sulfasalazin begründet werden kann.

Postoperativ treten in etwa 70 % der Fälle innerhalb eines Jahres endoskopisch nachweisbare Rezidive auf, während klinisch symtomatische Rezidive deutlich seltener sind. Neuere Studien zur postoperativen Rezidivprophylaxe mit 5-ASA-Präparaten untersuchen sowohl die endoskopischen als auch die klinischen Rezidivraten. In Dosierungen zwischen 2,4 g und 3 g Mesalazin pro Tag wurden die endoskopischen Rezidivraten in allen Studien um etwa 40 % reduziert. Daneben war der Schweregrad der endoskopisch nachweisbaren Läsionen unter Mesalazintherapie deutlich geringer. Eine signifikante Reduktion der postoperativen klinischen Rezidive wurde nur in einer Studie demonstriert.

Nach Resektion des terminalen Ileums führt die Gabe von Metronidazol (20 mg/kg/Tag) über 3 Monate zu einer Reduktion der endoskopisch nachweisbaren Rezidive im neoterminalen Ileum. Dieser Effekt war allerdings statistisch nicht signifikant. Bei den Patienten, die postoperativ Metronidazol erhielten, waren nach ein, zwei und drei Jahren weniger klinische Rezidive nachweisbar. Auch dieser Effekt war allerdings gegenüber der Plazebogruppe nicht signifikant unterschiedlich.

Die Bedeutung von perioperativen *Bluttransfusionen* auf die Rezidivrate des Morbus Crohn wurde in den letzten Jahren wiederholt diskutiert. Eine immunsuppressive Wirkung von Bluttransfusionen wurde für den möglichen Effekt auf den Verlauf des Morbus Crohn verantwortlich gemacht. Zunächst hatten kleinere retrospektive Studien eine deutlich geringere Rezidivrate nach Operation eines Morbus Crohn bei den Patienten beschrieben, die perioperativ Bluttransfusionen erhalten hatten. Dieser Effekt war jedoch nicht bei den Patienten vorhanden, die ausschließlich einen Befall des terminalen Ileums oder des Kolons hatten. An einem größeren Patientengut und bei längerer Beobachtungszeit fand sich kein Einfluß von perioperativen Bluttransfusionen auf die Rezidivrate des Morbus Crohn. Allerdings bestand in den ersten 3–5 Jahren die Tendenz zu einer geringeren Rezidivhäufigkeit.

In den bis 1992 publizierten Studien konnte weder für Sulfasalazin noch für Prednisolon und Azathioprin ein remissionserhaltender Effekt bei Morbus Crohn nachgewiesen werden (Abb. 95). Neuere Studien zeigen, daß durch die 5-ASA-Präparate eine Reduktion der Rezidivrate um etwa 40 % erreicht werden kann. Auch die postoperativen Rezidivraten werden in etwa 40 % durch 5-ASA-Präparate reduziert. Weitere Studien müssen diese positiven Raten untermauern. Auch mit Azathioprin wurde inzwischen ein signifikanter remissionserhaltender Effekt nachgewiesen, allerdings treten bei 8 % der Patienten Nebenwirkungen auf.

17.9
Therapieempfehlungen bei Morbus Crohn

Die Therapie des Morbus Crohn richtet sich nach der Krankheitsaktivität und dem Befallsmuster (Tabelle 81). Die Standardtherapie des Morbus Crohn wird entsprechend den Therapieschemata der amerikanischen und europäischen

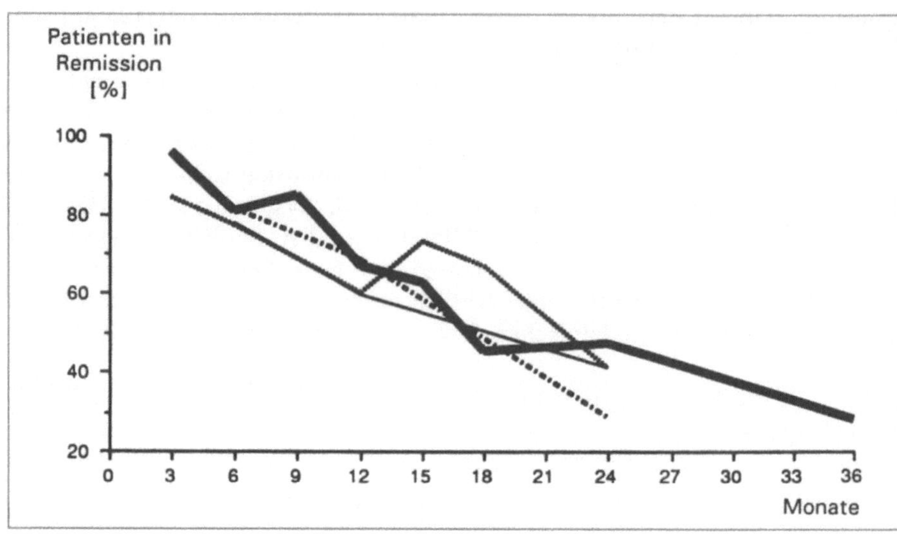

Abb. 95. Einfluß verschiedener Medikamente im Vergleich zu Plazebo auf die Erhaltung der Remission bei Morbus Crohn über einen Zeitraum von 36 Monaten. Angegeben ist der prozentuale Anteil an Patienten in Remission. Die Daten stellen das Ergebnis einer Metaanalyse von 8 plazebokontrollierten Studien zur Erhaltung der Remission bei Morbus Crohn dar. Auffallend ist der lineare Abfall der Remissionen bei den Kontrollen und den verschiedenen Medikamentengruppen. ▬▬ Plazebo; .... Sulfasalazin; ——— Prednison; ·—·—· Azathioprin (Salomon et al. 1992, mit Genehmigung des Autors)

Crohn-Studie durchgeführt. Danach sind die Glukokortikoide unabhängig von der Krankheitslokalisation die effektivsten Medikamente während die Wirksamkeit von Salazosulfapyridin nicht bewiesen ist (Abb. 96). 5-ASA-Präparate in einer Dosierung von 3–4 g weisen therapeutische Effekte auf, die günstiger sind als unter Plazebo, die Wirksamkeit von Glukokortikoiden jedoch nicht erreichen. Azathioprin und Mercaptopurin sowie Metronidazol sind derzeit Medikamente der 2. Wahl, die bei Versagen der Steroide und der Salizylate eingesetzt werden. Enterale Diäten werden in Abhängigkeit von der Krankheitsaktivität allein oder zusätzlich zu der Standardtherapie eingesetzt.

Geringe Krankheitsaktivität

Das Fehlen von Laborveränderungen, ein nur gering entzündlicher Befund bei der Endoskopie und das weitgehende Wohlbefinden des Patienten sprechen für eine niedrige Krankheitsaktivität. In diesen Fällen ist eine systemische Therapie nicht erforderlich, zumal die Spontanremissionsrate des aktiven Schubes eines Morbus Crohn zwischen 30 und 40 % beträgt. Allerdings werden in dieser Situation häufig 5-ASA-Präparate eingesetzt, was durch die neueren Studien auch begründet scheint.

Tabelle 81. Therapie des Morbus Crohn (5-ASA, 5-Aminosalizylsäure; SASP, Sulfasalazin)

	Ileum	Kolon/Ileum + Kolon
Aktivität gering Aktive Erkrankung	5-ASA Steroide Formeldiäten	SASP/5-ASA Steroide +SASP/5-ASA
Therapieversager (chronisch aktiv)	Dosissteigerung Steroide und Azathioprin oder Formeldiäten; bei Kolonbefall: Metronidazol?	
Hochakutes Krankheitsbild	Steroide ⎫ Antibiotika ⎬ parenteral → Op. -Indikation? Ernährung ⎭	
Remissionserhaltung	–bei kompletter Remission: 5-ASA –bei geringer Entzündungsaktivität: Steroide niedrig dosiert (z.B. Prednisolon 10 mg) –postoperativ: 5-ASA, Metronidazol?	
Supportiv	Falls erforderlich Substitution Vitamin B_{12}, Vitamin A, D, E, K Spurenelemente (Zink) Eisen Antidiarrhoika: Loperamid, Cholestyramin (bei chologener Diarrhö)	

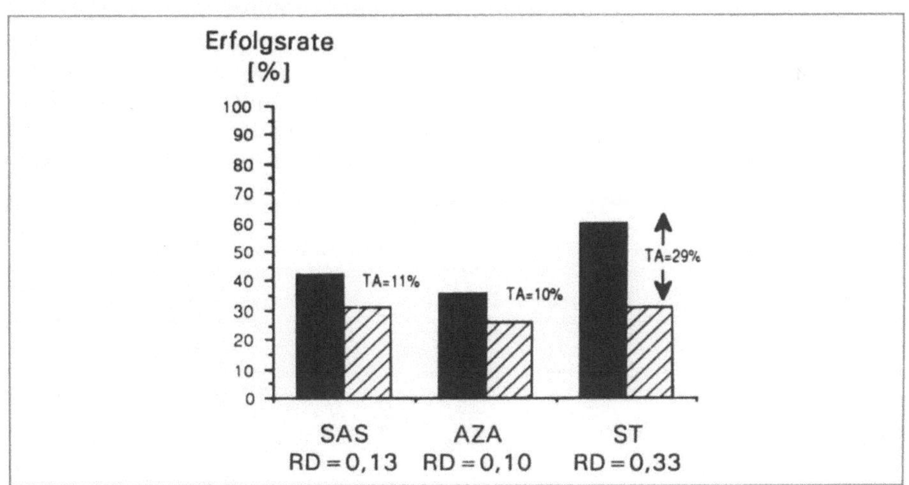

Abb. 96. Induktion einer Remission des Morbus Crohn durch Salazosulfapyridin (*SAS*), Azathioprin (*AZA*) und Steroide (*ST*) im Vergleich zu Plazebo. Angegeben sind die prozentuale Erfolgsrate und der therapeutische Vorteil (*TA*) in Prozent gegenüber der Plazebogruppe. Die Daten ergeben sich aus einer Metaanalyse von 11 plazebokontrollierten Therapiestudien des Morbus Crohn. *RD=* Risikounterschied; ■ Medikament; ▨ Plazebo (Salomon et al. 1992, mit Genehmigung des Autors)

Aktive Erkrankung

Die aktive Erkrankung des Dünndarms erfordert eine Therapie mit Glukokortikoiden (Tabelle 82). Die Behandlung wird begonnen mit 60 mg Prednison/Prednisolon bzw. 48 mg 6-Methylprednisolon. Wöchentlich wird die Prednisolondosis um 10 mg, die 6-Methylprednisolondosis um 8 mg reduziert. Nach 3 Wochen erfolgt eine wöchentliche Reduktion um 5 bzw. 4 mg bis zu einer Dosis von 10 bzw. 8mg, die bis zum Erreichen der Remission gegeben wird. Die Steroide werden dann reduziert und abgesetzt. Gelingt eine vollständige Remissionseinleitung nicht, ist eine längerfristige, niedrigdosierte Steroidmedikation indiziert. Neben der wöchentlichen Prednisolonreduktion gibt es alternativ die Möglichkeit, die Steroidmedikation (1 mg Prednisolon/kg KG/Tag) in hoher Dosierung bis zum Remissionseintritt zu geben.

Bei ausschließlichem Befall des Kolons oder Befall von Kolon und terminalem Ileum wird die zusätzliche Gabe von Salazosulfapyridin bzw. 5-ASA empfohlen.

Therapieversager

Kommt es unter der Reduktion der Steroidmedikation zur erneuten Zunahme der Entzündungsaktivität, wird die Steroiddosis bis zum Eintritt der klinischen Besserung erhöht. Bei Nichtansprechen auf eine Dosis von 60 mg Prednisolon kann die Dosis auf 100 mg gesteigert werden. In Abhängigkeit von der Entzündungsaktivität erfolgt dann die weitere Dosisreduktion. Wichtig ist es, vor der Erhöhung der Steroiddosis mögliche Ursachen des Therapieversagens auszuschließen. Hierzu gehören *intestinale Komplikationen* wie z. B. Abszesse, Fisteln und Stenosen, deren Operationspflichtigkeit abgeklärt werden muß. Abzugrenzen von dem Therapieversagen sind Symptome, die nicht Ausdruck einer erhöhten Entzündungsaktivität, sondern *Folge* der Darmresektion, bakterieller Fehlbesiedelung oder des Gallensäureverlusts sind. Schließlich muß eine infektiöse Ursache im Sinne einer *Superinfektion* durch Lamblien, Campylobacter jejuni oder andere Keime ausgeschlossen werden. Ist eine

Tabelle 82. Medikamente zur Therapie des Morbus Crohn: Dosisempfehlungen

Medikament	Dosierung
Steroide	
Prednisolon	60 mg —— wöchentliche Reduktion um 10mg ——→ 30 mg —— wöchentliche Reduktion um 5mg ——→ 10 mg
6-Methylprednisolon	48 mg —— 8mg ——→ 32 mg —— 4mg ——→ 8 mg
Sulfasalazin	3 g/Tag
5-Aminosalizylsäure	3–4 g/Tag Remissionserhalt 1,5–3g
Azathioprin	50–150 mg/Tag
Metronidazol	10–20 mg/kg/Tag reduzieren auf 250 mg/Tag

längerfristige, hochdosierte Steroidmedikation erforderlich, kann der Einsatz von Medikamenten der zweiten Wahl erwogen werden. Bei Befall des Kolons kann ein Versuch mit Metronidazol in einer Dosierung von 10–20 mg/kg KG/ Tag gemacht werden.

Die Indikation zum Einsatz von Azathioprin oder 6-MP ist dann gegeben, wenn die Krankheitsaktivität den Einsatz hoher Steroiddosen über längere Zeit erforderlich macht. Azathioprin wird zusätzlich zu dem Steroid in einer Dosierung von 50–150 mg/Tag oder 1,5–2,5 g/kg/Tag gegeben. Mit Rückgang der Krankheitsaktivität wird die Steroiddosis reduziert. Die Wirkung des Azathioprins setzt erst nach 12 Wochen ein. Bei Patienten mit chronisch aktiven Verläufen des Morbus Crohn kann es sinnvoll sein, die immunsuppressive Therapie über einen Zeitraum von 2 Jahren auszudehnen.

Bei hoher Krankheitsaktivität, Untergewicht und Stenosesymptomatik kann ein Versuch mit Formuladiäten sinnvoll sein. Die Indikation für die enterale Ernährung ist insbesondere dann gegeben, wenn die Patienten unter der medikamentösen Therapie deutliche Nebenwirkungen aufweisen und eine Dosisreduktion der Medikamente wegen starker Entzündungsaktivität nicht möglich ist. Einen signifikanten Unterschied in der Effektivität nieder- oder hochmolekularer Diäten gibt es bisher nicht. Die niedermolekularen Diäten müssen wegen der schlechten geschmacklichen Verträglichkeit über eine Duodenalsonde verabreicht werden. Die hochmolekularen, nährstoffdefinierten Diäten werden zumindest von einigen hochmotivierten Patienten über einen längeren Zeitraum oral aufgenommen.

Bei einem *hoch akuten Krankheitsbild* ist die *parenterale Gabe hoher Dosen von Glukokortikoiden* indiziert. Daneben werden bei *septischem Krankheitsbild Breitbandantibiotika* und *Metronidazol intravenös* gegeben. Eine total parenterale Ernährung ist bei hochakutem Krankheitsbild geboten. Wenn die Krankheitsaktivität unter der intensiven Therapie nicht deutlich nachläßt, muß eine operative Maßnahme erwogen werden. Die Therapie des toxischen Megakolons ist in Abschn. 8.1 beschrieben.

Remissionserhaltung

Eine Reduktion der Rezidivrate konnte bisher nur durch 5-ASA-Präparate in einer Dosierung zwischen 1,5 und 3 g erreicht werden. Auch postoperativ reduzieren 5-ASA-Präparate in einer Dosierung zwischen 2,4 und 3 g insbesondere das endoskopisch faßbare Rezidiv. Auch unter Therapie mit Azathioprin ist die Rezidivrate gesenkt. Es wird empfohlen, Azathioprin nur dann als Rezidivprophylaxe einzusetzen, wenn mit dieser Substanz der akute Schub erfolgreich therapiert wurde und keine Nebenwirkungen aufgetreten sind.

18 Medikamentöse Therapie der Colitis ulcerosa

Die Colitis ulcerosa ist durch keine konservative Maßnahme zu heilen. Die *medikamentöse Therapie* hat das Ziel, durch Verringerung der Entzündungsaktivität die Symptomatik zu verbessern, die Lebensqualität des Patienten zu steigern und das Auftreten von Rezidiven zu verhindern. Die Wahl der Therapie muß sich dabei an der *Krankheitsaktivität* und dem *Vorhandensein von Komplikationen* orientieren. Darüber hinaus wird die therapeutische Strategie von der *Lokalisation* und der *Ausdehnung der Entzündung* beeinflußt.

18.1
Therapie der aktiven Colitis ulcerosa mit Glukokortikoiden

Seit Anfang der 50er Jahre hatten unkontrollierte Studien und Fallbeschreibungen einen positiven Effekt von Glukokortikoiden und ACTH auf den Verlauf eines akuten Schubes einer Colitis ulcerosa beschrieben. Die erste kontrollierte Studie, die einen therapeutischen Erfolg von Kortison nachwies, wurde 1955 von Truelove u. Witts publiziert. Unter einer Dosis von 100 mg Kortison oral pro Tag über einen Zeitraum von 6 Wochen erreichten etwa 40 % der Patienten eine Remission, bei etwa 30 % kam es zu einer deutlichen Besserung, während 30 % auf die Therapie nicht ansprachen. In der Plazebogruppe erreichten 15 % eine spontane Remission, bei 25 % der Patienten kam es zu einer Besserung, während bei 60 % keine Änderung des Krankheitsverlaufes oder eine Verschlechterung eintrat. Von der Steroidtherapie profitierten besonders die Patienten mit dem ersten Schub der Colitis ulcerosa. Bei Patienten mit längerer Krankheitsdauer oder schwerem akutem Schub war die Steroidtherapie weniger erfolgreich.

Diese Studie hat die Wirksamkeit der Glukokortikoide in der Behandlung der akuten Colitis ulcerosa eindeutig nachgewiesen. Da Glukokortikoide seither zu den Standardtherapeutika der Colitis ulcerosa gehören, wurden plazebokontrollierte Studien gegen Steroide nur vereinzelt durchgeführt. Untersuchungen zur Dosis-Wirkungs-Beziehung belegten, daß 40 und 60 mg Prednisolon wirksamer sind als 20 mg/Tag. Ein signifikanter Unterschied zwischen 40 und 60 mg Prednisolon pro Tag besteht nicht.

Mehrere Studien untersuchten den Effekt von ACTH im Vergleich zu Glukokortikoiden auf den klinischen Verlauf eines akuten Schubes der Colitis ulcerosa. In der Mehrzahl der Studien hatten ACTH und Glukokortikoide einen vergleichbaren Effekt. Die Wirksamkeit von ACTH war jedoch davon abhängig, ob die Patienten zuvor bereits mit Steroiden behandelt worden waren. Bei vorbestehender Steroidtherapie hatten 300 mg Hydrokortison i.v. pro Tag über 10 Tage einen größeren Effekt als 120 E ACTH i.v. pro Tag. Wenn die Patienten nicht mit Steroiden vorbehandelt waren, erreichten 63 % unter ACTH eine Remission im Vergleich zu 27 % unter Hydrokortison. Der Unterschied ist nicht über Plasmakortisolspiegel oder andere meßbare Hormonparameter zu erklären.

In der klinischen Routine gibt es keinen Grund für die Anwendung von ACTH bei Patienten mit schwerer Colitis ulcerosa. Insbesondere Patienten, die bereits Glukokortikoide einnehmen, profitieren von einer Umstellung auf ACTH nicht.

Die intravenöse Gabe von Glukokortikoiden führt bei 55–60 % der Patienten mit schwerer Colitis ulcerosa innerhalb von 5 Tagen zu einer klinischen Remission. Die Remissionsrate wird weiter erhöht, wenn die i.v. Steroidgabe länger als 5 Tage erfolgt.

Derzeit wird empfohlen, eine *Operationsindikation* zu stellen, wenn die *parenterale Gabe von Glukokortikoiden über einen Zeitraum von 8–10 Tagen keine Remission induziert.* Unterschiedliche Angaben zur i.v. Dosis der Glukokortikoide liegen vor, ohne daß Dosis-Wirkungs-Beziehungen den Vorteil der einen oder der anderen Dosis beweisen. Therapeutische Effekte wurden mit 60 mg Prednisolon pro Tag ebenso gesehen wie mit 2mal 3 mg Betamethason/ Tag. Um die Notwendigkeit einer Operation zu vermeiden, wurden sehr hohe Dosen von Methylprednisolon eingesetzt. Die tägliche Gabe von 1 g Methylprednisolon (für die Dauer von 3 Tagen), gefolgt von 100 mg Hydrokortison alle 6 h 2 Tage lang, erreichte jedoch keine höhere Remissionsrate als die Therapie mit niedrigen Glukokortikoiddosen.

Erste Studien zum oralen Einsatz der topischen Steroide in der Behandlung der akuten Colitis ulcerosa liegen vor. Fluticasonproprionat (20 mg/Tag) war deutlich weniger effektiv als Prednisolon (40 mg/Tag) über einen Zeitraum von 4 Wochen bei Patienten mit linksseitiger oder totaler Colitis ulcerosa. Budesonid in einer Dosierung von 10 mg/Tag führte klinisch und endoskopisch zu einer Verbesserung des Befundes, wie er vergleichbar mit 40 mg Prednisolon erreicht wurde.

Lokale Therapie

Die topische Wirksamkeit der Steroide als Suppositorien oder Klysmen wurde bald nach der Einführung der oralen Steroidtherapie bei Colitis ulcerosa bewiesen. Rektale Einläufe von Prednisolon-21-Phosphat, Hydrokortison oder Prednisolon induzieren bei 40–80 % der Patienten mit linksseitiger Kolitis eine Remission. Selbst bei Patienten mit Pankolitis wurde in bis zu 40 % der Fälle eine Remission erreicht. Von Bedeutung ist, welche Abschnitte des Kolons mit den Klysmen erreicht werden. Es kann davon ausgegangen werden, daß eine Ausdehnung des Klysmas bis in das Sigma und den unteren Teil des Colon descendens und unter optimalen Bedingungen bis an die linke Flexur erfolgt. Die Ausbreitung eines Klysmas nach proximal nimmt mit seinem Volumen zu. Größere Volumina können jedoch von den Patienten nicht über längere Zeit eingehalten werden. Andererseits ist die Wirksamkeit der Klysmen von der Retentionsdauer abhängig. Die klassischen, kortikoidhaltigen Klysmen mit einem durchschnittlichen Volumen von 100 ml lösen einen Defäkationsreiz aus, der die Retentionszeit verkürzt. Dieses Problem konnte durch die Einführung von Hydrokortisonazetat als Rektalschaum umgangen werden. Durch das geringe Volumen von 5 ml wird die Retentionszeit deutlich verlängert und somit die erforderliche Steroiddosis reduziert. Die Akzeptanz des Rektalschaums ist bei den Patienten deutlich höher als die der herkömmlichen Steroidklysmen.

Es muß davon ausgegangen werden, daß möglicherweise bis zu 25 % der rektal applizierten Dosis des Hydrokortisons (als Einlauf oder Schaum) absorbiert werden und daß ihr Effekt auf die Proktitis sowohl über eine lokale als auch eine systemische Wirkung zu erklären ist. Um die systemischen Effekte absorbierter Steroide möglichst gering zu halten, wurden topisch wirksame Steroide mit nur geringen Absorptionsraten und systemischen Wirkungen entwickelt. Einläufe mit Prednisolon-21-Metasulfobenzoat, Betamethoson-17-Valerat und Budesonid führen bei distaler Kolitis bei bis zu 70 % zu einer symptomatischen Besserung. Insbesondere der Effekt des Budesonid ist mit der Wirkung von Methylprednisoloneinläufen vergleichbar. Klysmen mit 2 mg Budesonid sind effektiver als Klysmen mit 1 mg und haben denselben Effekt auf die Verbesserung der klinischen Symptome und des endoskopischen Befundes wie Klysmen mit 4 g 5-ASA. Im Gegensatz zu den Klysmen mit Methylprednisolon hat das Budesonid keinen Einfluß auf die Plasmakortisolspiegel.

18.2
Sulfasalazin zur Behandlung der akuten Colitis ulcerosa

Anfang der 60er Jahre hatten kontrollierte Studien erstmals gezeigt, daß Sulfasalazin erfolgreich in der Behandlung des *leichten bis mäßig schweren* Schubes der Colitis ulcerosa eingesetzt werden kann. Bei einer Dosierung von 4–6 g/Tag kam es bei 64–80 % der Patienten unter Sulfasalazin zu einer Besserung im Vergleich zu 35–40 % in der Kontrollgruppe. Aus den Untersuchungen ergab sich, daß die Wirkung des Sulfasalazins dosisabhängig ist. Mehr als 4 g/Tag wurden jedoch meist nicht eingesetzt, da die Häufigkeit der Nebenwirkungen bei höheren Dosen zunahm. In den 60er Jahren wurden einige Studien durchgeführt, in denen Sulfasalazin mit Steroiden verglichen wurde. Die systemischen Steroide führten häufiger zu einer Remission und induzierten die Remission früher als das Sulfasalazin insbesondere bei schweren Schüben der Colitis ulcerosa.

Die Wirksamkeit von Sulfasalazin als alleinigem Medikament zur Behandlung des *schweren* Schubs der Colitis ulcerosa ist nicht untersucht. Es wurde empfohlen, Sulfasalazin als zusätzliches Medikament bei dem schweren Schub der Colitis ulcerosa zu geben, wenn die Patienten auf die Steroidmedikation ansprechen.

Bei distaler Kolitis oder ausschließlicher Proktitis ist Sulfasalazin auch bei *rektaler* Applikation wirksam. In Form von Suppositorien oder Klysmen führt es bei 70–80 % der Fälle mit distaler Kolitis zu einer deutlichen Befundbesserung.

18.3
Aminosalizylate zur Behandlung der akuten Colitis ulcerosa

Orale Therapie

Die Wirksamkeit der neuen oralen Salizylate bei Colitis ulcerosa wurde in den letzten Jahren in mehreren Studien gegen Sulfasalazin oder Plazebo untersucht. Beim direkten Vergleich zwischen 5-ASA und Sulfasalazin stellen die meisten Studien eine Gleichwertigkeit der beiden Substanzen in der Erreichung einer Remission oder einer klinischen und endoskopischen Besserung der Befunde fest (Tabelle 83).

In plazebokontrollierten Studien wurde der Effekt verschiedener Dosen von 5-ASA (1 - 4,8g/ Tag) untersucht. Die Vergleichbarkeit zwischen den verschiedenen klinischen Studien wird dadurch erschwert, daß es keinen Goldstandard für die Beurteilung der Krankheitsaktivität gibt. Bereits mit 1,6 g 5-ASA wurden höhere Remissionsraten erreicht als mit Plazebo. Dieser Effekt war jedoch nicht signifikant. Eine Therapie mit 2 oder 4 g 5-ASA pro Tag führt in 79 bzw. 84 % der Patienten zu einer Reduktion der klinischen Aktivität der Erkrankung (Abb. 97). Ein Erfolg der Therapie, gemessen am kompletten Nachlassen der Symptome oder einer deutlichen Verbesserung der Symptome, wird mit 2 und 4 g Mesalazin deutlich häufiger erreicht als mit Plazebo oder 1 g Mesalazin. Wie beim Morbus Crohn findet sich auch bei der Colitis ulcerosa keine direkte Korrelation zwischen dem endoskopischen und dem klinischen Befund. Die Therapie mit 2 oder 4 g Mesalazin führt nicht nur zu einer Verbesserung der objektiven Krankheitsparameter, sondern auch der Lebensqualität der Patienten. Gemessen an einer visuellen Analogskala kam es unter dieser Therapie zu einer signifikanten Verbesserung von krankheitsspezifischen und generellen Lebensqualitätsparametern (Abb. 98).

Die Wirksamkeit von *Olsalazin* bei Colitis ulcerosa wurde in plazebokontrollierten Studien untersucht. 0,75 bis 1,5 g Olsalazin/Tag führen innerhalb von 4 Wochen zu einer Remissionsrate von 27–29 %. Bei 3 g Olsalazin/Tag wird bei 50 % der Patienten eine klinische Besserung bzw. Remission erreicht, die sich signifikant von der Kontrollgruppe unterscheidet.

Tabelle 83. Vergleich der Remissionsraten der Colitis ulcerosa unter Therapie mit Mesalazin und Sulfasalazin. (Aus Rachmilewitz et al. 1989)

	Mesalazin[a] 1,5 g/Tag	Sulfasalazin 3 g/Tag
Woche 2:		
behandelte Patienten	82	71
n (%) in Remission	39 (48)	38 (54)
Woche 4:		
behandelte Patienten	70	58
n (%) in Remission	50 (71)	38 (66)
Woche 6:		
behandelte Patienten	60	48
n (%) in Remission	41 (68)	36 (75)
Woche 8:		
behandelte Patienten	50	43
n (%) in Remission	37 (74)	35 (81)

[a] Ummantelt: Eudragit L.

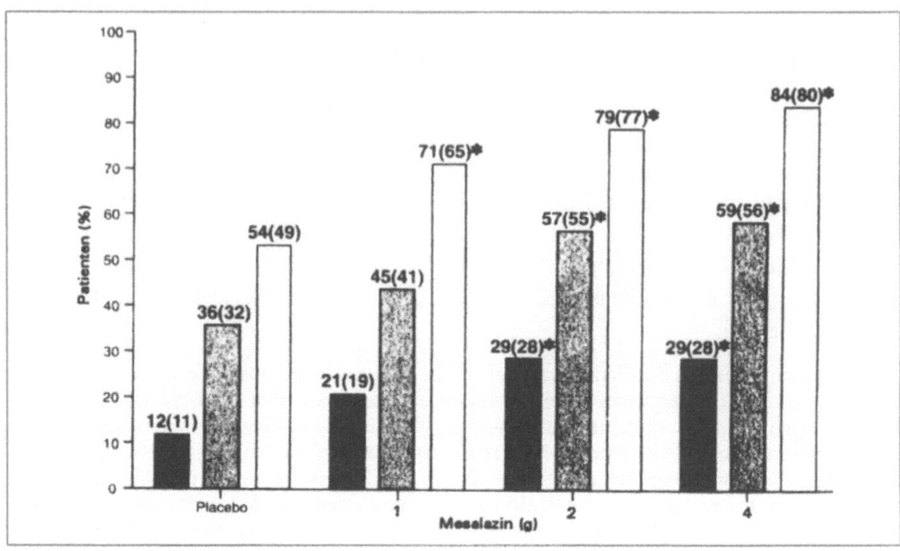

Abb. 97. Einschätzung der Krankheitsaktivität (Physician Global Assessment) der Colitis ulcerosa unter einer Therapie mit 1, 2, 4 g Mesalazin pro Tag. (■) Erreichen der Remission, (▦) Therapieerfolg mit deutlicher Verbesserung der Symptome, (□) Therapievorteil, umfaßt Patienten mit leichter und mäßiger Besserung der Symptome. (Die Zahlen geben den prozentualen Anteil der Patienten an, die Zahlen in Klammern die Anzahl der Patienten, statistisch signifikant mit Plazebo, p <.05.) (Hanauer et al. 1993, mit Genehmigung des Autors)

Die Wirksamkeit der 5-ASA-Präparate bei Colitis ulcerosa wurde fast ausschließlich bei Patienten mit einem leichten oder mittelschweren Schub nachgewiesen. Es gibt bisher keine eindeutigen Hinweise, daß eine Therapie mit 5-ASA in einer Dosierung von mehr als 2g/Tag signifikant der Standarddosierung mit Sulfasalazin (2–4g) überlegen ist. Der entscheidende Vorteil der 5-ASA gegenüber Sulfasalazin ist die geringere Nebenwirkungsrate. Patienten, die bisher unter Sulfasalazin Remissionen der Colitis ulcerosa erreichten und die Substanz komplikationslos vertragen, müssen nicht auf 5-ASA-Präparate umgesetzt werden. Es ist nicht ausreichend untersucht, ob die 5-ASA allein bei schwerer Colitis ulcerosa einen signifikanten therapeutischen Effekt hat. In einer kürzlich durchgeführten Untersuchung kamen 64 % der Patienten mit einem leichten oder mittelschweren Schub der Colitis ulcerosa in Remission, während keiner der 43 Patienten mit schwerer Colitis ulcerosa, die 3,2 g 5-ASA erhielten, eine Remission erreichte.

Topische Therapie

5-Aminosalizylsäure

Die topische Gabe von 5-ASA erreicht dieselbe Remissionsrate wie die topische Gabe von Sulfasalazin oder Glukokortikoiden (Tabelle 84). In plazebokontrollierten Studien fand sich bei 63 % der Patienten mit distaler Kolitis unter der 5-ASA (4g, 6 Wochen) eine deutliche Besserung im Vergleich zu 29 % in der Plazebogruppe (Tabelle 85). Die Ansprechrate auf 5-

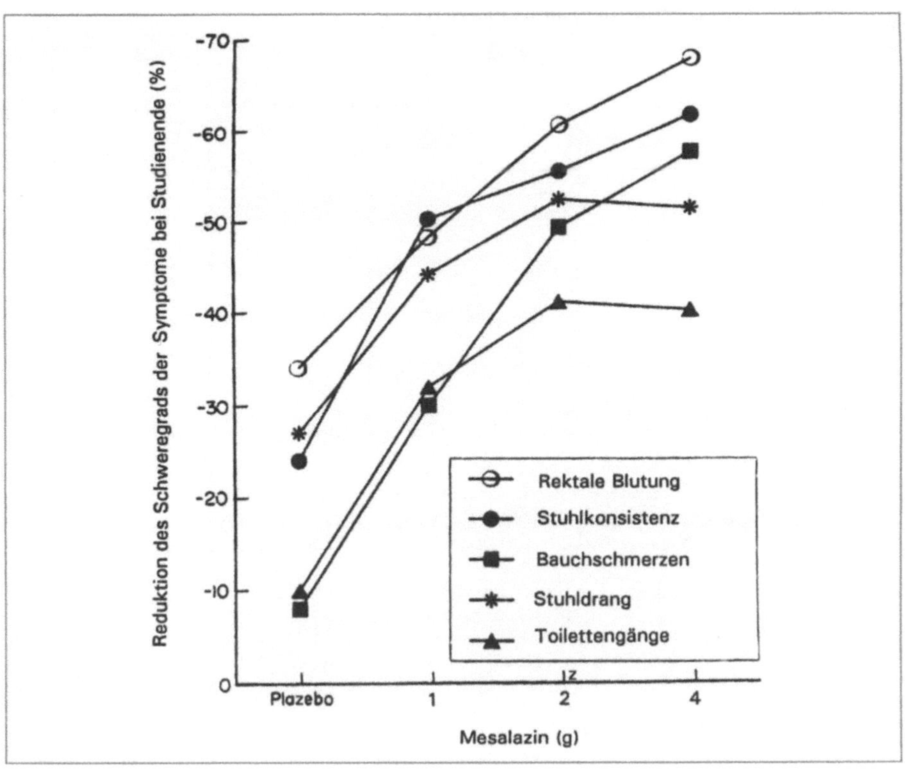

Abb. 98. Reduktion des Schweregrades krankheitsspezifischer Parameter bei Patienten mit Colitis ulcerosa unter dem Einfluß einer Therapie mit verschiedenen Dosen von Mesalazin über 8 Wochen (Robinson et al. 1994, mit Genehmigung des Autors)

Tabelle 84. Wirksamkeit der Klysmenbehandlung mit 1000 mg 5-Aminosalizylsäure (5-ASA) oder 25 mg Prednisolon bei Proktosigmoiditis. (Aus Danish 5-ASA-Group 1987)

Dauer der Behandlung	Therapieergebnis		Klinische Aktivität		Endoskopische Aktivität	
	5-ASA	Predni-solon	5-ASA	Predni-solon	5-ASA	Predni-solon
14 Tage	n = 56	n = 61				
Remission	15	12	27	19	17	15
verbessert	23	31	5	14	17	25
unverändert	11	8	16	20	18	17
verschlechtert	4	10	5	8	1	4
Nebenwirkungen, Abbruch	3	0				
28 Tage	n = 34	n = 41				
Remission	13	15	9	15	14	16
verbessert	11	8	4	1	6	4
unverändert	7	14	21	23	10	18
verschlechtert	3	4	0	2	4	3
Nebenwirkungen, Abbruch	0	0				

Tabelle 85. Wirkung von 5-Aminosalizylatklysmen (4 g/Tag) bei distaler Colitis ulcerosa (*DAI:* Disease Activity Index). (Aus Sutherland et al. 1987)

Klinische Besserung	5-ASA (n = 76)	Plazebo (n = 77)
Ausdehnung der Kolitis [cm]:		
5–20	71	43
21–40	59	25
41–50	62	14
Abfall des DAI:		
nach 22 Tagen	48	20
nach 43 Tagen	60	32

Tabelle 86. Klinische Befundbesserung bei Patienten mit Colitis ulcerosa unter Therapie mit 5-ASA-Klysmen. (Aus Campieri et al. 1991)

Dosis	Klinische Befundbesserung	
	15 Tage	30 Tage
5-ASA		
1 g	21/27 (78 %)	23/27 (85 %)
2 g	23/30 (77 %)	25/30 (83 %)
4 g	24/29 (83 %)	25/29 (86 %)
Plazebo	10/27 (37 %)	11/27 (41 %)

ASA war unabhängig davon, ob Sulfasalazin weiterhin oral gegeben wurde oder nicht. Viele Patienten wiesen bereits 3 Tage nach Beginn der Therapie eine deutlich verminderte Rate peranaler Blutungen auf. Unabhängig von der Dosierung (1, 2 und 4 g 5-ASA) zeigten alle Patienten, die 5-ASA erhielten, eine signifikante Besserung im Vergleich zu Plazebo (Tabelle 86). Es ist nicht geklärt, warum bei der topischen rektalen Applikation keine Dosis-Wirkungs-Beziehung für 5-ASA gefunden werden konnte, wie sie bei der oralen Medikation bewiesen ist. Die z. Z. vorliegenden Untersuchungen zeigen, daß bereits 1 g 5-ASA als Klysma eine hohe Effektivität in der Behandlung der distalen Kolitis hat. Die Therapie mit 5-ASA-Klysmen führte auch bei therapierefraktärer distaler Kolitis zu signifikanten Therapieerfolgen. Bei 87 % der Patienten, die auf die Standardtherapie mit oralem Sulfasalazin, systemischen Steroiden und topischen Steroiden nicht ansprachen, konnte durch die Gabe von 4 g 5-ASA als Klysma innerhalb von etwa 3 Monaten eine Remission erreicht werden.

Bei der Mehrzahl dieser Patienten ist zum Eintritt der Remission eine längerdauernde Therapie erforderlich, während einige Patienten mit therapierefraktärer distaler Kolitis auf die topische Therapie mit 5-ASA innerhalb weniger Tage ansprechen. Bei fast allen Patienten, bei denen nach Absetzen der Klysmentherapie erneute Rezidive auftreten, führt ein weiterer Therapiezyklus zu einer schnellen Remission.

Die topische Wirksamkeit von 5-ASA ist auch in Form von Suppositorien oder Schaum nachgewiesen. Bei 69–74 % der Patienten mit leichter bis mäßiggradiger distaler Proktosigmoiditis wird durch 1 bzw. 1,5 g 5-ASA als

Tabelle 87. Klinische Wirkung von Mesalazin Suppositorien nach 4 Wochen. (Aus Campieri 1990)

	Plazebo	Mesalazin Suppositorien	
		1,0 g	1,5 g
Anzahl Patienten (n)	31	32	31
Remission	12 (39 %)	22[a] (69 %)	23[a] (74 %)
Verbessert	1 (3 %)	4 (12 %)	5 (16 %)
Unverändert	9 (29 %)	5 (16 %)	1 (3 %)
Verschlechtert	0	1 (3 %)	0
Absetzen	9 (29 %)	0	2 (6 %)

[a] p<0,01 vs. Plazebo.

Suppositorien nach 4 Wochen eine Remission erreicht. In der Plazebogruppe war dies bei 39 % der Patienten innerhalb des gleichen Zeitraums der Fall (Tabelle 87). Zwei Suppositorien von je 500 mg 5-ASA/Tag sind demnach ausreichend, um bei der Proktitis in einem hohen Prozentsatz eine Remission zu erzielen.

4-Aminosalizylsäure

Die Wirksamkeit von 4-ASA als Klysma in der Behandlung der distalen Kolitis wurde in wenigen Studien bewiesen. Die abendliche Gabe von 2 g 4-ASA führte innerhalb von 8 Wochen bei 84 % der Patienten zu einer deutlichen Besserung. Der Effekt trat häufig innerhalb der 1. Woche auf; bei den meisten Patienten war jedoch eine Behandlung von 2–3 Wochen erforderlich, bevor sich die klinische Symptomatik eindeutig besserte. Beim direkten Vergleich von 4-ASA mit 5-ASA- oder Prednisolon-Klysmen konnte kein signifikanter Unterschied in der Wirksamkeit festgestellt werden.

Zusammenfassend ist die topische Gabe von 5-ASA derzeit bei Patienten mit distaler Kolitis das effektivste Therapieverfahren. Aus den bisherigen Untersuchungen ergibt sich für den topischen Einsatz von 5-ASA eine Remissionsrate von 75 %. Auffallend ist, daß auch bei Patienten mit therapierefraktärer distaler Kolitis eine hohe Ansprechrate durch die topische Gabe von 5-ASA zu erreichen ist. Diese Patienten müssen jedoch oft über einen Zeitraum von 6 Wochen bis 3 Monaten behandelt werden, bevor eine eindeutige Remission eintritt. Vergleichende Studien haben gezeigt, daß 1 g 5-ASA bereits signifikant besser wirksam ist als Plazebo. Bei Patienten mit Proktitis ist die Gabe von 2 Suppositorien mit jeweils 500 mg 5-ASA ausreichend, um eine Remission zu erreichen. In allen Studien, die eine Wirksamkeit der topischen Gabe von 5-ASA nachgewiesen haben, wurde eine bereits begonnene orale Therapie mit Sulfasalazin fortgesetzt. Die orale Therapie mit 5-ASA darf bei Beginn einer topischen 5-ASA-Therapie nicht sofort abgesetzt werden, da die *alleinige Gabe* der Klysmen dann zu einer *massiven Verschlechterung des Krankheitsbildes* und einer weiteren Ausbreitung der Kolitis nach proximal führen kann. Bei Patienten, die bisher keine orale Medikation hatten, kann die distale Proktitis ausschließlich mit topischer Gabe von 5-ASA behandelt werden.

Ein Nachteil der topischen Therapie scheint das schnelle Wiederauftreten von Rezidiven zu sein. Innerhalb von wenigen Monaten nach Absetzen der Klysmentherapie mit 5-ASA kommt es bei bis zu 80 % der Patienten zu einem erneuten Rezidiv, selbst wenn eine orale Therapie mit Salizylaten fortgesetzt wird. Es ist im Augenblick nicht klar, warum die Rezidivrate nach Absetzen der topischen Therapie so hoch ist. Es wurden verschiedene Vorgehensweisen bei Wiederauftreten von Rezidiven oder zur Vermeidung von Rezidiven vorgeschlagen. Da die erneuten Rezidive schnell auf die topische Therapie ansprechen, wurde vorgeschlagen, bei Erreichen der Remission die Therapie abzusetzen und sofort bei Wiederauftreten einen erneuten Therapiezyklus zu beginnen. Alternativ wurde vorgeschlagen, bei Patienten mit häufig rezidivierender Kolitis einmal im Monat über 7 Tage 5-ASA-Klysmen zu verabreichen.

18.4
Enterale und parenterale Ernährung

Im Gegensatz zu Morbus Crohn haben Elementardiäten keinen Einfluß auf den Verlauf der Colitis ulcerosa. Einige Patienten scheinen von einer milchfreien Diät zu profitieren. Bei Patienten mit distaler Proktokolitis kann eine faserreiche Kost die häufig auftretende Obstipation günstig beeinflussen. Der Ernährungszustand der Patienten mit Colitis ulcerosa ist insgesamt normal. Bei schwerer Kolitis kann sich die Ernährungssituation verschlechtern und neben der Substitution von Flüssigkeit und Elektrolyten auch die parenterale Ernährung erforderlich machen. Bei diesen Patienten hat eine präoperative, parenterale Ernährung einen günstigen Einfluß auf den intra- und postoperativen Verlauf. Wiederholt wurde die Frage untersucht, ob durch eine total parenterale Ernährung die Aktivität der schweren Colitis ulcerosa vermindert und eine Operation vermieden werden kann. Der Erfolg einer total parenteralen Ernährung zusammen mit Steroiden und Salazosulfapyridin hängt weitgehend von der Ausdehnung und vom Schweregrad der Colitis ulcerosa ab. Bei einem schweren Schub einer totalen Kolitis kommen innerhalb von 5 Tagen 29 % der Patienten und innerhalb von 10 Tagen etwa 50 % der Patienten unter parenteraler Therapie in eine deutliche klinische Besserung bzw. Remission. Bei geringeren Schweregraden oder nicht totaler Kolitis sind die Remissionsraten

Tabelle 88. Intensive intravenöse Behandlung der Colitis ulcerosa: Remission (%) in Abhängigkeit von der Dauer der Behandlung, der Ausdehnung und dem Schweregrad des akuten Schubes. (Aus Järnerot et al. 1985)

Schweregrad	Totale Colitis ulcerosa		Ausgedehnte Colitis ulcerosa		Distale Colitis ulcerosa	
	≤ 5 Tage	>5 Tage	≤ 5 Tage	>5 Tage	≤ 5 Tage	>5 Tage
Schwer	29	55	50	100	20	50
Mittel	62,9	66,7	35,6	100	69	85,7
Gering	68,7	100	60	100	43,5	90,9
Alle Patienten	43,8	63,3	54,8	100	52,8	81,8

entsprechend höher (Tabelle 88). Eine total parenterale Ernährung bei schwerer Colitis ulcerosa über 10 Tage hinaus ist nicht sinnvoll, wenn nicht eine deutliche klinische Besserung auftritt.

18.5
Nichtsteroidale Immunsuppressiva zur Behandlung der aktiven Colitis ulcerosa

Kontrollierte Studien zur Wirksamkeit von 6-MP oder Azathioprin zur Behandlung der aktiven Colitis ulcerosa wurden aus verschiedenen Gründen nicht durchgeführt.

- Zum einen befürchtete man unter der immunsuppressiven Therapie eine weitere Zunahme der malignen Entartung bei langdauernder Colitis ulcerosa.
- Zum anderen erwartete man durch die Immunsuppressiva Nebenwirkungen bei einer Erkrankung, die durch eine Kolektomie vollständig zu heilen ist.

Die wenigen kontrollierten Studien mit kleinen Patientenzahlen zeigten v.a. den steroidsparenden Effekt der immunsuppressiven Therapie. Tendenziell treten unter einer Azathioprintherapie über ein Jahr weniger Rezidive der Colitis ulcerosa auf. Andererseits gibt es mehrere Erfahrungsberichte über den langjährigen Einsatz der Immunsuppressiva bei Patienten, die unter einer Standardtherapie keine Remission erreichten oder bei denen hohe Steroiddosen über längere Zeit zu Nebenwirkungen führten. In den retrospektiven Untersuchungen fand sich eine positive Antwort auf die immunsuppressive Therapie bei 60–70 % der Patienten, bei denen Steroide entscheidend reduziert oder abgesetzt werden konnten. 6-MP war auch wirksam in der Erhaltung der Remission. Auch bei Kindern, bei denen unter einer Steroidtherapie nicht beeinflußbare Rezidive auftraten, kam es unter Azathioprin zu einer Remission. In den berichteten Studien war die Nebenwirkungsrate der Immunsuppressiva gering. Die maximale Dosis lag bei den Kindern bei 2 mg/kg/Tag, bei den Erwachsenen zwischen 50 und 150 mg/Tag. Bei Ansprechen auf die Therapie ist eine Reduktion und alternierende Therapie möglich. Empfehlungen über die Dauer der immunsuppressiven Therapie können aufgrund fehlender Studien nicht gegeben werden. Erfahrungen über eine bis zu 2jährige Therapie mit Niedrigdosis zeigten günstige Effekte auf das Remissionsverhalten. Wenn die Immunsuppressiva abgesetzt werden, kommt es häufig innerhalb von 6 Monaten zu einem erneuten Rezidiv, dessen meist milder Verlauf durch Standardtherapeutika zu beeinflussen ist.

18.6
Antibiotika

Metronidazol allein oder zusammen mit Kortikosteroiden oder Salazosulfapyridin hat keinen Einfluß auf den klinischen Verlauf der Colitis ulcerosa. Es gibt somit keine Indikation für die Anwendung von Metronidazol bei Colitis ulcerosa.

Unbestritten ist die Notwendigkeit von *Breitspektrumantibiotika* bei Patienten mit *schwerer Colitis* ulcerosa und *toxischem Megakolon*. Ob auch Patienten mit einem leichten oder mittelschweren Schub einer Colitis ulcerosa von einer Antibiotikagabe profitieren, ist nicht sicher. Möglicherweise begünstigen Antibiotika durch Reduktion der intestinalen Mikroflora den Steroideffekt bei Colitis ulcerosa.

18.7
Cyclosporin

Insgesamt wurden 20 unkontrollierte Studien über den Einsatz von Cyclosporin A in der Behandlung der schweren Colitis ulcerosa publiziert. Im Mittel fand sich eine Ansprechrate von 68 %. Die mittlere Dosierung von Cyclosporin A betrug bei intravenöser Anwendung 4 mg/kg/Tag und bei oraler Anwendung 10 mg/kg/Tag. Der Effekt des Cyclosporin A trat innerhalb von 1–2 Wochen ein. Nach Absetzen von Cyclosporin fand sich bei etwa 42 % der Patienten eine längere Remission. Bisher wurde Cyclosporin nur in einer kontrollierten Studie bei der Colitis ulcerosa untersucht. 20 Patienten mit schwerer Colitis ulcerosa erhielten randomisiert und doppelblind 4 mg/kg/Tag Cyclosporin oder Plazebo als intravenöse Dauerinfusion. Alle Patienten erhielten zusätzlich eine Therapie mit Hydrokortison. Von den mit Cyclosporin behandelten Patienten sprachen 9 von 11 (82 %) innerhalb von 7 Tagen auf die Medikation an. In der Plazebogruppe trat in keinem Fall eine Besserung ein (Lichtiger et al. 1994). Bei 9 der 11 initial erfolgreich mit Cyclosporin behandelten Patienten fand sich auch nach 6 Monaten noch eine Remission.

Die bisher vorliegenden Ergebnisse zeigen eine schnelle und hohe Ansprechrate des schweren, akuten Schubes der Colitis ulcerosa auf die Therapie mit Cyclosporin. Möglicherweise stellt Cyclosporin eine Substanz dar, die bei schwerer Colitis ulcerosa einen frühen Therapieerfolg zeigt, der eine sonst angezeigte Kolektomie nicht erforderlich macht.

In mehreren unkontrollierten Studien wurde Cyclosporin A als Klysma in der Therapie der linksseitigen Colitis ulcerosa eingesetzt. Nach einem Zeitraum von 2–6 Wochen fand sich eine Ansprechrate von 58 %. In einer kontrollierten Studie erhielten die Patienten Cyclosporin Klysmen in einer Dosierung von 350 mg/Tag. Nach 4 Wochen fand sich hier kein Unterschied in der Ansprechrate zwischen der Plazebogruppe (45 %) und der Cyclosporingruppe (40 %). Zumindest in dieser Dosierung haben Cyclosporineinläufe somit keinen positiven Effekt auf die linksseitige Colitis ulcerosa.

18.8
Neue Therapieansätze

Butyrat

Bei Patienten mit *therapierefraktärer* distaler Colitis ulcerosa führten Butyratklysmen über 2 Wochen zu einer signifikanten Verbesserung der klinischen Symptome, der rektalen Blutung und der endoskopischen und histologischen

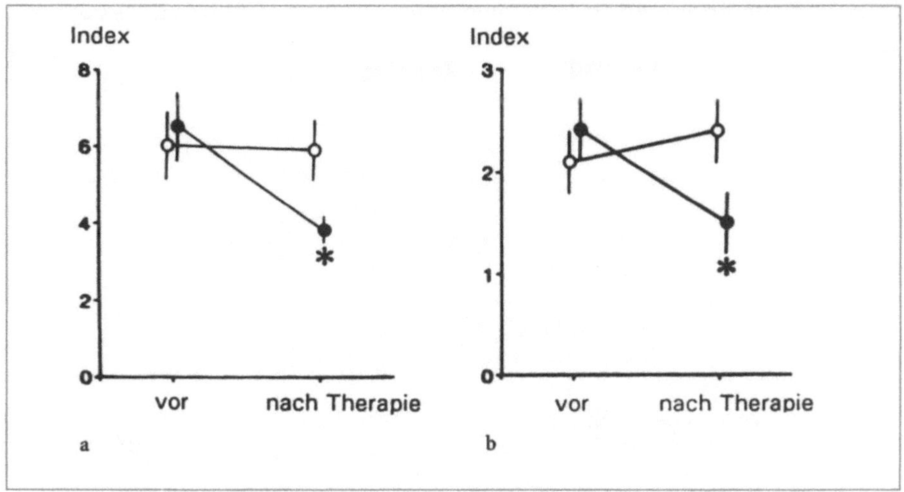

Abb. 99a,b. Effekt von Butyrat-Klysmen auf die distale Colitis ulcerosa. Die endoskopische (**a**) und histologische (**b**) Entzündungsaktivität (Index) fällt unter einer zweiwöchigen Therapie mit Natriumbutyrat (●) deutlich ab und ist unter Natriumchlorid (○) unverändert. (Scheppach et al. 1992, mit Genehmigung des Autors)

Entzündungsaktivität (Abb. 99). Da Butyrat eine wichtige Energiequelle der Kolonzellen ist, weisen diese Ergebnisse auf eine mögliche pathogenetische Bedeutung eines Butyratmangels bei Colitis ulcerosa hin. Insbesondere bei der Diversionskolitis wurden gute Erfolge mit Butyratklysmen erreicht (s. Abschn. 5.9). Bei Patienten mit therapierefraktärer linksseitiger Kolitis scheint die Kombination aus Butyrat und 5-ASA erfolgreich.

Lipoxygenaseinhibitoren

Leukotrien B_4 ist ein wichtiger Mediator der Entzündung bei Colitis ulcerosa. Es erscheint sinnvoll, die Bildung von Leukotrien B_4 entweder durch eine Blockade des 5-Lipoxygenasewegs oder durch Reduktion der Arachidonsäure zu reduzieren. Mehrere selektive 5-Lipoxygenaseinhibitoren sind z. Z. in der *klinischen Erprobung*. Bei oraler Einnahme von 800 mg eines 5-Lipoxygenaseinhibitors (Zileuton) fiel die rektale Konzentration von Leukotrien B_4 um 90 % (Laursen et al. 1990). Nach 28 Tagen wurde eine Besserung der klinischen und endoskopischen, aber nicht der histologischen Parameter beobachtet. Unter einer 4wöchigen Gabe von 2 mal 800 mg Zileuton pro Tag fand sich eine klinische Besserung bei 20 % der Patienten im Vergleich zu 7 % in der Plazebogruppe. Patienten, die gleichzeitig Sulfasalazin erhielten, sprachen häufiger auf Zileuton an. Die Sulfidopeptidleukotriene LTC_4, LTD_4 und LTE_4 sind potente Entzündungsmediatoren, deren Konzentrationen im Gewebe bei Colitis ulcerosa erhöht sind. Erste Studien mit einem Rezeptorantagonisten der Sulfidopeptidleukotriene SR 2640 zeigten einen Abfall der Entzündungsaktivität bei einigen Patienten.

Eicosapentansäure (3-Ω-Fettsäuren)

Die Eicosapentansäure, die als ungesättigte Fettsäure in großen Konzentrationen im Fischöl enthalten ist, reduziert die Synthese von Leukotrien B_4 und wird im Lipoxygenaseweg zu Leukotrien B_5 metabolisiert, das höchstens ein Zehntel der inflammatorischen Aktivität von Leukotrien B_4 hat. Die bisher vorliegenden Studien zeigen bei einigen Patienten einen günstigen Verlauf der Colitis ulcerosa unter der Einnahme von 3–5 g Eicosapentansäure pro Tag. In einigen Studien findet sich klinisch eine Verbesserung, in anderen nur histologisch. In der Mehrzahl der Studien hatte die Gabe von Fischöl einen Glukokortikoidsparenden Effekt. Die einjährige Einnahme von 4,5 g Eicosapentansäure reduziert nicht die Rezidivrate. Aus den vorliegenden Studien ist ein positiver therapeutischer Effekt der Eicosapentansäure nicht eindeutig abzulesen. Dies hängt auch damit zusammen, daß in der Mehrzahl der Studien zusätzlich Glukokortikoide oder 5-Aminosalizylate eingenommen wurden.

Immunglobuline

Zur Wirksamkeit der Immunglobulintherapie liegen keine kontrollierten Studien vor. Bei einigen Patienten mit therapierefraktärer Kolitis konnte unter Immunglobulintherapie eine schnelle klinische Besserung erreicht werden. Auffallend ist jedoch die hohe Rezidivrate nach Absetzen der Immunglobulintherapie. Bei Patienten mit distaler Colitis ulcerosa hatten Klysmen mit Immunglobulin-G keinen Einfluß auf die Aktivität der Erkrankung.

Faktor-XIII-Substitution

Bei Patienten mit therapierefraktärer Kolitis und persistierenden blutigen Diarrhöen werden häufig erniedrigte Aktivitäten des Faktor XIII festgestellt. Unter einer Substitution mit Faktor-XIII-Konzentrat (bis zu 3750 E) wurde ein rasches Sistieren der Blutung beschrieben. Ein Einfluß auf die klinische Symptomatik wurde nicht festgestellt. Die Faktor-XIII-Substitution wurde bisher allerdings nur in kleinen offenen Studien an wenigen Patienten durchgeführt.

Heparin

Ein paradoxer Effekt des Heparin wurde bei mehreren Patienten mit therapierefraktärer Colitis ulcerosa beschrieben. Die gleichzeitige Gabe von 5-Aminosalizylsäure und Heparin (2 mal 10 000 Einheiten unfraktioniertes Heparin subkutan) führte bei 9 von 10 Patienten innerhalb von 1–5 Wochen zu einer deutlichen klinischen Besserung und nach 6 Tagen bis 8 Wochen zum Sistieren der Blutung. Blutungskomplikationen wurden bei diesen Patienten nicht beobachtet (s. dazu Abschn. 16.7).

Nikotin

Epidemiologische Studien haben bei Nichtrauchern oder ehemaligen Rauchern eine höhere Inzidenz der Colitis ulcerosa gefunden als bei Rauchern (s. Abschn. 23.1). Unter randomisierten, kontrollierten Bedingungen bei Patienten mit linksseitiger Kolitis führte transdermales Nikotin innerhalb von 6 Wochen signifikant häufiger zu einer kompletten Remission (49 %) im Vergleich zu Plazebo (24 %). Eine Langzeitgabe von transdermalem Nikotin hat allerdings keinen Einfluß auf die Verlängerung der Remissionsrate bei Colitis ulcerosa im Vergleich zu Plazebo.

18.9
Therapie zur Remissionserhaltung der Colitis ulcerosa

Nach Absetzen der oralen oder topischen Therapie mit Salazosulfapyridin oder 5-ASA kommt es *innerhalb 1 Jahres zu einer Rezidivrate* von bis zu 75 %. Die Rezidivrate ist besonders hoch bei Patienten *mit distaler Kolitis* nach Absetzen der lokalen Therapie.

Bereits seit Ende der 50er Jahre ist bekannt, daß Glukokortikoide das Wiederauftreten eines Rezidivs der Colitis ulcerosa nicht verhindern können. Verschieden hohe Dosen von Glukokortikoiden und eine alternierende Steroidtherapie jeden 2. Tag über Zeiträume bis zu 17 Monaten hatten keinen Einfluß auf die Rezidivhäufigkeit. Eine Ausnahme stellen jedoch Patienten mit einem eher chronischen Verlauf der Colitis ulcerosa dar, bei denen unter einer Therapie mit 40 mg Prednisolon jeden 2. Tag weniger Rezidive auftreten.

Allgemein wird empfohlen, Glukokortikoide nach Erreichen der Remission einer Colitis ulcerosa auszuschleichen und abzusetzen. Untersuchungen mit Levamisol, Chromoglycin und Metronidazol zeigten keinen Effekt auf die Rezidivrate der Colitis ulcerosa.

Die Wirksamkeit von *Salazosulfapyridin* in der Rezidivprophylaxe der Colitis ulcerosa ist *eindeutig bewiesen*. Bei einer Dosis von 2 g Salazosulfapyridin pro Tag bleiben innerhalb eines Jahres etwa 70 % der Patienten ohne klinische Symptome, in der Plazebogruppe dagegen nur 24 %. 2 g Sulfasalazin/Tag ist die Dosis mit der größten Wirksamkeit und der geringsten Nebenwirkungsrate in der Rezidivprophylaxe. Sie ist eindeutig potenter als 1 g Sulfasalazin und nur gering schwächer wirksam als 4 g Sulfasalazin. Bei einer Gabe von 2 g treten jedoch deutlich weniger Nebenwirkungen auf als bei 4 g. Wenn unter der Erhaltungstherapie mit 2 g ein erneutes Rezidiv auftritt, sollte die Dosis auf 3–4 g erhöht werden.

Die *5-Aminosalizylate* haben denselben Effekt auf die Remissionserhaltung wie das Salazosulfapyridin. Im direkten Vergleich liegt die Remissionsrate nach einjähriger Therapie mit 0,75 g/Tag 5-ASA bei 72 % und mit 2 g Sulfasalazin/ Tag bei 77 %. Allerdings ist die Nebenwirkungsrate unter Therapie mit 5-ASA mit 8 % deutlich geringer als unter der Sulfasalazintherapie mit einer Nebenwirkungsrate von 38 %. Zur Remissionserhaltung wurden unterschiedliche Präparationen und Dosen von 5-ASA eingesetzt. Auch wenn es nicht möglich ist, die verschiedenen Studien miteinander zu vergleichen, wird doch deutlich, daß alle 5-ASA in einem Dosisbereich von 0,75–4 g/Tag die gleiche Wirksamkeit in der Remissionserhaltung der Colitis ulcerosa haben. In einem direkten Vergleich zwischen Mesalazin (Asacol, 1,2 g/Tag) und Olsalazin (Dipentum, 1 g/Tag) fand sich eine signifikant geringere Rezidivrate unter Olsalazin (12 %) im Vergleich zu Mesalazin (33 %) nach einem Jahr.

Auch bei der distalen Kolitis verlängert eine orale Erhaltungstherapie mit 5-ASA oder Sulfasalazin die Dauer der Remission. Außer einer oralen Erhaltungstherapie wurde auch die Wirksamkeit von Klysmen und Suppositorien untersucht. Einläufe von 1 g 5-ASA/Tag waren über 12 Monate ebenso wirksam wie eine orale Therapie von 2 g Salazosulfapyridin. Mehrere Studien haben gezeigt, daß auch intermittierende Therapieschemata in der Remissionserhaltung wirksam sind. Die Klysmen wurden dabei entweder jede 3. Nacht gegeben oder die 1. Woche eines Monats. In diesen Untersuchungen wurde die große individuelle Variabilität in der Erhaltungstherapie deutlich. Erfolgreich wurden auch Suppositorien zur Remissionserhaltung bei distaler Proktitis eingesetzt. Bei einer Therapie von 2 Suppositorien pro Tag (2mal 400 mg) lag die Remissionsrate nach 1 Jahr bei 92 % im Vergleich zu 21 % in der Plazebogruppe.

Der Einsatz von *Suppositorien in der Erhaltungstherapie* ist somit sehr effektiv und wird vom Patienten gut toleriert.

Die Wirksamkeit von Sulfasalazin und 5-ASA in der Remissionserhaltung der Colitis ulcerosa ist somit belegt. Eine entscheidende Frage ist, wie lange diese Therapie fortgesetzt werden muß. Wenn die Kolitis mit einer Therapie von 2 g Sulfasalazin über 1 Jahr in Remission gehalten werden kann, führt das Umsetzen auf Plazebo innerhalb von 6 Monaten bei 55 % der Patienten zu einem erneuten Rezidiv, während bei Fortführung der Therapie nur bei 12 % ein Rezidiv auftritt. Alle Studien haben gezeigt, daß die Rezidivrate höher ist, wenn die remissionserhaltende Therapie abgesetzt wird. *Es wird deshalb empfohlen, bei Patienten mit Colitis* ulcerosa eine Langzeittherapie mit einer möglichst niedrigen Dosis von Sulfasalazin (2 g/Tag) oder 5-ASA (1 g/Tag) durchzuführen. Es wird vom Einzelfall abhängen, ob man bei Rezidivfreiheit nach 1–2 Jahren einen Auslaßversuch durchführt.

18.10
Therapieempfehlungen

Die Therapie der Colitis ulcerosa richtet sich nach dem Schweregrad, dem Verlauf und der Ausdehnung der Erkrankung. Kontrollierte klinische Studien haben für die verschiedenen Bedingungen Therapieempfehlungen entwickelt, die die Basis für eine wissenschaftlich orientierte Therapie der Colitis ulcerosa darstellen. Dabei fand sich ein therapeutischer Vorteil zwischen 39 und 56 % gegenüber Placebo für die 5-Aminosalizylate, das Salazosulfapyridin und die Glukokortikoide (Abb. 100). Da sich die Krankheit nur selten in ein Schema einordnen läßt, ist die *persönliche Erfahrung* für die Erstellung des Therapiekonzepts von Bedeutung. Die Therapie berücksichtigt, ob die Krankheit sehr aktiv, mäßig aktiv oder inaktiv ist und wo sie lokalisiert ist. Es wird unterschieden zwischen einer *Proktitis,* einer *linksseitigen Kolitis,* einer *ausgedehnten Kolitis* und einer *totalen Kolitis* (s. Abschn. 3.2). Die Ausdehnung der

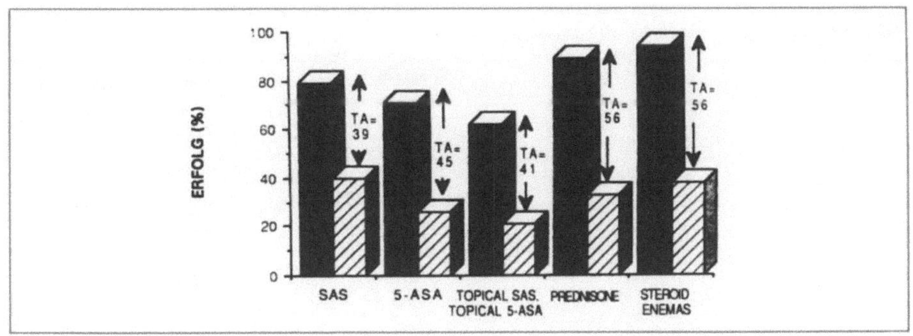

Abb. 100. Induktion einer kompletten oder teilweisen klinischen Remission der Colitis ulcerosa durch Salazosulfapyridin (SAS), 5-Aminosalizylsäure (5-ASA), topische Aminosalizylate (Topical SAS, Topical 5-ASA), Prednison und Glukokortikoidklysmen (Steroid enemas) im Vergleich zu Plazebo. Angegeben sind die prozentualen Erfolgsraten und der therapeutische Vorteil (TA) in Prozent gegenüber der Plazebogruppe. Die Daten ergeben sich aus einer Meta-Analyse von 16 plazebokontrollierten Therapiestudien. (■) Medikament; (▨) Plazebo (Kornbluth et al. 1993, mit Genehmigung des Autors)

Erkrankung sagt nichts über den Schweregrad. Auch eine linksseitige Kolitis kann einen schweren Verlauf nehmen und zu ausgeprägter Anämie und Komplikationen führen.

Das oberste Ziel der Therapie muß sein, Krankheitsausdehnung und Schweregrad so früh wie möglich zu erkennen und entsprechend zu behandeln. Die Colitis ulcerosa ist durch eine Kolektomie heilbar. Es ist deshalb nicht sinnvoll, Patienten mit nicht beeinflußbaren, chronischen Verläufen unnötig lange medikamentös zu behandeln und ihre Lebensqualität dadurch negativ zu beeinflussen. Exakte Kriterien dafür, wann bei einem chronisch aktiven Verlauf eine Operation indiziert ist, gibt es *nicht*.

Proktitis und Proktosigmoiditis

Die optimale Therapie der akuten Proktitis und Proktosigmoiditis ist die lokale Behandlung mit 5-ASA (Tabelle 89). Die akute Proktitis sollte mit 2–3 5-ASA-Suppositorien (je 500 mg)/Tag behandelt werden. Bei der *linksseitigen Kolitis und Proktosigmoiditis* wird die *topische Therapie mit 5-ASA-Klysmen* empfohlen (Tabelle 90). Die einmalige tägliche Gabe von 1–2 g 5-ASA ist ausreichend. In einem hohen Prozentsatz kann mit der ausschließlichen topischen 5-ASA-Therapie eine Remission erreicht werden. Insbesondere bei Patienten mit chronischen Verläufen kann eine Remission erst nach 2–3 Monaten Therapiedauer eintreten. Eine alleinige topische Therapie mit Steroiden (Rektalschaum oder Klysmen) ist in vergleichbar hohem Prozentsatz wie 5-ASA erfolgreich. Ob die zusätzliche Gabe von topisch wirksamen Steroiden die Wirksamkeit der rektalen 5-ASA-Therapie verstärkt, ist nicht untersucht. Die klinische Erfahrung zeigt, daß einige Patienten von der alternierenden Therapie mit 5-ASA-Klysmen und Steroidklysmen profitieren.

Tabelle 89. Therapie der Colitis ulcerosa

Lokalisation	Aktivität		Remissionserhaltung
	gering	schwer oder chronisch, therapieresistent	
Proktitis	5-ASA/SASP als Klysmen/Suppositorien	Topisch 5-ASA/SASP als Klysmen und/oder Steroide als Klysmen und/oder oral SASP/5-ASA	SASP/5-ASA oral/ Suppositorien/ Klysmen
Protosigmoiditis distale Kolitis	5-ASA-Klysmen und/oder oral SASP/5-ASA	Steroid + 5-ASA-Klysmen und/oder oral SASP/5-ASA (+ oral Steroide)	
Subtotale/totale Kolitis	SASP/5-ASA oral + SASP/5-ASA-Klysmen	Steroide + 5-ASA/SASP oral; bei septischem Verlauf parenteral: Steroide, Ernährung, Antibiotika → Op-Indikation?	SASP/5-ASA oral

Tabelle 90. Medikamente zur Therapie der Colitis ulcerosa: Dosisempfehlungen

Medikament	Dosierung
Akuttherapie	
Steroide	
Prednisolon	60 mg $\xrightarrow{\text{wöchentliche Reduktion um 10 mg}}$ 30 mg $\xrightarrow{\text{wöchentliche Reduktion um 5 mg}}$ 10 mg
6-Methylprednisolon	48 mg $\xrightarrow{\text{8 mg}}$ 32 mg $\xrightarrow{\text{4 mg}}$ 8 mg
Sulfasalzin	3–4 g/Tag
5-Aminosalizylsäure	2–4 g
5-Aminosalizylsäureklysmen	1–2 g
5-Aminosalizylsäuresuppositorien	2mal 500 mg
Rezidivprophylaxe	
Sulfasalzin	2 g/Tag
5-Aminosalizylsäure	1,5 g/Tag
5-Aminosalizylsäureklysmen	1 g/Tag

Das Einnehmen der Klysmen kann bei Patienten mit häufigen Stühlen sehr schwierig sein. Andere Patienten akzeptieren die Einnahme der Klysmen grundsätzlich nicht. In diesen Fällen ist bei leichter Proktitis oder Proktosigmoiditis auch eine *orale Therapie mit Salazosulfapyridin* (2–3 g/Tag) oder *5-Aminosalizylat* (2–4 g/Tag) erfolgreich.

Auch bei schweren oder therapieresistenten Verläufen der distalen Kolitis werden hohe Ansprechraten auf die topische Therapie mit 5-ASA gefunden. *Bei Therapieresistenz* wird eine orale Therapie mit 5-ASA oder Salazosulfapyridin und *zusätzlich die Glukokortikoidtherapie* empfohlen. Die initiale Prednisolondosis sollte zwischen 40 und 60 mg liegen und wöchentlich um 10 mg reduziert werden. Nach Erreichen der Remission sollten die *Steroide* unter Dosisreduktion abgesetzt werden.

Subtotale und totale Kolitis

Bei einer leichten bis mittelschweren Verlaufsform kann zunächst ein Therapieversuch ausschließlich mit Salazosulfapyridin oder 5-ASA durchgeführt werden. Salazosulfapyridin wird in einer Dosierung von 3–4 g/Tag, 5-ASA in einer Dosierung von 2–4 g/Tag gegeben. Die optimale Dosierung von 5-ASA ist bis jetzt nicht eindeutig belegt, jedoch weisen Studien darauf hin, daß 4 g/Tag wirksamer sind als 2 g/Tag. Zusätzlich kann es sinnvoll sein, eine rektale Therapie mit 5-ASA durchzuführen, um im distalen Kolon hohe Wirkstoffspiegel zu erreichen.

Bei einem schweren Verlauf der Colitis ulcerosa ohne Hinweis auf die Entstehung eines toxischen Megakolons wird mit einer Steroidtherapie von 60 mg/Tag begonnen. Falls der Patient bereits Salazosulfapyridin- oder 5-ASA-Präparate einnimmt, sollte diese Medikation fortgesetzt werden. Bei refraktärem, chronisch aktivem Verlauf führt intravenöses Cyclosporin in einem hohen Prozentsatz zu einer schnellen Ansprechrate (s. Abschn. 18.7). Auch die Behandlung mit Azathioprin kann bei Patienten mit refraktärer Colitis ulcerosa eine Remission induzieren. Eine parenterale Ernährung und Substitution ist bei Elektrolytstoffwechselstörungen oder schlechtem Ernährungszustand erforderlich. Die Ruhigstellung des Darmes hat keinen Einfluß auf den Verlauf der Kolitis. Bei sehr schwerem, toxischem Verlauf der Colitis ulcerosa mit Fieber, Tachykardie, Anämie und Hypalbuminämie ist die *parenterale* Ernährung und i.v.- Gabe von Steroiden und Antibiotika (Metronidazol plus Breitspektrum) erforderlich. Falls sich unter einer intensivmedizinischen Therapie innerhalb von 10 Tagen keine eindeutige Besserung des Krankheitsbildes ergibt, ist die Indikation zur Kolektomie gegeben. Zur Behandlung des toxischen Megakolons s. Abschn. 8.1.

Rezidivprophylaxe

Zur Remissionserhaltung liegen die umfangreichsten Daten für das Salazosulfapyridin vor, mit denen eindeutig gezeigt wurde, daß bei einer Dosis von 2 g die Rezidivhäufigkeit signifikant reduziert wird (s. Abschn. 18.9). Mehrere Studien haben in den letzten Jahren gezeigt, daß auch 5-ASA in einer Dosierung von 1,5 g/Tag einen signifikanten remissionserhaltenden Effekt hat. Der Vorteil von 5-ASA ist die deutlich bessere Verträglichkeit im Vergleich zum Salazosulfapyridin. Bei distaler Kolitis reicht 1 g 5-ASA/Tag in Form von Klysmen oder Suppositorien zur Rezidivprophylaxe aus.

19 Arzt-Patienten-Verhältnis (Psychotherapeutische Verfahren – Selbsthilfegruppen)

Morbus Crohn und Colitis ulcerosa sind organische Erkrankungen, für die es keine biologische Erklärung gibt und deren Verlauf und Prognose nicht vorhersehbar sind. Morbus Crohn ist nicht heilbar, während Colitis ulcerosa durch eine Kolektomie zu heilen ist.

Die Patienten sind nur dann in der Lage, mit der Krankheit zu leben, wenn sie vom Arzt ausreichend Informationen über deren Eigenschaften und Verlauf erhalten, wenn ihre Fragen zu der Erkrankung beantwortet werden und sie die Prinzipien und Möglichkeiten der medikamentösen Therapie verstehen. Sie brauchen vom Arzt nicht nur technische Hilfe in der Erkennung und Behandlung, sondern auch Verständnis und emotionale Unterstützung, um die persönlichen und sozialen Einschränkungen, die die chronische Krankheit verursacht, verarbeiten zu können. Eine umfangreiche, aber auch verständliche Erklärung der Erkrankung ist die Grundvoraussetzung für ein intaktes Arzt-Patienten-Verhältnis. Diese Beziehung ist wichtig für eine optimale Betreuung des Patienten, die durch frühzeitige Erkennung einer Verschlechterung des Krankheitsbildes und Behandlung von Komplikationen den Verlauf der Erkrankung möglichst günstig beeinflußt (s. Abschn.2.4). Etwa 40 % der Patienten mit Morbus Crohn und 40 % der Patienten mit Colitis ulcerosa gaben in einer Mitgliederbefragung der Deutschen Morbus-Crohn-/Colitis-ulcerosa-Vereinigung (DCCV) an, Heilpraktiker aufzusuchen. Möglicherweise ist dieser hohe Prozentsatz Folge einer nicht ausreichenden Aufklärung des Patienten und eines nicht optimalen Arzt-Patienten-Verhältnisses. Die Patienten müssen zunächst als emotional und psychisch gesund angesehen werden. Das bedeutet, daß von der früheren Vorstellung einer prämorbiden Persönlichkeitsstruktur, die das Auftreten einer chronisch-entzündlichen Darmerkrankung begünstigt, Abstand genommen werden muß. Bei einer Umfrage der DCCV gaben 10.5 % der Patienten mit Morbus Crohn und 7,3 % der Patienten mit Colitis ulcerosa an, in den letzten 5 Jahren zusätzlich psychisch erkrankt zu sein. Von diesen Patienten hatten 94,1 % (Morbus Crohn) und 100 % (Colitis ulcerosa) mindestens einmal Kontakt mit einem Psychosomatiker, Psychotherapeuten, Psychologen oder Psychiater. Etwa die Hälfte der Patienten nahm wegen der psychischen Erkrankung Medikamente ein. Es ist zu berücksichtigen, daß die chronische körperliche Erkrankung auf vielfache Weise Auswirkungen auf das psychische Wohlbefinden und das soziale Verhalten hat. Das *Konzept der somatopsychischen Wechselwirkung* steht *heute im Vordergrund* und hat die psychosomatische Charakterisierung der chronisch-entzündlichen Darmerkrankungen verdrängt.

Die Erfahrungen zeigen, daß die Mehrzahl der Patienten überhaupt keine psychischen Auffälligkeiten hat. Es gibt mehrere Indikationen für eine Psychotherapie (Tabelle 9). Dazu gehören depressive Zustandsbilder, phobische Reaktionen, subjektive Beschwerden bei fehlender Objektivierbarkeit einer organischen Ursache. Sie weisen alle darauf hin, daß die spontane Fähigkeit zur Bewältigung der Erkrankung (*Coping*) nicht ausreichend entwickelt ist. Weitere Indikationen sind das Auftreten von Rezidiven unter einer psychisch belastenden Lebenssituation und besondere Familienstrukturen, die die Entwicklungsfähigkeit des Patienten beeinträchtigen. Es ist eine oft gemachte Erfahrung, daß im Stadium der akuten Erkrankung insbesondere Kinder und Jugendliche übermäßig durch ihre Eltern beschützt und eingeschränkt werden. Die verständliche Sorge der Eltern wirkt sich jedoch eher hemmend auf die Entwicklung des Patienten aus. Interessant ist, daß sich diese festgefahrenen Strukturen bei nachlassender Krankheitsaktivität auflösen. Sie sind somit eher sekundär und von der Krankheitsaktivität abhängig und nicht, wie häufig angenommen, primäre Störungen. Eine fehlende aktive Mitarbeit des Patienten bezüglich diagnostischer und therapeutischer Maßnahmen sowie ein häufiger Arztwechsel können Folge eines gestörten Arzt-Patienten-Verhältnisses sein. Die Ursache kann somit sowohl beim Arzt als auch beim Patienten zu suchen sein.

Unter den psychotherapeutischen Verfahren nimmt die *supportive* Psychotherapie eine wichtige Stellung ein. Sie wird vom behandelnden Arzt durchgeführt mit dem Ziel, das Arzt-Patienten-Verhältnis zu stärken und dem Patienten bei der Bewältigung seiner Krankheit zu helfen. Ziel ist es, ein Modell zu entwickeln, in dem der Arzt sensibel auf die Probleme und Wünsche des Patienten eingeht und der Patient mit seiner Krankheit leben kann. Daneben stehen *übende Verfahren* (autogenes Training, Entspannungstraining), *verhaltenstherapeutische Maßnahmen* insbesondere bei phobischen Reaktionen und die *Familientherapie*. Die eigentliche psychodynamisch orientierte Psychotherapie ist indiziert, wenn ein Zusammenhang mit einer psychischen Belastung und einer klinischen Verschlechterung festgestellt wird. Sie ist nur durchführbar, wenn von seiten des Patienten eine hohe Motivation besteht. Die

---

Tabelle 91. Indikation für eine psychotherapeutische Behandlung (Aus Kiss u. Ferenci 1990)

Gestörte Arzt-Patienten-Beziehung
Fehlendes „Coping"
Diskrepanz zwischen körperlichem Zustand und subjektiven Beschwerden
Phobische Reaktionen auf Durchfallepisoden
Besondere Familienstrukturen
Psychische (psychiatrische) Auffälligkeiten
Zusammenhang zwischen psychischer Belastung und nachfolgender klinischer
  Verschlechterung der körperlichen Erkrankung
Depression

Wirksamkeit psychotherapeutischer Verfahren konnte bisher in kontrollierten Untersuchungen nicht bewiesen werden. In einer randomisierten prospektiven Multicenter-Studie erhielten Patienten mit Morbus Crohn eine zusätzliche Psychotherapie von mindestens 20 Therapiestunden. Im Vergleich zu der Kontrollgruppe, die ausschließlich die medikamentöse Behandlung erhielt, hatte die Psychotherapie keinen Einfluß auf den somatischen Verlauf der Erkrankung. Die Psychotherapie hatte auch keinen signifikanten Einfluß auf Depressivität, Angst, Lebenszufriedenheit und den psychosozialen Status. Subjektiv gaben die Patienten einen Profit von der zusätzlichen Psychotherapie an (G. Jantschek, persönliche Mitteilung).

Die *Selbsthilfegruppen* förden durch den Kontakt mit anderen Patienten die Möglichkeit zum besseren Verständnis der Krankheit und zum Erlernen von Verarbeitungsstrategien. Darüber hinaus beraten sie betroffene Patienten und sind in der Lage, der Öffentlichkeit gegenüber ihre Interessen vorzutragen und durchzusetzen. Der Erfahrungsaustausch unter den Patienten kann wichtige Informationen zum Arzt-Patienten-Verhältnis, zur Compliance und zur Lebensqualität der Patienten unter einer Therapie geben. Eine Umfrage unter den Mitgliedern der Deutschen Morbus-Crohn-Colitis-ulcerosa-Vereinigung ergab, daß große Probleme sowohl in der Diagnosestellung als auch in der Aufklärung der Patienten bestehen. Die meisten Patienten hatten mindestens 3 Ärzte konsultiert, bevor die Diagnose gestellt wurde. Die überwiegende Mehrzahl der Patienten berichtete, daß sie bei den diagnostischen Maßnahmen negative Erlebnisse hatten. Jeder Vierte hatte den Eindruck, daß die diagnostischen Befunde wichtiger eingestuft werden als die beklagten Beschwerden. Die Befragung ergab auch, daß etwa 37 % der Befragten auf Initiative des Arztes über die Krankheit aufgeklärt werden und daß für 33 % die Informationen des Arztes unverständlich waren. Die Patienten vermißten oft Auskünfte über den natürlichen Verlauf der Erkrankung und über die psychischen und sozialen Folgen.

Der Arzt sollte die Mitarbeit der Patienten mit chronisch-entzündlichen Darmerkrankungen in Selbsthilfegruppen und in Patientenseminaren unterstützen.

20 Chirurgische Therapie des Morbus Crohn

Morbus Crohn ist eine Erkrankung des gesamten Gastrointestinaltraktes. Auch wenn sich die Erkrankung anfänglich nur an einem begrenzten Darmabschnitt manifestiert, so ist im weiteren Verlauf auch mit der Einbeziehung weiterer Darmabschnitte zu rechnen, und zwar ungeachtet der chirurgischen Entfernung des initial befallenen Darmsegments. Bei Erkrankungsbeginn finden sich entzündliche Veränderungen in etwa 50% der Fälle gleichzeitig in Dünn- und Dickdarm und sind in etwa einem Viertel der Fälle auf Dünndarm oder Dickdarm beschränkt. Nach 10jähriger Beobachtungsdauer hat sich die Entzündung in 75% der Fälle auf Dünn- und Dickdarm ausgebreitet und ist nur noch in 11% auf den Dünndarm und in 17% der Fälle auf den Dickdarm beschränkt. Der Verlauf ist im Einzelfall unvorhersehbar (Abb. 101).

Fast alle Patienten müssen sich früher oder später einem chirurgischen Eingriff unterziehen. Die Wahrscheinlichkeit einer Operation liegt bei etwa 40% nach 5 Jahren, bei 70% nach 10 Jahren und bei 90% nach 20 Jahren

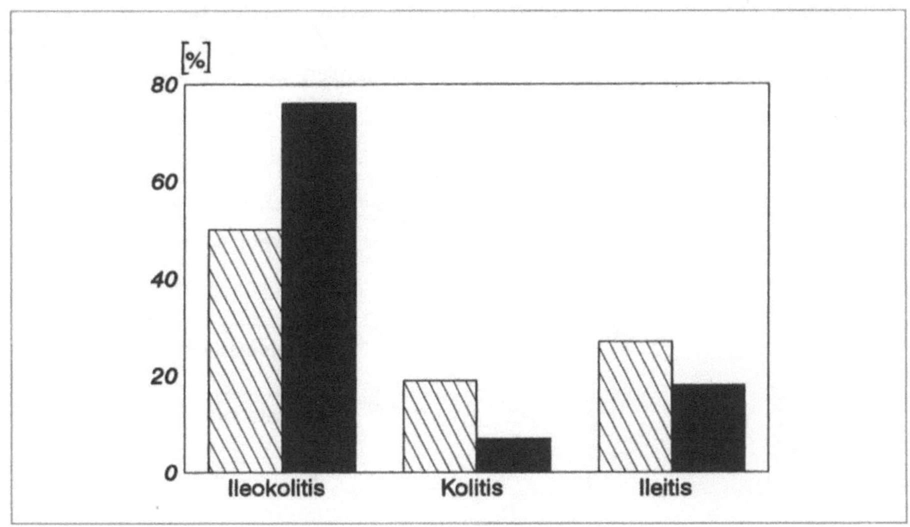

Abb. 101. Ausbreitung des Morbus Crohn bei Erstdiagnose (▨) und nach 10jähriger Erkankungsdauer (■)

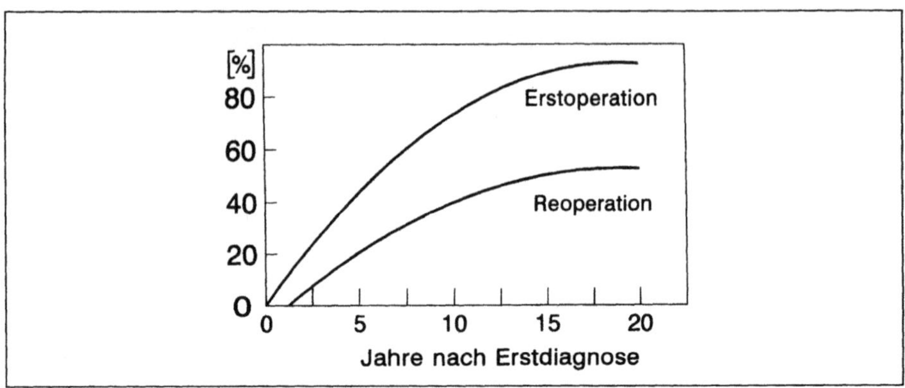

Abb. 102. Kumulative Wahrscheinlichkeit einer Erstoperation bzw. einer ersten Rezidivoperation bei Morbus Crohn

Krankheitsverlauf (Abb. 102). Sie hängt nicht nur von der Erkrankungsdauer, sondern auch von der Lokalisation des Morbus Crohn im Gastrointestinaltrakt ab. Bei kombiniertem Dünn- und Dickdarmbefall ist die Wahrscheinlichkeit einer Operation am höchsten, ebenfalls hoch ist sie bei isoliertem Dünndarmbefall und am niedrigsten bei ausschließlichem Befall des Dickdarmes.

Rezidive nach Operationen sind häufig. Schon 1 Jahr nach der Operation lassen sich endoskopisch Läsionen bei über 70% der Patienten an der Anastomose und benachbarten Darmabschnitten nachweisen, nach 3 Jahren bei über 90%. 45% dieser Rezidive werden innerhalb von 5 Jahren symptomatisch, 20% erforden innerhalb dieses Zeitraumes eine neuerliche Operation (Abb. 103). Auch nach einem zweiten Eingriff sind weitere Erkrankungsschübe, die u.U. Operationen notwendig machen, keine Seltenheit.

Die Erkrankung ist durch einen chirurgischen Eingriff nicht heilbar. Diese Überlegungen haben in den letzten 20 Jahren zu dem derzeit vertretenen

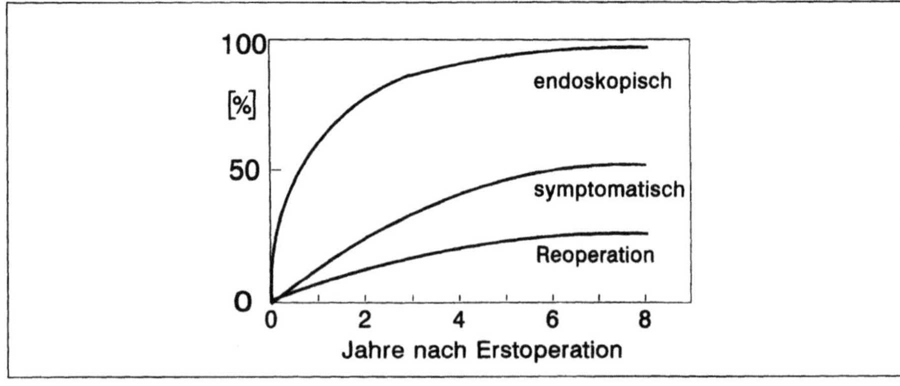

Abb. 103. Kumulative Wahrscheinlichkeit (%) eines Rezidivis nach Erstoperation bei Morbus Crohn

Konzept geführt, daß sich die chirurgische Therapie auf die Behandlung von Komplikationen (Ileus, Fisteln, Abszesse, freie Perforation, Blutung), die einer konservativen Therapie nicht mehr zugänglich sind, beschränken sollte. Ein weiteres Argument für eine konservative Behandlung war in der Vergangenheit die Verhinderung eines drohenden Kurzdarmsyndroms, das durch sog. „radikale" chirurgische Eingriffe mit Entfernung von ausgedehnten, makroskopisch gesunden Darmabschnitten drohte. Diese Eingriffe wurden unter der Vorstellung, dadurch die Rezidivrate senken zu können, durchgeführt.

Das Kurzdarmsyndrom ist nach dem generellen Verlassen des „radikalen" chirurgischen Konzeptes außerordentlich selten geworden und betrifft nur Patienten mit ausgedehntem, meist kontinuierlichem Dünndarmbefall (<2%) und/oder ist die Folge einer Komplikation (z.B. Mesenterialvenenthrombose).

Das Operationsrisiko ist in den letzten Jahren drastisch zurückgegangen. Während noch vor 20 Jahren die Operationsletalität 5–7% betrug, ist sie heute auf unter 1% gesunken (Tabelle 92). Ursache ist sicher nicht nur die verbesserte perioperative Therapie, sondern v. a. die rechtzeitige Indikationsstellung zur Operation bei Komplikationen. Das geringe operative Risiko sowie die Einführung darmsparender Operationsverfahren ermöglichen derzeit wieder eine frühzeitigere Indikationsstellung zur Operation.

Untersuchungen der letzten Jahre haben gezeigt, daß durch eine Operation das Fortschreiten der Erkrankung nicht verhindert werden kann, daß jedoch der Gesundheitszustand und damit die berufliche und soziale Leistungsfähigkeit für viele Jahre entscheidend gebessert werden. Die Häufigkeit von Beschwerden und erkrankungsbedingten Klinikaufenthalten sowie die Häufigkeit von therapiepflichtigen akuten Erkrankungsschüben nimmt nach der Operation drastisch ab. Insbesondere bei ileozäkaler Lokalisation führt das Aufschieben der Operation nicht zu einer Senkung der Operationsrate oder einer Verbesserung des postoperativen Verlaufes.

Nach wie vor ist eine konservative Therapie, die das Auftreten von Rezidiven nach medikamentös induzierter Remission verhindert, nicht gefunden. Eine Metaanalyse plazebokontrollierter Studien ergab eine symptomatische Rezidivrate von 30% nach 1 und 90% nach 3 Jahren, unabhängig von der gewählten Erhaltungstherapie und deckungsgleich mit der Rezidivrate unter Plazebobe-

Tabelle 92. Komplikationen nach operativer Therapie des Morbus Crohn

Komplikationen	Häufigkeit
Keine	>90%
Wundinfekte	2–5%
Anastomoseninsuffizienz	
– mit Sepsis	<1%
– mit Fistel	1–2%
Blutung	1–2%
Letalität	<1%

handlung. Inwieweit es gelingt, durch 5-ASA-Präparate in hoher Dosierung oder Steroide mit günstigem Nebenwirkungsprofil (Budesonid) Rezidive zu vermeiden oder hinauszuzögern, ist derzeit Gegenstand prospektiver Studien.

Unter diesem Aspekt sollte die chirurgische Therapie des Morbus Crohn nicht als letzter Schritt in einer langen Kette verschiedener konservativer Behandlungsmöglichkeiten gesehen werden. Die Operation ist eine von vielen therapeutischen Möglichkeiten. Die Wahl des optimalen Zeitpunkts erfordert eine genaue Kenntnis der Erkrankung und die sorgfältige Berücksichtigung aller besonderen Umstände des jeweiligen Patienten. Entscheidungskriterien für eine Operation sind:

- Ausmaß der Beschwerden,
- Vorliegen einer Komplikation,
- Voroperationen,
- Ausdehnung und notwendige Folgen des Eingriffes,
- Prognose mit und ohne Operation.

20.1
Allgemeine Überlegungen zur Operationsindikation

Die Notwendigkeit einer chirurgischen Behandlung ergibt sich entweder aus einer akut aufgetretenen Komplikation (Ileus, Fistel, Abszeßbildung, Sepsis, Blutung, Perforation, Karzinom) oder aus dem schlechten Gesundheitszustand des Patienten mit anhaltender Einschränkung seiner Leistungsfähigkeit (Tabelle. 93). Bei Kindern ist die Wachstumshemmung ein wichtiges Argument für die Operation. Leistungsminderung und Wachstumshemmung sind entweder durch eine nicht beherrschbare Erkrankungsaktivität bedingt, oder Folge der notwendigen medikamentösen Therapie. Insbesondere die längerfristige Behandlung mit Kortikosteroiden kann Folgeerscheinungen wie Osteoporose, Osteonekrose und Infektanfälligkeit auslösen.

Die Indikation zur chirurgischen Therapie ist unterschiedlich für verschiedene Ausbreitungsformen der Erkrankung.

Eine Obstruktion (Stenose) ist die häufigste Indikation bei isolierter Dünndarmerkrankung (50%), gefolgt von Fisteln und Abszessen. Die Ileokolitis

---

Tabelle 93. Operationsindikationen bei Morbus Crohn

Absolute Indikationen
Perforation, Peritonitis, Abszeß
Ileus
schwere Blutung
toxisches Megakolon
Beteiligung des Harntraktes
(Ureterkompression, enterovesikale Fistel)

Relative Indikationen
chronische Obstruktion
Fisteln
chronische Morbidität bei Kolitis

führt zumeist wegen innerer Fisteln und Abszessen („entzündlicher Konglomerattumor") zur Operation. Bei isoliertem Kolonbefall ist das Versagen einer medikamentösen Therapie die häufigste Operationsindikation, gefolgt von toxischer Kolitis (27%).

Ein zentrales Problem bei der Entscheidung zur konservativen oder operativen Therapie ist die von Patient zu Patient unterschiedliche Ausdehnung der Erkrankung und klinische Erscheinungsform. Damit verbunden sind die unterschiedlichen Folgen einer Operation und die postoperative Prognose bei den einzelnen Patienten. Aus diesem Grund sind globale Richtlinien zur Festlegung des optimalen Zeitpunktes der chirurgischen Intervention nicht möglich. Die Entscheidung zur Operation muß individuell bei jedem einzelnen Patienten in engem Kontakt zwischen Internisten und Chirurgen erfolgen.

20.2
Prognostische Faktoren

Durch die Entfernung des entzündlich veränderten Darmabschnittes ist die Erkrankung nicht heilbar. Bei einem Teil der Patienten sind schon nach kurzer Zeit (20% innerhalb von 5 Jahren, 40% innerhalb von 10 Jahren) weitere Operationen erforderlich. Im Einzelfall ist das erneute Auftreten einer operationspflichtigen Komplikation schwer vorhersehbar. Es sind jedoch in den letzten Jahren verschiedene prognostische Faktoren erarbeitet worden.

Ohne Einfluß auf das Risiko einer erneuten Operation scheinen Alter, Geschlecht, präoperative Erkrankungsdauer, Anzahl der Voroperationen und die Verabreichung von Blutkonserven zu sein.

Krankheitslokalisation und -ausbreitung. Der intestinalen Lokalisation und Ausbreitung der Erkrankung kommt eine wichtige prognostische Bedeutung zu. Während der reine Dünndarmbefall nur selten zu symptomatischen Rezidiven (30%) und Reoperationen (10%) innerhalb von 10 Jahren nach Erstoperation führt, zeigt der primär ileokolische Befall eine deutlich schlechtere Prognose (70% Beschwerden, 60% Reoperation innerhalb von 10 Jahren; Abb. 104). Eine Dissoziation von Beschwerden und Reoperation findet sich bei der Colitis Crohn: Zwar liegt die Rate an symptomatischen Rezidiven beim primär auf das Kolon beschränkten Morbus Crohn mit etwa 60% innerhalb von 10 Jahren nach der ersten Operation ähnlich hoch wie beim primären Befall von Dünn- und Dickdarm, es müssen sich jedoch nur etwa 15% der Patienten deswegen einer erneuten Operation unterziehen. Die Erklärung für diesen Umstand liegt z.T. darin, daß eine neuerliche Operation für die Mehrzahl dieser Patienten die Anlage eines Stomas bedeuten würde. Zum anderen Teil sind absolute und dringliche Operationsindikationen wegen Ileus, Perforation oder Abszessen bei der Colitis Crohn (im Vergleich zur Ileokolitis) selten.

Unabhängig von der primären Lokalisation ist das endoskopisch feststellbare Frührezidiv, das bei fast allen Patienten schon kurze Zeit nach der Operation gefunden werden kann und daher keine prognostische Bedeutung hat (Abb. 103). Ähnliche Daten finden sich auch in einer kürzlich publizierten Arbeit, die die prognostische Bedeutung verschiedener Ausbreitungsformen für das Risiko einer erneuten Operation untersucht hat (Michelassi et al. 1991).

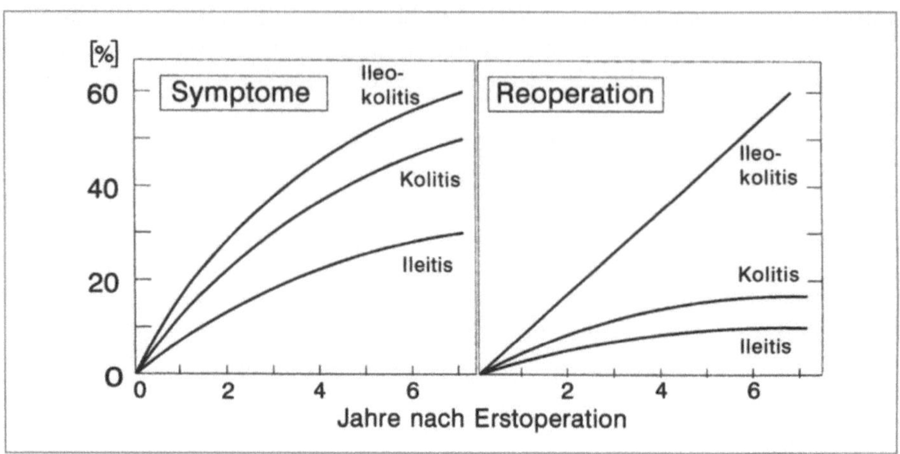

Abb. 104. Kumulative Wahrscheinlichkeit (%) eines Rezidivs nach Erstoperation bei Morbus Crohn–Lokalisation

Nach dieser Arbeit war das Risiko einer erneuten Operation bei Patienten mit primärem Befall mehrerer Darmabschnitte (mehr als ausschließlich Magen-Duodenum, Jejunoileum, terminales Ileum, Kolorektum oder Perineum) mit annähernd 65% signifikant höher als bei Patienten, bei denen nur einer der obengenannten Darmabschnitte befallen war (etwa 25%).

Sicherheitsabstand. Andere untersuchte prognostische Faktoren, insbesondere der positive histologische Entzündungsnachweis am Resektionsrand, hatten keinen Einfluß auf das Risiko einer neuerlichen Operation. Letzteres bestätigt die heute allgemein akzeptierte Ansicht, daß die Ausdehnung einer Resektion auf größere Teile des makroskopisch gesunden Darmes („Sicherheitsabstand") nicht erforderlich ist und ein neuerliches Aufflammen der Erkrankung nicht negativ beeinflußt (Abb. 105). Die Ausdehnung der Resektion beschränkt sich daher heute auf die sparsame Entfernung des Darmsegments, das für die zur Operation führende Komplikation verantwortlich ist.

Am terminalen Ileum ist die Ausdehnung der Resektion für die postoperative Funktion von entscheidender Bedeutung. Die Rückresorption von Gallensäuren und die Aufnahme von Vitamin B_{12} findet ausschließlich in diesem Abschnitt des Dünndarmes statt. Verlust von mehr als 80 cm Ileum kann zu chologenen Durchfällen, Steatorrhö, Oxalatsteinen in den ableitenden Harnwegen und megaloblastärer Anämie führen. Auch am rechten Kolon sind sparsame Resektionen wichtig, da gerade hier der größte Teil der Wasserrückresorption stattfindet. Das Colon ascendens beeinflußt somit wesentlich die Stuhlmenge und Konsistenz.

Eine weitere Rechtfertigung für die sparsame Resektion stellt die Erfahrung mit nichtresezierenden Behandlungsformen von Stenosen im Dünndarm dar. Diese generell als Strikturoplastik bezeichneten Operationstechniken haben zu keiner höheren Rezidivrate geführt als resezierende Verfahren, obwohl der befallene Darmabschnitt nicht entfernt, sondern nur plastisch erweitert wird.

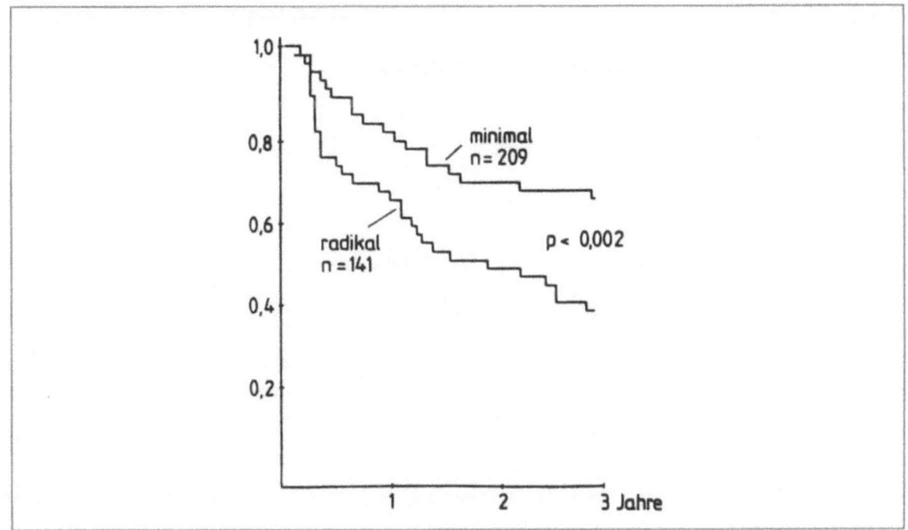

Abb. 105. Prozent der rezidivfreien Patienten nach verschiedenen ausgedehnten Eingriffen bei Morbus Crohn. *Minimal*= Sicherheitsabstand vom Entzündungsherd weniger als 5 cm, keine Lymphadenektomie; *Radikal*=Sicherheitsabstand mindestens 10 cm mit Lymphadenektomie (Resektion des zugehörigen Mesenteriums). (Allgöwer et al. 1990)

Eine Ausnahme dieser Regel ist die ausgedehnte Crohn-Kolitis. Wenngleich es den auf ein kurzes Segment beschränkten Crohn-Befall des Kolons sicherlich gibt, und damit im Einzelfall auch eine Segmentresektion am Kolon mit einer guten Langzeitprognose einhergehen kann, ist bei einem Großteil dieser Patienten der weitere Verlauf wesentlich von der Primäroperation bestimmt. Die beste Prognose haben Patienten mit einer primären Proktokolektomie (20% symptomatische Rezidive nach 10 Jahren), allerdings zum Preis eines permanenten Stomas. Erheblich höhere Rezidivraten sind nach Kolektomie und primärer oder zweizeitiger Ileorektostomie (80%) bzw. nach Segmentresektion (60%) innerhalb von 10 Jahren zu erwarten. Gerade bei den zumeist jungen Patienten, die noch in der Ausbildung oder im Aufbau ihrer beruflichen Karriere stehen und noch keine stabilen sozialen oder partnerschaftlichen Bindungen eingegangen sind, ist die vorläufige Vermeidung eines permanenten Stomas ein wichtiges Argument für die Entscheidung zu einem weniger radikalen Operationsverfahren.

Aggressive Verlaufsform. Ein Teil der Patienten mit Morbus Crohn hat eine aggressive Verlaufsform der Erkrankung, gekennzeichnet durch das frühzeitige Auftreten von perforierenden Komplikationen (Fisteln, Abszesse). Einige retrospektive Untersuchungen weisen darauf hin, daß Patienten mit Perforation früher ein Krankheitsrezidiv erleiden, welches ebenfalls häufig zur Perforation führt.

In einer neueren Arbeit wurde gezeigt, daß Patienten, die primär wegen einer Komplikation ihrer Erkrankung operiert wurden, auch im weiteren Verlauf ein höheres Risiko haben, weitere Komplikationen zu erleiden als

Patienten, bei denen die Indikation zur Erstoperation wegen Therapieresistenz gestellt wurde (Öresland et al. 1990).

20.3
Spezielle Operationsindikationen

Akute Ileitis

Wenn sich bei einer Operation unter der Verdachtsdiagnose akute Appendizitis eine normale Appendix, jedoch ein akut entzündetes terminales Ileum findet, und zwar ohne Zeichen einer Obstruktion, einer enteroenteralen Fistel oder einer Abszeßbildung, dann ist eine Resektion des befallenen Dünndarmabschnittes nicht indiziert. Selten handelt es sich dabei um die Erstmanifestation eines Morbus Crohn, häufiger um eine akute infektiöse Ileitis (Yersinien, Salmonellen, Campylobakter etc.).

Falls Appendix und Zäkum in den entzündlichen Prozeß miteinbezogen sind, ist eine sparsame Ileozäkalresektion die vernünftigste Lösung, da die Diagnose Morbus Crohn in solchen Fällen die wahrscheinlichste ist. Bei normaler Appendix und unauffälligem Zäkum ist es bei jungen Patienten, bei denen das Risiko einer Appendizitis in der näheren Zukunft hoch ist, sinnvoll und ohne erhöhtes Risiko möglich, eine Appendektomie durchzuführen. Entgegen früheren Berichten, daß postoperative Fisteln gehäuft nach Entfernung einer normalen Appendix bei Crohn-Patienten auftreten, entstehen postoperative Fisteln praktisch nie vom Appendixstumpf, sondern vom terminalen Ileum und stellen somit eine Komplikation der Erkrankung und nicht der Appendektomie dar.

Obstruktion

Die Obstruktion ist die häufigste Operationsindikation bei Morbus Crohn (Tabelle. 94). Ein kompletter Darmverschluß ist jedoch selten, so daß bei bekannter Diagnose eines Morbus Crohn ein initial konservatives Vorgehen gerechtfertigt ist. Häufig sind es unverdaute Nahrungsbestandteile, die vorübergehend und intermittierend ein stenosiertes Darmstück verschließen. Darmdekompression (Magensonde) und parenterale Flüssigkeitszufuhr beheben zumeist den akuten Zustand. Die gewonnene Zeit sollte zur Diagnostik (sonographischer Ausschluß eines Abszesses, radiologischer Ausschluß einer Fistel und Lokalisation der Stenose, evtl. auch durch Koloskopie) genutzt werden.

Die Indikation zur Operation ergibt sich aus der persistierenden akuten Symptomatik innerhalb der ersten 2–3 Tage, dem gleichzeitigen Vorliegen eines Abszesses, einer Fistel oder aus häufig wiederkehrenden Beschwerden nach Abklingen der akuten Episode.

Der radiologische oder endoskopische Nachweis einer höhergradigen Stenose allein, ohne fortbestehende Symptomatik, stellt keine Indikation zur Operation dar. Viele Patienten sind trotz dokumentierter Stenose über Jahre hinweg beschwerdefrei. Eine bekannte Stenose erhöht auch nicht das Risiko

<table>
<tr><td colspan="2">Tabelle 94. Häufigkeit von Operationsindikationen bei M. Crohn. Mehrere Indikationen gleichzeitig sind häufig!</td></tr>
<tr><td>Indikation</td><td>Häufigkeit</td></tr>
<tr><td>Chronische Obstruktion</td><td>60%</td></tr>
<tr><td>Innere Fisteln</td><td>40%</td></tr>
<tr><td>Perianale Fisteln</td><td>15%</td></tr>
<tr><td>Abszesse</td><td>12%</td></tr>
<tr><td>Kolitis</td><td>8%</td></tr>
<tr><td>Stomaeingriffe</td><td>8%</td></tr>
<tr><td>Blutung</td><td>1%</td></tr>
<tr><td>Perforation</td><td>2%</td></tr>
<tr><td>Ileus</td><td>5%</td></tr>
<tr><td>Toxisches Kolon</td><td>2%</td></tr>
</table>

einer perforierenden Komplikation (Fistel, Abszeß), so daß sich daraus keine Indikation zur prophylaktischen Operation ergibt (Abb. 106).

Die Entscheidung zur Operation muß auch in diesem Fall individuell getroffen werden und hängt von Häufigkeit und Dauer der obstruktiven Episoden, Vorliegen von Begleitkomplikationen wie Fisteln und Abszessen, Anzahl und Art der Voroperationen, Länge des verbliebenen Dünndarms, akut entzündlicher oder chronisch fibrosierender Genese der Stenose sowie der Medikamententoleranz des Patienten ab. Obstruktive Symptome im Rahmen eines akuten Krankheitsschubes klingen häufig unter entsprechender medikamentöser Behandlung ab.

Bei kurzstreckigen, endoskopisch erreichbaren Stenosen kann eine endoskopische Dehnung mit Ballonkatheter versucht werden. Bisherige Erfahrungen zeigen, daß diese Methode sicher ist und in vielen Fällen einen kurzfristigen Erfolg hat (1 Jahr).

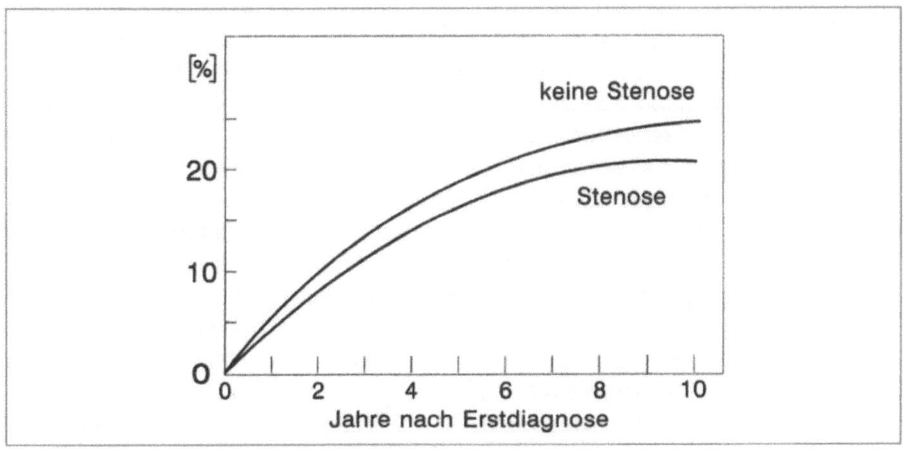

Abb. 106. Kumulative Wahrscheinlichkeit einer perforierenden Komplikation (Fistel, Abszeß, Perforation) in Abhängigkeit vom Vorliegen einer Stenose

Duodenalstenose

Die Obstruktion ist die einzige Indikation zur chirurgischen Therapie des Morbus Crohn des Duodenums. Auch hier ist eine sorgfältige präoperative Diagnostik Voraussetzung für eine adäquate chirurgische Therapie. Das Leitsymptom Magenentleerungsstörung kann auch durch eine Verziehung des Duodenums durch eine enteroduodenale Fistel bei endoskopisch fehlendem Duodenalbefall entstehen. Eine Exzision der Fistel aus der Duodenalwand beseitigt in der Regel dieses Problem.

Die radiologisch dokumentierte Länge der Stenose ist wesentliche Voraussetzung für die präoperative Entscheidung, ob eine plastische Erweiterung im Sinne einer Strikturplastik möglich ist oder ob einer Gastroenterostomie der Vorzug gegeben werden soll. Bei allen längerstreckigen stenosierenden Prozessen ist die Gastroenteroanastomose die Methode der Wahl und das einzige Bypassverfahren, das in der Chirurgie des Morbus Crohn noch üblich ist.

Infolge der hohen Rate an Anastomosenulzera ist bei den zumeist jungen Patienten trotz der heute möglichen Langzeitprophylaxe mit H_2-Blockern eine zusätzliche Vagotomie (selektiv mit Erhaltung der extragastralen Vagusanteile) indiziert.

Ein Therapieversuch mit Omeprazol vor einer Operation wegen Duodenalstenose sollte v. a. bei akut entzündlichen Stenosen gemacht werden und kann in Einzelfällen erfolgreich sein. Das gleiche gilt für eine Bougierungs- oder Dilatationsbehandlung bei kurzstreckigen, narbigen Stenosen im proximalen Duodenum. Ausreichende Erfahrung mit diesen Methoden für eine abschließende Beurteilung liegt allerdings noch nicht vor. Wir wissen jedoch von der Behandlung der stenosierenden Ulkuserkrankung, daß eine Bougierungstherapie nur selten langfristig erfolgreich ist.

Fisteln

Ein spezielles und für den Morbus Crohn spezifisches Problem stellen fistulierende Verbindungen des erkrankten Darmabschnittes mit anderen Darmschlingen, der Harnblase, der Haut oder der Perianalregion dar. Solche Fisteln sind, wenn begleitende Abszesse ausgeschlossen sind, nie Grund für ein notfallmäßiges chirurgisches Eingreifen. Immer ist Zeit genug für eine sorgfältige Ausbreitungs- und Lokalisationsdiagnostik. Eine dringliche Operationsindikation ergibt sich gelegentlich durch Kurzschlußverbindungen mit Ausschaltung größerer Darmabschnitte und konsekutiven Durchfällen, durch hohes Fördervolumen und Hautmazerationen bei enterokutanen Fisteln oder aus Begleitabszessen. Letztere können jedoch heute zumeist CT- oder Sonographiegesteuert drainiert werden. Dieses Vorgehen erlaubt einerseits die Durchführung der für die Operationsplanung notwendigen Diagnostik und ermöglicht andererseits eine Operation unter optimalen, elektiven Bedingungen.

Ziel der präoperativen Diagnostik ist es, Veränderungen des Darmes, die unerkannt zu therapeutischen Fehlentscheidungen oder postoperativen Komplikationen Anlaß geben könnten, rechtzeitig zu erkennen. So ist es z. B. von entscheidender Bedeutung, distal einer Fistel gelegene stenosierende Prozesse zu erkennen und bei der Operation auch zu beseitigen, da sonst ein Fistelrezidiv fast unausweichlich ist. Ein weiteres Beispiel sind enteroenterale Fisteln, die typischerweise und v.a. dann, wenn die Fistel zwischen 2 entfernten Darmabschnitten (z. B. Ileum-Duodenum, Ileum-Sigma) besteht, von einem Crohn-befallenen Darmabschnitt ausgehen und in einen an sich gesunden, nicht Crohn-befallenen Teil des Darmes münden. Wenn die präoperative Diagnostik die Entzündungsfreiheit des letzteren dokumentiert, genügt in der Regel die sparsame Exzision der Fistelmündung mit anschließender Übernähung. Eine zusätzliche Resektion (v.a. am Duodenum technisch schwierig und komplikationsträchtig) kann damit dem Patienten erspart bleiben. Der fisteltragende Darmabschnitt (Crohn-spezifisch entzündlich verändert, Ausgangspunkt der Fistel) muß jedoch in jedem Fall reseziert werden.

Ein Bypassverfahren zur Ausschaltung der Fistel gilt heute wegen der hohen Rate an postoperativen, von dem ausgeschalteten Darmabschnitt ausgehenden Komplikationen, als obsolet.

Bei postoperativ aufgetretenen Fisteln ist es für die Entscheidung für oder gegen eine neuerliche operative Behandlung wichtig zu wissen, ob die Fistel von einem entzündeten Darmabschnitt ausgeht oder nicht. Dazu reicht der Ausschluß einer Anastomosenfistel nicht aus. Gerade bei Patienten, die sich schon mehrfach einer Operation unterziehen mußten, sind wegen ausgedehnter Verwachsungen intraoperativ entstandene und nicht sofort erkannte Verletzungen des gesunden Darmes keine Seltenheit. Die Erfahrung hat gezeigt, daß postoperativ aufgetretene Fisteln, die ihren Ausgang aus nichtentzündlichen Darmabschnitten oder Anastomosen zwischen nicht akut entzündlich veränderten Darmanteilen nehmen, in aller Regel auch ohne neuerliche operative Behandlung ausheilen.

Erstes therapeutisches Ziel in der Behandlung von Fisteln bei Patienten mit Morbus Crohn ist die adäquate Drainage von begleitenden Abszessen, um der Entwicklung einer Sepsis vorzubeugen oder eine bereits bestehende Sepsis zu behandeln. Die Entscheidung, ob dies interventionell (Ultraschall- oder CT-gesteuerte Drainage) oder chirurgisch, evtl. sogar mittels Laparotomie und Resektion des fisteltragenden Darmabschnittes erfolgen muß, ist individuell zu treffen und hängt vom Gesamtzustand des Patienten, dem Fistelvolumen und der Zugänglichkeit von Abszessen für Ultraschall- oder CT-gezielte Drainagen ab.

Bei stark reduziertem Ernährungszustand (Hypalbuminämie, Anämie) sollte vor der definitiven Sanierung der Fistel eine enterale (vollresorbierbare Sonderernährung) oder parenterale Ernährung über mehrere Wochen durchgeführt werden, vorausgesetzt, eine bestehende Sepsis läßt sich durch Drainageverfahren ausreichend kontrollieren. Durch diese Maßnahmen kann die Mortalität solcher Operationen drastisch gesenkt werden.

Enterokutane Fisteln

Enterokutane Fisteln, die von einem entzündlich veränderten Darmabschnitt ausgehen, müssen in aller Regel operiert werden. Sie verschließen sich zwar nicht selten vorübergehend unter parenteraler Ernährung, gehen jedoch meist nach Wiederaufnahme der oralen Nahrungszufuhr wieder auf. Nach Behandlung bei einer evtl. begleitenden Sepsis durch Drainage ist die Operationsmethode der Wahl die Resektion und primäre Anastomose.

Bei nicht kontrollierbarer Sepsis muß nach Resektion des fisteltragenden Darmabschnitts ein proximales Stoma angelegt werden. Bypassverfahren zur Ausschaltung des fisteltragenden Darmsegments sind obsolet. Die Wiederherstellung der Kontinuität erfolgt nach mehreren Monaten, wenn der septische Prozeß völlig ausgeheilt ist.

Enteroenterale Fisteln

Die meisten enteroenteralen Fisteln werden erst intraoperativ entdeckt, wenn sie unmittelbar benachbarte Darmabschnitte (Dünndarm oder terminales Ileum und Zäkum) betreffen. Die Indikation zur Operation ergibt sich in solchen Fällen nicht aus der Fistel, sondern aus obstruktiven oder lokal entzündlichen („Konglomerattumor") Komplikationen.

Die lokale Situation erfordert zumeist die En-bloc-Resektion aller beteiligten Darmabschnitte. Eine primäre Anastomose ist auch beim Vorliegen kleinerer Schlingenabszesse ohne Zeichen einer generalisierten Sepsis, gefahrlos möglich.

Anders ist die Situation bei Fisteln zwischen voneinander entfernt liegenden Darmteilen, z. B. Duodenum-Ileum, Ileum-Sigma, Magen-Kolon. In diesen Fällen ist in der Regel nur die Resektion des spezifisch (Crohn) entzündeten Darmabschnitts mit Übernähung der Fistelmündung im von der Crohn-Erkrankung nicht betroffenen Teil des Gastrointestinaltrakts notwendig.

Ein Stoma proximal dieser Übernähung zum Schutz ist nur selten notwendig.

Der Nachweis einer solchen Fistel muß an sich noch keine zwingende Operationsindikation darstellen. Bei völliger Beschwerdefreiheit ist eine abwartende Haltung gerechtfertigt und kann in etwa 80% die Operation über Jahre verschieben. Ein Ausheilen solcher Fisteln ohne chirurgische Therapie ist jedoch nicht zu erwarten.

Enterovesikale Fisteln

Fisteln zwischen dem Intestinum und der Blase sind relativ häufig (Tabelle. 95). Das Leitsymptom ist die Pneumaturie, nur etwa die Hälfte der Patienten gibt begleitende intestinale Beschwerden an. Wegen der drohenden Urosepsis wird der Nachweis einer enterovesikalen Fistel allgemein als absolute Operationsindikation angesehen. Die operative Behandlung besteht in der Resektion des fisteltragenden Darmabschnittes mit primärer Anastomose und der Übernähung der Blase.

Fisteln am Ileostoma

Fisteln am Ileostoma sind relativ häufig (~7%) und zumeist multipel. Die Ursache ist in der Regel ein entzündliches Rezidiv am Ileostoma. Vorausge-

Tabelle 95. Relative Häufigkeit enteraler Fisteln
bei Morbus Crohn

Lage	Häufigkeit
enteroenteral	53%
enterokutan	39%
enterovesikal	8%

gangene perforierende Komplikationen der Erkrankung sind ein Risikofaktor. Eine medikamentöse Therapie allein ist nie erfolgreich.

Die Therapie der Wahl besteht in einer Resektion und Umsetzung des Stomas auf die kontralaterale Seite. Nur bei ganz oberflächlichen Fisteln und fehlender Hautmazeration kann dieselbe Stomaöffnung verwendet werden.

Enterovaginale Fisteln

Das Leitsymptom ist die vaginale Entleerung von Stuhl. Besteht nur Luftabgang aus der Scheide, handelt es sich zumeist um eine Fistel zwischen Analkanal und Introitus vaginae. Dies ist die häufigste Form der enterovaginalen Fistel, gefolgt von Fisteln, die knapp oberhalb des Schließmuskels an der Rektumvorderwand ihren Ausgang nehmen und zumeist ebenfalls im Introitus vaginae münden. Spontane Heilungen sind nicht zu erwarten. Fisteln zwischen höheren Abschnitten des Darmes und der Vagina sind absolut selten und erfordern die Resektion des fisteltragenden Darmabschnitts und Naht der vaginalen Fistelöffnung. Fisteln zwischen Analkanal und dem Scheideneingang können bei entzündungsfreiem Rektum erfolgreich mit einem Rektumwandverschiebelappen behandelt werden. Alternativ ist auch ein Verschluß von der Scheide her möglich.

Bei vorbestehender Proktitis ist jedoch mit einem Rezidiv zu rechnen. Bei florider Proktitis ist die Stuhlausschaltung durch ein proximales Stoma oft die einzige Behandlungsmöglichkeit einer symptomatischen Fistel. In den meisten dieser Fälle ist sekundär eine Proktektomie erforderlich. Bei oberflächlichen Fisteln ohne ausgedehnte Sphinkterbeteiligung, aber florider Proktitis, ist gelegentlich die Fistelspaltung erfolgreich.

Freie Perforation

Diese Komplikation ist selten (Tabelle. 94). Sie betrifft nur etwa 1–2% aller Patienten, die zur Operation kommen. Die Methode der Wahl ist immer die Resektion des perforierten Segments. Bei frühzeitiger Diagnose und Therapie ist gelegentlich eine primäre Anastomose möglich. In der Regel müssen jedoch beide Darmenden als Stoma ausgeleitet werden.

Abszesse

Abszesse liegen am häufigsten zwischen Darm und Bauchwand oder Retroperitoneum (sog. enteroparietale Abszesse). Seltener sind größere Schlingenabszesse oder Abszesse im Mesenterium. Das Vorliegen eines Abszesses muß vor jeder Behandlung mit Steroiden ausgeschlossen werden. Steroide können den klinischen Befund verschleiern und durch eine verzögerte Diagnose des septischen Prozesses zu einer erhöhten Morbidität führen.

Bei gut zugänglichen (enteroparietalen) Abszessen ist eine sonographisch oder CT-gesteuerte Drainage indiziert. In etwa 20% der Fälle kann mit einer Ausheilung ohne enterokutane Fistel gerechnet werden.

Die meisten Patienten benötigen jedoch einen 2. Eingriff mit Resektion des fisteltragenden Darmabschnitts. Die Drainage verhindert oder behandelt die Sepsis, ermöglicht die weitere Diagnostik und gestattet eine elektive Operation mit primärer Anastomose. Ebenso wie bei Fisteln ist die Bypassoperation oder ein proximales Stoma zur Behandlung von Abszessen obsolet, da ein solches Vorgehen mit einer erhöhten Mortalität verbunden ist und mehrere Operationen zur endgültigen Sanierung erfordert.

Blutung

Eine massive gastrointestinale Blutung bei M. Crohn ist selten (Tabelle 94). Da häufig verschiedene Darmsegmente befallen sind, kommen oft mehrere Blutungsquellen in Frage. Ausgedehnte Darmresektionen – sozusagen prophylaktisch zur Senkung des Risikos eines Blutungsrezidives – sind zu vermeiden. Deshalb muß eine besonders sorgfältige Lokalisationsdiagnostik zur Darstellung der Blutungsquelle durchgeführt werden. Obligat ist in jedem Fall die Gastroskopie zum Ausschluß einer oberen gastrointestinalen Blutung.

Sind Gastroskopie und Koloskopie negativ, und ist eine Blutungsquelle im Dünndarm wahrscheinlich, muß vor der Operation eine Angiographie durchgeführt werden, um zumindest eine annähernde Höhenlokalisation zu ermöglichen. Bei erheblicher Blutung (> 4 Konserven in 14 Tagen) ist eine Rezidivblutung selbst bei primärem Blutungsstillstand häufig und mit einer höheren Letalität behaftet. Eine frühzeitige Operation bei eindeutig lokalisierbarer Blutungsquelle wird daher empfohlen.

Perianale Manifestationen

Perianale Fisteln

Perianale Fisteln treten bei über der Hälfte der Patienten im Verlauf der Erkrankung auf. Da sie häufig nur geringe Beschwerden verursachen, wird von vielen Experten ein konservatives Behandlungskonzept befürwortet, das sich nicht mehr an den konventionellen Regeln der chirurgischen Therapie von Analfisteln (breite Freilegung und Exzision auch unter Durchtrennung von Schließmuskelanteilen) orientiert.

Wir konnten kürzlich dokumentieren, daß es zwar bei nahezu allen Patienten mit perianalen Fisteln gelingt, durch verschiedene Drainageverfahren (Fäden, Katheter) Schmerzen und Eitersekretion innerhalb von wenigen Monaten (im Mittel 8 Wochen) zu beseitigen, daß jedoch nur etwa 25% aller Fisteln innerhalb eines Jahres wirklich ausheilen. In etwa 50% kommt es während dieses

Zeitraums zu neuerlichen Beschwerden, die einer erneuten Drainagebehandlung bedürfen (Abb. 107).

Das Risiko eines erneuten Rezidives scheint von der Art und Ausdehnung der Fistel bestimmt. Streng subkutan verlaufende Fisteln haben die beste Prognose mit nur etwa 20% Rezidiven pro Jahr. Solche Fisteln ohne Sphinkterbeteiligung können auch bei Crohn-Patienten mit guten Chancen auf Abheilung exzidiert werden. Nur bei 25% der Patienten ist die Wundheilung nach 3 Monaten noch nicht abgeschlossen. 93% der Wunden sind nach 6 Monaten verheilt. Fisteln, die durch den Schließmuskel (transsphinktär) ziehen, führen in etwa 50% der Fälle innerhalb eines Jahres erneut zu Beschwerden und Eitersekretion. Die zweifellos schlechteste Prognose haben ausgedehnte Fistelsysteme in der Fossa ischiorectalis (ischiorektal), oft ohne nachweisbaren Anschluß an den Analkanal. Bei diesen muß trotz initial adäquater Drainage in 70% der Fälle kurzfristig mit einem erneuten symptomatischen Abszeß gerechnet werden. Inwieweit radikalere chirurgische Verfahren zu einer Verbesserung dieser schlechten Prognose perianaler Fisteln führen, ist z. Z. unklar.

Jeglicher chirurgische Eingriff, der die Form des Analkanals ändert oder auch nur teilweise den Schließmuskel durchtrennt, kann für diese Patienten, die unter häufigen Durchfällen leiden, verheerende Folgen haben.

Schon unter physiologischen Bedingungen muß der innere Anteil des Analkanals durch Erschlaffung des inneren Schließmuskels geöffnet werden, um dem Rektuminhalt Zugang zu der äußerst sensiblen Analhaut an der Linea dentata (Übergang zwischen Schleimhaut und Haut im mittleren Drittel des Analkanals) zu ermöglichen. Nur so wird zwischen gasförmigem, flüssigem und festem Rekuminhalt unterschieden. Ist jedoch der äußere Analkanal als Folge eines chirugischen Eingriffs rinnenförmig umgestaltet (Schlüssellochdeformität), kann v. a. bei gasförmigem oder flüssigem Rektuminhalt die rasche Kontraktion des äußeren Schließmuskels nicht mehr das Austreten des Rek-

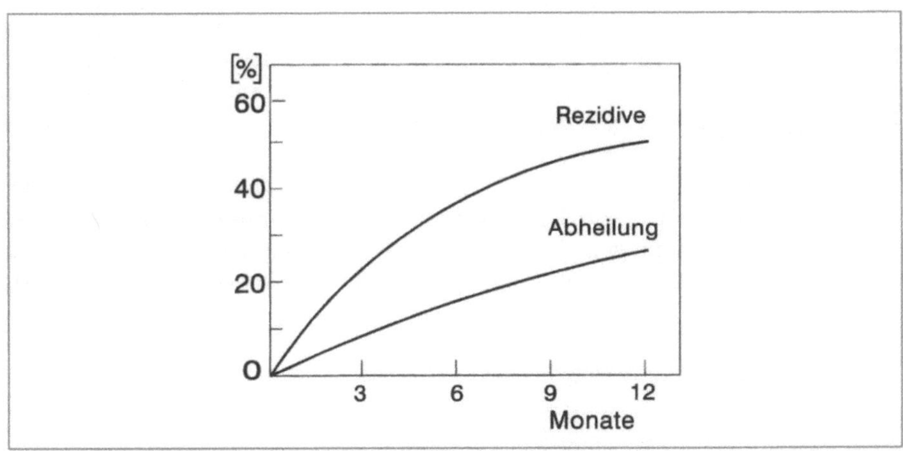

Abb. 107. Abheilungschance und Rezidivwahrscheinlichkeit von perianalen Fisteln und Abszessen nach Drainage

tuminhalts völlig verhindern. Dies führt nicht nur zu sozialer Beeinträchtigung, sondern v. a. durch die bei diesen Patienten häufig erhöhte Gallensäurenkonzentration im flüssigen Stuhl zu äußerst unangenehmen und schwer zu behandelnden perianalen Ekzemen. Eine sekundäre Sphinkterrekonstruktion mag bei einigen Patienten erfolgreich sein, dies ist jedoch nicht die allgemeine Erfahrung.

Eine vielversprechende chirurgische Möglichkeit der Behandlung ist bei einem Teil der Patienten (Voraussetzung: entzündungsfreies Rektum und intestinale Remission; etwa 20–25% aller Patienten) der Verschluß der inneren Fistelöffnung an der Linea dentata durch einen Rektumwandverschiebelappen (Tabelle 96).

Hierbei wird die innere Fistelöffnung im Schleimhautniveau sparsam exzidiert, die Rektumwand oberhalb der Fistelöffnung lappenförmig mobilisiert und der durch die Exzision entstandene Defekt damit gedeckt. Die äußere Fistelöffnung wird nur bis zum Schließmuskel exzidiert und drainiert. Unsere eigenen Erfahrungen mit dieser relativ neuen Methode sind erfolgversprechend. Von 32 Patienten heilte die Fistel in 27 Fällen primär, in 5 Fällen nach Anlage eines protektiven Stomas.

Die präoperative Anlage eines Stomas ist eine nicht unabdingbare Voraussetzung für einen erfolgreichen Fistelverschluß, aber nach einer primär mißlungenen Operation anzuraten, um die Erfolgschance eines Rezidiveingriffes zu verbessern. Der längerfristige Erfolg einer solchen Operation ist abhängig von der intestinalen Lokalisation der Erkrankung. Patienten mit isoliertem Dünndarmbefall haben die beste Aussicht auf dauerhafte Fistelheilung.

Bei gleichzeitigem Kolonbefall ist in 80% der Patienten innerhalb von 2 Jahren mit einem neuerlichen Fistelrezidiv zu rechnen.

Trotzdem sollte auch bei diesen Patienten bei fehlender Erkrankungsaktivität im Rektum und symptomatischen Fisteln (z. B. Stuhlverlust über anovaginale Fistel) der Versuch eines operativen Fistelverschlusses unternommen werden. Zumindest für eine kurze Zeit gelingt es bei geringem Aufwand und Risiko für den Patienten, eine subjektiv quälende Symptomatik zu beseitigen. Ein Vorteil dieser Methode liegt vor allem darin, daß der Schließmuskel nicht durchtrennt wird und die Form des Analkanals unverändert bleibt. Das von uns derzeit vertretene Konzept zur Behandlung perianaler Fisteln und Abszesse ist in Abb. 108 dargestellt.

Die präoperative Diagnose tiefer Abszesse und ausgedehnter Fistelsysteme ist klinisch allein oft unmöglich. Ausgedehnte Vernarbungen erschweren die Palpation von Fistelgängen. Tiefe Abszesse sind häufig symptomlos. Die Endosonographie ist intraoperativ eine große Hilfe zur exakten Lokalisation von

Tabelle 96. Rektumwandverschiebelappen – Ergebnisse

Fisteltyp	n	Rezidiv (kumulativ, 3 Jahre)
Anovaginal	12	58%
Transsphinktär	20	20%

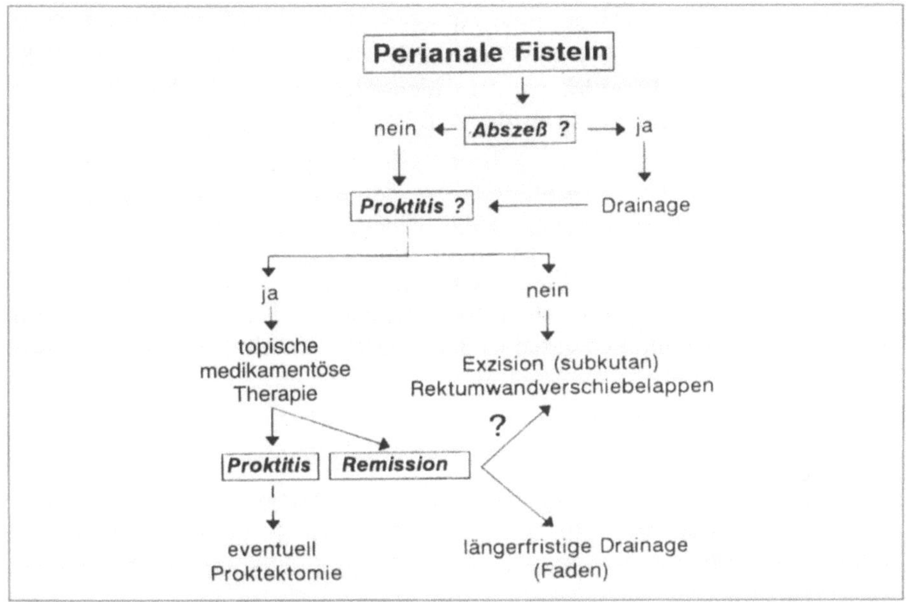

Abb. 108. Behandlungskonzept perianaler Fisteln und Abszesse

Abszessen, aber präoperativ wegen Schmerzen beim Einführen der Sonde oft nicht möglich. In dieser Situation hat sich die Kernspintomographie bewährt. Neben der sicheren Diagnose auch tiefliegender Abszesse ermöglicht sie eine genaue anatomische Zuordnung zu den Strukturen des Beckenbodens (Beziehung zu Sphinkter und Levator), sie ist schmerzfrei und mittlerweile auch weithin verfügbar.

Analfissuren

Analfissuren bei Crohn-Patienten sind charakteristischerweise asymptomatisch und benötigen selten eine spezifische Therapie. Gelegentlich, insbesondere bei Patienten mit ausschließlichem Dünndarmbefall, sind sie schmerzhaft und werden wie Fissuren bei Patienten ohne entzündliche Darmerkrankung behandelt. Entwickelt sich eine chronische Fissur, die zu starken Beschwerden führt, kann eine laterale subkutane Sphinkterotomie durchgeführt werden.

Marisken

Marisken sind Hautfalten am äußeren Ende des Analkanals, die oft mit Hämorrhoiden verwechselt werden. Unterscheidungsmerkmal ist der Hautüberzug (Hämorrhoiden sind immer von Schleimhaut bedeckt). Sie sind besonders häufig bei Proktitis und können im Rahmen erhöhter Krankheitsaktivität stark entzündlich anschwellen und dadurch Beschwerden verursachen. Sie behindern die Analhygiene und können zu Stuhlverunreinigungen und damit zu Pruritus und zu perianalen Ekzemen führen.

Da perianale Wunden bei manchen Patienten mit Morbus Crohn schlecht abheilen und eine sichere präoperative Identifikation solcher Patienten nicht möglich ist, ist Zurückhaltung in der operativen Entfernung dieser Mariske aus kosmetischer Indikation geboten. Bei starken Beschwerden und fehlender entzündlicher Aktivität in Rektum oder Analkanal ist die operative Entfernung auch in Lokalanästhesie möglich. Wenn gleichzeitig eine floride ulzerierende Proktitis vorliegt, wird zunächst diese mit topischen oder systemischen Steroiden behandelt. Unter dieser Behandlung bildet sich die schmerzhafte entzündliche Schwellung zumeist zurück. Eine lokale Injektionsbehandlung mit Steroiden in die entzündlich geschwollene Mariske ist mit Erfolg durchgeführt worden.

Analstenosen

Analstenosen sind entweder akut entzündlich bei florider Anitis (gelegentlich auch ohne Rektumbefall) oder chronisch fibrosierend. Besteht keine Entleerungsstörung, d. h. können die Patienten den Stuhl ohne heftiges Pressen absetzen (Durchmesser zumeist > 15 mm Hegarstift), ist eine Bougierungsbehandlung nicht indiziert. Das Vorliegen einer Entleerungsstörung kann durch eine Evakuationsproktographie objektiviert werden.

Akut entzündliche Stenosen werden in jedem Fall mit topischen Medikamenten (Salizylate oder Steroide) in Form von Suppositorien behandelt, um der Entwicklung einer fibrosierenden Stenose vorzubeugen.

Fibrotische Stenosen (< 15 mm) können erfolgreich bougiert werden. Fast alle Patienten lernen in kurzer Zeit die Selbstbougierung mit Hegarstiften. Über Wochen bis Monate wird die Stenose schrittweise auf 17–19 mm aufgedehnt. Dazu sind anfänglich zumeist 2–3 Bougierungen pro Woche notwendig. Maß für eine Reduktion der Bougierungsfrequenz ist der von den Patienten empfundene Widerstand beim Einführen des Hegarstiftes, also die Restenosierungstendenz. Diese ist ganz unterschiedlich und kann für den Einzelfall nicht vorausgesehen werden.

Manche Patienten kommen jedoch schon nach kurzer Zeit mit 1–2 Bougierungen im Monat aus. Andere müssen sich jahrelang täglich bougieren. Der Wert einer zusätzlichen topisch medikamentösen Therapie ist nicht untersucht.

Bei jeder perianalen Manifestation sollte nach den Zeichen eines intestinalen Rezidivs gefahndet werden, da dessen Behandlung (medikamentös oder chirurgisch) oft zu einem Rückgang der perianalen Beschwerden führt. Histologische Kontrollen bei chronischen perianalen Fisteln sind empfehlenswert um ein Fistelkarzinom frühzeitig zu entdecken.

Kolitis

Die Indikation zur Operation bei Colitis Crohn ergibt sich zumeist aus dem Versagen medikamentöser Therapie. Dieser Begriff ist schwierig exakt zu definieren, da viele Aspekte Berücksichtigung finden müssen. Gerade bei ausgedehnter Kolitis mit perianalen Fisteln muß im Falle eines chirurgischen Eingriffs oft mit einem Stoma gerechnet werden. Dies ist oft Anlaß, eine Operation möglichst lange hinauszuschieben. Stomavermeidende Operationen (segmentale Kolonresektionen und Ileorektostomie) führen häufig zu neuerlichen Operationen wegen eines Rezidivs. Eine definitive Stomaanlage ist dann selten zu umgehen.

Trotzdem sollte man Operationen wegen Kolitis nicht allzulange hinausschieben. Gerade diese Patienten benötigen gelegentlich längerfristig hohe Dosen von Steroiden, um die Erkrankung unter Kontrolle zu halten. Der Ernährungszustand und die Leistungsfähigkeit sind gerade bei Patienten mit ausgedehnter Kolitis und häufigen Krankheitsschüben stark eingeschränkt.

Seltenere Indikationen sind toxische Kolitis, Obstruktion, Blutung und enterale Fisteln. Die Behandlung der akuten toxischen Colitis Crohn erfolgt nach denselben Richtlinien wie bei toxischer Colitis ulcerosa (s. dort). Die Ausschaltung durch ein Ileostoma ist nur in ganz seltenen Fällen sinnvoll, die primäre Kolektomie ist praktisch immer möglich. Die Vorstellung, daß die Kolitis dauerhaft durch Stuhlausschaltung ausheilt, hat sich nicht bestätigt.

Stenosen im Kolon, die zur Obstruktion führen, sind selten. Im Gegensatz zu asymptomatischen Stenosen im Dünndarm oder an einer ileokolischen Anastomose sind endoskopisch nicht passierbare Stenosen im Kolon immer eine Operationsindikation, da das Risiko eines Karzinoms hoch ist und in diesen Fällen nicht endoskopisch-bioptisch ausgeschlossen werden kann. In einer Untersuchung an 980 Patienten mit Kolonbefall fanden sich Stenosen in 13,5%; 7% dieser Stenosen waren maligne. Das Risiko einer malignen Stenose stieg mit zunehmender Krankheitsdauer.

Rechtsseitige Kolitis

Patienten mit rechtsseitiger Kolitis haben zumeist auch eine Beteiligung des terminalen Ileums. Die Indikation zur Operation ergibt sich aus Komplikationen in der Ileozäkalregion (Obstruktion, Fistel, Abszesse). Eine Erweiterung der Resektion nach links in makroskopisch normalen Darm ist nicht notwendig. Die meisten Rezidive treten an der Anastomose auf. Im Gegensatz zu Rezidiven nach Ileozäkalresektion wegen Befall des terminalen Ileums und Zäkums sind bei Resektionen wegen Kolitis im Colon ascendens Rezidive häufiger auch im angrenzenden Dickdarm oder in anderen Dickdarmabschnitten zu finden.

Linksseitige Kolitis ohne Rektumbeteiligung

Bei ausschließlich linksseitiger Kolitis ohne Rektumbeteiligung und ohne ausgedehntere perianale Fisteln kann eine segmentale Kolonresektion durchgeführt werden. Die Chance einer neuerlichen Operation wegen eines Rezidivs ist jedoch hoch (50% nach 6 Jahren).

Pankolitis

Ist das Rektum nicht befallen, wird eine Kolektomie mit Ileorektostomie durchgeführt. Ähnlich der segmentalen Kolonresektion ist das Risiko einer neuerlichen Operation wegen Rezidivs an der Anastomose hoch (50–60% innerhalb von 10 Jahren). Auch dieses Rezidiv ist zumeist im Ileum oberhalb der Anastomose gelegen. Das Rezidivrisiko nach Kolektomie und Ileorektostomie ist sicher höher als nach Kolektomie und Anlage eines Ileostomas. Bei den meisten Patienten kann jedoch dadurch ein Stoma um Jahre hinausgezögert werden.

Etwa die Hälfte dieser Patienten hat eine Beteiligung des Rektums und/oder perianale Fisteln. In diesen Fällen ist die Kolektomie mit Anlage eines Ileostomas sowie distalem Blindverschluß des Rektums die Operationsmethode der Wahl. Eine primäre Proktokolektomie ist aus folgenden Gründen praktisch nie angezeigt:

- Die Chance einer Wiederherstellung nach Ausheilung der Proktitis oder Sanierung des Fistelleidens ist im Einzelfall schwer abschätzbar.
- Bei ausreichender Drainage werden die Fisteln fast immer asymptomatisch und verschließen sich häufig zumindest temporär. Die Gefahr einer lokal septischen Komplikation nach Proktektomie sinkt dadurch und die Chance einer primären perinealen Wundheilung wird vergrößert.
- Der Patient hat Zeit, sich an das Leben mit dem Stoma zu gewöhnen, ohne daß ihm die Hoffnung auf eine Rückverlagerung primär genommen ist. Viele Patienten akzeptieren nach einiger Zeit die neue Situation, manche lehnen von sich aus die Möglichkeit einer Rückverlagerung ab.
- Die Stuhlausschaltung erleichtert die Sanierung des perianalen Fistelleidens, insbesondere die Durchführung lokal plastischer Maßnahmen wie den Verschluß der inneren Fistelöffnung durch einen Rektumwandverschiebelappen.

Die Zeitdauer bis zur Rückverlagerung oder Proktektomie ist schwer abzuschätzen. Bei nicht sanierbaren symptomatischen perianalen Fisteln ist die Entscheidung einfach. Schwieriger ist sie bei persistierender oder wiederauftretender Proktitis ohne begleitende Fisteln. Fälle mit offensichtlicher Diversionskolitis, also einer Entzündung, die nach Wiederanschluß verschwindet, sind beschrieben worden. Die Differentialdiagnose zur Proktitis Crohn kann weder makroskopisch noch histologisch sicher gestellt werden. Die Häufigkeit dieser Veränderung ist nicht bekannt, sie kann schon 3 Monate nach Ausschaltung beobachtet werden. Die Diversionsproktitis wurde daher als wichtiges Argument für eine möglichst frühzeitige Rückverlagerung angeführt. Inwieweit eine Behandlung der Diversionskolitis mit kurzkettigen Fettsäuren erfolgreich ist und ein Erfolg dieser Therapie sogar zur Differentialdiagnose gegenüber einem Crohn-Rezidiv herangezogen werden kann, ist noch unklar.

Bei florider Proktitis als Ursache einer Diskontinuitätsoperation führen wir daher nach abgeschlossener Wundheilung eine intensive lokale Behandlung des Rektumstumpfes mit topischen Steroiden durch. Ist diese nicht innerhalb von 3–6 Monaten erfolgreich, empfehlen wir die Proktektomie.

Ein Argument gegen eine frühzeitige Proktektomie ist bei fehlenden Beschwerden das Risiko einer postoperativen Störung der Blasenentleerung und der Sexualfunktion. Prospektive Untersuchungen dazu existieren nicht. Die vorhandenen retrospektiven Daten zeigen ein ganz unterschiedliches Risiko zwischen 1 und 20%. Impotenz und retrograde Ejakulation sind die häufigsten Probleme bei Männern, Schmerzen beim Geschlechtsverkehr und Infertilität durch narbig in der Sakralhöhle verbackene Ovarien wurden bei Frauen beschrieben. Diese Störungen sollten nach Proktektomie wegen chronisch-entzündlicher Darmerkrankungen seltener sein als nach Karzinomoperationen, da die entsprechenden Nerven durch Präparation nahe an der Darmwand eher geschont werden können.

Die Chance einer Rückverlagerung beträgt etwa 30%. Das Risiko, letztendlich doch eine Proktektomie durchführen zu müssen, beträgt nach 10 Jahren etwa 60%.

Die Entscheidung zur Proktektomie kann evtl. erleichtert werden, wenn manometrische Untersuchungen eine fehlende Dehnbarkeit des Rektums nachweisen, da dieser Umstand mit einem funktionell schlechten Ergebnis assoziiert ist (Tenesmen, imperativer Stuhldrang). Ebenso ist die Proktektomie angezeigt bei anatomischer oder funktioneller Zerstörung des Schließmuskels. Nach Proktokolektomie ist nach übereinstimmender Meinung das Risiko einer neuerlichen Operation sehr gering (20–25% innerhalb von 20 Jahren).

Ureterkompression mit Harnstau

Die meisten Harnleiterobstruktionen bei Crohn-Patienten sind durch Nierensteine verursacht. Seltener entstehen Harnleiterstenosen durch Kompression von außen. Ursachen sind entweder ein entzündlicher Konglomerattumor bei Ileozäkalbefall oder ein retroperitonealer Abszeß. Ist ein Harnstau nachgewiesen, ergibt sich allein daraus eine Indikation zur Intervention. Gelegentlich beseitigt schon die Drainage des Abszesses die Harnleiterkompression. Bei fehlendem Abszeß oder Ausbleiben der Rückbildung des Harnstaus nach Abszeßdrainage muß zur Vermeidung einer Urosepsis oder bleibenden Nierenschädigung das entzündete Darmsegment reseziert werden. Der Harnstau bildet sich auch ohne Freilegung des Ureters und ohne ausgedehnte Ureterolyse zurück. Diese Erfahrung spricht gegen eine prinzipielle Ureterolyse, die in dem oft stark ödematös veränderten entzündlichen Gewebe risikoreich ist.

20.4
Perioperative Therapie

Präoperative parenterale oder enterale Ernährung

Obwohl eine längerfristige (über Wochen) parenterale Ernährung zu einer Verbesserung der Ernährungsparameter wie Körpergewicht und Serumalbuminkonzentration führt, ist eine prinzipielle präoperative Vorbereitung durch Ernährungstherapie bei den meisten Crohn-Patienten nicht erforderlich und senkt nicht die Komplikationsrate der Operation. Nur in seltenen Fällen mit ausgeprägter Mangelernährung und Sepsis, die durch die Drainage von Abszessen ausreichend zu behandeln ist, sollte der Gesamtzustand des Patienten durch eine parenterale oder enterale Sondenernährung verbessert werden.

Antibiotikaprophylaxe

Wie bei allen Darmeingriffen ist eine perioperative Antibiotikaprophylaxe zur Vermeidung von Wundinfekten erforderlich. Wenn keine intraabdominellen Abszesse vorliegen, ist eine einmalige Gabe bei Narkoseeinleitung wahrscheinlich ausreichend. Bei präoperativ bekannten oder intraoperativ entdeckten Abszessen oder Fisteln, die das Risiko einer Kontamination erhöhen, führen wir eine Antibiotikatherapie über 3–5 Tage durch.

Thromboembolieprophylaxe

Das Risiko einer thromboembolischen Komplikation ist bei Crohn-Patienten allgemein erhöht. Eine perioperative Thromboseprophylaxe ist deshalb zwingend erforderlich. Wir beginnen am Tag vor der Operation mit subkutaner Injektion eines niedermolekularen Heparinpräparates. Eine Steigerung der üblichen Dosierung oder intravenöse Heparintherapie scheint nicht nötig zu sein.

Steroidsubstitution

Patienten, die in den vorausgegangen 12 Monaten Steroide für länger als 1 Woche erhalten haben, müssen perioperativ zur Vermeidung einer akuten Nebenniereninsuffizienz (Suppression durch exogene Steroide) mit Hydrokortison substituiert werden. 300–400 mg Hydrokortison/ Tag ersetzen die normale Streßantwort der Nebenniere. Am Tage der Operation wird in 6stündlichen Intervallen Hydrokortison in 100-mg-Einzeldosen verabreicht. Postoperativ wird die tägliche Einzeldosis (100–200 mg am 1. postoperativen Tag) um jeweils 25 mg reduziert (d.h. über etwa 5–6 Tage ausgeschlichen). Das Auftreten einer Komplikation macht erneut eine volle Substitution (300 mg/ Tag) erforderlich.

Mechanische Darmvorbereitung

Bei Dünndarmeingriffen und Eingriffen am rechten Kolon ist eine orthograde Darmspülung nicht notwendig. Bei Patienten mit geformtem Stuhl ist ein Klysma zur präoperativen Entleerung des Dickdarms sinnvoll.

Bei Patienten, die für einen ausgedehnten Dickdarmeingriff vorbereitet werden, gelten im Prinzip dieselben Überlegungen. Die orale Einnahme von Laxanzien sowie 1–2 Tage flüssige Kost garantieren eine gute Vorbereitung.

Patienten, die für einen Rektumwandverschiebelappen vorbereitet werden, haben wir bislang mit orthograder Darmspülung vorbereitet. Bestehen jedoch präoperativ Durchfälle, ist häufig trotz der am Abend des Vortages durchgeführten Darmspülung bereits am Operationstag mit flüssigem Stuhlabgang zu rechnen, so daß der Wert dieser aufwendigen und für den Patienten belastenden Methode bezweifelt werden muß.

20.5
Spezielle chirurgische Techniken

Allgemeine Richtlinien

Morbus Crohn ist eine gutartige Erkrankung. Onkologische Resektionstechniken mit radikulärer Gefäßligatur und Entfernung von Lymphknoten sind daher weder notwendig noch sinnvoll. Prinzipiell erfolgt die Präparation nahe der Darmwand ohne ausgedehnte Resektion des Mesenteriums, um die Durchblutung benachbarter Darmareale nicht zu gefährden.

Die Festlegung der Resektionsgrenzen erfolgt nach makroskopischen Kriterien knapp im Gesunden, um eine technisch einfache und daher risikoarme Anastomose zu ermöglichen. Eine Resektion weit im Gesunden ist abzulehnen. Verschiedene Untersuchungen haben zwar eine geringere Rezidivrate nach radikaleren Operationen dokumentiert, andere Gruppen konnten dies jedoch nicht bestätigen (Abb. 105). Die meisten dieser Arbeiten sind hinsichtlich ihrer Methodik kritikwürdig (retrospektiv, ungenügende Beschreibung des Patientengutes, keine statistisch einwandfreie Verlaufsbeurteilung durch Life-table-Analyse). Davon abgesehen ist die Erhaltung von funktionsfähigem Darm, v.a. Dünndarm bei Patienten mit Morbus Crohn oberstes Gebot, um Folgeerscheinungen wie Malabsorption von Gallensäuren (chologene Durchfälle), Vitaminen (D, B_{12}, Folsäure), Spurenelementen (Zink) sowie die Bildung von Oxalatsteinen in den ableitenden Harnwegen möglichst lange zu verhindern oder zumindest zu begrenzen.

Die Tatsache, daß endoskopisch faßbare Rezidive schon frühzeitig nach der Operation in vorher mikroskopisch gesundem Darm bei fast allen Patienten zu finden sind, ist ein weiteres Argument für eine möglichst sparsame Resektion. Diese endoskopischen Frührezidive sind offensichtlich abhängig von der Stuhlpassage und nicht von der Radikalität der Operation (Rutgeerts 1991). In dieser Untersuchung waren sie erst nachweisbar, als ein der Anastomose vorgeschaltetes Ileostoma verschlossen wurde. Letztendlich wird auch die Tatsache, daß Rezidive nach Strikturplastik, also plastischer Erweiterung des erkrankten Darmes, nicht häufiger sind als nach Resektion, als Argument gegen die „radikale" Operationstechnik angeführt.

Im Einzelfall kann die makroskopische Abschätzung der Grenze zwischen gesundem und krankem Darm schwierig sein. Eine früher von manchen geforderte Schnellschnittuntersuchung zur Erkennung mikroskopischer Veränderungen am Resektionsrand ist deshalb jedoch nicht erforderlich. Es muß auch bezweifelt werden, daß der Schnellschnitt Crohn-spezifische Veränderungen ausreichend sicher nachweisen kann. Eine sorgfältige präoperative Lokalisations- und Ausbreitungsdiagnostik erleichtert die intraoperative Entscheidung über das Resektionsausmaß.

Naht- und Anastomosentechnik

Wie auch sonst in der Darmchirurgie, hat sich die einreihige Nahttechnik, möglichst auf Stoß adaptierend, durchgesetzt. Andere oft wiederholte und geforderte Grundsätze wie strenges Vermeiden von End-zu-Seit- oder gar Seit-zu-Seit-Anastomosen oder die Vermeidung von Klammernahtgeräten sind durch nichts belegt und z. T. schon widerlegt. In einer prospektiven randomisierten Studie konnte gezeigt werden, daß die Seit-zu-End-Technik bei der Ileokolostomie in nichts der End-zu-End-Technik unterlegen ist (Komplikationen, Rezidivhäufigkeit und Lokalisation). Neuerdings werden auch Klammernahtinstrumente bei der Strikturoplastik erfolgreich angewandt.

Omentumplastik

Gestielte Netzlappen werden in ausgeräumte Abszeßhöhlen gelegt. Gute Erfahrungen sind verschiedentlich berichtet worden. Auch hier gibt es keine sorgfältigen Untersuchungen, die den Vorteil einer prinzipiellen Netzerhaltung, z. B. bei der Kolektomie, nachweisen. Gerade das Omentum kann gelegentlich nach vorausgegangener Peritonitis zu erheblichen Verwachsungen und Strangulation des Darmes führen. Die Abdeckung einer Anastomose gegen eine Abszeßhöhle durch eine Netzplombe erscheint jedoch sinnvoll.

Strikturoplastik

Diese Technik, bei der der stenosierte Darm längsinzidiert und quer vernäht wird, wurde zuerst von Lee (1984) beschrieben (Abb. 109). Das Risiko einer Nahtdehiszenz bei sorgfältiger Indikationsstellung ist nicht höher als bei anderen Darmstenosen. Anfänglich nur am Dünndarm angewandt, gibt es mittlerweile schon ausreichend Erfahrung bei Stenosen an der ileokolischen Anastomose, so daß sie auch hier bei narbigen Strikturen eingesetzt werden kann. Mit dieser Technik können Stenosen von bis zu 10–15 cm Länge erweitert werden.

Kontraindikationen sind neben der akut phlegmonösen Stenose das gleichzeitige Vorliegen einer Peritonitis oder einer Fistel an der Stenose, Dickdarmstenosen, weiterhin multiple, knapp nebeneinander liegende Strikturen, die besser durch eine Resektion zu beseitigen sind, sowie die Unmöglichkeit einer spannungsfreien Naht bei sehr starrer Darmwand. Ein Ulkus am mesenterialen Ansatz in Strikturhöhe ist jedoch kein Hindernis für eine Strikturoplastik. Rezidivstenosen im Bereich einer ehemaligen Strikturoplastik sind selten.

Es muß jedoch betont werden, daß nur wenige Crohn-Patienten für dieses Verfahren in Frage kommen. Patienten mit ausgedehntem, diskontinuierlichem Dünndarmbefall – die wichtigste Indikation – machen nur 5% unseres Krankengutes aus.

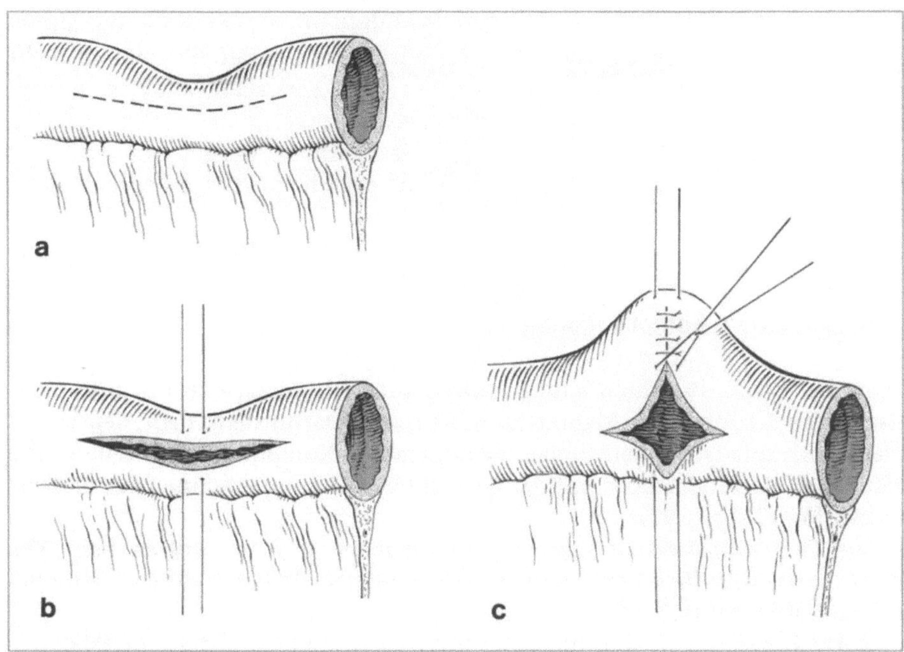

Abb. 109a–c. Strikturoplastik bei kurzstreckiger Stenose durch Morbus Crohn: **a** Inzision **b** Erweiterung zwischen Haltefäden, **c** Quervernähung einreihig allschichtig. (Allgöwer et al. 1990)

Rektumwandverschiebelappen

Diese Technik wurde zuerst für Patienten mit transsphinktären Fisteln ohne entzündliche Darmerkrankungen beschrieben. Die publizierten Erfahrungen bei Patienten mit Morbus Crohn sind bislang gering, aber vielversprechend. In unserer eigenen Praxis hat sich die Technik der queren Exzision der inneren Fistelöffnung und anschließenden Mobilisation der Analkanalwand mit M. sphincter internus bis über das innere Ende des Analkanals hinaus in etwa halber Zirkumferenz bewährt. Mit der mobilisierten Rektumwand wird der transsphinktäre Fistelkanal gedeckt und distal der Fistel in die Analhaut eingenäht (Abb. 110). Die äußere Fistelöffnung wird breit bis zum Schließmuskel exzidiert und offengelassen. Sie heilt per secundam innerhalb von Wochen ab.

Die Indikation zu dieser Operationsmethode besteht bei allen Fisteln, die Teile des Schließmuskels betreffen, da selbst geringe Deformitäten des Analkanals nach Fistelspaltung bei diesen Patienten, die häufig an Durchfällen leiden, zu Inkontinenz führen können.

Auch anovaginale Fisteln können mit dieser Methode erfolgreich verschlossen werden. Ein protektives Stoma ist nicht prinzipiell erforderlich. Etwa die Hälfte der Patienten, die wir mit dieser Technik operiert haben, hatten kein vorher angelegtes Stoma. Nur bei 4 von 32 Patienten mußte sekundär bei Frühinsuffizienz ein Stoma angelegt werden. Komplikationen sind bislang nicht aufgetreten.

Kontraindikationen sind ein florider Rektumbefall sowie ein florider Crohn in anderen Darmabschnitten, der eine Akutphasentherapie mit Steroiden erfordert. Bei narbig stenosiertem Analkanal ist diese Operation technisch nicht möglich. Aus diesen Gründen kommen nur etwa 20% aller Patienten mit perianalen Fisteln für diese Operation in Frage.

Inwieweit perianale Abszesse präliminär drainiert werden müssen oder gleichzeitig behandelt werden können, kann derzeit noch nicht abschließend beurteilt werden.

20.6
Postoperative Komplikationen

Trotz bei Crohn-Patienten häufig vorliegenden Risikofaktoren für postoperative Komplikationen wie Malnutrition, Abszesse, Darmfisteln, Ileus, Sepsis und Steroidtherapie sind heutzutage postoperative Komplikationen selten. Die Häufigkeit ist vergleichbar mit der bei elektiven Darmoperationen aus anderer Indikation (Tabelle 92).

Die Operationsletalität liegt in verschiedenen großen Zentren bei <1%. Anastomoseninsuffizienzen werden nicht häufiger als bei anderen Darmoperationen gesehen (0,8–2%).

Rezidivoperationen sind mit einer höheren Komplikationsrate belastet.

Mit einer höheren Komplikationsrate ist naturgemäß auch nach Notfalleingriffen (freie Perforation, Ileus) zu rechnen. Eine präoperative Kortisonbehandlung über einen längeren Zeitraum erhöht ebenfalls die Komplikationsrate. Trotzdem haben aber etwa 90% der Patienten einen völlig komplikationsfreien postoperativen Verlauf.

Spezielle postoperative Komplikationen

Enterokutane Fisteln

Gelegentlich treten im Gefolge von Operationen enterokutane Fisteln entweder im Bereich der Wunde oder eines Drainagekanals auf. Besteht ein enger zeitlicher Zusammenhang zur Operation (1–3 Wochen), ist eine Spätinsuffizienz oder eine Fistel von einer bei der Operation verletzten Darmschlinge die wahrscheinlichste Ursache. Fisteln von einer Darmschlinge mit Crohn-Befall können jedoch selten ausgeschlossen werden. Grundsätzlich wird bei der Operation nur der Darmabschnitt chirurgisch behandelt, der die Komplikation, die zur Operation führte, verursacht hat. Da sich aus dieser Differentialdia-

Abb. 110a–d. Rektumwandverschiebelappen. Inzision 0.5 cm distal der Linea dentata und der inneren Fistelöffnung. **a** Exzision der inneren Fistelöffnung. **b** Mobilisation der Rektumwand auf eine Länge von 4–6 cm; **c** Naht des Vollwandlappens distal der Fistel in die Analhaut; **d** Schema der Präparationsschichten (—) in Seitenansicht, die äußere Fistelöffnung wird mit dem Fistelkanal bis zum Schließmuskel exzidiert und offen gelassen

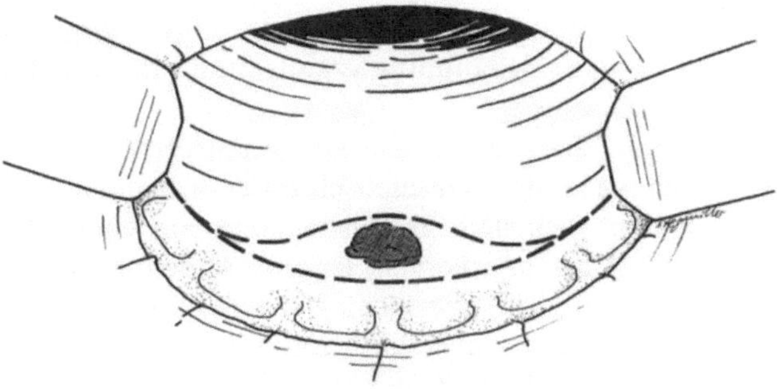

Fistelkanal

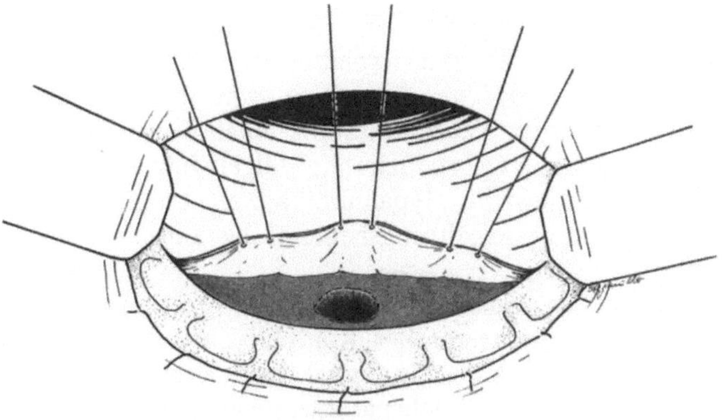

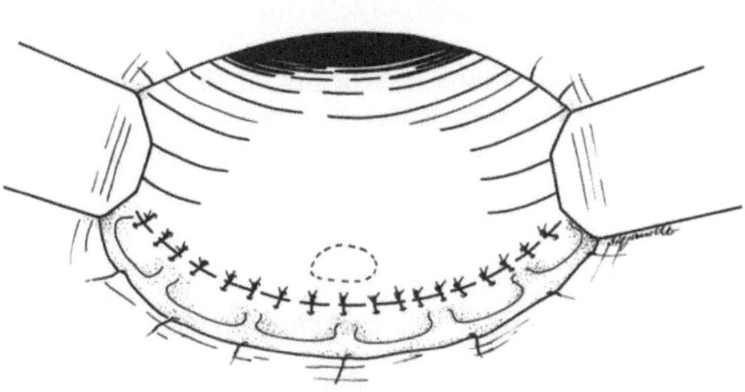

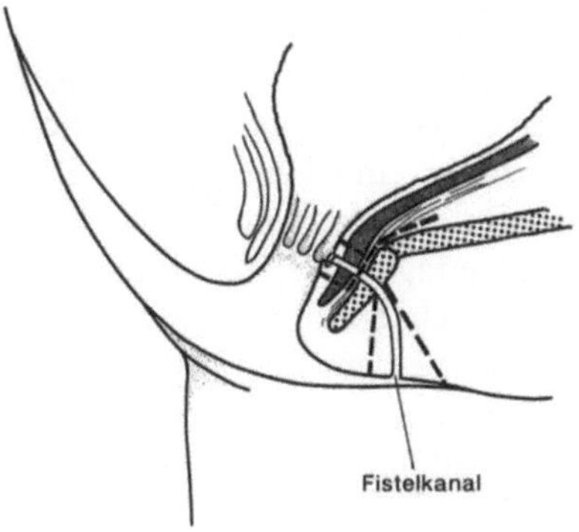

gnose (Fistel von chronisch entzündetem Darm vs. gesundem Darm oder Anastomose) die weitere Behandlung ergibt, muß eine sorgfältige Diagnostik durchgeführt werden.

Grundsätzlich gilt, daß Fisteln, die von gesundem Darm oder einer Anastomose zwischen gesunden Darmabschnitten ausgehen, fast immer ohne neuerliche Operation ausheilen. Bei Fisteln, die von einem Crohn-befallenen Darmabschnitt den Ausgang nehmen, ist eine Abheilung auch unter parenteraler Ernährung fast nie zu erwarten. Die Operation ist also angezeigt. In Einzelfällen können bei geringer Belästigung des Patienten und geringem Fördervolumen solche Fisteln auch konservativ behandelt werden. Eine abwartende Haltung ist insbesondere dann angezeigt, wenn sich aus der Krankheitsaktivität keine Indikation zur Steroidtherapie ergibt und multiple Voroperationen das Risiko einer erneuten Operation hoch erscheinen lassen. Der Zeitpunkt einer operativen Sanierung ergibt sich aus der lokalen Dringlichkeit (Fördervolumen, Hautmazeration, lokale Sepsis) und dem Allgemeinzustand des Patienten. Bei reduziertem Allgemeinzustand und Zeichen der Malnutrition (Untergewicht, Hypalbuminämie, Anämie) ist eine mindestens 2wöchige präoperative Ernährungsbehandlung angezeigt, um das operative Risiko gering zu halten.

Wir ziehen eine enterale Ernährung mit vollresorbierbarer Nahrung wegen der geringeren therapiespezifischen Komplikationen vor. Bei höherem Fistelfördervolumen und durch die Fistel stark reduzierter funktioneller Darmlänge muß im Einzelfall auch eine totale parenterale Ernährung durchgeführt werden. Eine deutliche Zunahme des Körpergewichts und weitgehende Normalisierung der Albuminwerte sollten, wenn möglich, abgewartet werden.

Wenn dies innerhalb von 3–4 Wochen nicht erreicht werden kann, sollte eine Operation nicht länger hinausgezögert werden. Eine ausgedehnte Krankheitsaktivität oder nicht ausreichend drainierte septische Prozesse sind dann zumeist die Ursache.

Persistierende perianale Fistel nach Rektumamputation

Sekundär heilende Wunden nach Rektumamputation wegen ausgedehntem perianalem Fistelleiden oder Proktitis sind keine Seltenheit. Viele dieser Wunden heilen jedoch innerhalb eines Jahres völlig aus (60–70%). Bei einzelnen Patienten entwickelt sich eine chronische perianale Fistel (10%), die durch ständigen Sekretabgang und Hautreizung zu erheblichen Beschwerden führen kann. Immer sollte frühzeitig eine Ursache wie Fremdkörper (auch Nahtmaterial), zurückgelassene Darmschleimhaut oder eine enterale Fistel durch sorgfältige Inspektion, Kürettage und Fistulographie ausgeschlossen werden. Tiefe Abszesse müssen durch Sonographie, CT oder NMR nachgewiesen werden. Wenn die Fistel nach einem Jahr nicht ausgeheilt ist und den Patienten erheblich belastet, ist zunächst die komplette Exzision als einfachste Methode angezeigt. Material zur Histologie sollte entnommen werden, um einen malignen Prozeß auszuschließen. Ist dies nicht erfolgreich, kann versucht werden, eine Abheilung mit einem gestielten Muskellappen zu erzielen.

Stomakomplikationen (Ileostomie)

Der überwiegende Teil der Stomakomplikationen ist Folge eines technischen Problems bei der Anlage. Das ideale endständige Ileostoma wird durch den M. rectus ausgeführt und unter 1,5 cm hoher Nippelbildung primär eingenäht (Abb. 111). Bei einem lateralen (doppelläufigen) Ileostoma muß die zuführende (orale) Schlinge kaudal zu liegen kommen und ebenfalls eine Nippelbildung aufweisen. Eine Variante des lateralen Ileostomas ist die sog. Splitileostomie, bei der der Dünndarm durchtrennt und der abführende (aborale) Schenkel subkutan verlagert wird. Die Lage eines Stomas, zumeist im rechten Unterbauch, muß präoperativ angezeichnet werden. Die optimale Position sollte im Sitzen, Stehen und Liegen überprüft werden. Es ist speziell darauf zu achten, daß die Plattenversorgung nicht durch Falten (besonders im Sitzen) behindert wird und daß der Patient das Stoma gut sehen kann (bei adipösen Patienten wichtig!). Wenn möglich, sollte das Stoma nicht in Gürtelhöhe liegen. Bei Crohn-Patienten ist wegen eines in Zukunft evtl. nötigen Stomas eine mediane Laparotomie zur Vermeidung einer für die spätere Stomaversorgung störenden Narbe zu bevorzugen.

Grund für die Nippelbildung bei der Stoma-Anlage ist die hautzerstörende Aktivität des Dünndarmstuhls (Gallensäuren, Proteinasen). Nur durch ein ausreichend prominentes Stoma wird der dichte Abschluß durch die Stomaplatte gegen die Haut gewährleistet. Kommt es infolge unzureichender Nippelbildung zu Versorgungsschwierigkeiten mit Hautmazeration, muß das Stoma frühzeitig revidiert werden. Dies gelingt zumeist durch einen lokalen Eingriff am Stoma.

Die Stomaausscheidung beträgt im Normalfall 0,2–0,7 1/Tag. Sie kann durch Ernährung kaum beeinflußt werden. Wasserzufuhr allein erhöht nicht die Ausscheidung. Fruchtsäfte können gelegentlich zu wäßrigem Stuhl führen. Hoher Salzgehalt erhöht das Stuhlvolumen, salzarme Diät kann das Stuhlvolumen reduzieren. Salzarme Diät ist jedoch nicht generell zu empfehlen, da ein Großteil der Patienten an erhöhtem Salzverlust leidet. Entleerungen kurz nach

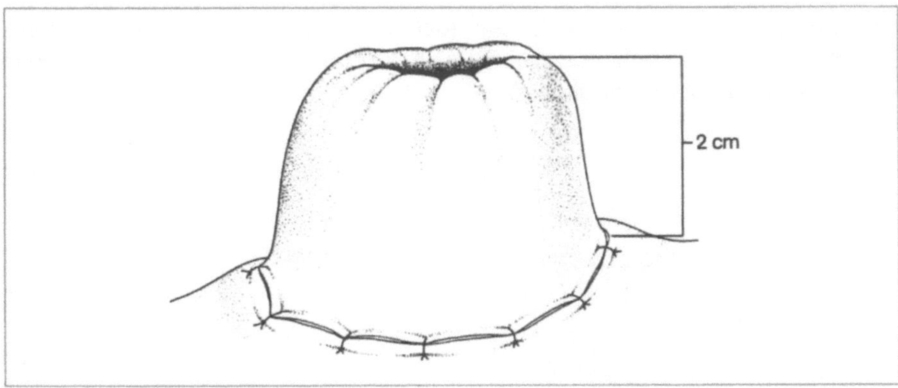

Abb. 111. Ileostoma prominens. (Allgöwer et al. 1990)

den Mahlzeiten sind charakteristisch. Eine plötzliche Zunahme des täglichen Stuhlvolumens ist Indikator für virale Infekte, Obstruktion oder Crohn-Rezidiv. In Einzelfällen kann es dadurch zu bedrohlichen Flüssigkeits- und Elektrolytverlusten kommen, die eine stationäre Behandlung erforderlich machen.

Insgesamt sind bei etwa 20–30% der Patienten Stomakomplikationen zu erwarten (Tabelle. 97). Etwa die Hälfte benötigt eine operative Korrektur. Fisteln und parastomale Abszesse treten zumeist in den ersten postoperativen Wochen auf. Im späteren Verlauf sind sie praktisch immer durch ein Erkrankungsrezidiv verursacht. Alle anderen Komplikationen werden auch noch Jahre nach der Stomaanlage beobachtet.

Parastomale Hernien

Ursache ist meist ein extrarektaler Durchtritt des Stomas durch die Bauchdecken. Inwieweit lokale Maßnahmen wie Einengung der Faszienlücke oder sogar Implantation von Fremdmaterial (Vicrylnetz) sinnvoll sind, ist umstritten. Oft ist eine komplette Neuanlage auf der Gegenseite notwendig, um Rezidive zu vermeiden.

Stomaretraktion

Gelegentlich ist die oft sehr rasche Gewichtszunahme nach Kolektomie und Ileostomaanlage mitverantwortlich für eine Stomaretraktion mit Aufhebung der Nippelbildung. In der Regel kann die Retraktion durch lokale, parastomale Mobilisation und erneute Nahtfixation behoben werden. Ein Rezidiv des Morbus Crohn oral des Stomas muß jedoch immer vor einer Revision ausgeschlossen werden. In diesen Fällen ist eine lokale Operation oft nicht möglich. Eine neuerliche Laparotomie wird durch die Lokalisation des Rezidivs knapp oral des Durchtritts durch die Bauchdecken notwendig.

Stomaprolaps

Stomaprolaps entsteht meist infolge einer zu groß gewählten Faszienlücke. Das Stoma prolabiert anfangs nur intermittierend bei Bauchpresse. Manuelle Reposition ist fast immer möglich, hat aber nur einen vorübergehenden Effekt. Bei progredientem Prolaps ist zumeist eine komplette Neuanlage des Stomas auf der Gegenseite erforderlich.

Tabelle 97. Stomakomplikationen (exklusive Rezidiv des M. Crohn)

Komplikation	Häufigkeit
Retraktion	5–15%
Stenose	5–10%
Prolaps	1–6%
Hernie	1–6%
Fistel/Abszeß	1–4%

Stomaobstruktion

Verwachsungen um das Stoma führen gelegentlich zu einer akuten Obstruktion des Stomas. Auslösende Ursache ist zumeist ballaststoffreiche Kost (Gemüse, Salate). In diesen Fällen wird das Stoma mit einem weichen Nelatonkatheter – u. U. unter Röntgenkontrolle – intubiert und damit die Obstruktion überwunden. Nach einigen Tagen, wenn die eingedickten Nahrungsbestandteile ausgespült sind, kann der Katheter wieder entfernt werden. Eine operative Revision in der akuten Situation ist selten notwendig. Ein stenosierendes Rezidiv der Erkrankung muß radiologisch oder endoskopisch ausgeschlossen werden. Nur bei häufig auftretenden Obstruktionen trotz entsprechendem Ernährungsverhalten ist eine operative Revision mit Adhäsiolyse angezeigt.

Stomastenose

Stenosen im Hautniveau sind Folge einer frühen postoperativen Nahtdehiszenz am Rand des Stomas mit nachfolgender narbiger Schrumpfung. Dilatationen sind langfristig nie erfolgreich, da sie zu erneuter Narbenbildung führen. Exzision des Narbenringes und erneutes Einnähen des Stomas beseitigen in der Regel dauerhaft das Problem.

21 Chirurgische Therapie der Colitis ulcerosa

Im Gegensatz zum Morbus Crohn sind exakte Daten zur Operationsfrequenz bei Colitis ulcerosa nicht bekannt. Sie liegt jedoch sicherlich erheblich niedriger als bei Morbus Crohn. Bei Patienten mit ausschließlich linksseitiger Kolitis oder gar Proktitis ist nur in Einzelfällen eine Operation, und dann zumeist wegen massiver Blutung oder Karzinomverdachts, notwendig. Die meisten Patienten, die für eine Operation in Betracht kommen, haben eine ausgedehnte Kolitis.

Die operative Entfernung des Kolons und Rektums heilt die Patienten von der Erkrankung. Bis vor 10–15 Jahren war ein bleibendes Ileostoma der Preis für die Heilung. Die Operationsindikation wurde deshalb sehr zurückhaltend gestellt. Die Entwicklung des ileoanalen Pouches hat dazu geführt, daß die Indikation zur Operation heute sehr viel großzügiger gesehen wird (Tabelle 98). Dieses Operationsverfahren ist nicht frei von Komplikationen und Folgeerkrankungen. Auch heute ist die Entscheidung zur Operation, die Wahl des optimalen Zeitpunktes und des im Einzelfall besten Operationsverfahrens schwierig.

Nur die gemeinsame Abwägung aller Vorteile und Risiken zwischen Chirurgen, Internisten und Patienten hilft dem Patienten, evtl. postoperativ auftretende Folgeerscheinungen und deren Konsequenzen zu akzeptieren (Tabelle 99).

Tabelle 98. Operationsindikationen bei Colitis ulcerosa

Absolute Indikationen
Perforation,
schwere Blutung,
Karzinom,
toxisches Megakolon ohne Ansprechen auf konservative Therapie innerhalb von 12–24 h.

Relative Indikationen
Ausgeprägte Morbidität bei therapieresistenter Kolitis,
Wachstumsverzögerung bei Jugendlichen,
Extraintestinale Manifestationen.

Tabelle 99. Vergleich verschiedener Operationsverfahren bei Colitis ulcerosa

	Ileoanaler Pouch	Proktokolektomie + Ileostoma	Kock-Pouch	Proktokolektomie + Ileorektostomie
Vorteile	kurativ kontinent kein Stoma	eine Operation kurativ sichere schnelle Rehabilitation	kurativ kontinentes Ileostoma	Sphinktererhalt 2–4 Stühle/Tag keine Blasen- oder Potenzstörungen
Nachteile	4–8 Stühle/Tag Nachtinkontinenz Reoperationen 10–20 %	Inkontinenz 4–8 Beutelleerungen/Tag, 1–2/Nacht	Inkontinenz 15 % Stoma Nachoperation häufig (bis 50 %)	nicht kurativ Krebsrisiko (0,5–1 %/Jahr) Proktektomierate 5–50 %
Komplikationen	Anastomoseninsuffizienz Ileus 10–20 % Pouchitis bis 30 % Potenz- und Blasenentleerungsstörung –5 % Komplikationen des passageren Stomas 10–20 %	Stomarevision 10–25 % perineale Wunde 10–25 % Ileus 10–25 % Potenzstörungen, Blasenentleerungsstörungen 0–10 %	Ventilversagen (=Inkontinenz) Ileus 10–20 % Pouchitis bis 30 % Potenz- und Blasenstörungen	Ileus 10–20 % Anastomoseninsuffizienz <5 %
Kontraindikationen	M. Crohn Rektumkarzinom Inkontinenz relativ: Alter, Fettsucht	keine	M. Crohn schlechte Compliance	Inkontinenz massive Proktitis Karzinom

21.1
Absolute Operationsindikationen

Perforation, massive Blutung oder nachgewiesenes Karzinom stellen eindeutige Indikationen zum operativen Eingriff dar, sie sind jedoch selten (Tabelle 98).

Perforation

Die gedeckte oder freie Perforation ist die Komplikation der Kolitis mit der höchsten Letalität. Sie entsteht immer auf dem Boden einer fulminanten toxischen Kolitis. Die Entwicklung eines Megakolons (Kolondurchmesser >9 cm) ist nicht unbedingte Voraussetzung für eine Perforation. 30–60 % aller Perforationen treten ohne Megakolon auf. Die Vorbeugung durch rechtzeitige Operation der toxischen Kolitis (s. dort) ist sicherlich die beste Maßnahme, die Mortalität dieser Komplikation zu senken. Sorgfältige, mehrmals tägliche klinische, sonographische und tägliche radiologische Kontrollen des Abdomens sind nötig, um eine gedeckte Perforation frühzeitig zu erkennen, da die klassischen Zeichen wie Schmerzen oder Peritonismus unter hochdosierter Steroidtherapie fehlen können. Die Operationsmethode der Wahl ist in solchen Fällen immer die Kolektomie und endständige Ileostomie. Der Rektumstumpf wird blind verschlossen. Eine Eröffnung des Beckenperitoneums sollte unbedingt vermieden werden, um eine evtl. später erfolgende kontinenzerhaltende Operation nicht zu komplizieren. Ob das Rektum blind verschlossen wird oder besser als Mukosafistel im linken Unterbauch ausgeleitet wird, ist umstritten. Unserer Meinung nach ist eine Schleimfistel nicht erforderlich.

In keinem Falle sollte eine primäre Proktokolektomie durchgeführt werden, da die zusätzliche Proktektomie eine unnötige Belastung des Patienten bedeutet und septische Komplikationen in der Sakralhöhle nach sich zieht.

Blutung

Auch bei der massiven Blutung (>4 Konserven/24 h) sind Kolektomie und Ileostomie mit Rektumblindverschluß angezeigt. In etwa 10–20 % der Fälle ist mit einer persistierenden Blutung aus dem Rektum zu rechnen. Schon aus diesem Grund sollte mit jedem Patienten bei Blutungszeichen über die verschiedenen Möglichkeiten der operativen Therapie gesprochen werden. Bei ausdrücklichem Wunsch nach Kontinenzerhalt und fehlender Kontraindikation ist bei Blutung die Operationsindikation für eine primäre Proktokolektomie und ileoanale Pouchanlage in Einzelfällen möglich und sinnvoll, um mehrere Operationen zu vermeiden.

Karzinom

Je nach Lokalisation des Tumors wird entweder kolektomiert oder proktokolektomiert. Bei den meisten Patienten ist intraoperativ das Tumorstadium nicht exakt abschätzbar. Aus diesem Grund empfiehlt es sich, auch bei Tumoren im proximalen Kolon zunächst nur eine Diskontinuitätsresektion durchzuführen, um nicht bei beschränkter Lebensdauer durch bereits fortgeschrittenes Tumorstadium die unmittelbar postoperative Lebensqualität durch den oft langwierigen Verlauf nach ileoanalem Pouch zu belasten.

Toxisches Megakolon

Das toxische Megakolon sollte heute bei adäquater Behandlung der akuten Kolitis eine absolute Seltenheit sein. Bessert sich der schlechte Zustand des Patienten nicht innerhalb von 24 h intensiver Therapie oder besteht der Verdacht der Perforation, ist die Operationsindikation gegeben, da sonst die Perforationshäufigkeit, Sepsis und damit die Operationsmortalität steil ansteigen.

21.2
Relative Operationsindikationen

Toxische Kolitis

Obwohl viele Patienten mit einer akut toxischen Kolitis (20–50 %) schließlich einer operativen Sanierung bedürfen, sollte immer versucht werden, dieses akute Krankheitsstadium zu überwinden, um die notwendige Operation unter elektiven Bedingungen, falls möglich ohne Steroidmedikation, durchführen zu können. Neben der geringeren Morbidität und Mortalität eines elektiven Eingriffs ist auch das bessere funktionelle Resultat nach primärer Proktokolektomie und ileoanalem Pouch gegenüber einer mehrzeitigen Operation mit Kolektomie und Hartmann-Operation als erstem Schritt in der Akutsituation und Proktektomie und Pouchanlage zu einem späteren Termin ein wichtiges Argument für einen möglichst elektiv zu wählenden Operations-Zeitpunkt.

Wie schon im vorangegangenen Abschnitt dargestellt, ist eine sorgfältige Kontrolle erforderlich, um den Zeitpunkt einer drohenden oder erfolgten Perforation nicht zu verpassen. Obligat sind tägliche Leukozytenkontrollen, Abdomenleeraufnahmen (Dickdarmdurchmesser, freie Luft), Sonographie (freie Flüssigkeit) sowie mehrmalige tägliche klinische Untersuchungen mit Palpation und Auskultation.

Bessert sich der Zustand des Patienten gemessen am klinischen Eindruck, Leukozyten, Fieber, innerhalb von 24 h trotz intensiver Behandlung (Steroide, Antibiotika, parenterale Ernährung nicht, so ist die Notfallkolektomie (Ileostoma und Rektumblindverschluß) angezeigt; ebenso bei Verdacht auf Perforation (Peritonismus, freie Luft, deutlich freie Flüssigkeit im Sonogramm).

Perforationen können jedoch auch nach längerer Zeit (1–2 Wochen) auftreten, insbesondere bei solchen Patienten, die in diesem Zeitraum keine deutliche Besserung des Zustands mit Entfiebern, Rückgang der Leukozytose unter 10 000, Remission einer vorhandenen Darmdilatation und Rückgang der Stuhlfrequenz zeigen. Eine längerfristige (jenseits der ersten 2–3 Tage) sorgfältige, zumindest klinische Kontrolle ist also erforderlich. Bei fehlender deutlicher Besserung des Zustands innerhalb von 1 Woche sollte ebenfalls die Indikation zur Operation gestellt werden. Auch in diesen Fällen ist zumeist eine Diskontinuitätsresektion mit Belassen des Rektums der vorzugsweise durchgeführte Eingriff. Bei gutem Allgemeinzustand kann in Einzelfällen jedoch auch eine primäre Proktokolektomie mit Pouchanlage durchgefürt werden.

Versagen konservativer Therapie

Die Gruppe der Patienten mit dieser Indikation ist sicherlich die größte. Den richtigen Zeitpunkt der Operation festzulegen, kann erhebliche Schwierigkeiten bereiten. Sicherlich wird die Indikation heute nach Etablierung der ileoanalen Pouchoperation großzügiger gestellt als noch vor 10 Jahren, als die Entwicklung dieser Methode noch nicht endgültig abzuschätzen war. Argumente für eine Operation sind häufige, schwere Krankheitsschübe, die zu häufigen Klinikaufenthalten und damit Arbeitsausfall führen; des weiteren die Notwendigkeit einer Steroidtherapie über einen längeren Zeitraum (Jahre) oder häufige Rezidive, sobald die Steroiddosis unter 15–20 mg gesenkt wird, insbesondere dann, wenn Unverträglichkeit gegenüber anderen Medikamenten (Salizylate, Azathioprin) besteht. Pankolitis und Krankheitsdauer länger als 10 Jahre sind ebenfalls ein Argument für die Operation, da nach 10 Jahren das Karzinomrisiko deutlich ansteigt (etwa 0,5–1 % pro Jahr). Für eine Operation spricht aber auch der Nachweis einer Dysplasie in Biopsien aus dem erkrankten Dickdarm oder das Bestehen einer ausgeprägten Pseudopolypose, die eine sinnvolle koloskopische Überwachung unmöglich macht. Eine schwere Dysplasie ist sicherlich eine allgemein anerkannte dringliche Indikation zur Operation, da in einer Untersuchung in nahezu einem Drittel der Fälle bei der Proktokolektomie wegen schwerer Dysplasie ein Karzinom gefunden werden konnte. Bei Kindern sind Wachstumsverzögerungen trotz medikamentöser Behandlung eine Indikation zur frühzeitigen Operation vor Verschluß der Epiphysenfugen.

Extraintestinale Manifestationen

Extraintestinale Manifestationen kommen gehäuft bei Patienten mit entzündlichen Veränderungen im Kolon (Colitis ulcerosa und Colitis Crohn) vor. Es besteht jedoch nur teilweise eine Korrelation zwischen ihrem Auftreten und der intestinalen Aktivität. Vor allem jene Manifestationen, die einen chronischen und schweren Verlauf zeigen (z. B. ankylosierende Spondylitis, primär sklerosierende Cholangitis und Pericholangitis), sind weitgehend unabhängig von dem Verlauf und der Therapie der intestinalen Erkrankung. Schon aus diesem Grunde sind extraintestinale Manifestationen im engeren Sinn (Haut, Augen, Gelenke, Mundschleimhaut, Leberveränderungen) fast nie ausschließlicher Grund zur chirurgischen Behandlung intestinaler Aktivität.

Veränderungen wie periphere Arthritis, Erythema nodosum, Stomatitis und Uveitis korrelieren in ihrem Auftreten zwar eng mit der intestinalen Aktivität, sind jedoch entweder selbstlimitierend oder sprechen gut auf medikamentöse Behandlung an. Das Pyoderma grangraenosum tritt oft unabhängig von der intestinalen Entzündungsaktivität auf, hingegen nur ganz selten nach chirurgischer Behandlung der zu Grunde liegenden Darmerkrankung. Bei ausgedehnter Kolitis mit ausgeprägter entzündlicher Aktivität kann das zusätzliche Auftreten eines Pyoderma gangraenosum daher ein wichtiges Argument für die chirurgische Therapie sein.

21.3
Ileoanaler Pouch

Das Standardverfahren in der elektiven Situation beim zumeist jungen Patienten ist die Proktokolektomie mit Anlage eines ileoanalen Pouches. Die Erfahrungen an mehreren tausend Patienten haben gezeigt, daß es ein sicheres Verfahren ist mit einer sehr niedrigen Operationsmortalität (< 1 %).

Verschiedene Formen des Pouches stehen zur Verfügung (Abb. 112). Sie unterscheiden sich nur unwesentlich in ihrem funktionellen Resultat, so daß heute zumeist der technisch einfachste J-Pouch angelegt wird. Der S-Pouch kann in Einzelfällen alternativ notwendig werden, da er eine größere Länge des ins Becken mobilisierbaren Dünndarms und damit eine spannungsfreiere Anastomose mit dem Analkanal garantiert.

Die technischen Details der pouchanalen Anastomose sind noch umstritten. Die Verwendung von Klammernahtgeräten erleichtert und verkürzt die Operation, garantiert jedoch häufig nicht die komplette Entfernung der erkrankten Schleimhaut bis zur Hautgrenze. Die Frage, ob die Verwendung von Klammernahtgeräten zur Anlage der Anastomose ein verbessertes funktionelles Resultat garantiert, ist unklar. Die einzige randomisierte Studie zu diesem

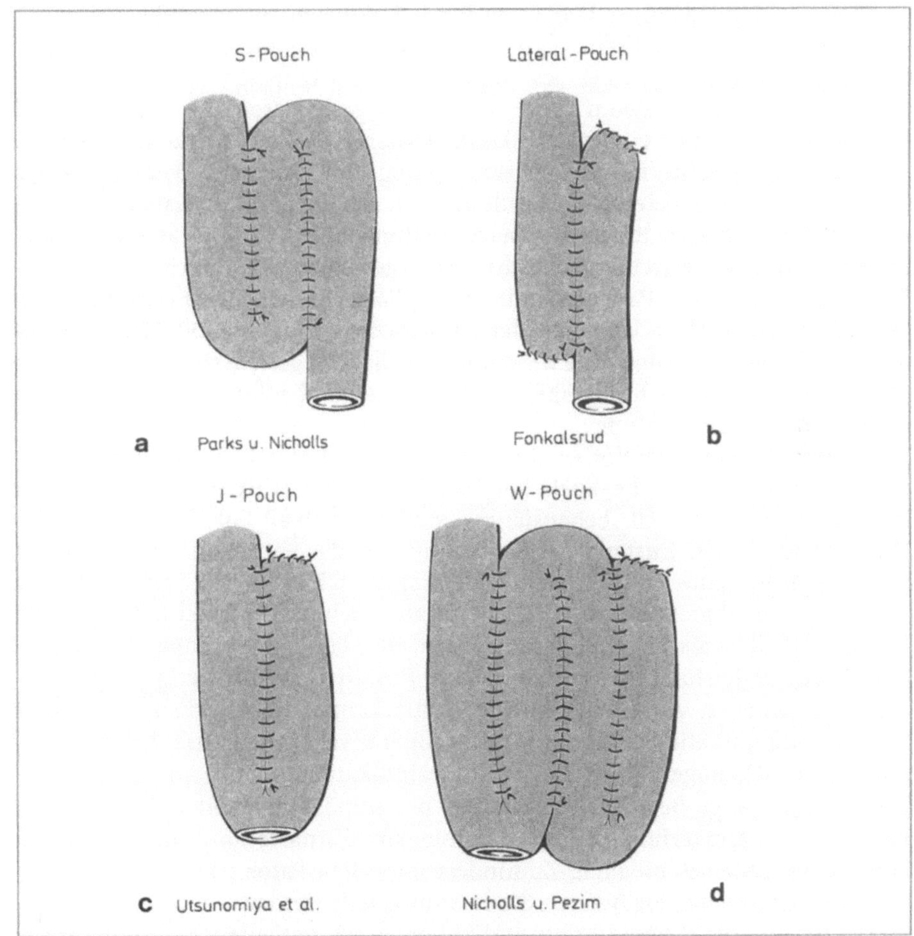

Abb. 112a–d. Die 4 gebräuchlichsten Ileumpouchmodelle. (Allgöwer et al. 1990)

Thema zeigte keinen Unterschied zwischen handgenähter Anastomose nach kompletter Schleimhautentfernung und Klammernahtanastomose mit Belassen der Schleimhaut des Analkanals. Verschiedene retrospektive Analysen haben einen funktionellen Vorteil gerade durch die Erhaltung der Übergangszone zwischen Haut des Analkanals und Rektumschleimhaut (verbessertes Diskriminationsvermögen) sowie durch die geringe intraoperative Dehnung bei Verwendung von Klammernahtgeräten und Vermeidung der Mukosektomie postuliert.

Obwohl die Rate an Dysplasien in diesen letzten 2–3 cm Schleimhaut vor der Linea dentata sehr niedrig ist, ist der präoperative Nachweis einer Dysplasie in diesem Bereich eine klare Indikation zur kompletten Exzision der Schleimhaut auch im proximalen Anteil des Analkanals. Inwieweit zurückgelassene Schleimhaut langfristig durch Krankheitsrezidive zu Problemen führt, ist noch ungeklärt. Bis auf Einzelfälle wird die pouchanale Anastomose durch ein vorgeschaltetes doppelläufiges Ileostoma für 6–8 Wochen ruhiggestellt.

Das Vorliegen einer Colitis Crohn muß durch sorgfältige präoperative Untersuchungen mit Abklärung des Dünndarms und Biopsien aus Magen, Duodenum, terminalem Ileum und Kolon ausgeschlossen werden. Obwohl Patienten mit nicht eindeutig klassifizierbarer Kolitis (diskontinuierliche Ausbreitung, einzelne fissurale Ulzera, geringe unspezifische Beteiligung des terminalen Ileums) akzeptable Resultate nach Pouchoperation haben, sind die vereinzelt berichteten Ergebnisse nach irrtümlich bei Crohn-Patienten angelegtem Pouch unvertretbar schlecht (Versagerquote mit Pouchexzision 30–50 %). Da bei diesen Patienten mit einem Fortschreiten der Erkrankung im Dünndarm zu rechnen ist, spielt der zusätzliche Verlust von 30–50 cm Dünndarm nach Pouchexzision eine wesentliche Rolle. Die gesicherte Diagnose eines Morbus Crohn ist nach allgemeiner Ansicht eine absolute Kontraindikation gegen eine Pouchoperation.

Weitere Kontraindikationen sind ein diagnostiziertes Rektumkarzinom sowie perianale Fisteln, die auch bei Patienten mit Colitis ulcerosa auftreten können. Jenseits des 50. Lebensjahres muß individuell entschieden werden. Nicht zuletzt ist der Zustand des Schließmuskels das entscheidende Argument für oder gegen eine Pouchanlage. Die Leistungsfähigkeit des Schließmuskels nimmt bei zunehmendem Alter ab, bei Frauen schneller als bei Männern, bei Multipara früher als bei Nullipara. Die von den Patienten präoperativ berichtete Kontinenzleistung ist v.a. bei aktiver Proktitis ein schwierig einzuschätzender Parameter. Auch eine floride Anitis kann zu Inkontinenz bei guter Schließmuskelfunktion führen. Eine präoperative Manometrie ist zur Entscheidungshilfe angezeigt. Relative Kontraindikationen sind Adipositas, Diabetes und sonstige Begleiterkrankungen. Bei adipösen Patienten mit oft stark verdicktem Mesenterium ist eine spannungsfreie Anastomose mit dem Analkanal gelegentlich unmöglich. Zumindest muß dem Patienten präoperativ das erhöhte Risiko eines bleibenden Stomas mitgeteilt werden.

Kinderwunsch ist keine Kontraindikation. Auch Patienten mit Pouch (oder Ileostoma) haben eine zumeist problemlose Schwangerschaft. Ob ein prinzipieller Kaiserschnitt Vorteile hinsichtlich der Schließmuskelfunktion nach der Entbindung bringt, ist derzeit noch unklar.

Tabelle 100. Komplikationen nach ileoanalem Pouch

Komplikation	Häufigkeit
Pouchitis	35%
Ileus	15%
Anastomosenabszesse	10%
Stenose	10%

Komplikationen

Ein wesentlicher Nachteil der pouchanalen Anastomose ist die Häufigkeit von Komplikationen, die oft eine langwierige Behandlung notwendig machen und letztlich in etwa 5–10 % zu einer Entfernung des Pouches führen (Tabelle 100). Komplikationen sind häufiger nach vorausgehender Steroidtherapie und vorbestehenden extraintestinalen Manifestationen.

Anastomosenstenose

Anastomosenstenosen sind zumeist Folgen einer Anastomoseninsuffizienz. Kurzstreckige Stenosen können erfolgreich bougiert werden. Bei langstreckigen Stenosen muß der Pouch häufig – ähnlich dem Kock-Pouch – mit Katheter entleert werden. Gelegentlich sind solche ein Grund für eine Pouchexzision.

Abszesse und Fisteln

Sie können frühzeitig nach der Operation durch Schmerzen und Fieber symptomatisch werden und erfordern in jedem Fall adäquate Drainage durch den After. Gelegentlich sind sie jedoch relativ symptomlos und müssen vor Rückverlagerung des protektiven Stomas sorgfältig ausgeschlossen werden. Die Konstrastdarstellung des Pouches mit Gastrographin, am besten als Evakuationspouchographie, ist nur in etwa 50–60 % der Fälle verläßlich. Eine höhere Sensitivität (90 %) wurde für das CT beschrieben. Mit Endosonographie oder NMR gibt es noch keine ausreichenden Erfahrungen.

Abszesse und Fisteln können nicht nur von der Anastomose ausgehen, sondern auch von der Nahtreihe des Pouches oder unabhängig von einer Nahtinsuffizienz in der Sakralhöhle entstehen. Solche septischen Komplikationen sind die häufigste Ursache für die Pouchexzision.

Pouchitis

Die Diagnose Pouchitis wird in erster Linie klinisch gestellt. Symptome sind gelegentlich wäßrige, blutige Durchfälle, Tenesmen und abdominelle Schmerzen, in schweren Fällen auch Fieber, Leukozytose und Tachykardie. Die Endoskopie bestätigt makroskopisch den Verdacht durch den Nachweis einer hämorrhagischen Entzündung. Ulzerationen sind selten.

Eine Biopsie ist in der Regel für die Diagnosestellung nicht erforderlich und auch fraglich indiziert, da die histologisch feststellbare Entzündung unspezifisch ist und auch bei symptomlosen Pouchpatienten gefunden werden kann.

Infektiöse Ursachen müssen ausgeschlossen werden. Das Risiko, eine Pouchitis zu entwickeln, ist in den ersten Jahren nach der Operation am größten und beträgt kumulativ nach 10 Jahren 30–40 %. Rezidive sind häufig.

Da es diese Erkrankung nach Pouchanlage wegen familiärer Polypose nur in wenigen Einzelfällen gibt, ist ein ursächlicher Zusammenhang mit der Grunderkrankung Colitis ulcerosa wahrscheinlich (Abb. 113). Patienten mit extraintestinalen Manifestationen sind besonders für die Entwicklung einer Pouchitis prädisponiert.

Die Therapie der Wahl besteht in der oralen Gabe von Metronidazol, in schweren Fällen evtl. in Kombination mit Steroiden. Eine Pouchexzision wegen rezidivierender Pouchitis ist nur in Einzelfällen nötig.

Dünndarmileus

Allen Operationen wegen Colitis ulcerosa ist die relativ hohe Häufigkeit eines postoperativen Ileus gemein. Ursache ist die Kolektomie mit Schaffung einer großen Wundfläche, die Anlaß zu postoperativen Verklebungen geben kann. Das Risiko liegt zwischen 10 und 25 % in den ersten Jahren nach der Operation; etwa die Hälfte dieser Patienten benötigt einen operativen Eingriff. Auch Jahre nach der Operation sind Ileusattacken keine Seltenheit (Abb. 114).

Funktionelles Resultat

Das funktionelle Resultat bessert sich in der Regel im Laufe des ersten Jahres nach der Operation. Die unmittelbar nach der Operation deutlich reduzierte

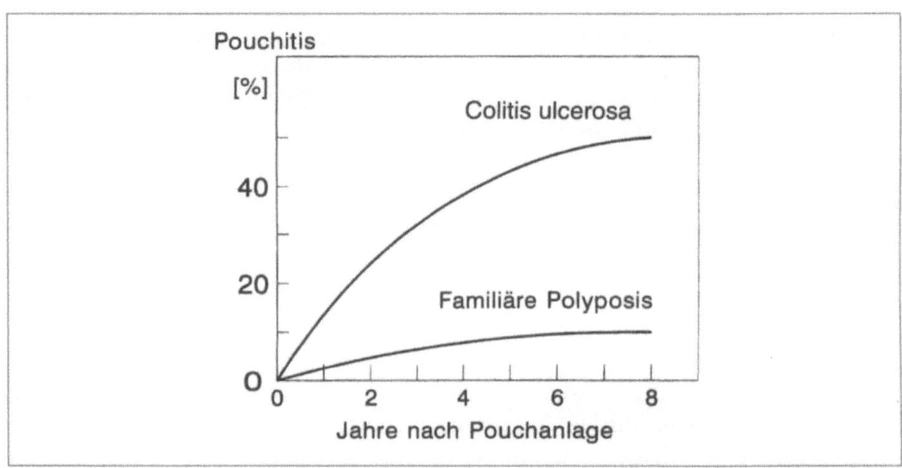

Abb. 113. Kumulative Wahrscheinlichkeit einer Pouchitis nach Proktokolektomie oder Kolektomie

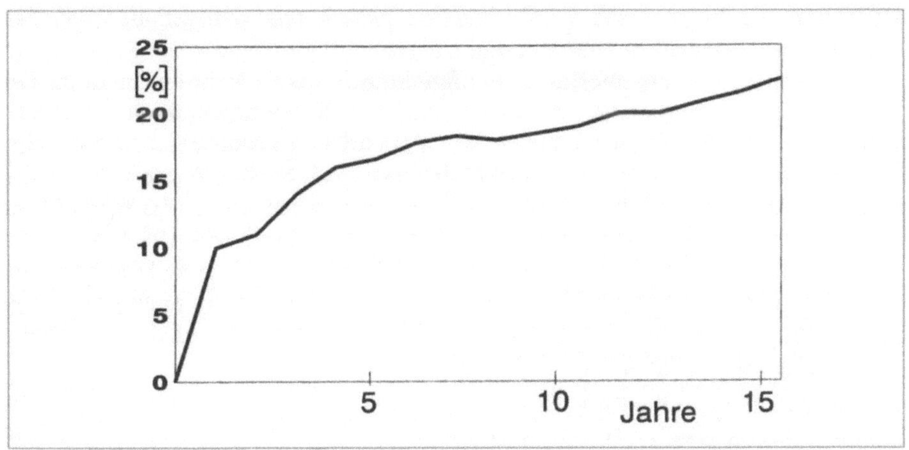

Abb. 114. Kumulative Wahrscheinlichkeit einer Obstruktion nach Proktokolektomie oder Kolektomie

Sphinkterfunktion erholt sich innerhalb der ersten 6 Monate weitgehend. Die Pouchkapazität steigt im 1. postoperativen Jahr auf das Doppelte der unmittelbar postoperativen Kapazität an. Anfänglich sind v.a. nächtliche Inkontinenz (Abb. 115; unwillkürlicher Stuhlabgang im Schlaf) ein Problem. Etwa die Hälfte der Patienten muß damit rechnen. Die Stuhlfrequenz nach 1 Jahr liegt im Mittel bei 4–6 Stühlen, wobei auch 8–10 Stühle/Tag keine Seltenheit sind. In der Nacht muß mit 1–2 Stuhlgängen gerechnet werden. Häufiges Verschmutzen der Unterwäsche durch fehlendes Diskriminationsvermögen ist unmittelbar nach der

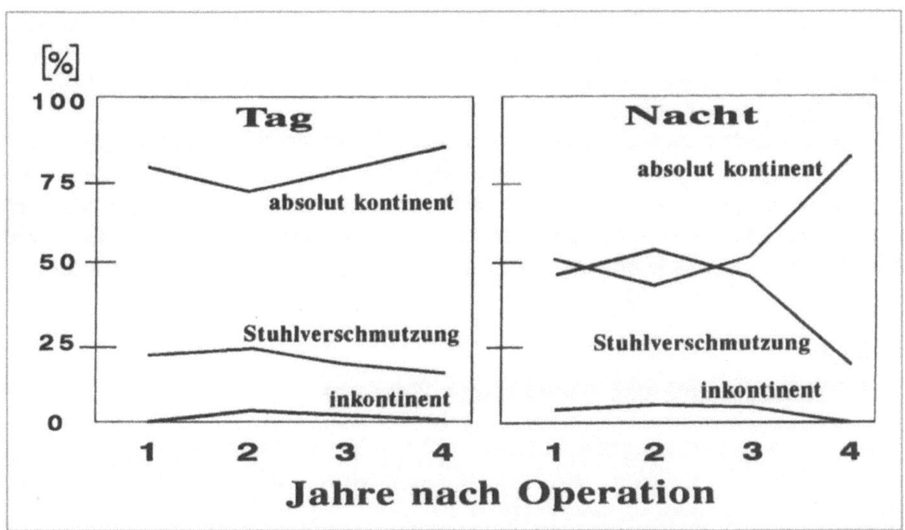

Abb. 115. Kontinenz nach ileoanalem Pouch bei Colitis ulcerosa

Operation die Regel, nach 1 Jahr müssen jedoch nur weniger als 10 % der Patienten auch tagsüber eine Vorlage tragen.

Kontinenzprobleme, aber auch häufige Stuhlfrequenz können im Einzelfall zu ausgeprägter perianaler Dermatitis und zur Notwendigkeit einer Stomaneuanlage führen. Wenn Ursachen wie Pouchitis, Anastomosenstenose oder übersehene Anastomosenfisteln ausgeschlossen sind, bleibt gelegentlich nur die Pouchexzision. Bei solchen Patienten findet sich gehäuft eine Hypermotilität des Pouches mit spontanen Kontraktionen großer Amplitude. Die Ursache ist unbekannt. Zur Senkung der Stuhlfrequenz können verschiedene Medikamente eingesetzt werden. In erster Linie verwenden wir Loperamid in einer Dosierung von 4mal 1-2 Kps./Tag. Neben einer spezifischen Wirkung auf die intestinale Muskulatur wird auch der Sphinkterapparat tonisiert.

Daneben können auch Kodein und Anticholinergika eingesetzt werden. Für letztere ist ein positiver Effekt auf die Kapazität des Pouches nachgewiesen. Die breitere Anwendung wird jedoch durch die bekannten Nebenwirkungen wie Mundtrockenheit und Müdigkeit eingeschränkt.

Gerade in der Frühphase nach Rückverlagerung des protektiven Ileostomas ist die Pflege der perianalen Haut nach dem Stuhlgang von entscheidender Bedeutung, um perianale Hautreizungen zu vermeiden. Bei geringsten Anzeichen von perianaler Dermatitis sollte der Patient auf die Verwendung von Toilettenpapier ganz verzichten und zur Säuberung abduschen oder ein Sitzbad nehmen. Zum Trocknen hat sich die Benutzung eines Föns bewährt. Anschließend wird die Perianalhaut mit Salbe (Desitin, Penatencreme, Bepanthen) abgedeckt.

Störungen der Blasenfunktion oder der Sexualfunktion sollten nach Rektumresektionen wegen chronisch-entzündlicher Darmerkrankungen bei korrekter darmwandnaher und daher nervenschonender Operationstechnik selten sein. Trotzdem muß in 1–8 % der Fälle mit Erektionsstörung oder retrograder Ejakulation bzw. in bis zu 30 % bei Frauen mit schmerzhaftem Geschlechtsverkehr gerechnet werden. Hinzu kommen noch Inkontinenzerscheinungen während des Geschlechtsakts. In Einzelfällen kann auch dieses Problem ein befriedigendes Sexualleben unmöglich machen.

Die ileoanale Pouchoperation hat sicherlich den entscheidenden Vorteil der Vermeidung eines permanenten Ileostomas. Der Weg zu diesem Ziel ist jedoch oft mühsam und v.a. im 1. Jahr nach der Operation beschwerlich für den Patienten. Alle diese Informationen muß der Patient vor der Operation zur Hand haben, um sich bewußt zu diesem Verfahren entscheiden zu können.

21.4
Proktokolektomie und endständiges Ileostoma

Diese Operation ist ebenfalls kurativ, sie ist sicher und hat meist eine schnelle Rehabilitation zur Folge. Die wesentlichen Nachteile sind der Verlust der Kontinenz mit unkontrollierbaren Stuhlentleerungen über das Stoma. Der Stomabeutel muß 4- bis 8mal täglich geleert werden, u.U. auch unter starkem zeitlichen Druck, da jede Überfüllung des Stomabeutels die Gefahr einer Beutellösung mit allen Folgen in sich birgt. Auch nachts muß aus diesem Grund der Beutel 1- bis 2mal geleert werden. Trotz der heute stark verbesserten Stomatechnik (prominent, sorgfältige präoperative Auswahl der optimalen Lage an der Bauchwand) und der benutzerfreundlichen Versorgungsmaterialien akzeptieren v.a. junge Patienten ein permanentes Stoma schlecht. Probleme des Selbstwertgefühls, der Partnerbeziehung, der sozialen und beruflichen Integration werden gerade von Colitis ulcerosa-Patienten viel schlechter verarbeitet als von Patienten mit Morbus Crohn. Ursache ist heute sicher die mögliche Alternative einer Sphinktererhaltung durch eine ileoanale Pouchoperation. Deswegen ist – wenn immer möglich – der Sphinktererhalt anzustreben.

Objektive Daten zur Lebensqualität nach verschiedenen Operationen (Pouch vs. Stoma) haben jedoch gezeigt, daß letztendlich die persönliche Bewegungsfreiheit und auch die subjektiv erlebte soziale Integration bei Stomaträgern kaum schlechter ist als nach einer sphinktererhaltenden Operation. Deswegen ist diese Operation auch heute noch bei Vorliegen von Kontraindikationen gegen die Pouchanlage (perianale Fisteln, Sphinkterschwäche, höheres Alter) indiziert. Außer in der akuten Situation (toxische Kolitis), kann diese Operation praktisch immer durchgeführt werden.

Komplikationen

Stomakomplikationen

In etwa 10–25 % der Fälle muß das Stoma wegen Retraktion, parastomaler Hernie oder Stenose chirurgisch revidiert werden (Tabelle 97; s. Kap. 20: Stomakomplikationen). Diese Komplikationen treten oft Jahre nach der Anlage auf (Abb. 116). In den meisten Fällen genügt ein lokaler Eingriff ohne neuerliche Eröffnung des Abdomens.

Sekundärheilungen sind in 10–20 % der Fälle zu erwarten. Im Gegensatz zu Patienten mit Morbus Crohn ist die Ausbildung einer persistierenden perianalen Fistel äußerst selten und bedarf nur einer lokalen Nachexzision. Das Ileusrisiko ist seltener als nach Pouchanlage. Das kumulative Risiko in 10 Jahren nach der Operation beträgt aber auch bis zu 25 %. Störungen der Blasenentleerung und der Funktion der Geschlechtsorgane sind mit der gleichen Häufigkeit zu erwarten wie nach Pouchoperation.

21.5
Kock-Pouch (kontinentes Ileostoma)

Seit der breiten Einführung der ileoanalen Pouchoperationen hat die Frequenz dieses Eingriffs überall drastisch abgenommen. Die Anlage ist technisch aufwendig, größere Erfahrungen gerade im deutschen Sprachraum sind selten. Gerade deshalb ist die zu erwartende Komplikationsrate, die zu einer hohen Frequenz von Korrekturoperationen führt, erheblich (Abb. 117). Da bei korrekter Funktion eine Spontanentleerung nicht stattfindet, sondern durch

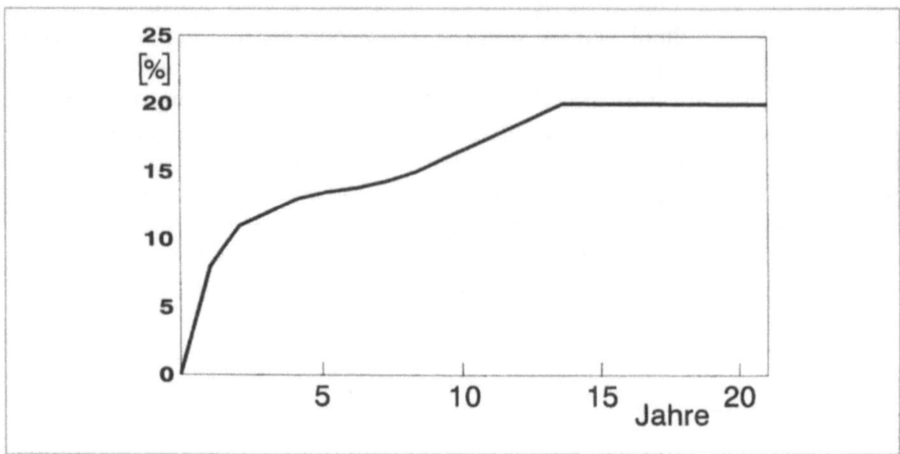

Abb. 116. Kumulative Wahrscheinlichkeit einer Ileostomarevision

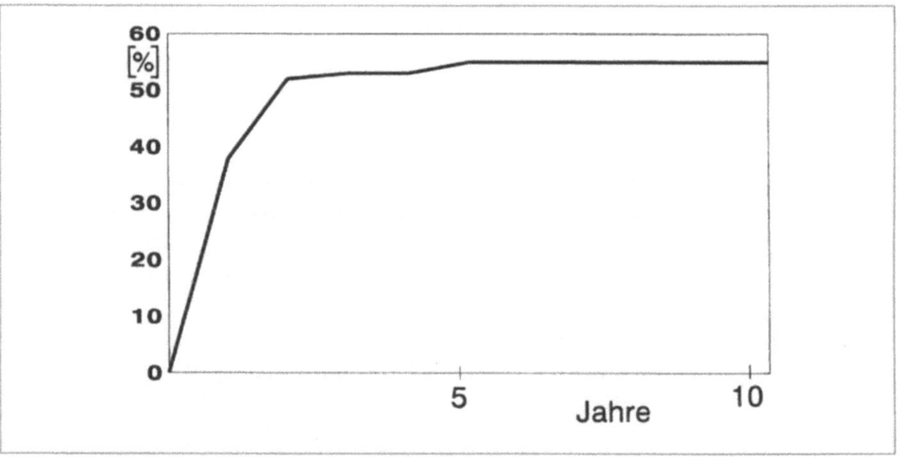

Abb. 117. Kumulative Wahrscheinlichkeit der operativen Revision eines Kock-Pouches

Selbstintubation erzielt werden muß, ist eine hohe Lern- und Kooperationsfähigkeit des Patienten erforderlich.

Gerade diese Patienten sind, wenn keine Schließmuskelschwäche vorliegt, ideale Kandidaten für einen sphinkterehaltenden Eingriff. Die Indikation ergibt sich heute nur noch, wenn im Rahmen eines Notfalleingriffs (z. B. Blutung) oder wegen perianaler Fisteln primär ein bleibendes Ileostoma angelegt worden war und der Patient mit dem inkontinenten Stoma unzufrieden ist.

Er muß jedoch bereit sein, sich u.U. mehreren Operationen mit letztendlich nicht sicherem Ausgang hinsichtlich der Kontinenz und des Risikos eines Verlusts von 50–60 cm Dünndarm zu unterziehen. Aus der terminalen Ileumschlinge wird eine Tasche gebildet, in die der abführende Schenkel zur Bildung eines Ventils invaginiert wird. Der anschließende Teil des abführenden Schenkels wird durch die Bauchwand geleitet und im Gegensatz zum konventionellen Ileostoma im Hautniveau eingenäht, um eine einfache Pflasterversorgung zu ermöglichen (Abb. 118).

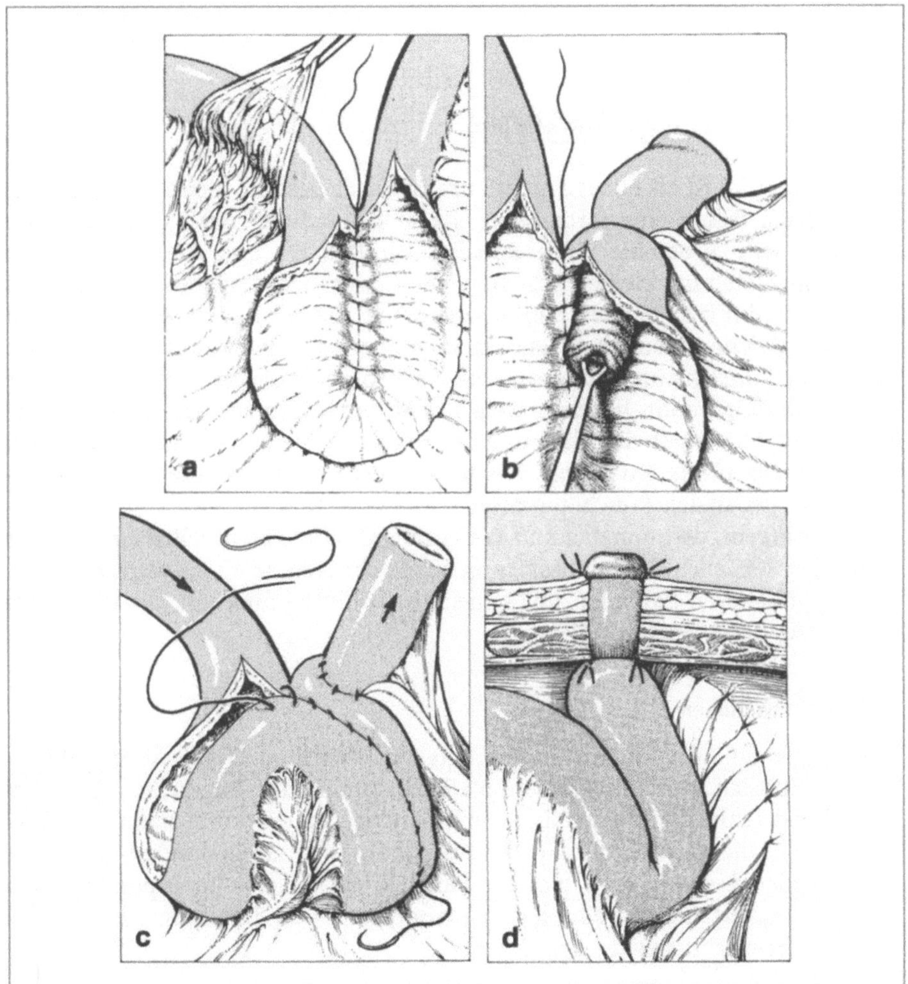

Abb. 118a–d. Kock-Pouch: Nach Faltung der terminalen Ileumschlinge wird diese längs eröffnet (**a**). Die abführende Schlinge wird zur Ventilbildung invaginiert (**b**). Der Pouch wird quer durch Naht verschlossen (**c**). Die abführende (ventilbildende) Schlinge wird im Hautniveau ohne wesentliche Prominenz eingenäht (**d**) (Allgöwer et al. 1990)

Komplikationen

Die Lösung und Desinvagination des Ventils ist die wesentlichste Komplikation, die am häufigsten zum Korrektureingriff führt. Die unmittelbare Folge der Desinvagination ist die Inkontinenz des Stomas mit den oft verheerenden Folgen für die peristomale Haut, da eine sichere Versorgung durch die fehlende Prominenz des Stomas nicht gewährleistet ist. Alle anderen Komplikationen entsprechen in Art (Ileus, sexuelle Probleme) und Häufigkeit denen der anderen Operationsverfahren.

21.6
Ileorektostomie (nach Kolektomie)

Diese Operation ist als einzige nicht kurativ. Das belassene Rektum erfordert in den meisten Fällen eine fortgesetzte lokale Behandlung mit Salizylaten oder Steroiden. Die Probleme eines Rezidivs im Rektum und die Gefahr einer Karzinomentstehung bleiben bestehen. Die Chance eines operationspflichtigen Rezidivs wird mit 50 % in 10 Jahren angegeben, die der Karzinomenstehung in etwa der gleichen Häufigkeit wie bei nichtoperierter Pankolitis (0,5–1 % pro Jahr). Eine konsequente endoskopische Nachsorge ist deshalb erforderlich. Die Vorteile der Operation liegen in dem Erhalt der Kontinenz, im sicheren Ausbleiben von Störungen der Blase und der Sexualorgane und der meist niedrigen Stuhlfrequenz (2-bis 4mal/Tag). Heute ist diese Operation eine seltene Alternative zur ileoanalen Pouchoperation.

Bei geringem Rektumbefall und Weigerung des Patienten, selbst ein geringes Risiko der sexuellen Funktionsstörung zu akzeptieren, kann sie angezeigt sein. Ebenso bei älteren Patienten mit schlechter Sphinkterfunktion, die ein Stoma nicht akzeptieren wollen.

Kontraindikationen

Vorbestehende Inkontinenz, ausgeprägte Proktitis und Dysplasie in präoperativen Biopsien werden allgemein als Kontraindikation angesehen. Auch bei weitgehend fehlenden Schleimhautveränderungen im Rektum kann das Rektum durch die chronische Entzündung fibrotisch umgewandelt sein. Die funktionellen Resultate sind in diesen Fällen schlecht, so daß präoperativ durch Röntgenkontrasteinlauf – oder besser Manometrie – die Dehnungsfähigkeit des Rektums überprüft werden sollte.

22 Epidemiologie
der chronisch-entzündlichen Darmerkrankungen

Krankheitsbilder, die unserer heutigen Definition des Morbus Crohn und der Colitis ulcerosa entsprechen, finden sich in der Literatur lange bevor beide Erkrankungen ihren derzeit gültigen Namen erhalten haben. Die Definition war u. a. erst möglich, als durch die Entdeckung der infektiösen Erreger die „spezifischen" von den „unspezifischen" Darmerkrankungen getrennt werden konnten.

Der Begriff „ulzerative Colitis" wurde 1859 erstmals von Wilks u. Moxon benutzt. Diese zunächst deskriptive Bezeichnung hat sich allgemein durchgesetzt, obwohl die Schleimhautulzeration keine Grundbedingung ist. Bereits 1806 gibt es Berichte über Krankheiten des Dünndarms, die man retrospektiv als „Ileitis terminalis" einordnen kann. Der schottische Chirurg Dalzeil hat 1913 eine regionäre Ileokolitis beschrieben. 1932 wurde dieses Krankheitsbild von Crohn, Ginsburg und Oppenheimer als „regional ileitis" bezeichnet. In den 60er Jahren wurde erkannt, daß die regionäre Enteritis auch im Dickdarm auftritt. Die Bezeichnung „Morbus Crohn" wird heute für Manifestationen in allen Abschnitten des Magen-Darm-Trakts benutzt.

Seit Mitte der 60er Jahre wurden zahlreiche Studien zur Epidemiologie des Morbus Crohn und der Colitis ulcerosa publiziert. Die Wertigkeit solcher Studien ist abhängig von der benutzten Methode, dem klinischen Standard in der jeweiligen Region, den diagnostischen Kriterien, der Kenntnis des Krankheitsverlaufs und des Schweregrades und den Hospitalisierungsraten. Epidemiologische Studien gehen davon aus, daß alle Patienten symptomatisch sind, Ärzte oder Krankenhäuser aufsuchen und statistisch erfaßt werden. Diese Vielzahl der Voraussetzungen für eine gute epidemiologische Studie kann als Erklärung dafür herangezogen werden, warum die Ergebnisse zu Häufigkeit und Verteilung der chronisch-entzündlichen Darmerkrankungen oft nicht miteinander vergleichbare oder konträre Ergebnisse liefern.

Auffallend ist, daß die Inzidenzrate von Jahr zu Jahr zumindest in einigen Untersuchungen starken Schwankungen unterliegt (Abb. 119). Bei einer Screening-Untersuchung in England wurden unter 37 000 symptomlosen Einwohnern 10 Patienten mit einer idiopathischen entzündlichen Darmerkrankung entdeckt. Hochgerechnet läßt sich daraus schließen, daß etwa 30% der Patienten mit chronisch-entzündlichen Darmerkrankungen von den epidemiologischen Studien nicht erfaßt werden.

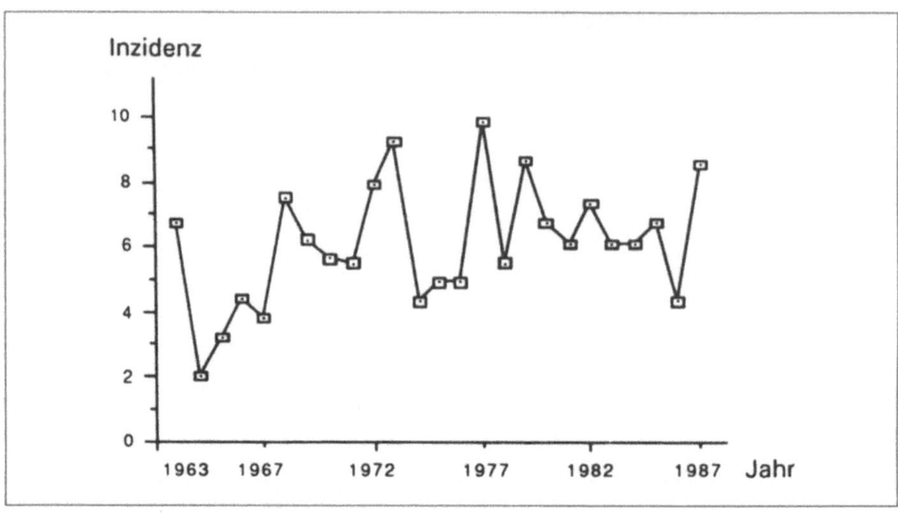

Abb. 119. Inzidenz (Zahl der jährlichen Erkrankungen pro 100 000 Einwohner) des Morbus Crohn in der Umgebung des Örebro Hospitals, Schweden, zwischen 1963 und 1987. Auffallend ist die starke Schwankung der jährlichen Inzidenz insbesondere zwischen 1976 und 1979 sowie von 1985 bis 1987. (Lindberg u. Järnerot 1991, mit Genehmigung des Autors)

22.1
Inzidenz und Prävalenz

Morbus Crohn

Tabelle 101 faßt die wichtigsten Arbeiten der letzten Jahre zur Inzidenz des Morbus Crohn in verschiedenen Ländern zusammen. Es wird deutlich, daß in Großbritannien, Schweden, USA und Deutschland die höchsten Inzidenzraten auftreten. Geringere Raten finden sich in Spanien, Sizilien und Israel. Alle Studien, die einen größeren Zeitraum erfassen, demonstrieren einen deutlichen Anstieg der Inzidenzrate des Morbus Crohn bis in die frühen 70er Jahre. Danach findet sich ein Plateau. Die mittlere Inzidenzrate des Morbus Crohn liegt bei 5,9 Fällen pro 100 000 Einwohner pro Jahr. Die Prävalenz (Erkrankte/ 100 000 Einwohner) des Morbus Crohn ist abhängig von der Inzidenz, der Mortalität und der Intensität der Verlaufsuntersuchungen der Erkrankung. Die Prävalenz des Morbus Crohn wird zwischen 34 und 146 pro 100 00 Einwohner angegeben. Die Schwierigkeiten im Vergleich von Prävalenzzahlen aus verschiedenen Jahren wird an 2 skandinavischen Studien deutlich. Während eine Studie 1978 eine Prävalenz von 34/100 000 angibt, ist die Prävalenz in einer weiteren Studie 1987 mit 146/100 000 um das 3,5fache höher. 1984 lag die Prävalenz des Morbus Crohn in Deutschland zwischen 36,8/100 000 im Ruhrgebiet und 54,6/100 000 im Kreis Tübingen.

Tabelle 101. Inzidenz des Morbus Crohn		
Land	Zeitraum	Inzidenz (Fälle/10^5/Jahr)
Derby, England	1951–1955	0,7
	1981–1985	6,7
Nordwestengland	1971–1975	3,6
	1976–1980	6,0
	1981–1985	6,4
	1986–1990	6,5
Aberdeen, Schottland	1955–1957	1,3
	1967–1969	4,9
	1973–1975	5,4
	1982–1984	7,6
	1985–1987	9,8
Uppsala, Schweden	1965–1983	6,1
Rochester NY, USA	1973–1986	5,0
Tübingen, Deutschland	1970	1,2
	1980	5,5
	1982	4,8
Ruhrgebiet	1980–1984	4,0
Köln	1985–1986	5,1
Frankreich	1988	4,2
Bologna, Norditalien	1972–1973	0,8
	1986–1989	2,7
Palermo, Süditalien	1987–1988	2,7
Isreal	1970–1978	1,0
	1979–1983	2,1
Spanien	1976–1982	0,8

Colitis ulcerosa

Die Angaben zur Inzidenz der Colitis ulcerosa hängen entscheidend davon ab, ob mildere Verläufe insbesondere der Proktitis in die Studien aufgenommen wurden. Tabelle 102 faßt einige Daten zur Inzidenz der Colitis ulcerosa aus neuerer Zeit zusammen. Die höchsten Inzidenzraten wurden aus den USA sowie aus Norwegen und Dänemark berichtet. In einigen Regionen wie z. B. Norwegen und Schweden wurde in den letzten Jahren über eine Zunahme der Inzidenz berichtet. Eine Untersuchung aus Schweden hat eindeutig gezeigt, daß die Zunahme der Colitis ulcerosa ausschließlich erklärt ist durch die häufigere Diagnose der ulzerativen Proktitis (Abb. 120). Die Zahlen zur Prävalenz der Colitis ulcerosa schwanken zwischen 28 und 117 pro 100 000 Einwohner.

22.2
Alter und Geschlecht

Die Inzidenz des Morbus Crohn ist in der Gruppe der 20- bis 29jährigen am höchsten. Diese Tatsache hat sich seit 40 Jahren nicht geändert. Für Colitis

Tabelle 102. Inzidenz der Colitis ulcerosa

Land	Zeitraum	Inzidenz (Fälle/10^5/Jahr)
Minnesota, USA	1960–1979	15
Norwegen	1983–1986	12,8
Kopenhagen, Dänemark	1962–1969	6,9
	1970–1979	8,1
	1980–1987	9,2
Schweden	1965–1969	2,1
Proktitis	1979–1983	6,6
Israel	1970–1978	3,2
	1979–1987	5,4
Bologna, Italien	1972–1973	1,9
	1986–1989	5,0
Frankreich	1988	2,96
Tübingen, Deutschland	1970	~0,5
	1980	~1,9
	1984	~1,8
Cardiff	1968–1977	6,4
	1978–1987	6,3

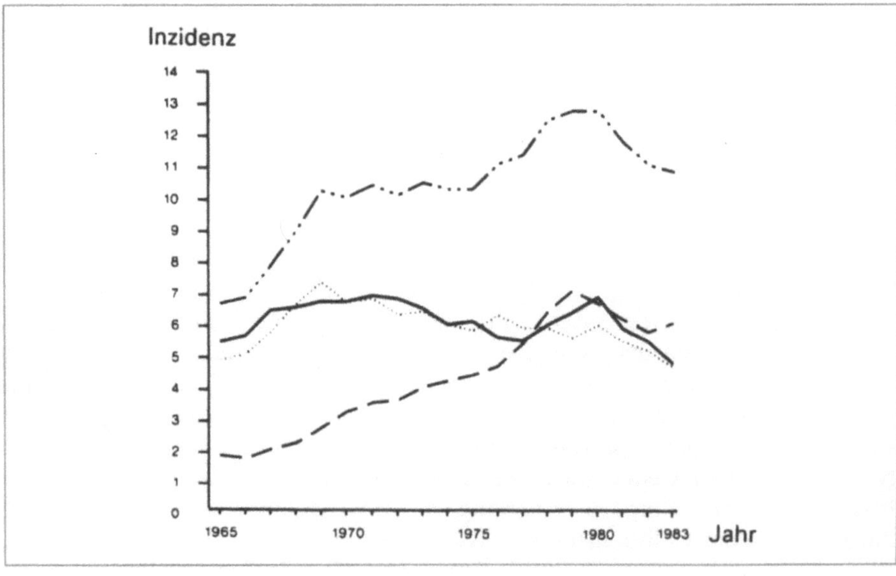

Abb. 120. Jährliche, alterskorrigierte Inzidenz (Zahl der jährlichen Erkrankungen pro 100 000 Einwohner) der Colitis ulcerosa (—···), der ausgedehnnten Colitis mit Befall proximal des Rektums (······), der Proktitis (- - - -) und des Morbus Crohn (———) in Uppsala, Schweden, von 1965 bis 1983. Die Inzidenz von Morbus Crohn und Colitis ulcerosa mit Befall proximal des Rektums ist seit den frühen 70er Jahren eher rückläufig. Die Häufigkeit der Proktitis nimmt dagegen deutlich zu. (Ekbom et al. 1991, mit Genehmigung des Autors)

ulcerosa wurde in fast allen Untersuchungen ein Inzidenzgipfel in der Altersgruppe zwischen 20 und 40 Jahren nachgewiesen. Bei Morbus Crohn tritt der gemeinsame Befall von Dünndarm und Dickdarm oder der alleinige Befall des Dünndarms am häufigsten in der Gruppe der 20- bis 29jährigen auf. Der alleinige Befall des Dickdarms ist jedoch in der Gruppe der 70- bis 79jährigen höher als in allen anderen Altersgruppen (Abb. 121). In dem Zeitraum von 1965 bis 1983 ist das mittlere Lebensalter zum Zeitpunkt der Diagnosestellung sowohl bei Colitis ulcerosa als auch bei Morbus Crohn angestiegen (Tabelle 103). Insbesondere für die Proktitis findet sich ein signifikanter Anstieg von 33,6 auf 41,2 Jahre. Mehrere epidemiologische Studien haben diese Tendenz, daß die Häufigkeit bei Jüngeren eher abnimmt und bei Älteren leicht zunimmt, bestätigt.

Colitis ulcerosa tritt bei Männern insgesamt etwas häufiger auf als bei Frauen. Bei der Proctitis ulcerosa beträgt das Verhältnis Männer : Frauen

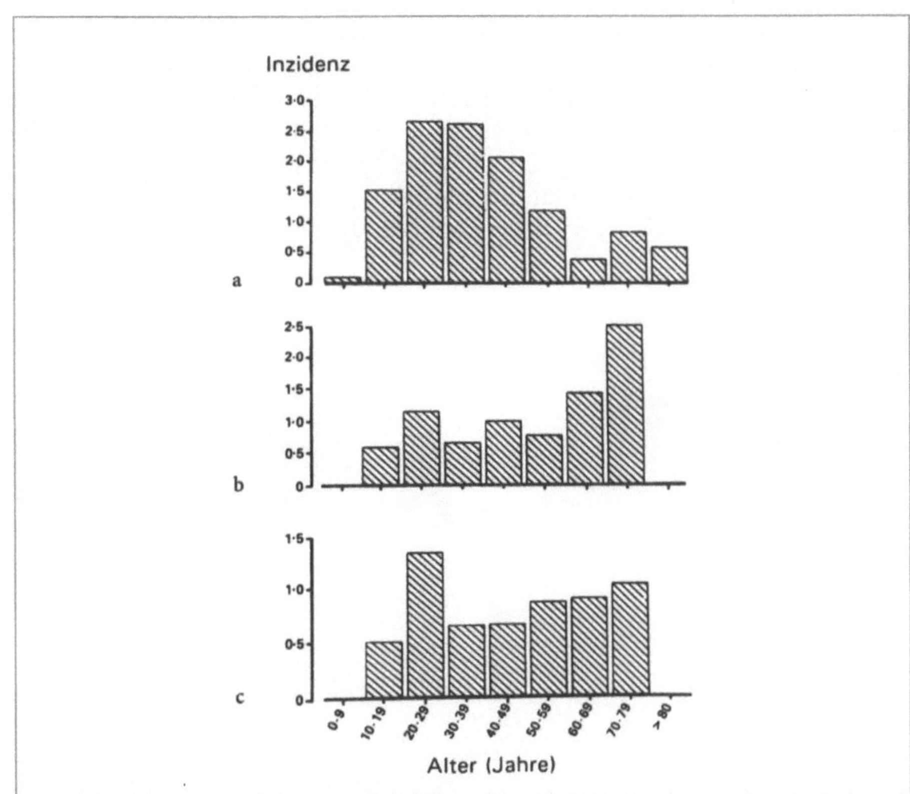

Abb. 121a–c. Lokalisation des Morbus Crohn in Abhängigkeit vom Alter. Bei Befall von Ileum und Kolon (a) und bei ausschließlichem Dünndarmbefall (c) ist die Inzidenzrate (Zahl der jährlichen Erkrankungen pro 100 000 Einwohner) in der Gruppe der 20- bis 29jährigen am höchsten, bei Befall des Dickdarms (b) weisen die 70- bis 79jährigen die höchste Inzidenzrate auf. (Fellows et al. 1990, mit Genehmigung des Autors)

Tabelle 103. Mittleres Alter der Patienten zum Zeitpunkt der Diagnosestellung. (Aus Ekbom et al. 1991)

Art der Erkrankung	1965–1969	1970–1974	1975–1979	1980–1983	p-Wert[a] für den jährlichen Trend
Colitis ulcerosa	34,2	37,2	39,2	39,8	<0,0001
–ausgedehnte Colitis[b]	34,4	37,0	39,3	37,8	0,003
–Proctitis ulcerosa	33,6	37,6	39,0	41,2	<0,0001
Morbus Crohn	30,9	31,0	33,4	34,7	0,06

[a] Wahrscheinlichkeit mittels t-Test im linearen Regressionsmodell (mittleres Alter vs. Zeit).
[b] Befall proximal des Rektums.

1,39 : 1. In der Gruppe der über 40jährigen Männer ist das Risiko, an einer Colitis ulcerosa zu erkranken, fast doppelt so hoch wie bei Frauen.

Morbus Crohn tritt bei Frauen etwas häufiger auf als bei Männern (Verhältnis Männer : Frauen 1 : 1,12). Dieses Verhältnis ist unabhängig von dem Alter und der Ausdehnung der Erkrankung zum Zeitpunkt der Diagnose. Die Abb. 122 zeigt die Geschlechtsverteilung bei Morbus Crohn und Colitis ulcerosa im Marburger Patientengut. Bei Morbus Crohn war die Zahl der Frauen etwas höher, bei Colitis ulcerosa die Zahl der Männer.

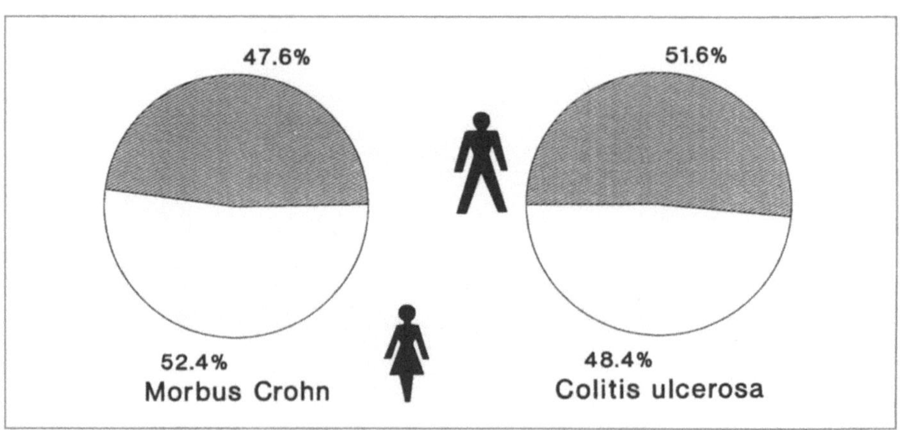

Abb. 122. Geschlechtsverteilung bei Morbus Crohn und Colitis ulcerosa im Patientengut der Marburger Universitätsklinik im Zeitraum von 1965 bis 1988

22.3
Geographische und sozioökonomische Faktoren

Für Morbus Crohn und Colitis ulcerosa besteht sowohl in Europa als auch in den USA ein Nord-Süd-Gefälle. Beide Erkrankungen treten im Norden häufiger auf als im Süden. Ob daraus klimatische oder geographische Einflüsse auf die Entstehung der entzündlichen Darmerkrankungen abzuleiten sind, ist fraglich. Es gibt allerdings sowohl im Norden als auch im Süden Regionen, in denen ein umgekehrtes Verhältnis besteht.

Nicht eindeutig geklärt ist, ob Einwohner von Städten häufiger an Morbus Crohn und Colitis ulcerosa erkranken als die Landbevölkerung. In einer holländischen Studie lag die Inzidenzrate in den großen Städten bei 5,1 im Vergleich zu 3,0 bzw. 3,6 in den Vorstädten bzw. in den ländlichen Regionen. Dieser Unterschied wurde in mehreren europäischen und amerikanischen Studien bestätigt und könnte darauf hinweisen, daß Ernährungsfaktoren und Umweltfaktoren in der Ätiologie der chronisch-entzündlichen Darmerkrankungen einen Einfluß haben. Allerdings ist der Unterschied im Ernährungsverhalten zwischen der Bevölkerung in den Städten und außerhalb bzw. in der Umgebung großer Städte nicht mehr so deutlich. Der Einfluß der sozioökonomischen Faktoren auf die Inzidenz der chronisch-entzündlichen Darmerkrankungen wird in der Literatur unterschiedlich beurteilt. Berufsausbildung und Berufsstatus korrelieren in einigen Studien nicht mit dem Auftreten chronisch-entzündlicher Darmerkrankungen. Andererseits hatten Patienten mit Morbus Crohn häufiger einen Berufs- oder Fachschulabschluß als eine vergleichbare Kontrollgruppe. Bei Patienten mit Colitis ulcerosa wurde im Vergleich zu einer Kontrollgruppe kein Unterschied im sozioökonomischen Status festgestellt. Angestellte, Personen mit höherem Einkommen und längerer Ausbildung sind jedoch häufiger betroffen. Es gibt Hinweise darauf, daß Menschen, die im Freien arbeiten und körperlich anstrengende Arbeiten versehen, weniger häufig erkranken.

Nur wenige Angaben liegen zum Familienstand der Patienten mit Morbus Crohn bzw. Colitis ulcerosa zum Zeitpunkt der Erstdiagnose vor. Im Marburger Krankengut waren 45% der Morbus-Crohn-Patienten ledig, 50% verheiratet und 5% geschieden. Von den Colitis- ulcerosa-Patienten waren 18,5% ledig, 71,8% verheiratet, 3,2% geschieden und 6,5% verwitwet. Der Familienstand der Crohn- und Colitis-ulcerosa-Patienten unterscheidet sich jedoch insgesamt nicht von gesunden Kontrollgruppen.

22.4
Häufigkeit in verschiedenen ethnischen Gruppen

In den 60er Jahren waren chronisch-entzündliche Darmerkrankungen bei der weißen Bevölkerung der USA 3- bis 5mal häufiger als in den anderen Bevölkerungsgruppen. Diese Unterschiede sind seit Ende der 70er Jahre nicht mehr so deutlich, nachdem die Inzidenzraten bei der schwarzen Bevölkerung deut-

Tabelle 104. Mittlere alterskorrigierte Inzidenzrate des Morbus Crohn und der Colitis ulcerosa bei der jüdischen Bevölkerung von Beer Sheva/Israel. (Aus Odes et al. 1989)

Bevölkerungsgruppe	Mittlere alterskorrigierte Inzidenzrate	
	Colitis ulcerosa 1979–1987	Morbus Crohn 1979–1987
Gesamtbevölkerung	5,4	2,1
Geboren in		
–Europa/Amerika	9,2	4,1
–Asien/Afrika	6,2	1,4
–Israel	4,6	1,1

lich angestiegen sind, während sie bei der weißen Bevölkerung entweder leicht rückläufig sind oder sich stabilisiert haben.

Bei der jüdischen Bevölkerungsgruppe findet sich in den Ländern West- und Nordeuropas und in Nordamerika eine deutlich höhere Inzidenzrate der chronisch-entzündlichen Darmerkrankungen im Vergleich zu der nichtjüdischen Bevölkerung: Colitis ulcerosa kommt etwa 3,5mal häufiger, Morbus Crohn 3- bis 6mal häufiger vor. Dieser Unterschied kann als Hinweis für einen genetischen Faktor in der Ätiologie der chronisch-entzündlichen Darmerkrankungen herangezogen werden. Interessant ist allerdings, daß bei in Israel lebenden Juden die Inzidenz der chronisch-entzündlichen Darmerkrankungen deutlich geringer ist als bei Juden, die in anderen Ländern leben, und daß bei den in Europa oder Amerika geborenen Juden die Inzidenz der Colitis ulcerosa und des Morbus Crohn deutlich höher ist als bei den in Israel geborenen (Tabelle 104). Bei den in Asien oder Afrika geborenen Juden ist dieser Unterschied nicht so deutlich. Diese Untersuchungen weisen auf ein Zusammenwirken genetischer und umweltbedingter Faktoren in der Ätiologie der chronisch-entzündlichen Darmerkrankungen hin.

22.5
Familiäre Häufung, genetische Faktoren

In einer alterskorrigierten Analyse des Kopenhagener Krankenguts trat bei Verwandten ersten Grades von Patienten mit Colitis ulcerosa eine Colitis ulcerosa 9,5mal und ein Morbus Crohn 1,8mal häufiger auf als bei der Gesamtbevölkerung. Bei Verwandten ersten Grades von Patienten mit Morbus Crohn ist ein Morbus Crohn 10,3mal und eine Colitis ulcerosa 4,4mal häufiger anzutreffen. Die Prävalenzraten für Morbus Crohn und Colitis ulcerosa bei Angehörigen zweiten Grades waren erhöht, wenn das erkrankte Familienmitglied ebenfalls einen Morbus Crohn bzw. eine Colitis ulcerosa hatte. Angehörige ersten Grades haben demnach im Vergleich zur Gesamtbevölkerung ein 10fach höheres Risiko, an derselben entzündlichen Darmerkrankung wie ihr

Verwandter zu erkranken. Bei Angehörigen zweiten Grades besteht das erhöhte Erkrankungsrisiko weiterhin, es ist jedoch deutlich geringer als bei den Verwandten ersten Grades.

Auffallend ist, daß von den Angehörigen der Patienten mit Morbus Crohn bei 88% ein Morbus Crohn in demselben Darmabschnitt auftritt und bei 68% in demselben Lebensalter.

Wenn beide Eltern an einem Morbus Crohn oder einer Colitis ulcerosa erkrankt sind, ist bei 52% der Kinder zum Zeitpunkt des 20. Lebensjahres eine entzündliche Darmerkrankung nachzuweisen. Wenn beide Eltern zum Zeitpunkt der Konzeption bereits an einer manifesten chronisch-entzündlichen Darmerkrankung leiden, tritt bei 67% der Kinder eine entzündliche Darmerkrankung auf. Wenn zum Zeitpunkt der Konzeption nur ein Elternteil oder noch kein Elternteil eine manifeste Erkrankung hat, erkrankt jedes zweite Kind (50%) an einer entzündlichen Darmerkrankung.

Bei eineiigen Zwillingen findet sich eine hohe Konkordanz (beide Zwillinge betroffen) für Morbus Crohn (67%) und eine geringere Konkordanz für Colitis ulcerosa (20%). Bei zweieiigen Zwillingen ist das Risiko, daß beide dieselbe Erkrankung erleiden, nicht größer als bei Geschwistern.

Einen weiteren Beitrag zu der Problematik der genetischen oder umweltbedingten Ätiologie liefern Untersuchungen zur Häufigkeit der chronisch-entzündlichen Darmerkrankungen bei Ehegatten. Die Inzidenz des gleichzeitigen Auftretens eines Morbus Crohn oder einer Colitis ulcerosa bei Ehegatten ist nicht höher als das Risiko in der Gesamtbevölkerung. Diese Daten weisen eher auf einen genetischen Hintergrund der chronisch-entzündlichen Darmerkrankung hin, da davon auszugehen ist, daß die Ehegatten über Jahre denselben Umwelteinflüssen unterliegen.

Eindeutige genetische Marker wurden bisher bei chronisch-entzündlichen Darmerkrankungen nicht gefunden. Wie in Abschn. 24.3 dargestellt, ist der Gesamtbeitrag der bisher gefundenen genetischen Marker zur Erkrankung (sog. ätiologische Fraktion) nur gering. Das gleichzeitige Auftreten von Psoriasis, Zöliakie, Turner-Syndrom, Hermanski-Putlack-Syndrom und chronisch-

Tabelle 105. Hinweise für genetische oder umweltbedingte Faktoren in der Ätiopathogenese der chronisch-entzündlichen Darmerkrankungen

Genetische Fakoren	Umweltbedingte Faktoren
Auftreten der Erkrankung bei Verwandten, die geographisch und zeitlich nicht mit dem Patienten zusammenleben	Höhere Prävalenz in städtischen als in ländlichen Regionen
Assoziation mit genetisch-determinierten Erkrankungen bei Patienten mit chronisch-entzündlichen Darmerkrankungen	Höhere Prävalenz in industrialisierten Staaten
Gesteigerte Konkordanz bei eineiigen Zwillingen	
Assoziation mit HLA-Antigenen	
Bei Ehegatten nur geringe Inzidenz	

entzündlichen Darmerkrankungen kann ein Hinweis auf ein erhöhtes genetisches Risiko für chronisch-entzündliche Darmerkrankungen sein.

Zusammenfassend ist festzustellen: Der Nachweis einer vermehrten familiären Häufung der chronisch-entzündlichen Darmerkrankungen kann sowohl auf genetischen als auch auf umweltbedingten Faktoren beruhen (Tabelle 105). Auch wenn ein einfacher Erbgang sicher auszuschließen ist, weist die signifikante familiäre Häufung auf eine genetische Belastung hin. Es wird heute diskutiert, daß eine genetische Bereitschaft für die Entwicklung einer chronisch-entzündlichen Darmerkrankung Voraussetzung ist, und entweder die Summierung mehrerer prädisponierender Gene und/oder eine zusätzliche umweltbedingte Belastung das Auftreten eines Morbus Crohn oder einer Colitis ulcerosa begünstigen.

23 Risiken und ätiopathogenetische Faktoren

Bisher ist es nicht gelungen, den entscheidenden Faktor in der Ätiopathogenese der chronisch-entzündlichen Darmerkrankungen zu finden (Tabelle 106). Auf der Basis epidemiologischer Untersuchungen und der familiären Häufung wurde in Kap. 22 diskutiert, daß neben einer genetischen Prädisposition weitere Faktoren (Umwelteinflüsse) für die Auslösung der Erkrankung von Bedeutung sind. In diesem Kapitel werden zunächst die Faktoren besprochen, die sich in epidemiologischen Studien als Risikofaktoren herauskristallisiert haben. Anschließend werden weitere mögliche ätiologische Faktoren aufgeführt.

23.1
Rauchen

Bei Nichtrauchern oder ehemaligen Rauchern tritt häufiger eine Colitis ulcerosa auf als bei Rauchern. Dagegen ist das Risiko für einen Morbus Crohn bei Rauchern größer (Tabelle 107, 108). Diese Aussagen ergeben sich aus mehreren epidemiologischen Studien der letzten 10 Jahre. In Abhängigkeit vom Studiendesign gibt es jedoch unterschiedliche Angaben über die Größe des jeweiligen Risikos.

Raucher haben im Vergleich zu Nichtrauchern ein 1,8- bis 4,2fach gesteigertes Risiko für die Entwicklung eines Morbus Crohn. Die Assoziation zwischen Rauchen und Morbus Crohn ist am höchsten für den Zeitpunkt des

Tabelle 106. Ätiopathogenetische Faktoren der chronisch-entzündlichen Darmerkrankungen

Faktor	Morbus Crohn	Colitis ulcerosa
Rauchen	+	−
Nichtrauchen	−	+
Kontrazeptiva	?	?
Hoher Zuckerkonsum	?	−
Mykobakterien	?	−
Primäre (genetische) Permeabilitätsstörung	−	−

+ positive Assoziation; − keine Assoziation; ? Assoziation möglich, aber nicht eindeutig gesichert.

Tabelle 107. Rauchen als Risikofaktor des Morbus Crohn. (Aus Persson et al. 1990)

Status	Relatives Risiko[a]
Männer	
Nichtraucher	1,00
Exraucher	1,23
Raucher	1,33
Anzahl der Zigaretten/Tag:	
1–19	1,20
≥20	2,22
Dauer des Nikotinabusus (in Jahren):	
1 – 10	0,75
≥11	2,04
Frauen	
Nichtraucher	1,00
Exraucher	1,02
Raucher	4,99
Anzahl der Zigaretten/Tag	
1–19	5,44
≥20	2,91
Dauer des Nikotinabusus (in Jahren):	
1 –10	7,78
≥11	3,72

[a]Werte über 1,00 bedeuten erhöhtes Risiko, unter 1,00 erniedrigtes Risiko im Vergleich zu Nichtrauchern.

Symptombeginns. Von den 20- bis 29jährigen Frauen rauchen zum Zeitpunkt der Erstdiagnose des Morbus Crohn bis zu 86 %. Für Exraucher ist das Risiko 1,5- bis 2,4fach größer als für Nichtraucher. Innerhalb von 4 Jahren nach Beendigung der Nikotinexposition ist das Risiko am höchsten, nach 10 Jahren am geringsten. Bei Rauchern findet sich häufiger ein gemeinsamer Befall von Kolon und Ileum oder ein alleiniger Kolonbefall und seltener ein alleiniger Befall des terminalen Ileums. Bei Rauchern ist die Rezidivrate nach einer Darmresektion nach 5 und 10 Jahren höher als bei Nichtrauchern (Abb. 123). Dies betrifft insbesondere Frauen mit Befall des terminalen Ileums, bei denen eine weitere Operation 6mal häufiger erforderlich ist als bei den Nichtraucherinnen. Auch das Risiko für ein klinisches oder endoskopisches Rezidiv ist bei Rauchern erhöht. Es besteht eine Dosis-Wirkungs-Beziehung zwischen der Menge des Nikotinabusus und dem Auftreten des Rezidivs. Wurde der Nikotinabusus ein Jahr vor der Operation beendet, bestand kein erhöhtes Rezidivrisiko.

Die Colitis ulcerosa ist häufiger bei Nichtrauchern und bei ehemaligen Rauchern zu finden. Das relative Risiko bei Rauchern aller Altersklassen liegt bei 0,8. Bei ehemaligen Rauchern ist das Risiko, innerhalb von 1–5 Jahren eine Colitis ulcerosa zu entwickeln, höher als bei Rauchern. Mehr als zwei Drittel der Patienten mit Colitis ulcerosa, die früher geraucht haben, entwickeln ihre Krankheit nach Beendigung der Tabakexposition. 50 % der Patienten mit Co-

Tabelle 108. Rauchen als Risikofaktor der Colitis ulcerosa. (Aus Persson et al. 1990)	
Status	**Relatives Risiko[a]**
Männer	
Nichtraucher	1,00
Exraucher	1,60
Jahre seit Ende des Nikotinabusus:	
1 – 4	3,57
≥5	1,24
Raucher	0,96
Frauen	
Nichtraucher	1,00
Exraucher:	1,60
Jahre seit Ende des Nikotinabusus:	
1 – 4	1,64
≥5	1,54
Raucher	0,72
Gesamt	
Nichtraucher	1,00
Exraucher	1,47
Jahre seit Ende des Nikotinabusus:	
1 –4	2,18
≥5	1,14
Raucher	0,80

[a]Werte über 1,00 bedeuten erhöhtes Risiko, unter 1,00 erniedrigtes Risiko im Vergleich zu Nichtrauchern.

litis ulcerosa, die nie geraucht haben, entwickeln ihre Krankheit im Alter von 25 Jahren, während bei den Exrauchern die Krankheit im Alter von 42 Jahren auftritt, so daß der Beginn der Colitis ulcerosa bei Patienten, die früher geraucht haben, um 17 Jahre verzögert ist. Bei starken Rauchern tritt die Colitis ulcerosa seltener auf als bei Personen, die wenig rauchen. In einigen Fallbeschreibungen begünstigte Nikotinkonsum bei ehemaligen Rauchern den Verlauf der Colitis ulcerosa. Auf der Basis dieser Beobachtungen wurden Studien durchgeführt, in denen die Aktivität der Colitis ulcerosa unter dem Einfluß von Nikotin untersucht wurde. Passive Rauchexposition zum Zeitpunkt der Geburt erhöht signifikant das Risiko für die Entwicklung einer chronisch-entzündlichen Darmerkrankung. Dieser Effekt ist größer beim Morbus Crohn als bei der Colitis ulcerosa und ist unabhängig davon, welcher Elternteil geraucht hat. Patienten, die in der Kindheit einer Tabakexposition ausgesetzt waren, hatten deutlich häufiger respiratorische Infektionen und wurden öfters mit Antibiotika therapiert.

Es gibt mehrere Möglichkeiten, den Einfluß von Nikotin auf das Auftreten und den Verlauf entzündlicher Darmerkrankungen zu beurteilen. Ein eindeutiger pathophysiologischer Zusammenhang konnte bisher nicht dargestellt werden. In der Pathogenese des Morbus Crohn könnte Nikotin durch vasokonstriktorische Effekte zu einer Verschlechterung der Darmdurchblutung

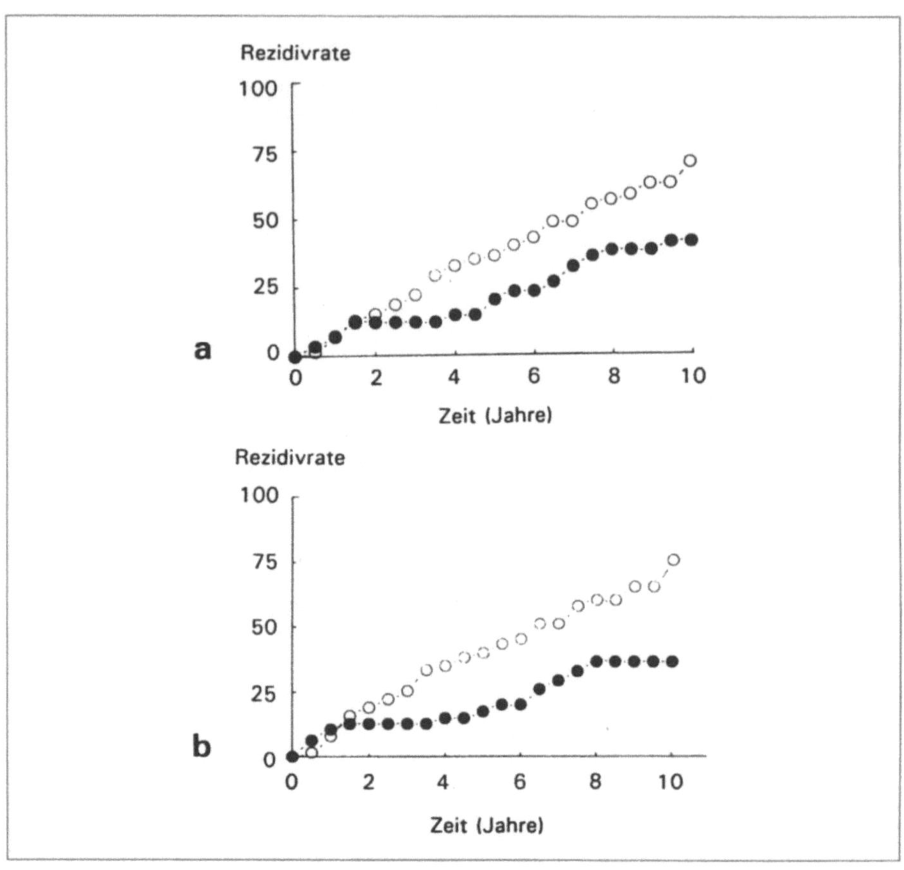

Abb. 123a,b. Einfluß des Rauchens auf die Rezidivrate des Morbus Crohn innerhalb von 10 Jahren nach einer Darmresektion. **a** Alle Patienten, **b** weibliche Patienten. Der Unterschied zwischen Rauchern (O) und Nichtrauchern (●) beträgt nach 5 Jahren 16 und nach 10 Jahren 39 %. Bei den Frauen (**b**) liegt der Unterschied zwischen Rauchern und Nichtrauchern nach 5 Jahren bei 23 und nach 10 Jahren bei 39 %. Die Rezidivrate des Morbus Crohn ist insbesondere bei Frauen, die nach einer Darmresektion rauchen, erhöht. (Sutherland et al. 1990, mit Genehmigung des Autors)

beitragen, die dann in der Schleimhautulzeration mündet. Die Tatsache, daß Patienten, die später eine Colitis ulcerosa entwickeln, weniger rauchen, kann mit ihrer Persönlichkeitsstruktur zusammenhängen. Andererseits rauchen sie möglicherweise deshalb weniger, weil Nikotin zu gastrointestinalen Störungen führt. Während des Zigarettenrauchens sinkt die Durchblutung des Rektums signifikant ab. Es wird diskutiert, daß durch den reduzierten Blutfluß geringere Mengen an inflammatorischen Mediatoren das Rektum erreichen und zusammen mit einer gesteigerten Mukusproduktion protektiv wirken. Möglicherweise wird die Aktivität der natürlichen Killerzellen, die Dichte dentritischer Zellen und die intestinale Permeabilität durch Nikotin beeinflußt. Es kann nicht ausgeschlossen werden, daß bisher unbekannte Substanzen im

Tabak eine protektive Wirkung auf die Kolonschleimhaut bei Patienten haben, die aufgrund einer möglichen genetischen Veranlagung ein Risiko für die Entstehung einer Colitis ulcerosa haben. Der positive Einfluß von Tabak auf die Colitis ulcerosa erlaubt es allerdings nicht, diesen Patienten einen Nikotinabusus zu empfehlen.

Zum jetzigen Zeitpunkt gibt es rein statistische Zusammenhänge zwischen Nikotinabusus und chronisch-entzündlichen Darmerkrankungen. Ein ätiopathogenetischer Zusammenhang ist bisher nicht bewiesen.

23.2
Orale Kontrazeptiva

Die Einnahme oraler Kontrazeptiva wird in mehreren Studien als Risikofaktor für die Entwicklung einer Colitis ulcerosa und eines Morbus Crohn gesehen. Für die Colitis ulcerosa wurde ein 2fach erhöhtes Risiko, für den Morbus Crohn ein 1,4- bis 4fach erhöhtes Risiko angegeben. Das Risiko war deutlich geringer, wenn die letzte Einnahme der Kontrazeptiva mehr als 2 Jahre zurücklag. Diese Untersuchungen wurden zwar an großen Gruppen von Frauen durchgeführt, die über einen längeren Zeitraum Kontrazeptiva einnahmen, die Anzahl der Fälle mit chronisch-entzündlichen Darmerkrankungen war jedoch sehr klein. Die meisten der angegebenen erhöhten Risikoraten waren deshalb nicht oder nur schwach signifikant. Nur in einigen Studien wurde der Nikotinabusus berücksichtigt. Andere Studien hatten keine geeignete Kontrollgruppe. Neuere Befunde haben kein erhöhtes Risiko für Morbus Crohn oder Colitis ulcerosa unter der Einnahme von Kontrazeptiva gesehen.

Es ist nicht ganz auszuschließen, daß zumindest bei einigen Patientinnen orale Kontrazeptiva eine Kolitis auslösen, deren klinisches Bild einem Morbus Crohn ähnelt, da nach Absetzen der Kontrazeptiva die Symptomatik in einigen Fällen vollständig verschwand. In keiner Untersuchung hat das Absetzen der Kontrazeptiva einen positiven Einfluß auf den Verlauf des Morbus Crohn. Nach dem derzeitigen Erkenntnisstand ist es nicht erforderlich, orale Kontrazeptiva abzusetzen, wenn die Diagnose eines Morbus Crohn oder einer Colitis ulcerosa gestellt wurde.

23.3
Ernährung

Änderungen der Ernährungsgewohnheiten im Laufe dieses Jahrhunderts werden dafür verantwortlich gemacht, daß die Inzidenz des Morbus Crohn deutlich zunahm. Darüber hinaus tritt der Morbus Crohn überwiegend in den Teilen der Welt auf, in denen weniger natürliche und mehr verarbeitete Nahrung aufgenommen wird. Allerdings ist es schwierig, einen Zusammenhang zwischen der Nahrung und der Entstehung einer Erkrankung herauszufinden. Dies setzt voraus, daß die zum Zeitpunkt der Untersuchung erhobenen Ernährungsgewohnheiten den Gewohnheiten vor Beginn der Erkrankung vergleichbar sind. Dies ist insbesondere beim Morbus Crohn schwierig, da bei vielen Patienten über Jahre Krankheitssymptome auftreten, bevor die Erkrankung diagnostiziert wird. Die Beschwerdesymptomatik an sich kann bereits das Ernährungsverhalten verändern.

Mindestens 15 Studien haben bei Patienten mit Morbus Crohn einen erhöhten Verbrauch von Zucker festgestellt. Dies betraf nicht nur die Zugabe von Zucker zu den Mahlzeiten, sondern auch den vermehrten Verzehr von zuckerreichen Nahrungsmitteln. Der Zuckerkonsum war bei den Crohn-Patienten um 50–250 % erhöht. Parallel dazu wurde eine geringere Einnahme von Frischobst und Gemüse festgestellt, während kein Unterschied bestand in der Einnahme von Stärke, Fett, Eiweiß und Alkohol. Die hohe Rate an Karies bei Patienten mit Morbus Crohn könnte als Folge des hohen Zuckerkonsums angesehen werden. Eine Assoziation zwischen dem Verbrauch von Zucker in einer bestimmten geographischen Region oder zu einem bestimmten Zeitpunkt korreliert nicht mit der Häufigkeit des Morbus Crohn. Patienten mit Morbus Crohn nehmen möglicherweise vermehrt Zucker zu sich, um bestimmte gastrointestinale Symptome wie Diarrhö und Bauchschmerzen zu beeinflussen. Andererseits ist der Zuckerkonsum bei Patienten mit Colitis ulcerosa, die über dieselben abdominalen Beschwerden klagen, nicht erhöht. Für eine Rolle des vermehrten Zuckerkonsums in der Pathogenese des Morbus Crohn gibt es mehrere Erklärungen. Hyperosmolare Zuckerlösungen steigern die Permeabilität der Mukosa und begünstigen dadurch die Absorption von Antigenen aus dem Darmlumen. Andererseits könnte ein hoher Zuckerkonsum zur Änderung der intestinalen Keimbesiedlung und Bildung toxischer Metabolite führen. Eine Diät mit einem hohen Anteil raffinierter Zucker enthält weniger nicht aufgeschlossene Nahrungsmittel (Früchte, Gemüse, Getreide) und von daher weniger Vitamine und Spurenelemente. Welche Rolle dieser Mangel in der Pathogenese der chronisch-entzündlichen Darmerkrankungen spielt, ist nicht bekannt. Bei der Herstellung von Süßspeisen werden große Mengen von Stabilisatoren eingesetzt. Einer dieser Stabilisatoren, das Carrageen, ein sulphatiertes Polysaccharid, führt im Tierexperiment zu einer Kolitis. Ob eine längerfristige Einnahme von Nahrungsmittelzusätzen oder Nahrungsmittelstabilisatoren einen Einfluß auf Struktur und Funktion des Darmes hat, ist nicht untersucht.

Auch wenn in mehreren Studien ein vermehrter Zuckerkonsum bei Morbus Crohn festgestellt wurde, gibt es keinen Beweis für eine ursächliche Bedeutung in der Entwicklung des Morbus Crohn. Bisher ist nicht bewiesen, daß eine zuckerfreie Diät den Verlauf des Morbus Crohn günstig beeinflußt (s. Kap. 17.6).

Unterschiedliche Angaben gibt es zum Anteil der *Ballaststoffe* in der Ernährung von Patienten mit Morbus Crohn. Sowohl ein geringerer Ballaststoffanteil als auch ein normaler Ballaststoffanteil wurden beschrieben. Da eine faserreiche Kost bei Patienten mit Morbus Crohn zu einer Zunahme gastrointestinaler Beschwerden führen kann, ist ein verminderter Faseranteil eher als Folge der Erkrankung anzusehen. Die Inzidenz der chronisch-entzündlichen Darmerkrankungen ist niedrig in Ländern, in denen die Nahrung eher *ungesättigte Fettsäuren* enthält. Das Verteilungsmuster verschiedener Fettsäuren im Unterhautfettgewebe von Patienten mit entzündlichen Darmerkrankungen hat jedoch keinen Unterschied zu Kontrollpersonen gezeigt. Diese Untersuchungen weisen zumindest darauf hin, daß kein Unterschied in der Zusammensetzung der mit der Nahrung aufgenommenen Fette bei Patienten mit entzündlichen Darmerkrankungen und Kontrollpersonen besteht. Aus dem zeitlichen Zusammenhang zwischen dem gehäuften Auftreten des Morbus Crohn und der Einführung *gehärteter Fette* in Form von Margarine wurde eine Bedeutung der Margarine in der Pathogenese des Morbus Crohn abgeleitet. Epidemiologische Untersuchungen zeigen, daß der Verbrauch an Margarine nicht mit dem Auftreten des Morbus Crohn in bestimmten Regionen oder zu bestimmten Zeiten korreliert.

Der Einfluß der Ernährung während des Säuglingsalters auf die Entstehung von Morbus Crohn und Colitis ulcerosa wird unterschiedlich beurteilt. Während einige Studien keinen protektiven Effekt für das Stillen nachweisen konnten, fanden neuere Studien eine geringere Inzidenz des Morbus Crohn – aber nicht der Colitis ulcerosa – bei gestillten Kindern.

Ein Zusammenhang zwischen *Milchunverträglichkeit* und Colitis ulcerosa wurde früher beschrieben. Inzwischen ist bekannt, daß eine Laktoseintoleranz bei Patienten mit Colitis ulcerosa nicht häufiger auftritt. Patienten mit Colitis ulcerosa haben allerdings nach Genuß von Milch häufiger abdominelle Beschwerden als Patienten mit Proktitis.

Kürzlich wurde ein früheres Konzept wieder aufgegriffen, das besagte, daß der Morbus Crohn durch verschluckte Zahnpasta ausgelöst wird; dabei wurden die in der Zahnpasta enthaltenen anorganischen Metalle und Salze als Verursacher verantwortlich gemacht. Epidemiologische Studien haben allerdings keine Korrelation zwischen dem Verbrauch an Zahnpasta und der Inzidenz des Morbus Crohn nachweisen können.

23.4
Mykobakterien, Masernviren und andere infektiöse Agenzien

Die chronisch-entzündlichen Darmerkrankungen treten vorwiegend in Abschnitten des Gastrointestinaltrakts mit hoher Keimbesiedlung auf. Auch ähneln sie Infektionen des Darmes durch Campylobacter jejuni, Shigellen, Amöben, Yersinien, Chlamydien und Mykobakterien. Daraus ergab sich die Überlegung, ob Erreger aus dem Darm entweder chronisch-entzündliche Darmerkrankungen verursachen oder zumindest eine wichtige Rolle in der Pathogenese des Morbus Crohn und der Colitis ulcerosa, der extraintestinalen Manifestationen oder der Rezidive spielen.

Eine granulomatöse Darmerkrankung bei Wiederkäuern (Johne's-Krankheit), die durch Mycobacterium paratuberculosis verursacht wird, hat histopathologische Ähnlichkeiten mit dem Morbus Crohn. Es wurde versucht, Mykobakterien im Gewebe zu lokalisieren, sie aus dem Gewebe in Kultur anzuzüchten und serologisch den Nachweis humoraler oder zellulärer Reaktionen gegen Mykobakterien zu führen.

Der Nachweis von Mykobakterien mit der Ziehl-Neelsen-Färbung in der Schleimhaut von Patienten mit Morbus Crohn gelang bisher nicht. Entweder ist die Zahl der Mykobakterien zu gering, oder es sind Stämme mit einer defekten

Zellwand, die von der Färbung nicht erfaßt werden. Immunhistologisch konnten mit Antikörpern gegen typische und atypische Mykobakterien (M. tuberculosis, M. kansii, M. paratuberculosis) bei keinem Patienten mit Morbus Crohn Mykobakterien in der Schleimhaut lokalisiert werden. Widersprüchliche Ergebnisse gibt es hingegen bezüglich des Nachweises von Mycobacterium avium in der Schleimhaut. Auch mit der In-situ-Hybridisierungstechnik konnte Mycobacterium tuberculosis bisher nicht lokalisiert werden. Es wurde vermutet, daß sich die Mykobakterien morphologisch deshalb nicht nachweisen lassen, weil sie bei den Crohn-Patienten als pleomorphe Organismen mit Zellwanddefekten (Spheroblasten) vorliegen. Spheroblasten wurden aus der Darmschleimhaut einiger Crohn-Patienten isoliert. In Langzeitkulturen ließen sich bei einzelnen Fällen Mycobacterium paratuberculosis nachweisen, und es wurde vermutet, daß die Spheroblasten zu Mykobakterien revertieren können. Eine Isolierung von Mycobacterium paratuberculosis bei Morbus Crohn-Patienten gelang bisher nur wenigen Arbeitsgruppen bei einzelnen Patienten. Andererseits wurden verschiedene Stämme von Mykobakterien sowohl bei Patienten mit Morbus Crohn als auch mit Colitis ulcerosa und nichtentzündlichen Darmerkrankungen nachgewiesen. Erhöhte Antikörperkonzentrationen gegen Mycobacterium paratuberculosis wurden bei einigen Fällen von Morbus Crohn gemessen. Neuere Untersuchungen zeigen aber eindeutig, daß die IgG- und IgM-Konzentration gegen Mycobacterium paratuberculosis bei Patienten mit Morbus Crohn nicht signifikant unterschiedlich sind im Vergleich zu Patienten mit Colitis ulcerosa oder Patienten ohne entzündliche Darmerkrankungen. Die T-zellspezifischen Immunreaktionen gegen verschiedene Mykobakterienstämme fanden sich in gleicher Stärke bei Kontrollpersonen wie bei Patienten mit Morbus Crohn.

Zusammenfassend läßt sich sagen, daß bisher der Beweis, daß Mycobacterium paratuberculosis oder andere Mykobakterienstämme entscheidende ätiologische Faktoren des Morbus Crohn sind, nicht erbracht wurde. Die Mißerfolge einer tuberkulostatischen Therapie (s. Abschn. 17.5) in der Behandlung des Morbus Crohn zusammen mit den überwiegend negativen Ergebnissen des histologischen Nachweises, der Isolierung der Keime und der serologischen Reaktion sprechen allerdings eher gegen eine spezifische Rolle der Mykobakterien.

Kürzlich wurde das Konzept vorgestellt, daß eine persistierende Virusinfektion über eine Schädigung des Kapillarendothels eine Vaskulitis, lokale Ischämie und damit Entzündung der Darmwand hervorruft. Der elektronenmikroskopische Nachweis von Masernvirus-ähnlichen Partikeln im Endothel von vaskulären Läsionen und der Nachweis von genomischer RNA eines Proteins der Masernviren durch *In-situ*-Hybridisierung bei Patienten mit Morbus Crohn wurde als Beweis für diese Hypothese angeführt. Weiterhin fand sich eine erhöhte Rate des Morbus Crohn bei Personen, die während oder kurz nach einer Masernepidemie geboren wurden. Ferner wurde in einer epidemiologischen Studie ein erhöhtes Risiko für die Entstehung eines Morbus Crohn und einer Colitis ulcerosa bei Personen, die gegen Masern geimpft wurden, festgestellt. Die bisher vorliegenden Daten reichen allerdings nicht aus, um Masernviren als pathogenetischen Faktor eindeutig zu identifizieren. Insbesondere ist festzuhalten, daß die Rate der Maserninfektionen seit Einführung der Impfung 1968 deutlich zurückgegangen ist, während die Inzidenz des Morbus Crohn und der Colitis ulcerosa zugenommen haben.

Einzelne Untersuchungen haben aus Stuhlkulturen und Gewebsproben von Patienten mit chronisch-entzündlichen Darmerkrankungen verschiedene pathogene Bakterien nachgewiesen, ohne daß diese Ergebnisse weiter bestätigt werden konnten. Dies gilt auch für den Nachweis zellwanddefekter Formen von Pseudomonas bei Patienten mit Morbus Crohn. In serologischen Untersuchungen fanden sich bei Patienten mit Morbus Crohn höhere Antikörperkonzentrationen gegen Chlamydia trachomatis, Candida albicans und Saccharomyces cerevisiae als bei Patienten mit Colitis ulcerosa oder gesunden Kontrollen. Allerdings sind die Antikörperkonzentrationen nicht beweisend für eine primäre Rolle dieser Keime in der Pathogenese der Morbus Crohn. Sie könnten Ausdruck einer begleitenden Infektion oder einer erhöhten Durchlässigkeit der Darmwand bei chronisch-entzündlichen Darmerkrankungen sein. Homogenate oder bakterienfreie Filtrate aus Darmgewebe oder Lymphozyten von Patienten mit Morbus Crohn erzeugten nach Inokulation in verschiedene Tierspezies granulomatöse Entzündungen. Überwiegend wurden diese Hinweise auf ein infektiöses Agens nicht bestätigt. Inokulationsstudien mit Glykoproteinen aus der Zellwand von Bakterien induzierten chronische granulomatöse Enteritiden bei Ratten. Möglicherweise sind nicht einzelne Bakterien, sondern Zellbestandteile von verschiedenen Bakterien in der Pathogenese der entzündlichen Darmerkrankungen von Bedeutung.

Zum jetzigen Zeitpunkt ist kein infektiöser Erreger eindeutig als ausschließlicher ätiologischer Faktor der chronisch-entzündlichen Darmerkrankungen identifiziert. Es gibt epidemiologische Hinweise, daß bei Patienten mit chronisch-entzündlichen Darmerkrankungen in der Kindheit häufiger respiratorische Infekte und Gastroenteritiden vorkamen und häufiger Antibiotika eingenommen wurden. Eine Bedeutung von Antibiotika in der Pathogenese der entzündlichen Darmerkrankungen ist nicht bewiesen.

23.5
Primäre Permeabilitätsstörung der Darmwand

Unter normalen Bedingungen stellt das Darmepithel eine Barriere dar, die die Passage der luminalen Toxine, Antigene und Bakterien verhindert. Bei allen Schädigungen der Mukosa, also auch bei den chronisch-entzündlichen Darmerkrankungen ist die Barriere gestört. Die Bedeutung dieser Störung für die Pathogenese der chronisch-entzündlichen Darmerkrankung wird später ausführlich besprochen (s. Kap. 24). Die entscheidende Frage ist, ob ein primärer Defekt der Epithelbarriere bei Patienten mit Morbus Crohn oder Colitis ulcerosa besteht und somit als ätiologischer Faktor einzustufen ist. Eine genetisch bedingte Störung der intestinalen Permeabilität wurde bei Patienten mit Morbus Crohn und ihren gesunden Verwandten vermutet, bei denen Polyethylenglykol 400 (PEG) nach oraler Verabreichung vermehrt im Urin ausgeschieden wurde. Daraus wurde geschlossen, daß eine intrinsische Störung der intestinalen Permeabilität vorliegt, die nicht von dem Ausmaß der Entzündung abhängig ist. Neben zahlreichen methodischen Problemen läßt die Studie die Frage offen, warum nur bei etwa der Hälfte der Crohn-Patienten und der Verwandten eine Permeabilitätsstörung vorliegt. Faktoren, die einen Einfluß auf die Permeabilität haben wie Alkohol, nicht-steroidale Antirheumatika und verschiedene Nahrungsbestandteile wurden bisher nicht untersucht. Außerdem wurde der Vergleich zu Patienten mit Colitis ulcerosa oder anderen nichtentzündlichen Darmerkrankungen nicht hergestellt. In einer weiteren Studie war die Permeabilität für Laktulose ausschließlich bei Patienten mit Morbus Crohn, jedoch nicht bei ihren gesunden Angehörigen erhöht. Es wurde argumentiert, daß die Permeation von PEG eine genetisch bedingte Störung sei, die deshalb auch bei gesunden Angehörigen auftritt, während die Permeation der Laktulose nur bei Patienten mit aktivem Morbus Crohn erhöht sei. Da allerdings ein direkter Vergleich zwischen der Permeation von Laktulose und PEG bei den gesunden Verwandten von Crohn-Patienten nicht durchgeführt wurde, läßt sich diese Schlußfolgerung nicht ziehen. Auch wenn es sich sicherlich um eine interessante Hypothese handelt, ist durch die bisher vorliegenden Arbeiten nicht bewiesen, daß eine epitheliale Permeabilitätsstörung ein primärer ätiologischer Faktor entzündlicher Darmerkrankungen ist.

24 Konzepte zur Immunpathogenese der chronisch-entzündlichen Darmerkrankungen*

In Kohortenstudien zeigen Patienten mit Morbus Crohn oder auch Colitis ulcerosa eine Beziehung zu bestimmten exogenen Triggern (z. B. Umweltfaktoren) und weisen häufiger verschiedene genetische Faktoren im Vergleich zur Allgemeinbevölkerung auf. Die Beschreibung solcher Risikofaktoren für chronisch-entzündliche Darmerkrankungen kann jedoch nicht zweifelsfrei klären, welche Faktoren primär mit den Erkrankungen assoziiert sind und welche der beschriebenen Phänomene sich möglicherweise im Verlaufe der chronischen Entzündung sekundär manifestieren. Dies gilt insbesondere für die Veränderungen des intestinalen Immunsystems mit seinen zellulären und humoralen Komponenten. Hierbei ist zu beachten, daß die überwiegende Zahl der Studien beim Menschen erst nach Manifestation der Erkrankung erfolgt ist. Zum Verständnis der Pathogenese wären insbesondere Studien in präklinischen Phasen oder auch an Verwandten 1. Grades wichtig. Die Dynamik einer bestimmten Zielgröße (z. B. T-Zellveränderungen, Zytokinmuster, Antikörperphänomene) läßt sich zur Zeit nur im Tierexperiment konsequent erfassen. Hier haben in letzter Zeit Transferexperimente an SCID-Mäusen und Studien an transgenen sowie knockout Tieren das Feld wesentlich bereichert.

Im folgenden sollen der Kenntnisstand zum darmassoziierten Immunsystem dargelegt und die derzeitig vorliegenden Fakten zur Immunpathogenese der chronisch-entzündlichen Darmerkrankungen kritisch beleuchtet werden. Es soll ferner der Versuch unternommen werden, daraus ein Konzept zur Pathogenese der chronisch-entzündlichen Darmerkrankungen abzuleiten.

24.1
Das Mukosa-assoziierte Immunsystem

Das Mukosa-assoziierte Immunsystem des Darmes bildet quantitativ betrachtet das größte Immunorgan, das entscheidende lokale und systemische Abwehr- und Kontrollfunktionen übernimmt. Die T-Lymphozyten dieses Systems sind im Gegensatz zum systemischen Immunsystems nicht alle thymusabhängig; ein großer Teil von ihnen reift thymusunabhängig heran. Auch bezüglich ihrer Antigenerkennung, Aktivierungsbedingungen und Funktionen unterscheiden sich die T-Lymphozyten der Mukosa deutlich von den systemischen T-Lymphozyten.

---

*Erklärungen zu einzelnen Begriffen finden sich im beigefügten Glossar ab S. 361

Die spezifischen T-Lymphozyten sind Träger der zellulären Immunität und üben unterschiedliche Regulator–und Effektorfunktionen aus. Hierzu gehört zum einen die Sekretion von Zytokinen, die andere Wirtszellen stimulieren sowie die Zytolyse, die zur Zerstörung von Wirtszellen führt.

Die Darmmukosa ist Eintrittspforte für zahlreiche Krankheitserreger sowie die erste Kontaktstelle für eine Vielzahl an „Fremdstoffen" (Nahrungsbestandteile, bakterielle Antigene, u.a.). Das Mukosa-assoziierte lymphatische Gewebe („mucosa associated lymphoid tissue", MALT) hat bei der Erkennung und Steuerung der Immunantwort eine außerordentlich große Bedeutung, die bislang noch nicht gebührend verstanden wird. Diese Aufgaben sind Kontrollfunktionen, die eine überschießende Immunreaktion durch exogene Faktoren lokal oder systemisch verhindern und gleichzeitig bestimmte Krankheitserreger hochselektiv erkennen und gezielt attackieren.

Das periphere T-Lymphozytensystem umfaßt die T-Zellen im Blut, den sekundären Lymphorganen und dem diffusen lymphatischen Gewebe. Die meisten peripheren T-Lymphozyten sind ausdifferenziert und übernehmen Effektor–und Regulatorfunktionen. Aufgrund wesentlicher phänotypischer und funktioneller Unterschiede scheint es sinnvoll, das periphere Immunsystem weiter in ein systemisches und ein regionales Immunsystem aufzugliedern. Das MALT ist an Masse und Zahl der Lymphozyten weit größer als das gesamte systemische T-Zellsystem. Ein Großteil der T-Lymphozyten des MALT ist als Lamina-propria-Lymphozyten (LPL) und intraepitheliale Lymphozyten (IEL) diffus verteilt. Daneben existieren aber auch organisierte Follikel, wie die Peyer-Plaques, solitäre Lymphfollikel und die mesenterialen Lymphknoten.

Die T-Lymphozyten des MALT unterscheiden sich phänotypisch und auch funktionell wesentlich von den systemischen T-Zellen. Letztere bestehen zum Großteil (>90 %) aus sogenannten α/β-T-Zellen, welche einen heterodimeren T-Zellrezeptor (TZR) aus einer α- und einer β-Kette exprimieren. Der kleinere Anteil der systemischen T-Lymphozyten (< 10 %) exprimiert einen „alternativen" TZR aus einer gamma–und einer delta-Kette. Die systemischen α/β-T-Lymphozyten exprimieren entweder den $CD4^+$- oder den $CD8^+$-Korezeptor.

Die $CD4^+\alpha/\beta$-T-Lymphozyten des Menschen erkennen Peptide, die von Genprodukten des Haupt-Histokompatibilitäts-Komplexes („major histocompatibility complex", MHC; beim Menschen HLA-Komplex mit den HLA-Antigenen) den HLA-Klasse II-Antigenen präsentiert werden, während die CD $8^+\alpha/\beta$-T-Zellen antigene Peptide erkennen, welche ihnen von HLA Klasse I-Molekülen dargeboten werden. Die systemischen α/β-T-Lymphozyten entwickeln sich fast ausschließlich thymusabhängig. Im Thymus werden die $CD4^+$- bzw. $CD8^+$-T-Lymphozyten positiv und negativ selektioniert. Unter anderem werden dabei autoreaktive T-Lymphozyten eliminiert bzw. inaktiviert. Dieser erste Kontrollschritt verhindert weitgehend autoaggressive Reaktionen durch systemische α/β-T-Zellen.

Die Funktionen der α/β-T-Lymphozyten sind gut charakterisiert. Die $CD4^+$-α/β-T-Zellen übernehmen in erster Linie die Aufgabe, andere Zellen zu stimulieren. Sie werden daher als Helfer-T-Zellen (TH-Zellen) bezeichnet. Diese „Hilfe" wird durch lösliche Mediatoren, sog. Zytokine, vermittelt. Aufgrund ihres unterschiedlichen Zytokinsekretionsmusters können TH-Zellen weiter in sog. TH 1–und TH 2–Zellen unterteilt werden. Die TH 1-Zellen sind in erster Linie für die Aktivierung der zellulären antimikrobiellen Immunantwort, die häufig mit entzündlichen Reaktionen einhergeht, verantwortlich. Die charakteristischen Zytokine sind Interleukin (IL)-2, welches T-Zellen stimuliert und Interferon-gamma (IFN-γ), welches Makrophagen aktiviert. Die sog. TH 2-Zellen sind dagegen primär für die Stimulation der humoralen Immunantwort zuständig. Als charakteristische Zytokine sind IL-4 und IL-5 zu nennen, welche beide die Aktivierung der Antikörperproduktion durch B-Zellen stimulieren. Neuere Untersuchungen deuten darauf hin, daß die Differenzierung in TH 1- bzw. TH 2-Lymphozyten selbst wieder durch Zytokine reguliert wird, so daß sich die TH 1- und TH 2-Populationen wechselseitig beeinflussen können. Die Entwicklung von TH 1-Zellen wird durch das von Makrophagen produzierte IL-12 sowie das von Natural Killer (NK)-Zellen und den TH 1-Zellen produzierte IFN-γ gefördert. Die Entwicklung von TH 2-Zellen wird durch IL-1, das von Makrophagen gebildet wird, und IL-4, welches von den TH 2-Zellen selbst gebildet wird, positiv gesteuert. Das von Makrophagen, TH 2-Zellen und B-Lymphozyten gebildete IL-10 scheint der Bildung von TH 1-Zellen entgegenzuwirken, während IFN-γ die Entwicklung von TH 2-Zellen hemmt. Obwohl das beschriebene TH 1/TH 2-Schema in erster Linie im murinen System erarbeitet wurde, deuten neuere Befunde darauf hin, daß es auch für das Immunsystem des Menschen Gültigkeit hat. Verschiebungen im Gleichgewicht zwischen TH 1-und TH 2-Zellen und der jeweiligen Zytokine sind mit großer Wahrscheinlichkeit an der Entwicklung und auch der Persistenz verschiedener entzündlicher Erkrankungen entscheidend beteiligt. Für organspezifische Autoimmunerkrankungen wie den Diabetes mellitus Typ I scheint eine TH 1 Antwort eine besondere Bedeutung in der Pathogenese zuzukommen. Die CD8$^+$-T-Lymphozyten sind in erster Linie zytolytisch, obwohl sie häufig auch Zytokine des TH 1-Typs (insbesondere IFN-γ) produzieren. Aufgrund ihrer zytolytischen Aktivität sind CD8$^+$-T-Zellen besonders an der Abwehr von Virusinfektionen beteiligt.

Über die Art der Antigenerkennung und die funktionellen Aufgaben der systemischen γ/δ-T-Lymphozyten ist weit weniger bekannt. Zwar durchlaufen die meisten systemischen γ/δ-T-Lymphozyten eine thymusabhängige Entwicklung, diese scheint jedoch von den MHC kontrollierten Selektionsmechanismen unbeeinflußt zu bleiben. Entsprechend hängt auch die Antigenerkennung der systemischen γ/δ-T-Zellen nicht zwingend von den klassischen MHC Molekülen (HLA-Moleküle beim Menschen) ab. Vielmehr scheinen häufig nichtklassische, sogenannte MHC-Klasse Ib-Moleküle, den γ/δ-T-Zellen Antigene zu präsentieren. Auch können Antigene dargeboten werden, auf welche α/β-T-Lymphozyten nicht reagieren. So konnte kürzlich von verschiedenen Arbeitsgruppen gezeigt werden, daß Kohlenhydrate, die ein Phosphat enthalten, γ/δ-T-Lymphozyten stimulieren. Interessant ist auch die Beobachtung, daß bestimmte Antigene direkt, unter Umgehung von klassischen oder auch nichtklassischen MHC-Molekülen, γ/δ-T-Zellen stimulieren können.

In der frühen Phase der T-Zellreifung kommt es zum Rearrangement der TZR-Gene. Beim Rearrangement der T-Zellen kommt es zur Verknüpfung der verschiedenen kettenspezifischen Segmente des jeweiligen Genlokus. Dieses Rearrangement führt zur Ausbildung klonotypischer Rezeptoren auf den T-Zellen, die mittels dieser Rezeptoren Antigene im Kontext von MHC-Molekülen spezifisch zu erkennen vermögen. Durch die Kombination verschiedener Gensegmente kann eine große Vielfalt an klonotypischen Rezeptoren entstehen (s. Tabelle 109).

Diese Variabilität zeigt sich besonders für die γ/δ-T-Zellen, die trotz einer gegenüber den α- und β-Genloki geringeren Zahl an V-, D- und J-Segmenten ein großes Maß an junktionaler Diversifikation unter anderem durch zusätzliche D-D-Rearrangements aufweisen können.

Trotz dieser theoretisch möglichen hohen Variabilität, konnte für die γ/δ-T-Zellen mittels Antikörper und durch molekulare Analysen gezeigt werden, daß sich ein teilweise sehr restringiertes TZR-Repertoire regionär bereits physiologischerweise epidermal, im Uterus und Vaginalepithel sowie intestinal ausbildet. Im peripheren Blut wurden dominante $TZR\delta2^+$ T-Zellen beschrieben, die den Marker CD45RA koexprimieren. Im Darm hingegen dominieren $TZR\delta1^+$ T-Zellen, die den Marker CD45RO exprimieren. In der Situation einer inflammatorischen Veränderung, wie zum Beispiel organspezifischen Autoimmunerkrankungen, konnten in letzter Zeit Hinweise dafür gewonnen werden, daß eine restringierte TZR-Expression auftreten kann als Hinweis für antigengetriebene bzw. durch immunodominante Antigene getriggerte Immunantworten.

Im Gegensatz zum systemischen T-Lymphozytensystem entwickelt sich ein Großteil der T-Zellen des Mukosa-assoziierten Immunsystems (MALT) thymusunabhängig. Es ist wahrscheinlich, daß diese thymusunabhängigen MALT-T-Zellen regional reifen. Als charakteristisch für die thymusunabhängigen $CD8^+$-T-Zellen wird die Expression eines $CD8\alpha/\alpha$ Homodimers angenommen. Die thymusabhängigen T-Lymphozyten exprimieren dagegen ein $CD8\alpha/\beta$

Tabelle 109. Diversifikation des humanen TZR-Repertoirs

	TZRα/β		TZR γ/δ	
Gensegment	α-Kette	β-Kette	γ-Kette	δ-Kette
V	100	100	7	10
D	–	2	0	2
J	100	13	2	2
VxDxJ Kombination	10^4	2×10^3	10^4	10^4
N-Diversifikation	10^4	10^4	10^4	10^4
Mögliche Diversifikation des TZR	10^{15}		10^{16}	

V variables Segment des T-Zellrezeptors; *D* diversity-Segment des TZR, *J* joining-Segment des TZR.

Heterodimer. Somit können die MALT-T-Lymphozyten in folgende Haupt-gruppen unterteilt werden: CD4 TZRα/β T-Zellen, CD8α/α TZRα/β T-Zellen (thymusunabhängig), CD4$^+$ CD8$^+$ (doppelpositiv, DP) TZRα/β Lymphozyten, DN (doppelnegativ, DN)γ/δ-T-Lymphozyten und CD8α/α-γ/δ-T-Lymphozyten.

Die thymusunabhängigen T-Lymphozyten unterliegen keiner Negativselek-tion. Daher umfaßt diese T-Zellpopulation auch putativ autoreaktive Lym-phozyten mit autoaggressivem Potential. Zur Verhinderung autoaggressiver Reaktionen müssen die thymusunabhängigen T-Zellen des MALT unmittelbar einer regionalen Kontrolle unterliegen. Auch die fast vollständig fehlende proliferative Antwort vieler MALT-T-Zellen auf einen antigenen Reiz ist als Hinweis auf eine regionale Suppression des MALT-T-Zellsystems zu deuten. Allerdings ist hier zu vermerken, daß in Experimenten zur antigenspezifischen Stimulation von MALT-T-Lymphozyten häufig antigenpräsentierende Zellen (APZ) des systemischen Immunsystems verwendet werden (z. B. aus der Milz im murinen System und aus dem peripheren Blut im Humansystem). Wahr-scheinlich dienen *in situ* in erster Linie Epithelzellen als APZ für IEL, welche möglicherweise Antigene über nichtklassische MHC Ib-Moleküle präsentieren. Es ist anzunehmen, daß diese unterschiedliche Antigenpräsentation und die damit verbundenen alternativen Kosignale zur T-Zellstimulation über die Aktivierung bzw. Suppression von MALT-T-Zellen wesentlich mitentscheiden. Es gilt daher, eine Interaktion zwischen Enterozyten und intestinalen T-Lym-phozyten sowohl unter physiologischen wie auch pathophysiologischen Be-dingungen zu erforschen.

Die hochsensitive Regulation potentiell autoaggressiver T-Zellen ist be-kanntlich störanfällig. Derartige Störungen können zu chronischen Entzün-dungen im Bereich der Mukosa, besonders im Darm mit dessen hoher Antigenlast, führen. Diese Anfälligkeit wird durch das Auftreten entzündlicher Darmerkrankungen bei sog. Knockout (KO)-Mäusen mit definierten Defekten im T-Zell-System bzw. der Zytokingene besonders deutlich (s. Abschn. 24.2).

Obwohl das MALT als eigenständiges System zu verstehen ist, bestehen vielfältige Interaktionen mit dem systemischen Immunsystem. Da der Darm die Eintrittspforte für zahlreiche mikrobielle Krankheitserreger darstellt und wei-terhin kontinuierlich mit Nahrungsmittelantigenen konfrontiert wird, hat der frühe Kontakt des MALT mit Antigenen entscheidenden Einfluß auf den wei-teren Verlauf einer systemischen Immunantwort. Ferner muß bei der Inter-aktion zwischen dem MALT und dem systemischen Immunsystem beachtet werden, daß es durch die Zirkulation von Lymphozyten zwischen regionalem und systemischen Immunsytem zu interaktiven Prozessen kommt.

Der Gastrointestinaltrakt ist in großem Umfang alimentären und bakteri-ellen Antigenen ausgesetzt. Diese Exposition stellt mengenmäßig die größte Antigenlast an einer Barriere des Körpers zur Außenwelt dar. Ab der 11. bis 20. Gestationswoche entwickeln sich beim menschlichen Feten im Intestinaltrakt Lymphfollikel, Peyer-Plaques, ferner werden im Bereich der Lamina propria und intraepithelial zunehmend T-Lymphozyten gefunden. Ab der Geburt kommt es durch die Nahrungsaufnahme, zunächst noch modifiziert durch die Aufnahme der Muttermilch zu einer deutlichen Zunahme der Anzahl der Lymphozyten in der Darmwand.

Das Immunsystem des Darms („gut associated lymphoid tissue", GALT) stellt ein regionäres Immunsystem dar, das an seine besonderen Anforderungen durch anatomische wie auch funktionelle Besonderheiten angepaßt ist. Zu den besonderen Reaktionsformen des GALT zählt die Verhinderung einer überschießenden Immunantwort gegenüber den Antigenen aus dem Darmlumen und die gleichzeitige Reaktion auf potentielle Pathogene mit einer gezielten, für den Organismus in der Regel protektiven Immunantwort. Wie das T-Zellimmunsystem des Darms sein differentielles Reagieren steuert, wie und wodurch die einzelnen Komponenten miteinander interagieren, wird bisher nur unvollständig verstanden. Eine vergleichende Übersicht über die phänotypischen bzw. funktionellen Eigenschaften von Lymphozyten des peripheren Immunsystems (PBL) und LPL sowie IEL als Vertreter des MALT verdeutlicht die Unterschiede (Tabellen 110 und 111).

Tabelle 110. Phänotypisierung humaner intestinaler intraepithelialer Lymphozyten. (Mod. nach Lundquist et al. 1995)

	Jejunum	Ileum	Kolon
Extrathymale Reifung	++++	+	–
Relative Häufigkeit von T-Zellen:			
α/β TCR+			
CD4+	+	+	++
CD8+	++	++	+
CD4-CD8-	–	+	++
γ/δ TCR+			
CD4+	–	–	(+)
CD8+	(+)	(+)	(+)
CD4-CD8-	++	++	++

-<5 %; +5–30%; ++ 30–60%; +++ 60–90%; ++++ >90%.

Tabelle 111. Unterschiedliche funktionelle Eigenschaften systemischer und MALT-T-Lymphozyten am Beispiel Darm

Funktion	PBL	LPL	IEL
Proliferation	+ + +	+	+
Zytokine	+ +	+ + +	+
Zytolyse	+ +	+ + +	+ + +

PBL Lymphozyten des peripheren Blutes; *LPL* Lymphozyten der Lamina propria; *IEL* intraepitheliale Lymphozyten.

Die intestinalen intraepithelialen T-Zellen (IEL)
und die T-Lymphozyten der Lamina propria (LPL)

Die diffus in der intestinalen Lamina propria verteilten Lymphozyten bilden das intestinale System der IEL. Diese Lymphozyten sind in ihrem überwiegenden Anteil (>90 %) T-Lymphozyten. Mehr als 90 % davon sind wiederum phänotypisch $CD8^+$, 5–10% $CD4^+$. Im Vergleich zum peripheren Blut mit einem CD4 : CD8-Verhältnis von etwa 2:1 überwiegen intraepithelial die $CD 8^+$-T-Lymphozyten. Das CD8-Molekül besteht in Nicht-IEL–Kompartimenten aus einem membranständigen α/β-Heterodimer, während mehr als 60 % der $CD 8^+$ i-IEL $CD 8\alpha$ als Homodimer exprimieren. Etwa 15-20 % der i-IEL sind T-Zellen, die den alternativen γ/δ-T-Zellrezeptor exprimieren. Somit finden sich hier als weitere regionäre Besonderheit des Immunsystems T-Zellen mit dem γ/δ-T-Zellrezeptor, die extrathymal herangereift sind. In Studien an Tieren ohne thymusabhängige T-Lymphozyten-Entwicklung konnte gezeigt werden, daß thymusabhängige intraepitheliale T-Lymphozyten bevorzugt den α/β-Rezeptor tragen sowie das typische heterodimere (α/β) CD8-Molekül peripherer T-Lymphozyten. T-Lymphozyten, die das $CD8\alpha$-Homodimer aufweisen, beschreiben eine thymusunabhängig herangereifte Population, die etwa zur Hälfte den alternativen γ/δ-Rezeptor aufweisen.

Die Lymphozyten der Lamina propria (LPL) sowie die aggregierten Lymphozytenpopulationen (Peyer-Plaques, Lymphfollikel, mesenteriale Lymphknoten) entwickeln sich thymusabhängig. Es gibt jedoch Hinweise, daß zur vollständigen Ausbildung der Struktur des Darmimmunsystems eine Kommunikation stattfinden muß zwischen thymusabhängigen und thymusunabhängigen T-Lymphozyten sowie weiteren Zellpopulationen, die für den Antigentransport und die Antigenpräsentation (klassische MHC I- und nichtklassische MHC Ib-Moleküle) verantwortlich sind. Hierzu gehört auch die physiologische Lymphozytenmigration, mit der regionäre und systemische Effektorzellen in räumliche Nähe kommen und sich gegenseitig beeinflussen können. Die Migration und das „Homing" der Lymphozyten ist sowohl für B-Lymphozyten als auch in letzter Zeit für T-Lymphozyten des Darmes nachgewiesen worden.

Die Relationen zwischen $CD4^+$- und $CD8^+$-T-Lymphozyten gleichen in der Lamina propria mehr den Relationen im peripheren Blut. Typischerweise tragen diese T-Zellen den α/β-Rezeptor. Im Gegensatz zu systemischen Blutlymphozyten (PBL) findet sich als Oberflächenmolekül eine starke Expression des CD45RO-Antigens („Memory"-T-Zellen), während das CD45RA-Antigen („naive"-T-Zellen) nur in geringem Umfang exprimiert wird. Diese Phänotypen gehen mit unterschiedlichem funktionellen Verhalten einher; $CD45RO^+$-Zellen proliferieren bei Antigenkontakt, während $CD45RA^+$-T-Lymphozyten nur auf Mitogene mit Proliferation reagieren. Im Vergleich zu PBL exprimieren sowohl B-als auch T-Lymphozyten der Lamina propria stärker die Aktivierungsmarker Transferrinrezeptor und IL-2-Rezeptor. Ferner sind lokustypische Aktivitätsmarker, wie zum Beispiel das HML-1–Antigen für LPL-Zellen, als weiterer Beleg für die Besonderheiten des regionären Immunsystems des Darms beschrieben worden.

Das Rezeptorrepertoire intestinaler T-Zellen

Das Repertoire von T-Zellen wurde zunächst mittels Antikörperbindungen, in den letzten Jahren zunehmend durch molekularbiologische Methoden ergänzt, an IEL und LPL-Populationen untersucht. Eine unterschiedliche Verteilung phänotypischer Marker der T-Zellen sind im Bereich des Dünn- versus Dickdarms beschrieben worden. Es wurde postuliert, daß das Repertoire der T-Zellen erstens zwischen Peripherie und Darm kompartimentiert ist und sich zweitens zwischen Dünn- und Dickdarm weiter aufgliedert. Eine Überexpression von Vδ1$^+$ T-Zellen wurde kürzlich im Dünndarm beschrieben. Auch hier zeigte sich eine Kompartimentalisierung für die γ/δ-T-Lymphozyten des Dünn- und Dickdarms. Die Stabilität der Vδ1-Transkripte über einen Zeitraum von einem Jahr deutet auf eine stabile und für den jeweiligen Darmabschnitt typische Population hin. Im Vergleich dazu findet sich in PBL überwiegend eine Vδ2-Expression. Die molekulare Analyse von TZRα/β-T-Zellen erbrachte Hinweise auf eine breit gefächerte Vβ-Familien-Expression. Der Sequenzvergleich der putativen Antigenbindungsstelle des T-Zell-Rezeptors (CDR3-Region) lieferte jedoch Hinweise auf das Vorhandensein einer begrenzten Anzahl expandierter T-Zellen. Somit zeichnet sich trotz einer großen Antigenvielfalt im Darmlumen mukosaseitig ein restringiertes T-Zellrepertoire ab. Warum es bereits physiologischerweise zu einem restringierten Repertoire kommt, zu welcher Zeit es sich entwickelt (pränatal, unmittelbar postnatal, in der Adoleszenz) ist bisher nicht ausreichend untersucht. Eine Erklärung für die berichteten Veränderungen des Repertoirs der T-Zellen könnte der unmittelbare Selektionsdruck durch immunodominant wirkende Antigene des Intestinaltraktes sein.

T-Zellfunktionen

Die Lymphozyten im efferenten Schenkel des intestinalen Immunsystems sind in ihrer Funktion im wesentlichen auf 2 Reaktionsformen hin ausgebildet. *Erstens* eine protektive Immunantwort gegenüber den Organismus bedrohenden pathogenen Keimen mit Ausbildung einer antigenspezifischen Immunantwort; *zweitens* Entwicklung einer lokalen wie systemischen Unterdrückung einer Immunantwort gegen Nahrungsmittelantigene. Die Präsentation von Antigenen im Magen-Darm-Trakt, die möglicherweise auch Nicht-Peptidantigene beinhaltet, ist durch klassische MHC I als auch durch nicht-klassische MHC Ib–Moleküle möglich.

Nichtklassische oder auch MHC Ib-Moleküle weisen einen limitierten Polymorphismus auf, gleichwohl stellen sie für α/β- als auch γ/δ-T-Zellen Restriktionselemente dar, die die T-Zellantwort mitbestimmen können. Zu den HLA Ib-Molekülen wird auch die Gruppe der CD 1-Moleküle (CD 1a-CD 1e) gerechnet, die nicht auf dem MHC-Lokus kodieren. Durch ihre unterschiedliche regionäre Expression stellen die Ib-Moleküle möglicherweise interessante Partner für die Antigenpräsentation gegenüber dem regionären T-Zellsystems dar.

Charakteristischerweise sind die Proliferationseigenschaften der IEL deutlich reduziert. Sie lassen sich weder durch Mitogene, Alloantigene oder durch anti-CD3 mAk vergleichbar zu PBL zur Proliferation bringen. Zwei alternative Hypothesen für das Verhalten der Lymphozyten werden diskutiert: (1) Die Lymphozyten haben einen Differenzierungsgrad erreicht, der eine Proliferation unmöglich macht; (2) es werden alternative Signaltransduktionswege im Vergleich zu systemischen T-Lymphozyten benutzt, so daß die oben angeführten Stimuli, die typischerweise systemische Lymphozyten aktivieren können, nicht effektiv sind. Schließlich ist auch ein entscheidender Einfluß der antigenpäsentierenden Zellen des Darms (die Enterozyten oder auch die M-Zellen) mit alternativen kostimulierenden Signalen in diese Überlegungen mit einzubeziehen.

Eine zentrale Aufgabe des intestinalen Immunsystems ist die Entwicklung und Beibehaltung einer sogenannten immunologischen Reaktionsunfähigkeit (Toleranz) gegenüber zahlreichen Antigenen. Dies drückt sich in der verminderten Stimulierbarkeit intestinaler Lymphozyten durch Antigene und Mitogene aus sowie in der Produktion von Zytokinen mit Suppressoraktivität. Eine charakteristische Eigenschaft der Toleranzvermittlung des intestinalen Immunsystems ist die „orale" Toleranz. Neben der regionalen Toleranz ist insbesondere die Toleranzinduktion in der Peripherie das herausragende Merkmal des Immunsystems des Darms. Möglicherweise spielen T-Zellen, die ein TH 2-typisches Zytokinprofil exprimieren, eine wesentliche Rolle. Für die durch exogene Antigene induzierte orale Toleranz konnte gezeigt werden, daß $CD8^+$, TGF-ß exprimierende T-Lymphozyten eine wichtige Rolle bei der aktiven Suppression übernehmen. Auch spielen regulatorische $CD4^+$- Lymphozyten, die IL-4 und IL-10 exprimieren, eine besondere Rolle in der Aufrechterhaltung einer Toleranz.

24.2
Tiermodelle chronisch-entzündlicher Darmerkrankungen

Ätiologie und Pathogenese der chronisch-entzündlichen Darmerkrankungen sind zu großen Teilen ungeklärt. Insbesondere Tiermodelle, die sich genetisch veränderter Tiere bedienen, haben in letzter Zeit einen neuen experimentellen Ansatz zum Verständnis chronisch-entzündlicher Darmerkrankungen geliefert. Sie bieten auch die Möglichkeit, neue therapeutische Therapiekonzepte zu entwickeln und etablierte Therapieverfahren zu überprüfen.

Exogen induzierte entzündliche Darmerkrankungen

Es gibt verschiedene Methoden der Induktion einer experimentellen Kolitis, wie die chemisch-induzierte Kolitis, die Transmissionskolitis, Induktion einer Immunkomplexkolitis, Gabe von Immunstimulanzien oder auch der Einsatz bakterieller Erreger wie zum Beispiel Chlamydia trachomatis. Vorteil dieser Modelle ist der zeitlich genau definierte Beginn der jeweiligen Exposition mit der Chance, eine exakte Zeitsequenz der inflammatorischen Vorgänge zu studieren. Nachteil ist die zeitlich limitierte Präsentation der Inflammation, so daß alle Phänomene einer chronischen Entzündung sicher nicht mit diesen Modellen repräsentiert sein können. Als chemische Agenzien oder Immunstimmulanzien sind benutzt worden: Installation von Formalin, Essigsäure, Trinitrobenzensulfonsäure, Äthanol, Indometacin, orale Gabe von Dextransulphat oder die intravenöse Applikation von Immunkomplexen.

Im folgenden sollen 3 klassische Modelle einer exogen induzierten entzündlichen Darmerkrankung beschrieben werden.

Eine chronische Kolitis wird bei der Ratte durch den rektalen Einlauf von Trinitrobenzensulfonsäure (TNBS) erzeugt. Es kommt zu deutlich sichtbarer Darmwandverdickung, transmuraler Entzündung und Ulzerationen. Nach 3 Wochen entwickeln sich in einem Teil der Versuchstiere Langerhans-Riesenzellen und Granulome. Nach etwa 4 Wochen heilen die Ulzerationen langsam ab. In diesem Modell steigen Leukotrien-B_4 und Myeloperoxydase als Enzymmarker neutrophiler Leukozyten massiv an. Während Lipoxygenaseinhibitoren die Entzündung deutlich reduzieren, hat Indometacin keinen Effekt. Indometacin hemmt die Prostaglandinsynthese, bleibt jedoch ohne Einfluß auf die Leukotrienproduktion. Endogene Prostaglandine haben demnach eher eine antiinflammatorische Wirkung in der Akutphase der Kolitis. Eine Blockierung des extrinsischen sensorischen Nervensystems durch das Neurotoxin Capsaizin vor Induktion der Kolitis führt zu einer höheren Mortalität der Ratten. Diese Befunde zeigen, daß das sensorische Nervensystem im Kolon über einen möglichen immunmodulatorischen Effekt eine protektive Wirkung hat.

Das sulfatierte Polysaccharid Carageen wird als Zusatzstoff in der Lebensmittelindustrie verwendet. Niedrigmolekulare Abbauprodukte mit Molekulargewichten zwischen 20 000 und 40 000 bewirken in verschiedenen Tierspezies Ulzerationen des Kolons mit zellulärer Infiltration und eine deutliche Permeabilitätssteigerung der Schleimhaut des Dünndarms. Carageenan zerstört in einer Monolayer-Kultur aus Dünndarmzellen die Zellkontakte und verzögert das Zellwachstum. Diese Effekte waren zeit- und dosisabhängig. Längerfristige Gabe von Carageen führt zur Bildung von kolorektalen Adenomen und Adenokarzinomen. Dieses Modell ist für die Pathogenese der chronisch-entzündlichen Darmerkrankungen beim Menschen aus 2 Gründen von Bedeutung:

- Zum einen sind in zahlreichen Lebensmitteln Carageene enthalten.
- Zum anderen wird diskutiert, daß eine primäre Permeabilitätsstörung ein möglicher ätiologischer Faktor in der Pathogenese der chronisch-entzündlichen Darmerkrankungen ist.

Es wurde versucht, im Tiermodell eine Kolitis durch Übertragung von Schleimhauthomogenaten von Patienten mit chronisch-entzündlichen Darmerkrankungen zu induzieren. In einzelnen Fällen ist es gelungen, durch Übertragung von Mycobacterium paratuberculosis aus Darmgewebe von Patienten mit Morbus Crohn in Ziegen eine Granulombildung im Ileum auszulösen. Diese Experimente haben jedoch nicht die Rolle des Mycobacterium paratuberculosis in der Ätiologie des Morbus Crohn klären können. Die Injektion von Zellwandfragmenten von Streptokokken der Gruppen A und D in die Dünndarmwand von Ratten führt zu einer akuten Entzündung, die in eine chronische, granulomatöse Entzündung übergeht. Aus diesem Modell wurde geschlossen, daß Zellwandfragmente von Bakterien durch die Mukosa gelangen und in der Lamina propria eine chronische Entzündung auslösen.

Eine Immunkomplexkolitis entwickelt sich, wenn lösliche Immunkomplexe aus der Zirkulation in der Kolonmukosa fixiert werden und eine Komplementaktivierung auslösen. Der intravenösen Gabe der Immunkomplexe geht die Induktion einer milden Entzündung durch einen rektalen Einlauf einer einprozentigen Formalinlösung voraus. Nach 24–48 h sind Ulzerationen der Mukosa mit neutrophiler Infiltration und Ausbildung von Kryptenabszessen nachweisbar. An diesem Modell ist eindrucksvoll gezeigt worden, daß Interleukin-1 die Konzentration der Eikosanoide erhöht. Die Gabe eines Interleukin-1-Rezeptorantagonisten verhinderte die entzündliche Reaktion. Der Schweregrad der Kolitis ist signifikant höher, wenn das sensorische Nervensystem durch das Neurotoxin Capsaizin geschädigt wird. Auch hier wird der protektive Effekt des sensorischen Nervensystems und seiner Neuropeptide in der akuten Phase der Entzündung deutlich.

Entzündliche Darmerkrankungen genetisch manipulierter Tiere

Diese besonderen Modelle ermöglichen eine weitergehende Charakterisierung des Einflusses einer genetischen Veränderung, die im weitesten Sinne als Prädisposition für eine Entzündung zu bezeichnen ist und damit einen Einfluß auf die Expressivität der Erkrankungen ausüben sollte. Die Bedeutung von exogenen Faktoren, wie zum Beispiel das Erregermilieu in seiner Interaktion mit dem Immunsystem, können an diesen neuen Tiermodellen studiert werden. Die besondere Rolle von Lymphozyten in der Pathogenese entzündlicher Darmerkrankungen wird durch Transferexperimente von Lymphozytensubpopulationen auf entsprechend konditionierte gesunde Empfängertiere ebenfalls deutlich.

Am Anfang soll über zwei Tiermodelle berichtet werden, die spontan auf dem Boden eines wohl besonderen genetischen Hintergrundes eine entzündliche Darmerkrankung entwickeln. Ein spontanes Modell einer chronischen Kolitis wurde in 3 verwandten Spezies von Affen beschrieben. In einer Spezies, den Cotton-Top-Tamarins, entwickelt sich eine ulzeröse Kolitis mit mononukleärer und neutrophiler Infiltration, mit Kryptenabszessen bei 50–70% der Affen. Durch die geringe Verfügbarkeit von Primaten für die Grundlagenforschung ist dieses Modell bereits primär limitiert.

1994 wurde über ein neues Mausmodell von Sundberg und Mitarbeitern berichtet. Diese Tiere entwickeln spontan Diarrhö, eine rechtsseitige Kolitis sowie perianale Ulzerationen. Mehr als 80% der C3H/HeJ Bir-Mäuse zeigen in der 3.–6. Woche die Kolitis mit Befall der Ileozäkalklappe. Ab der 10. Woche kommt es zum Sistieren der Inflammation, während Antikörper gegen Escherichia coli, Proteus, Pseudomonas und Lactobacillus bei fast allen Tieren mit einem Lebensjahr in Westernblot-Analysen nachzuweisen sind. Weitergehende Untersuchungen zur zellulären Antwort von T-Zellen aus mesenterialen Lymphknoten konnten deren Stimulation durch E. coli Membranbestandteile nachweisen. Weder bei den Primaten, noch bei den C3H/HeJ Bir-Mäusen sind bisher Transferexperimente mit bestimmten Lymphozytenpopulationen durchgeführt worden. Solche Transferexperimente könnten klären, welche Lymphozytenpopulationen ggf. primär an der Ausprägung der Entzündung beteiligt sind.

Ein bereits sehr intensiv studiertes transgenes Modell stellen Ratten dar, die das menschliche HLA-Klasse I-Merkmal HLA-B27 zusammen mit ß2-Mikroglobulin überexprimieren (s. auch tabellarische Aufstellung der Tiermodelle in Tabelle: 112). Tiere, die in hohem Maße die beiden Gene exprimieren, entwickeln eine Kolitis, Gastritis, aber auch Zeichen einer systemischen „Autoreaktivität" mit Polyarthritis, Alopezie, Dermatitis, Epididymitis und Karditis. In der Regel wird nach 2 Monaten als erstes klinisches Zeichen eine unblutige Diarrhö beobachtet, gefolgt von Zeichen der Arthritis. Die inflammatorischen Prozesse präsentieren sich betont bei weiblichen Ratten. Weitere Gene der jeweiligen Rattenstämme modulieren die Expressivität der Erkrankung, so daß Lewis-Ratten nur geringe entzündliche Zeichen des Darmes aufweisen bei hoher Entzündungsaktivität im Bereich der Gelenke, Fischer-Ratten hingegen eine ausgeprägte intestinale Inflammation. Die Erkrankung läßt sich durch Knochenmark auf zuvor gesunde und entsprechend konditionierte Tiere übertragen und ist in seinem Phänotyp nicht primär abhängig vom Ausmaß der Expression des transgenen HLA-Moleküls auf Parenchymzellen. Die Bedeutung einer Interaktion zwischen einem durch das Transgen gestörten Immunsystem und der Umwelt wird daran deutlich, daß eine keimfreie Aufzucht der Tiere das Auftreten der Darmentzündung verhindert.

Die Ausschaltung immunregulatorischer Zytokine, wie Interleukin 2 und Interleukin 10 bei den sogenannten knockout-Mäusen (KO-Mäuse) hat in den letzten Jahren zu überraschenden Ergebnissen geführt, die bisher nur zum Teil in ihrer Komplexität verstanden sind. Physiologischerweise ist IL-2 ein regulatorisches und stimulatorisches Produkt von T-Helferzellen [TH 1-Zellen], IL-10 ein Sekretionsprodukt der sogenannten TH 2-Zellen, welches Makrophagen, NK-Zellen sowie TH 1-Zellen regulieren kann. Homozygot IL-2 defiziente Mäuse entwickeln nach etwa 9 Wochen in 50 % der Fälle eine zum Tode führende autoimmunhämolytische Anämie. Bei den überlebenden Tieren manifestiert sich um die 6.–15. Woche eine schwere Entzündung mit blutiger Diarrhö und Rektumprolaps. Die überwiegende Zahl an Tieren verstirbt nach 10–25 Wochen, überlebende Tiere können zusätzlich nach 30 Wochen eine Inflammation des Dünndarmes entwickeln. Die Bedeutung eines veränderten T-Zellsystems, insbesondere eines veränderten mukosalen Immunsystems wird deutlich, wenn die Tiere unter keimfreien Bedingungen aufgezogen werden. Es kommt dann nur zu einer schwachen Ausprägung der Entzündung. An weiteren Immunphänomenen wurde bei diesen Tieren das Auftreten von Autoantikörpern gegen Kolongewebe beschrieben. Der Verlust des immunregulatorischen Zytokins IL-2 scheint primär ausreichend zu sein, daß es zu den entzündlichen Veränderungen im Kolon kommt. Weitere Gene können jedoch den Entzündungsgrad und dessen Zeitkinetik modulieren; IL-2 KOBalb/c-Mäuse entwickeln rascher und deutlich ausgeprägter entzündliche Veränderungen im Vergleich zu IL-2 KO C57BL/6 ma/129/Ola Mäusen. Ein mit den IL-2 KO-Mäusen vergleichbares Modell stellen Mäuse dar, bei denen die α-

Tabelle 112. Klinische und pathologische Merkmale spontan auftretender Entzündungen des Verdauungstraktes

	Intestinale Lokalisation	Anorektale Läsionen	Prox. vs Distal Kolon	Systemische Veränderungen	Mukosal vs. Transmural	Granu-lome	AdenoCa	Einfluß bakterieller Antigene	T_{H1} vs. T_{H2}	Einfluß weiterer Gene	Kolon-Antikörper
C_3H/HeJ Bir	Zäkum	Geschwüre	Proximal	Nein	Transmural	Nein	Nein	Wahr-scheinlich	?	Ja	Nein
HLA-B27 TG	Kolon, Magen, Zwölf-fingerdarm	Geschwüre	Distal	Gelenk, Haut, Testes, Anämie	Schleimhaut	Nein	Ja	Ja	T_{H1} (?)	Ja	?
IL-2 KO	Kolon, Dünndarm (spät)	Prolaps	Distal	Hämolytische Anämie, Amyloidose	Schleimhaut	Nein	Nein	Ja	?	Ja	Ja
IL-2Rα KO	Kolon	?	?	Hämolytische Anämie, Lymphknoten-vergröße-rungen, Splenomegalie	Schleimhaut	Nein	?	?	?	?	?
IL-10 KO	Kolon, proximal Dünndarm	Prolaps	Proximal	Anämie	Transmural	Nein	Nein	Ja	T_{H1}	?	?
TCR KO	Kolon	Prolaps	Distal	Leber (+/-)	Schleimhaut	Nein	Nein	?	?	Ja	Ja
TGF-β_1 KO	Kolon, Magen	Geschwüre	?	Lunge, Herz, Bauchspeichel-drüse, Leber	Schleimhaut	Nein	Nein	?	?	Ja	?
Gi2α KO	Kolon, Zwölffinger-darm (+/-)	Prolaps	Distal	?	Schleimhaut	Nein	Ja	?	?	?	?
CD 45RB[hoch]	Kolon, Magen, Zwölffinger-darm	?	Distal	Leber, Lunge Herz	Transmural	Ja	Nein	Ja	T_{H1}	?	?
CSA	Kolon, Magen	?	?	Leber, Bauchspeichel-drüse	Schleimhaut	Nein	Nein	?	?	?	?

TG, transgenes Tier; KO, Knockout-Tier TCR, T-Zellen; Rezeptor; CSA, Cyclosporin A; ?, unbekannt oder nicht untersucht; CD 45RB[hoch] Wiederherstellung der SCID-Mäuse; AdenoCA, Adenokarzinom des Colon

Kette des IL-2 Rezeptors funktionell inaktiviert worden ist. Auch diese Tiere machen in den ersten 8–20 Wochen eine Phase mit hämolytischer Anämie durch, es sterben jedoch in dieser Phase deutlich weniger Tiere im Vergleich zu IL-2 KO-Mäusen. Die überlebenden Tiere entwickeln nach 12–16 Wochen eine Kolitis. Histologisch ist die Kolitis charakterisiert durch eine Mukosaverdickung, lymphozytäre und neutrophile Infiltrate, Kryptenabszesse und Destruktion der Epithelien. Im Gegensatz zu den IL-2 KO-Mäusen zeigt sich eine ausgeprägte Proliferation der lymphatischen Organe, mit Vergrößerung aller Lymphknoten sowie einer Splenomegalie.

Der Verlust des regulatorischen Zytokins IL-10 führt bei den Tieren zu einer Enterokolitis, die nach etwa 6 Monaten 100% der KO-Mäuse betrifft. Der Kolonbefall ist durch eine fokale transmurale Entzündung mit Mukosaproliferationen, Ulzerationen sowie der Infiltration durch Lymphozyten, Plasmazellen und Makrophagen gekennzeichnet. Im keimfreien Milieu kommt es lediglich zu einer Entzündung im proximalen Anteil des Kolons. Ein Transfer der Erkrankung gelingt auf zuvor gesunde und entsprechend konditionierte Mäuse durch Lymphozyten der Lamina propria, Lymphozyten aus Milz und CD4$^+$ Knochenmarkszellen. Es kann somit spekuliert werden, daß das Fehlen des immunoregulatorischen Zytokins IL-10 zu einer chronischen Aktivierung von TH 1-Lymphozyten und auch Makrophagen führt. Dies bedeutet eine Verschiebung im efferenten Schenkel des intestinalen Immunsystems, d.h. Fehlen einer lokalen Suppression entzündlicher Reaktionen durch IL-10 exprimierende CD4$^+$ T-Lymphozyten.

Weitere KO-Mausmodelle sind beschrieben worden. Tabelle 112 faßt diese und die oben beschriebenen Modelle zusammen. Bei TZRαß KO-Mäusen ist der Defekt dieser T-Zellpopulation zusammen mit funktionsfähigen B-Lymphozyten für die Entwicklung einer Kolitis verantwortlich. Der Einfluß weiterer Gene auf den Schweregrad der Kolitis konnte bereits zweifelsfrei gezeigt werden, während die Rolle exogener Trigger (intestinales Milieu) noch weiter untersucht werden muß. Allen KO-Modellen gemeinsam ist eine Aktivierung der Makrophagen, wobei frühzeitig postnatal proinflammatorische Zytokine wie Tumornekrosefaktor, Interleukin 1 und γ-Interferon freigestzt werden.

So elegant die Experimente mit den KO-Mäusen oder anderen transgenen Tieren auch anmuten, diese Modelle weisen ein immanentes Problem auf. Die jeweiligen Gendefekte oder auch die Expression eines entsprechenden Genproduktes ist ein konstantes Phänomen, so daß adaptive Vorgänge in der Entwicklung des Immunsystems mitverantwortlich für den jeweils beobachteten Phänotypus sein können. Zum Beispiel kommt es bei den IL-2 KO Mäusen zur Kompensation durch das Zytokin IL-15 während verschiedener Stadien der T-Zellreifung. Ein ideales Modell stünde nur dann zur Verfügung, wenn sich zu definierten Zeitpunkten bestimmte Gene (z. B. Interleukine) an- oder ausschalten ließen, so daß deren Einfluß auf den Phänotyp sich in zeitlich definierten Abläufen ggf. zusammen mit exogenen Faktoren studieren ließe. Solche Modelle existieren bereits, sind jedoch noch nicht für das Problem chronisch-entzündlicher Darmerkrankungen eingesetzt worden.

Rekonstitution Immundefizienter (SCID) Mäuse

Die Interaktion verschiedener T-Zellpopulationen läßt sich elegant durch Rekonstitutionsexperimente an primär immundefizienten Mäusen (SCID-Mäuse) studieren. Der Transfer von CD45RB^{high} T-Lymphozyten, die formal einen TH 1-Typus aufweisen, führt bei SCID-Mäusen zu einer Kolitis im distalen Kolon. Der Transfer von CD45RB^{low} T-Zellen führt nicht zum Auftreten einer Inflammation. Die Zugabe dieser Population vermag die beobachtete Entzündung nach Transfer von CD45RB^{high} T-Zellen sogar zu kontrollieren. Diese Ergebnisse unterstreichen die Interaktion zwischen TH1 und TH2-Subsets der T-Lymphozyten. Die physiologischerweise etablierte gegenseitige Kontrolle dieser Reaktivitäten bildet eine mögliche Grundlage für den Erhalt der Homöostase des intestinalen Immunsystems (s. hierzu: Reimann et al. 1994).

24.3
HLA-Assoziationen und andere genetische Marker
chronisch-entzündlicher Darmerkrankungen

Die HLA-Moleküle stellen zentrale Elemente einer T-Zell-vermittelten Immunantwort dar. Die auf allen kernhaltigen Zellen exprimierten Klasse I-Moleküle und die auf primär immunkompetenten Zellen (B-Lymphozyten, Makrophagen, aktivierte T-Zellen) exprimierten Klasse II-Moleküle sind funktionell betrachtet peptidbindende transmembranöse Rezeptoren. Obwohl die HLA-Moleküle multivalent Peptide binden und T-Zellen präsentieren, lassen sich für einzelne HLA-Allele bestimmte Charakteristika finden, die möglicherweise im Zusammenhang mit definierten Immunreaktivitäten und damit auch Erkrankungen stehen können. So zeigt zum Beispiel das HLA-B27-Molekül eine sehr tiefe Bindungsgrube für Peptide, so daß ein bestimmtes Peptidprofil hochaffin gebunden werden kann. Auch für HLA-DR-Moleküle konnte gezeigt werden, daß diese unterschiedliche Bindungen von exogenen und endogenen Peptiden aufweisen können.

Bereits lange vor dem molekularen Verständnis der Funktion von HLA-Molekülen war bereits bekannt, daß diese Moleküle die Immunantwort beeinflussen können. Es ist daher nicht verwunderlich, daß mit diesen Markern zahlreiche Assoziationsstudien zu den chronisch-entzündlichen Darmerkrankungen durchgeführt worden sind. Die Ergebnisse früher Studien wurde durch serologische Typisierungstechniken gewonnen. In Tabelle 113 sind diese Resultate teilweise zusammengefaßt. An recht kleinen Patientenkollektiven konnten zwar signifikante Assoziationen definiert werden, jedoch ist das jeweils definierte relative Risiko für die Erkrankung als nur mäßig erhöht zu bezeichnen. Einen Fortschritt in der Typisierungsverläßlichkeit hat der Einsatz von DNA-basierten Techniken erbracht. Es konnte mittels der neuen Technik durch verschiedene Arbeitsgruppen gezeigt werden, daß ein Subtyp des serologischen HLA-DR2, das sogenannte HLA-DRB1*15-Allel häufiger bei Patienten mit Colitis ulcerosa zu finden ist. Besonders stark war die Assoziation für Patienten, die zusätzlich Antikörper gegen Granulozytenantigene aufwiesen. Diese Ergebnisse sind jedoch nicht unwidersprochen geblieben. So konnte an

Tabelle 113. HLA-Assoziationen chronisch-entzündlicher Darmerkrankungen – Untersuchungen mittels HLA-Serologie

HLA-Allel	Relatives Risiko	Entzündliche Darmerkrankung
HLA-B15[1-4] England	1,32	M. Crohn
HLA-B15[5,6] Deutschland	1,27	M. Crohn
HLA-B27[7] Japan	38,05	M. Crohn
HLA-B27[8-10] Frankreich, Benelux	9,79	M. Crohn+ M. Bechterew
HLA-B5[7,11] Japan	2,96	Colitis ulcerosa
HLA-B27[2,4] England	2,17	Colitis ulcerosa
HLA-B35[12,13] Jüdische Population	2,34	Colitis ulcerosa
HLA-B44[14] HLA-Bw57	1,6 1,9	M. Crohn M. Crohn
HLA-B44[15] Deutschland	2,43	M. Crohn
HLA-DR7[15] Deutschland	1,85	M. Crohn

[1] Eade OE et al. (1980) Gastroenterology 79: 271–275.
[2] Woodrow JC et al. (1978) Tissue Antigens 11: 147–152.
[3] Gleeson MH et al. (1972) Gut 13: 438–440.
[4] Mallas EG et al. (1976) Gut 17: 906–910.
[5] Jacoby RK et al. (1974) Ann Rheum Dis 33: 422–424.
[6] Asquith P et al. (1974) Lancet i: 113–115.
[7] Hiwatashi N et al. (1980) Tohoku J Exp Med 131: 381–385.
[8] Huaux J et al. (1977) J Rheumatol 4s: 60–63.
[9] Van Den Berg-Loonen EM et al. (1977) J Immunogenet 4: 167–175.
[10] Monconduit M et al. (1977) Biomedicine 27: 41–42.
[11] Tsuchiya M et al. (1977) Digestion 15: 286–294.
[12] Nahir M et al. (1976) Lancet ii: 573.
[13] Delpre G et al. (1980) Gastroenterology 79: 1452–1457.
[14] Purrmann J et al. (1990) Scand J Gastroenterol 25: 981–985.
[15] Kühnl P et al. (1990) Beitr. Infusionstherapie 26: 283–286.

europäischen Colitis-ulcerosa-Patienten eine Assoziation zwischen ANCA-Positivität and HLA nicht nachvollzogen werden.

Eigene Untersuchungen zur Immungenetik zeigen, daß bei Crohn-Patienten in Deutschland das HLA-DRB1*0701-Allel gehäuft zu finden ist (Tabelle 114). Je früher das Auftreten der Erkrankung, desto stärker zeigte sich die Asso-

Tabelle 114. HLA-Assoziationen chronisch-entzündlicher Darmerkrankungen – Untersuchungen mittels HLA-DNA-Typisierungen

HLA-Allel	Relatives Risiko	Entzündliche Darmerkrankung
DR2 (DRBI * 1502) [1] Japaner	4,2	Colitis ulcerosa
DPw9 [1] Japaner	6,1	Colitis ulcerosa
DRBI * 15 [2] Deutsche	2,2	Colitis ulcerosa
DR2 [3] weiße Amerikaner	2,6	Colitis ulcerosa
DRB1 * 1502 [4] weiße Amerikaner	5,2	Colitis ulcerosa
DRB1 * 0405 DRB1 * 0410 [5] Japaner	2,2 5,0	Morbus Crohn
DRB1 * 07 [6] Deutsche	2,6	Morbus Crohn

[1] Sugimura K et al. (1993) Human Immunol 36: 112–118.
[2] Boehm BO et al. (1994) Gastroenterology, 106: A654.
[3] Toyoda H et al. (1993), Gastroenterology 104: 741–748.
[4] Castro R et al. (1994) Human Immunol 40: A95.
[5] Nakajima A et al. (1995) Gastroenterology 109: 1462.
[6] Reinshagen M et al. (1996) Gut 38: 538-542

ziation mit diesem Allel. Neben der erstmalig beschriebenen Assoziation zwischen HLA-DRB1*07 und Morbus Crohn ergab diese Studie einen Hinweis, daß eine durch HLA-DRBI-Gene vermittelte Prädisposition einen Bezug zum klinischen Verlauf (Manifestationsalter) haben kann.

Möglicherweise erlauben die HLA-Typisierungen eine weitergehende immungenetische Subtypisierung des klinischen „Sammeltopfes" chronisch-entzündlicher Darmerkrankungen. Bisher konnten wir jedoch an einem eigenen, sehr großen Patientenkollektiv für diese Hypothese noch keine ausreichende Evidenz ableiten.

Eine eindeutige Rolle von HLA-Antigenen als peptidpräsentierende Moleküle bestimmter mit der Immunpathogenese assoziierter Antigene konnte nicht nachgewiesen werden. Somit sind die bisher gemachten Beobachtungen zu den HLA-Assoziationen chronisch-entzündlicher Darmerkrankungen als interessante, zur Zeit aber nur wenig zur Immunpathogenese beitragende, rein statistische Beobachtungen einzuordnen.

Als weitere genetische Marker der entzündlichen Darmerkrankungen lassen sich verschiedene Polymorphismen von Genen untersuchen, deren Produkte unmittelbare funktionelle Bedeutung bei Entzündungsvorgängen zukommt.

Neben den Genen für den Tumornekrosefaktor (TNFα und TNFß), die beide auf dem kurzen Arm des Chromosoms des Menschen in der HLA-Region zu liegen kommen, sind weitere Genpolymorphismen untersucht worden. Es konnte gezeigt werden, daß ein als R241 bezeichnetes Allel des Adhäsionsmoleküls ICAM-1 bei ANCA-positiver gegenüber ANCA-negativer Colitis ulcerosa häufiger zu finden war (Prävalenzen: 16% vs. 6,6%). Bei gesunden Kontrollen fand sich eine Frequenz von 6,4% für dieses Allel.

Alle bisher vorliegenden Studien zur Genetik der entzündlichen Darmerkrankungen weisen auf ein nicht zu unterschätzendes Problem hin. Obwohl sich formal betrachtet statistisch signifikante relative Risiken definieren lassen, zeigen eingehende Betrachtungen der vorliegenden Daten, daß der Gesamtbeitrag der bisher gefundenen jeweiligen genetischen Marker zur Erkrankung (sog. ätiologische Fraktion) sehr gering ausfällt. So liegt die ätiologische Fraktion (EF) bei maximal 20% im Falle der HLA-DRBI-Allele für Morbus Crohn oder Colitis ulcerosa, während zum Beispiel die EF für HLA-DR3 und -DR4 einen Wert von mehr als 80% beim insulinpflichtigen Diabetes mellitus erreicht. Dies bedeutet, daß die Interaktion verschiedener Genloci stärker berücksichtigt werden muß, oder aber, daß die genetischen Verfahren auf ätiologisch und damit auch genetisch sehr heterogene Erkrankungen, die sich klinisch uniform präsentieren können, angewendet werden.

24.4
Autoantikörperphänomene
bei chronisch-entzündlichen Darmerkrankungen

Der humorale Schenkel des Immunsystems liefert einen wichtigen Beitrag zum Erhalt der Schleimhautbarriere. Physiologischerweise werden pro Tag mehr als 40 mg/kg Körpergewicht an sekretorischem (s)-IgA in das Darmlumen freigesetzt. Das sIgA2 ist besonders proteasenbeständig und vermag lumenseitig Immunkomplexe zu bilden, bakterielle Toxine zu binden, ferner ist sIgA2 virusneutralisierend. Die Bildung von IgA-produzierenden B-Lymphozyten steht unter dem Einfluß des suppressorisch wirksamen Zytokins TGF-ß. Bei chronisch-entzündlichen Darmerkrankungen ist die intestinale B-Zellantwort verändert. Der Nachweis dieser Veränderungen stützt sich einerseits auf die immunhistologischen Untersuchungen entzündlich veränderter Schleimhaut, andererseits auf den Nachweis von Antikörpern gegen Darmgewebe sowie das Auftreten nicht gewebetypischer Autoantikörper gegen Antigene von Granulozyten (ANCA) (Abb. 124).

Verschiebungen innerhalb der einzelnen Subtypen der Immungloblinklassen, gemessen sowohl im Serum von Patienten als auch in situ, sind berichtet worden. Diese Untersuchungen sind nicht unwidersprochen geblieben. Festzuhalten und vielfach bestätigt ist jedoch, daß in vermehrtem Maße bei Colitis ulcerosa und bei Morbus Crohn lokal Antikörper produziert werden und sich das Verhältnis von IgG-zu IgA-Sekretionsraten zugunsten der Produktion von IgG verschiebt (Abb. 125). Dies bedeutet auch ein vermehrtes lokales Anfallen von Antikörpern, die Effektorfunktionen wie Komplementaktivierung oder

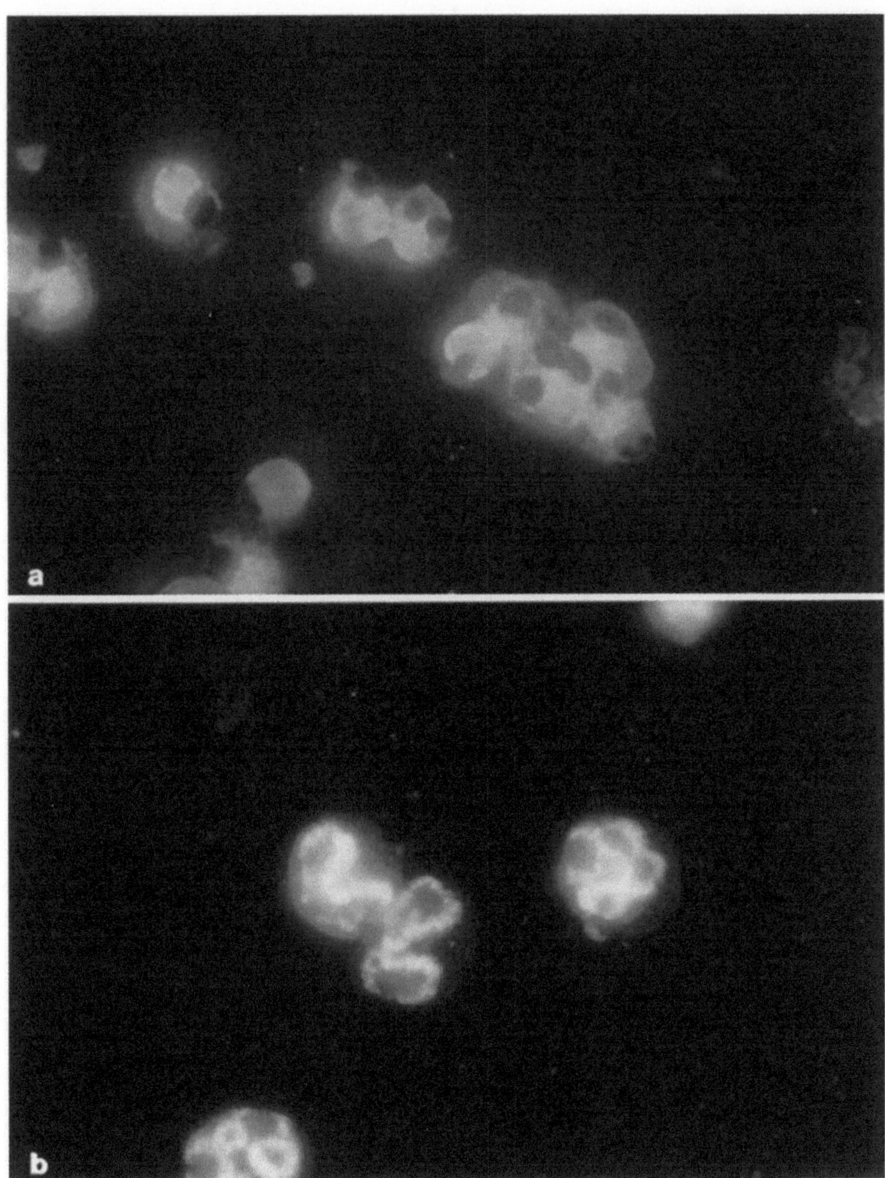

Abb. 124a,b. Immunhistologischer Nachweis antineutrophiler zytoplasmastischer Antikörper (ANCA). **a** Perinukleäres Verteilungsmuster (P-ANCA) bei Colitis ulcerosa. **b** granuläres, zytoplasmatisches Reaktionsmuster (C-ANCA) bei Morbus Wegener

auch zelluläre Zytotoxizität vermitteln können. Hinweise für eine lokale Aktivierung des Komplementsystems konnten bei beiden entzündlichen Darmerkrankungen mittels immunhistochemischer Untersuchungen nachgewiesen werden.

Letztlich können die Veränderungen der Antikörperproduktionen jedoch nicht als isoliertes Phänomen betrachtet werden. Die Aktivierung und Steuerung von B-Lymphozyten erfolgt durch zahlreiche Signale, zu denen zum Beispiel die Interaktion mit T-Zellen, die Freisetzung bestimmter Zytokine wie IL-4 und IL-6 zu zählen sind. Daran wird deutlich, daß das mukosale Im-

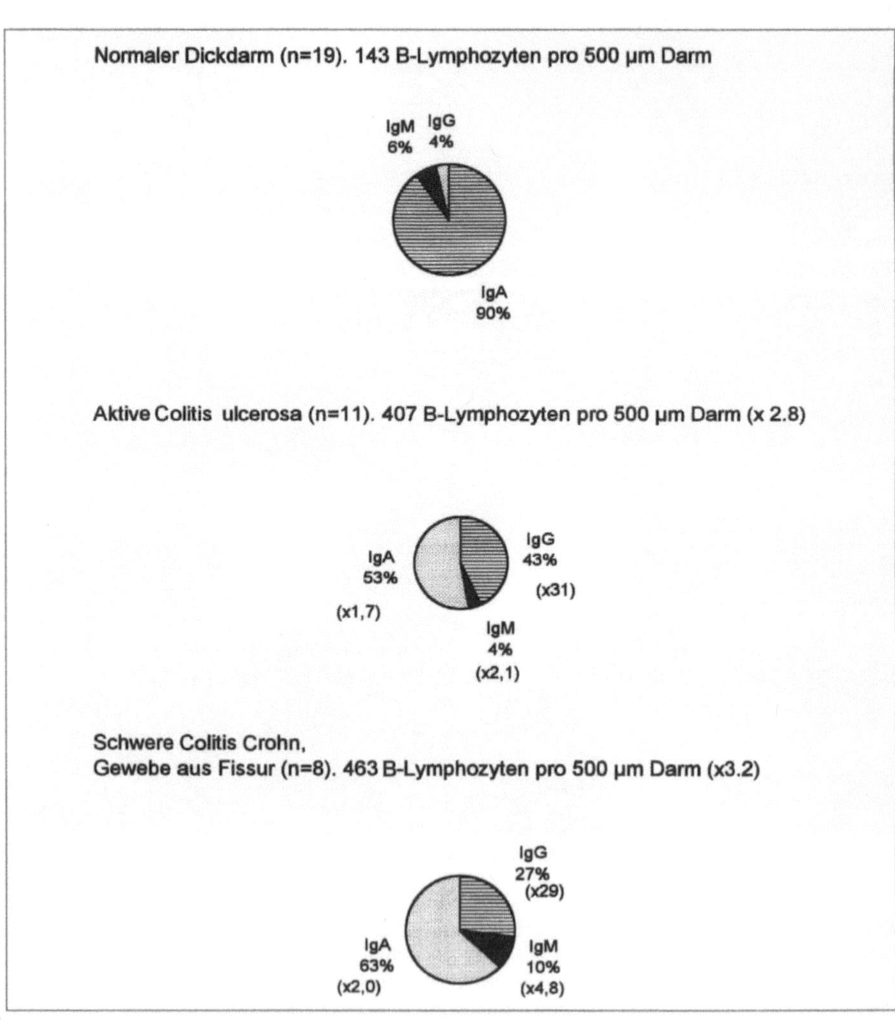

Abb. 125. Relative Verteilung der Immunglobulinsubklassen. N gibt die Zahl der untersuchten Probanden oder Patienten an. Vemehrung in Bezug auf normalen Dickdarm ist angegeben. (Mod. nach Baklien u. Branoltzaet 1975)

munnetzwerk einer erheblichen Alteration seiner Komponenten bei aktiver Entzündung unterliegt, ohne daß daraus eine unmittelbare Krankheitsspezifität des Antikörperphänomens abzuleiten wäre.

Die weitergehende Charakterisierung der von den Autoantikörpern erkannten Strukturen hat mehrfache Bedeutung. Neben der Möglichkeit der Entwicklung einer auf der Antikörperbindung basierenden diagnostischen Strategie könnten Antigene definiert werden, die in der Pathogenese der Erkrankung eine entscheidende Rolle spielen. Dies ist bei zahlreichen organspezifischen Autoimmunerkrankungen gut gelungen. Die größte Aufmerksamkeit hat ein 40KD-Protein, das in der Kolonschleimhaut lokalisiert ist, erhalten. Dieses Antigen konnte schließlich mittels Antikörperstudien im Epithel des Kolons, Appendix, Gallenblase, Gallengang und der Haut nachgewiesen werden. Durch Sequenzierung des Proteins gelang seine Identifikation als Tropomyosin. Nachdem in ersten Untersuchungen eine hohe Spezifität für entzündliche Darmerkrankungen postuliert worden war, zeigten weitergehende Studien keine unmittelbare Assoziation dieses Markers mit den Erkrankungen. Antikörper vermögen auch eine zytotoxische Aktivität zu triggern. In verschiedenen Assays konnte jedoch nicht schlüssig eine antikörperabhängige Zytotoxizität nachgewiesen werden.

Weitere Hypothese zur Immunpathogenese des Morbus Crohn

Eine andere Autoimmunhypothese des Morbus Crohn stützt sich auf den Nachweis krankheitsspezifischer Autoantikörper, die gegen Sekretionsprodukte des normalen exokrinen Pankreas gerichtet sind. In der Immunhistochemie führen gegen das Pankreas gerichtete Antikörper (PAB) zu einer starken Reaktion im Lumen der Pankreasazini. Mit der indirekten Immunfluoreszenz lassen sich bei etwa 35% der Patienten mit Morbus Crohn im Serum Autoantikörper gegen exokrines Pankreassekret (PAB) nachweisen. Der Nachweis gelingt nur bei 4% der Patienten mit Colitis ulcerosa und bei keiner Kontrollperson. Die Titer sind bei Patienten mit Morbus Crohn deutlich höher als bei den Patienten mit Colitis ulcerosa. Der Nachweis des PAB ist unabhängig von der Aktivität der Erkrankung und ändert sich im Verlauf der Erkrankung nicht. Im ELISA ist die Erkennung des PAB bei Patienten mit Morbus Crohn weniger spezifisch. Das PAB-definierte Antigen ist ein trypsinsensitives Protein, das mit verschiedenen Pankreasenzymen nicht kreuzreagiert. Die Bedeutung des PAB in der Pathogenese des Morbus Crohn ist noch unklar.

Typischerweise werden Antikörper gegen neutrophile Granulozyten und Monozyten bei Vaskulitiden der kleinen Arterien gefunden. Diese Autoantikörper sind auch vermehrt bei chronisch-entzündlichen Darmerkrankungen, insbesondere bei der Colitis ulcerosa beschrieben worden. Formal kann man für die ANCA-positive entzündliche Darmerkrankung von einer vaskulitischen Manifestation eines Immunphänomens ausgehen. Ob das Antikörperphänomen tatsächlich eine veränderte klinische Präsentation impliziert, muß derzeit noch offen bleiben. In *in vitro*-Untersuchungen konnte bisher gezeigt werden, daß das Vorhandensein von ANCA die Funktion von neutrophilen Granulozyten im Sinne eines proinflammatorischen Verhaltens verändern kann.

Die bei Colitis ulcerosa nachgewiesenen ANCA zeigen in der Immunfluoreszenz häufiger ein perinukleäres Verteilungsmuster (Abb. 124; sog. p-ANCA). Tabelle 115 zeigt die Häufigkeit.

Obwohl von den Autoantikörpern bestimmte, „organtypische" Antigene erkannt werden und obwohl die Antikörper zum Teil lokal in großer Menge gebildet werden können, muß zum jetzigen Zeitpunkt offen bleiben, ob es sich um direkt mit dem Erkrankungsprozeß assoziierte Immunphänomene handelt oder um eine Immunantwort, die sich auf eine Läsion hin erst sekundär ausbildet. Zu prüfen ist auch, ob exogene Trigger zur Bildung von mit Darmgewebe kreuzreagierenden Antikörpern führen („molecular mimikry"), die dann ein pathogenetisches Prinzip darstellen könnten.

24.5
Antigene und Superantigene als Faktoren in der Immunpathogenese

Im vorherigen Abschnitt sind Antikörperphänomene beschrieben worden, die möglicherweise zur Entdeckung von Autoantigenen führen könnten. Ein universelles Antigen, oder Antigene für Morbus Crohn oder Colitis ulcerosa sind bisher nicht gefunden worden. Das Fehlen eines Antigens erschwert natürlich auch die Charakterisierung von spezifischen T-Lymphozyten bei entzündlichen Darmerkrankungen.

Superantigene sind Antigene, die unter Umgehung einer sonst üblichen Präsentation durch MHC-Moleküle direkt an den T-Zellrezeptor binden können. Hierbei binden die Superantigene außerhalb der Bjorkman-Grube der HLA-Klasse-II-Moleküle und interagieren mit bestimmten Vß-Domänen des TZR. Diese Superantigene werden entweder als lösliche Proteine von Bakterien abgegeben, zum Beispiel die Enterotoxine von Staphylokokken (Superantigene SEA, SEB, TSST-1), oder sie stammen von Viren (z. B. Mls-Antigen der Maus) ab. Die auf die Interaktion mit dem Superantigen folgende polyklonale T-Zell-Aktivierung kann eine Vielzahl von Zytokinen freisetzen. Potentielle Superantigene werden physiologischerweise in großen Mengen im Darmlumen täglich freigesetzt. Es kann daher postuliert werden, daß solche Antigene, vergleichbar der Akutreaktion bei Septikämien, eine massive Immunreaktion triggern können. Gleichwohl ist zu beachten, daß das Immunsystem Wege

Tabelle 115. Antikörper gegen zytoplasmatische Antigene von Neutrophilen und Monozyten: pANCA

Erkrankung	Prävalenz (%)
PSC	82%
erstgradig Verwandte[a]	25%
Colitis ulcerosa	70%
erstgradig Verwandte[a]	30%
Morbus Crohn[a]	27% (niedrige Titer)

[a] Seibold F et al. (1994)

kennt, auf eine ständige Aktivierung durch Anergie oder auch durch Deletion der korrespondierenden T-Zellen zu reagieren. Das Phänomen der Deletion ist zumindest für durch Retroviren kodierte Superantigene und deren Auswirkung auf das T-Zellrepertoire bei Mäusen überzeugend gezeigt worden. Zumindest theoretisch denkbar wäre bei den entzündlichen Darmerkrankungen ein primäres Anstoßen einer Inflammation durch Superantigenwirkung, dies ggf. auf dem Boden einer Störung der Mukosabarriere. Dieser hypothetische Trigger könnte gefolgt sein von einer sich anschließenden selbstperpetuierenden Inflammation, weil die Fähigkeit zur Rückgewinnung der intestinalen immunologischen Homöostase nicht mehr möglich ist. Ein experimenteller oder auch klinischer Beleg für einen solchen Ablauf bei entzündlichen Darmerkrankungen existiert derzeit jedoch nicht.

24.6
Zytokinmuster und weitere Entzündungsmediatoren

Eine Vielzahl von Mediatoren wird anläßlich eines entzündlichen Prozesses freigesetzt. Hierzu gehören die Zytokine, Metaboliten der Arachidonsäure, reaktive Intermediate wie CO und NO, Wachstumsfaktoren sowie Mediatoren, die eine Beziehung zwischen Immunsystem und modulatorischen Neuronen herstellen. Die Veränderungen von Zytokinen anläßlich einer entzündlichen Darmerkrankung sind auf verschiedene Arten erfaßt worden. Hierzu gehören die Bestimmung von Blutspiegeln und die Bestimmung der Mediatoren in situ. Tabelle 116 faßt Zytokine mit ihren biologischen Eigenschaften zusammen.

Die Spiegel von Interleukin-1 sind bei allen entzündlichen Darmerkrankungen erhöht. Es handelt sich dabei um ein Sekretionsprodukt von Makrophagen und Monozyten (Tabelle 117). Unterschiede zwischen Colitis ulcerosa und Morbus Crohn finden sich in der Erhöhung der Expression von Interleukin-2. Während sich für dieses Interleukin bei der Colitis ulcerosa erniedrigte oder normale Spiegel nachweisen lassen, zeigt sich beim Morbus Crohn eine Erhöhung der Serumspiegel vergleichbar zu den Modellen einer experimentellen Kolitis. IL-4 zeigt sich besonders stimuliert bei der Colitis ulcerosa, normal oder sogar erniedrigt beim Morbus Crohn. Das die Akutphasereaktion vermittelnde Interleukin-6 ist wiederum bei allen Entzündungsformen erhöht. Für Interferon-γ finden sich erhöhte Aktivitäten bei Morbus Crohn und Kolitis, jedoch im Trend höhere Spiegel bei der Colitis ulcerosa.

Die bisher erhobenen Daten zum Zytokinmuster haben zu der Spekulation Anlaß gegeben, ob die beiden klinischen Formen der entzündlichen Darmerkrankungen durch eine unterschiedliche Aktivierung und Expression von Zytokinen gekennzeichnet sind. Folge eines bestimmten Zytokinmusters ist eine Verstärkung oder auch Suppression verschiedener T-Zellaktivitäten. Hierbei wird von einem sogenannten TH 1- Muster gesprochen, das durch die Expression von Interferon-γ und Interleukin-2 gekennzeichnet ist und funktionell zu einer Aktivierung von Makrophagen und der Förderung zytotoxischer Aktivitäten führt. Im Gegensatz dazu führt das TH 2-Muster mit den Zytokinen IL-4, IL-5 und IL-6 zu einer verstärkten Antwort des humoralen Immunsy-

Tabelle 116. Spezifische Akivitäten von Zytokinen. (Mod. nach Baenkler 1995)

Zytokin	Struktur	Zellulärer Ursprung	Wichtigste Zielzellen	Wichtigste Wirkung auf die jeweilige Zielzelle	Produktionsstätten	Zielzellen und Funktion
IL-1	(β/β)	Monozyten/ Makrophagen, DC NK E	T-Lymphozyten, B-Lymphozyten E, H, L, Mu	T und B: Kostimulation, E: Aktivierung, H: Fieber, L: Akutphaseprotein, Mu: Katabolismus, Kachexie	Stimulation der Produktion von Prostagladinen und Thromboxan B_2	Steigerung der Gefäßpermeabilität und Ödembildung
IL-!RA	(β/β)	Monozyten/ Makrophagen	T-Lymphozyten, B E, H, L, Mu	Blockade der IL-1-Wirkung durch nicht agonistische Bindung an den IL-1-Rezeptor		
IL-2	(α/α)	T-Lymphozyten	T-Lymphozyten, B-Lymphozyten, NK	T: Wachstum, Zytokinproduktion, B: Wachstum, Antikörperproduktion, NK: Aktivierung		
IL-3		T-Lymphozyten, Ma, Eo	P	Wachstum und Differenzierung		
IL-4	(α/α)	T-Lymphozyten, Ma	T, B, M	T: Wachstum, B: Aktivierung und Wachstum, Isotyp-Umschaltung nach IgE, B: CD23-Expression, M: CD23. Expression		
IL-5	(α/α)	T-Lymphozyten, Ma, Eo	Eo	Differenzierung und Aktivierung		
IL-6		Monozyten/ Makrophagen, E, T-Lymphozyten, F	T-Lymphozyten, B-Lymphozyten, L	T, B: Kostimulation, B: Wachstum und Differenzierung, L: Akutphase-Proteine		
IL-7		F, St	P	Wachstum und Differenzierung in B-Lymphozyten	produziert von Enterozyten	Interaktion mit IEL
IL-10	(α/α)	T-Lymphozyten	T-Lymphozyten, B-Lymphozyten, Monozyten/ Makrophagen	Suppression der Zytokinproduktion, v.a. in TH1-Zellen		

Tabelle 116. (*Forts.*)

Zytokin	Struktur	Zellulärer Ursprung	Wichtigste Zielzellen	Wichtigste Wirkung auf die jeweilige Zielzelle	Produktions-stätten	Zielzellen und Funktion
IL-12	$(\alpha+\beta)$	Monozyten, Makrophagen; B-Lymphozyten	T-Lymphozyten, NK	Stimulation von TH1-, NK- und K-Zellen		
IFN-α	$(\alpha+\alpha)$	Monozyten/ Makrophagen, andere	NK, alle	NK. Aktivierung, alle: HLA-Klasse-I-Expression		
IFN-β	$(\alpha+\alpha)$	F	NK, alle	Nk. Aktivierung, alle: HLA-Klasse-I-Expression		
IFN-γ	$(\alpha+\alpha)$	T-Lymphozyten, NK	Monozyten/ Makrophagen, E, NK, alle	M, E, NK: Aktivierung, alle: HLA-Klasse-I und II-Expression		
TNF-α	(β/β)	Monozyten/ Makrophagen, T-Lymphozyten, B-Lymphozyten, F, NK	G, E, H, L, Mu, T-Lympho-zyten, B-Lympho-zyten	G, E: Aktivierung, H: Fieber, L: Akutphase-Proteine, Mu: Katabolismus, T, B: Kostimulation		
TNF-β	(β/β)	T-Lymphozyten, Monozyten/ Makrophagen, andere	G, E, alle, T-Lymphozyten, Monozyten/ Makrophagen, G andere	G, E: Aktivierung, alle: Zytotoxizität, T, M: Suppression, G: Chemotaxis, andere: Wachstumsregulation	wichtiges Zytokin CD8$^+$	Suppressor-zellen im Rahmen oraler Toleranz

Struktur der Zytokine:
$(\alpha+\alpha)$: vier α-Helices
(β/β): zwei β-Faltblätter
$(\alpha+\beta)$: α-Helices und β-Faltblätter
Abkürzungen: *B* B-Lymphozyten, *E* Endothelzellen, *Eo* Eosinophile Granulozyten, *F* Fibroblasten, *G* Granulozyten, *H* Hypothalamus, *IFN* Interferon, *IL* Interleukin *L* Leberzellen, *M* Monozyten/Makrophagen, *Ma* Mastzellen, *Mu* Muskelzellen, *NK* „Natural-Killer"-Zellen, *P* Hämatopoetische Progenitorzellen, *St* Stromazellen, *T* T-Lymphozyten, *TGF* transforming growth factor, *TNF* Tumor-Nekrose Faktor
modifiziert nach: Baenkler Medizinische Immunologie, 1995

Tabelle 117. Zytokinaktivitäten bei chronisch-entzündlichen Darmerkrankungen

Zytokine	Ulzerative Kolitis	Morbus Crohn	Experimentelle Kolitis
IL-1	↑	↑	↑
IL-2	N oder↓	↑	↑
IL-3	↓	↓	↑
IL-4	↑	N oder ↓	ND
IL-6	↑	↑	↑
IL-8	↑	↑	ND
gro	↑	↑	↑
MCAF	↑	↑	ND
IL-10	↑	N	ND
TNF-α	N	N oder ↑	N
TGF-β	N	N oder ↑	↑
IGF-1	ND	↑	↑
GM-CSF	↑	↑	↑
IFN-γ	N oder ↓	?	ND
IL-1-Rezeptorantogonist	↑	N oder ↑	↑

GM-CSF Granulozyt/Makrophagenkolonie stimulierender Faktor; *IGF* Insulinähnlicher Wachstumsfaktor; *MCAF* Monozytischer, chemoattraktiver und aktivierender Faktor; *N* nicht verändert, *ND* nicht gemessen; ↑ erhöht im Vergleich zu Kontrollmessungen; ↓ erniedrigt im Vergleich zu Kontrollmessungen; ? Umstritten (nicht übereinstimmende Ergebnisse).

stems, wobei die Synthese der Immunglobulinklassen IgE und IgG4 und die Aktivierung von Mastzellen und Eosinophilen gefördert werden. Aus den vorliegenden Daten bei entzündlichen Darmerkrankungen wurde abgeleitet, daß die Zytokinmuster bei Colitis ulcerosa mehr dem Muster einer TH 2-Antwort zuzuordnen sind, insbesondere weil die IL-2 Spiegel normal oder erniedrigt gefunden werden, bzw. für den Morbus Crohn ein TH 1-Muster charakteristisch ist. Einschränkend muß jedoch angemerkt werden, daß diese Untersuchungen bisher an sehr kleinen Patientenzahlen erhoben worden sind und Bestätigungen in großen Reihenuntersuchungen noch ausstehen. Die Attraktivität der Hypothese einer TH 1- oder TH 2-gewichteten Erkrankung leitet sich auch aus der Erkenntnis ab, daß durch den Einsatz von Zytokinen eine TH 1-oder eine TH 2-Antwort favorisiert werden kann, also zu einer klinischen Remission mit Wiederherstellung der Zytokinhomöostase. Entsprechende Daten zeichnen sich unter Gabe von IL-10 bei IL-10 koMäusen ab.

Eine Heterogenität in der Expression von Zytokinen bei Patienten mit Morbus Crohn ist kürzlich berichtet worden. Basis der Untersuchungen stellt eine Unterteilung des Morbus Crohn in eine mit Fisteln einhergehende Verlaufsform sowie eine obstruierende Variante dar. Bei der obstruierenden Variante findet sich eine deutliche Expression von IL-1ß. Im Gegensatz dazu wird dieses Zytokin bei der mit Fisteln einhergehenden Verlaufsform nicht exprimiert. Weitere Untersuchungen müssen letzlich zeigen, ob die Zytokinantwort ein sekundäres Phänomen im Sinne einer Antwort des Organismus auf einen Reiz darstellt oder wie eine Reaktivität des Organismus auf einen bestimmten

Reiz durch Expression eines bestimmten Zytokinmusters zu dem klinischen Phänotyp beitragen kann.

Weitere Entzündungsmediatoren

Die wichtigsten Leukozytenprodukte sind Leukotriene, Prostaglandine, plättchenaktivierender Faktor, biogene Amine und Komplement. Die Entstehung der Prostaglandine und Leukotriene aus den Membranphospholipiden und ihre klinische Bedeutung wurden bereits beschrieben (s. Abschn. 16.1). Als chemotaktische und chemokinetische Substanz ist Leukotrien-B_4 einer der wichtigsten Entzündungsmediatoren in der Pathogenese der chronisch-entzündlichen Darmerkrankungen. Leukotrien-B_4 verstärkt zusätzlich die Entzündung durch die Stimulation der Produktion von Tumornekrosefaktor und γ-Interferon.

Die Bedeutung von Leukotrien-B_4 wird durch experimentelle Daten bestätigt, die eine Reduktion der Entzündung unter dem Einfluß von Lipoxygenaseinhibitoren zeigen. Auf den möglicherweise protektiven Effekt der Prostaglandine in der Pathogenese der chronisch-entzündlichen Darmerkrankungen wurde im Zusammenhang mit Interleukin-1 hingewiesen. Prostaglandin-E_2 inhibiert die T-Lymphozytenfunktion einschließlich der Transformation, Zytotoxizität und Il-2–Produktion. Andererseits führt die Hemmung der Prostaglandinsynthese durch nicht-steroidale Antirheumatika zu einer Exazerbation der Erkrankung.

Der plättchenaktivierende Faktor (PAF) stimuliert die Chemotaxis, die Vasodilatation und steigert die Gefäßpermeabilität. Die Freisetzung von PAF aus der Schleimhaut bei Colitis ulcerosa ist deutlich erhöht. PAF in hohen Konzentrationen wurde auch in der Schleimhaut des Ileums und des Kolons bei Patienten mit Morbus Crohn nachgewiesen.

Die Bildung des Komplementfaktors C4 ist bei Morbus Crohn im Vergleich zu Kontrollen und zu Patienten mit Colitis ulcerosa erhöht. Auch in der Remissionsphase finden sich bei den Patienten mit Morbus Crohn höhere Konzentrationen. Möglicherweise handelt es sich um einen sekundären Effekt im Rahmen der Entzündung, oder um eine primäre Störung mit vermehrter Komplementbildung in der Lamina propria.

Bereits unter Kontrollbedingungen entstehen in der Schleimhaut des Magen-Darm-Trakts freie O_2-Radikale durch die zahlreichen Enzymsysteme und Elektronentransportsysteme der Zelle. Im Rahmen der Entzündung werden zusätzliche freie O_2-Radikale durch Entzündungszellen produziert. Inbesondere die Makrophagen tragen zur Produktion von Superoxiden, Hydrogenperoxiden und weiteren Radikalen bei. Unter normalen Bedingungen existiert ein sehr potenter antioxidativer Mechanismus, der über O_2-Radikalfänger den oxidativen Streß ausgleicht. Es gibt Hinweise, daß bei Morbus Crohn in den epithelialen Zellen der Glutathionspiegel als Folge der ausgeprägten Entzündung reduziert ist. Die O_2-Radikalfängersysteme sind jedoch überwiegend von Glutathion abhängig. Freie O_2-Radikale inaktivieren Proteaseinhibitoren in der Umgebung aktivierter Entzündungszellen. Damit ist der Weg frei für die Aktivierung der Granulozytenenzyme (Neutrophilen Elastase, Cathepsin G, Kollagenase, Gelatinase u.a.).

Neuropeptide

Im Magen-Darm-Trakt besteht eine enge Verknüpfung zwischen dem sensorischen Nervensystem und dem Immunsystem. Die sensorischen Neurone enthalten eine Vielzahl von Neuropeptiden wie Tachykinine (Substanz P, Substanz K und Neuromedin), das „calcitonin gene related peptide" (CGRP), das vasoaktive intestinale Polypeptid (VIP), Cholezystokinin, Somatostatin und andere Peptide. In den letzten Jahren wurden für einzelne sensorische Neuropeptide neue Funktionen in der Regulation der Entzündungsreaktion beschrieben. Auf den Entzündungszellen befinden sich Rezeptoren für Neuropeptide (VIP, Somatostatin, Substanz P), andererseits produzieren Zellen des Immunsystems selbst Neuropeptide. Es besteht somit eine wechselseitige Beziehung zwischen Immunsystem und sensorischem Nervensystem. Am besten bekannt sind die immunmodulatorischen Funktionen der Substanz P. Sie stimuliert die Prostaglandin-E_2-und Thromboxan–B_2-Synthese. Unter dem Einfluß der Substanz P kommt es in vitro zur Proliferation und Immunglobulinsynthese in Lymphozyten aus Peyer-Plaques des Darmes. Substanz P setzt Histamin und Leukotrien C4 frei. Neben seiner immunmodulatorischen Funktion stimuliert es die Sekretion von Elektrolyten und Wasser und steigert die Peristaltik. Es reguliert somit viele Funktionen des Gastrointestinaltrakts, deren Störungen in der Pathogenese und Pathophysiologie der chronisch-entzündlichen Darmerkrankungen von Bedeutung sind. Erste Untersuchungen haben Änderungen der Substanz P bei chronisch-entzündlichen Darmerkrankungen und im Tiermodell nachgewiesen. In entzündeten Darmabschnitten von Patienten mit Morbus Crohn und Colitis ulcerosa nehmen die Rezeptorbindungsstellen für Substanz P an den Arteriolen und Venolen in allen Darmwandabschnitten massiv zu. In der normalen Kolonmukosa werden Substanz P Rezeptorbindungsstellen kaum nachgewiesen. Weiterhin fanden sich bei Patienten mit chronisch-entzündlichen Darmerkrankungen hohe Konzentrationen von Rezeptorbindungsstellen in den Keimzentren der Lymphknoten. Auch die Konzentration von Substanz P in der entzündeten Schleimhaut ist erhöht. Bei Patienten mit Colitis ulcerosa ist die Zahl der VIP enthaltenden Nervenfasern in der Lamina propria deutlich geringer, während die Zahl der Substanz P enthaltenden Nervenfasern signifikant erhöht ist. In dem Modell einer experimentellen Colitis nimmt in den ersten 48 h der Gehalt von „calcitonin gene regulated peptide" (CGRP) und Substanz P in der entzündeten Schleimhaut deutlich ab. Daraus kann abgeleitet werden, daß zu Beginn einer Entzündung im Kolon beide Peptide freigesetzt werden und verantwortlich sind für die funktionellen Veränderungen der Motilität und Sekretion. Bei Morbus Crohn wurde eine Zunahme des VIP-Gehalts in den VIP-haltigen Nervenfasern im entzündeten Darm beobachtet. VIP hemmt die Motilität und stimuliert die Sekretion von Wasser.

Die bisherigen Befunde weisen darauf hin, daß das Immunsystem des Darmes durch sensorische Neuropeptide beeinflußt wird. Möglicherweise gelingt es, durch den Einsatz spezifischer Inhibitoren dieser Peptide in die Pathogenese der entzündlichen Darmerkrankungen einzugreifen.

24.7
Sind die chronisch-entzündlichen Darmerkrankungen Autoimmunerkrankungen?

Der Vergleich der inflammatorischen Veränderungen bei der glutensensitiven Enteropathie (GSE; Zöliakie des Kindes, einheimische Sprue) mit den Veränderungen bei chronisch-entzündlichen Darmerkrankungen macht wichtige Unterschiede zwischen verschiedenen entzündlichen Darmerkrankungen klar.

Für die GSE ist als wichtigstes exogenes pathogenetisches Prinzip das Gliadin bekannt. Eine glutenfreie Diät führt zur Rückbildung der charakteristischen Malabsorptionssymptomatik, eine Reexposition mit dem Antigen erneut zum Auftreten der Beschwerden. Ein oder mehrere vergleichbare Antigene, die in enger zeitlicher Korrelation zur Exposition eine entzündliche oder sich dann selbst perpetuierende chronisch- entzündliche Darmerkrankung beim Menschen provozieren, sind bisher nicht bekannt.

Die GSE weist eine deutliche Assoziation mit Merkmalen des HLA–Komplexes auf. Zwar ist die Größe des relativen Risikos nur ein sehr indirektes Maß für die Stärke einer Assoziation eines Markers mit einer Erkrankung, der Vergleich zwischen den durch HLA-Merkmale vermittelten relativen Risiken der entzündlichen Darmerkrankungen und der GSE ist jedoch eindeutig. Für die GSE gibt es eine starke Assoziation mit den HLA-DQ-Merkmalen HLA-DQB1*0201 und DQA1*0501 (RR>10), während für den Morbus Crohn lediglich eine Assoziation für HLA-DRB1*0701 mit einem doch deutlich niedrigeren Risiko von etwa 2 gefunden wurde. Ähnlich sind die Verhältnisse für die HLA-Assoziation der Colitis ulcerosa mit Subtypen des DR2-Spezifität (HLA-DRB1*15).

Der stärkste Beweis, daß Gliadin unmittelbar mit der Erkrankung als wichtigstes pathogenetisches Prinzip assoziiert ist, gelang durch die Charakterisierung von T-Lymphozyten, die aus der Mukosa von Betroffenen isoliert werden konnten. Es ließen sich T-Zellen gewinnen, die nicht nur mit bestimmten Peptiden des Gliadins reagieren, sondern diese Peptide durch die mit der Erkrankung assoziierten HLA-DQ-Merkmale präsentiert bekamen.

Übertragen auf die Immunpathogenese der chronisch-entzündlichen Darmerkrankungen läßt sich daher vermuten, daß die nur schwachen HLA-Assoziationen zum Beispiel Hinweise auf eine erhebliche genetische Heterogenität darstellen können. Gleichwohl ist es bisher noch nicht überzeugend gelungen, klinische Subtypen anhand des Vorhandenseins bestimmter HLA-Merkmale auszumachen. Möglicherweise kommen eine Vielzahl von pathogenetischen Prinzipien als Auslöser der chronisch-entzündlichen Darmerkrankungen in Frage, so daß nur sehr große Populations-und auch Familienstudien die Chance eröffnen könnten, klinische und immungenetische Subtypen zu verifizieren. Die Definition der von mukosalen T-Lymphozyten erkannten Antigene bei chronisch-entzündlichen Darmerkrankungen bietet ebenfalls einen Ansatz, ursprünglich oder auch an der Unterhaltung der Inflammation beteiligte pathogenetische Prinzipien zu definieren.

Während die GSE im klassischen Sinne als organspezifische oder antigenspezifische Erkrankung durch die Charakterisierung des Antigens Gliadin, die Kenntnis der verantwortlichen HLA-Merkmale sowie die Rolle gliadinreaktiver T-Zellen zu beschreiben ist, sind die chronisch-entzündlichen Darmerkrankungen bisher als Phänomene faßbar, die als Gemeinsames die Unfähigkeit des Mukosa-assoziierten Immunsystems zur Kontrolle einer Inflammation beinhalten. Somit ist der Begriff Autoimmunerkrankung im engeren Sinne nicht auf diese Erkrankungen anzuwenden. Unser bisheriger Kenntnisstand schließt das Vorliegen einer organspezifischen Autoimmunerkrankung im klassischen Sinne mit zellulärer und humoraler Immunreaktion gegenüber einem Autoantigen zum jetzigen Zeitpunkt aus.

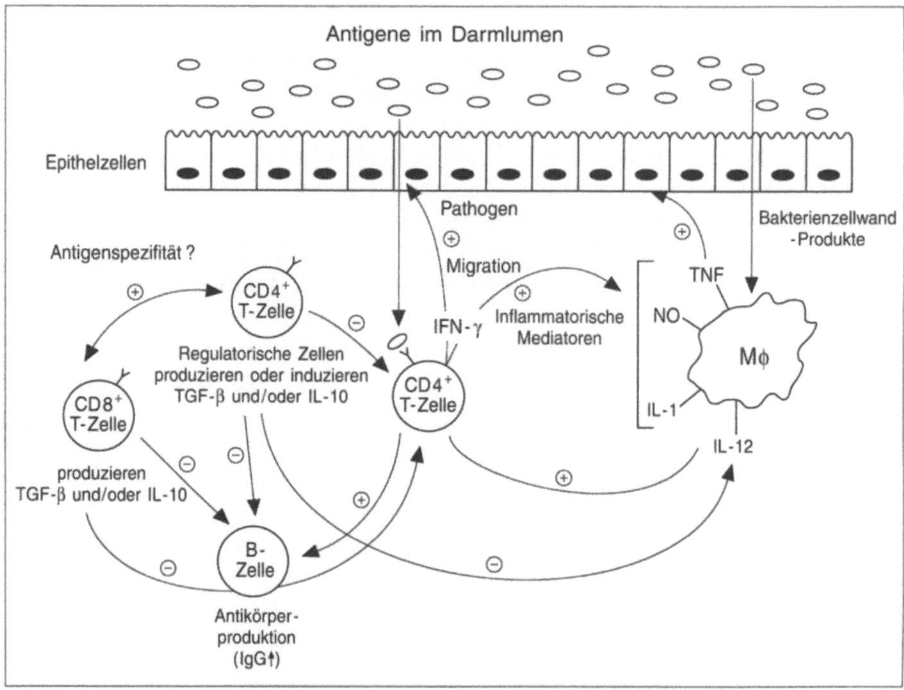

Abb. 126. Interaktion und Kommunikation des intestinalen Immunsystems. Dargestellt sind in der *linken Bildhälfte* regulatorische CD4-positive T-Zellen, die mittels des inhibitorisch (-) wirksamen TGF-ß und IL-10 CD4⁺, proinflammatorische Mediatoren freisetzende T-Zellen sowie die Antikörperproduktion (IgG) von B-Zellen supprimieren. Ähnliche Aufgaben können CD8⁺- Lymphozyten übernehmen, die die inhibitorische Wirkung von CD4⁺- Lymphozyten verstärken (+). Der Einfluß proinflammatorischer T-Zellen und Makrophagen (Mo) nach entspr. Trigger sowie deren Zytokinproduktion (TNF, Stickstoff-Monoxyd [NO], IL-1, IL-12, Interferon-gamma) und Interaktion mit den suppressiv wirksamen Komponenten des intestinalen Immunsystems ist in der *rechten Bildhälfte* dargestellt

24.8
Konzept der Dysregulation bei Antigenstreß

Den entzündlichen Darmerkrankungen gemeinsam ist eine chronische, sich selbst perpetuierende Dysregulation des mukosalen Immunsystems. Es ist, wie bereits mehrfach dargelegt, eine Besonderheit des GALT, daß es mit einer sehr großen Menge an Antigenen hochselektiv umgehen muß. Der Antigenstreß, der einmalig für das GALT ist, bedeutet zum Einen das Tolerieren von Antigenen, zum Anderen aber eine hochselektiv und hochspezifische Immunantwort. Bisher sind diese Mechanismen und deren Regulation nur teilweise verstanden. Es zeichnet sich aber ab, daß neben der allgemeinen Kompartimentierung in ein systemisches und ein lokales Immunsystem, eine weitere sehr heterogene Kompartimentierung in den einzelnen Darmabschnitten existiert. Physiologischerweise zeigt sich hierbei bezüglich der phänotypischen Eigenschaften der T-Lymphozyten eine große zeitliche Konstanz, d. h. das Repertoire der Lymphozyten unterliegt keinem großen Wandel trotz oder gerade wegen einer hohen Antigenflut.

Die Dysregulation des regionären Immunsystems, das primär mit einer großen Antigenflut umzugehen weiß, könnte sich wie folgt gestalten: Folgend auf einen zur Zeit als hypothetisch zu bezeichnenden Trigger kommt es zu einer Verschiebung des Gleichgewichtes zwischen TH1- und TH2- Lymphozytenpopulationen. Diese Dysregulation ist entweder zeitlich limitiert oder sie mündet in eine chronische, sich dann selbst perpetuierende Phase ein. Bei den chronisch-entzündlichen Darmerkrankungen sind schließlich eine Vielzahl von Systemen und Mediatoren verändert. Neben Veränderungen in der Zahl der Lymphozyten, der Expression bestimmter Zytokine, der Produktion von Antikörpern, insbesondere vom IgG-Typ, lassen sich teilweise unterschiedliche Zytokinmuster den verschiedenen klinischen Subtypen zuordnen. Ungeklärt muß jedoch bleiben, ob diese beobachteten Phänomene am Anfang der Entgleisung des mukosalen Immunsystems stehen oder aber nur als sekundäre Phänomene bei weiterbestehendem Antigenstreß darstellen. Durch Tiermodelle konnte gezeigt werden, daß bestimmten immunregulatorischen Komponenten eine besondere Bedeutung bei der Ausprägung der intestinalen Inflammation zukommt. Eine weitergehende Aufarbeitung der Modelle hinsichtlich ätiopathogenetisch relevanter exogener Faktoren steht bisher noch aus. Dies trifft auch für die Frage nach der Charakterisierung von Autoantigenen zu. Auch hier fehlen bisher eindeutige experimentelle Belege, daß es organ-oder zelltypische Antigene gibt, die im Rahmen der chronisch- entzündlichen Darmerkrankungen als Zielantigene einer möglichen Autoimmunreaktion wirken können. Die Kardinalfrage, ob es sich bei den chronisch- entzündlichen Darmerkrankungen um Autoimmunerkrankungen mit einer Autoreaktion gegenüber dem Gewebe des Darmes handelt oder aber um eine dysregulierte Immunantwort gegenüber den Antigenen der Darmflora, ggf. kombiniert mit einer Immunantwort gegenüber Nahrungsmittelantigenen, muß zum jetzigen Zeitpunkt unbeantwortet bleiben.

Abbildung 126 versucht eine Synopse der Veränderungen des Immunsystems bei entzündlichen Darmerkrankungen darzustellen. Es muß jedoch derzeit ein in vielen Teilen sehr hypothetisches Modell bleiben, gleichwohl stützen sich die Daten insbesondere der Tierversuche auf die Rolle von CD4$^+$-Lymphozyten als Regulatoren (CD4$^+$, die Zytokine TGF-ß und IL-10 induzierende oder sezernierende T-Zellen), aber auch als die Zellkomponenten bekannt, die eine Inflammation triggern können (IFN-γ sezernierende CD4$^+$-Lymphozyten; im Transfer CD45RB hi CD4$^+$-T-Zellen). Ferner wird die Rolle von Makrophagen und Enterozyten als antigenpräsentierende Zellen sowie die B-Lymphozyten, die betont zu einer Sekretion von IgG angeregt werden, dargestellt. Nicht dargestellt sind die γ/δ-T-Zellen, die modulierende Aktivität im Intestinaltrakt ausüben und zum Beispiel eine Stimulation der Epithelproliferation und auch Regeneration direkt oder indirekt unterstützen können.

24.9
Glossar zu Kapitel 24

ANCA: Autoantikörper, die an zytoplasmatische Antigene von Neutrophilen und Monozyten nach entsprechender Alkoholfixierung binden. cANCA (Antigen: Proteinase 3) zeigen granuläres Fluoreszenzmuster, sind Marker für M.Wegener; pANCA (klassischerweise Myeloperoxidase aber auch: Laktoferrin, Kathepsin G, Lysozym,) zeigen nukleäres/perinukleäres Muster, sind Marker für Vaskulitiden. Antikörper bei chronisch-entzündlichen Darmerkrankungen werden zum Teil auch als X-ANCA bezeichnet.

CD4: Monomeres, 56 Kilodalton-großes Glykoprotein auf T-Lymphozyten; findet sich auf Helfer-Inducer-T-Lymphozyten und ist Korezeptor für HLA–Klasse II-Moleküle. CD4-Molekül ist intrazytoplasmatisch mit p56^{lck} Protein Tyrosinkinase assoziiert.

CD8: Homodimeres (CD8$\alpha\alpha$) oder heterodimeres (CD8$\alpha\beta$) Glykoprotein auf T-Lymphozyten; findet sich auf Suppressor- oder zytotoxischen T-Zellen und ist Korezeptor für HLA-Klasse I-Moleküle. CD8-Molekül ist intrazytoplasmatisch mit p56^{lck} Protein Tyrosinkinase assoziiert.

GALT: „*g*ut *a*ssociated *l*ymphoid *t*issue".

HLA: „*h*uman *l*eucocyte *l*ocus *A* system"; auf dem kurzen Arm des Chromsoms 6 kodiertes, kodominant vererbbares Antigensystem des Menschen. Kodiert für polymorphe Peptidrezeptoren aller kernhaltigen Zellen (HLA-Klasse I-Antigene) oder immunkompetenter Zellen wie B-Lymphozyten, aktivierte T–Zellen, Makrophagen (HLA-Klasse II-Antigene). Die HLA-Moleküle präsentieren Selbst- und Fremdpeptide dem T-Zellrezeptor.

HLA-Klasse Ib-Moleküle: Selektiv exprimierte, wenig polymorphe HLA-Moleküle, die auf intestinalem Epithel exprimiert werden (identisch mit CD 1d-Molekül). Präsentieren T-Zellen Peptide und nichtpeptiderge Antigene, z. B. Lipide.

IEL: intraepitheliale Lymphozyten; auch als i-IEL bezeichnet.

Integrine: Membranständige, heterodimere Glykoproteine, vermitteln Interaktion mit Matrixproteinen.

Interleukine: Aus der Gruppe der Lymphokine abgetrennte, Antigen–unspezifische Mediatoren, die Kommunikationssignale zwischen Leukozytenpopulationen bewirken.

LPL: Lymphozyten der Lamina propria.

MALT: „*m*ucosal *a*ssociated *l*ymphoid *t*issue"; Oberbegriff, das GALT fällt in die Gruppe des MALT.

TZR: Heterodimerer Komplex auf T-Zellen, der die Spezifität der T–Zellerkennung vermittelt. Der T-Zellrezeptor bindet an kleine Antigenpeptide als Komplexe mit HLA-Molekülen. Die HLA-Moleküle tragen entsprechend prozessierte Fremd- oder Selbstpeptide.

SCID: „*s*evere *c*ombined *i*mmune *d*eficiency"; beschreibt Mäuse, die einen genetischen Defekt in der Rezeptorrekombination (T-Zellrezeptor, Immunglobulingene) aufweisen mit daraus folgendem T- und B-Zelldefekt, so daß nur wenige reife T- und B-Lymphozyten produziert werden können.

α-β-T-Zellen: T-Zellen, die als TZR ein Heterodimer aus α-Kette und ausbilden. Mehr als 95 % der peripheren T-Lymphozyten sind αβ–T-Zellen.

γ-δ-T-Zellen: T-Zellen, die als TZR ein heterodimer aus γ-Kette und δ-Kette ausbilden.

TH 1-Zellen: Helfer-T-Zellen lassen sich nach dem Muster der exprimierten Zytokine in letztlich funktionelle Subklassen einteilen. TH 1-Zellen produzieren Interferon-γ, TNF-α und TNF-β, IL-2. TH 1-Zellen fördern die Aktivierung von Makrophagen, zytotoxische Aktivitäten und die T-Zellreaktion vom verzögerten Typ.

TH 2-Zellen: TH 2-Zellen produzieren IL-3, IL-10, IL-13, IL-4 und IL-5. TH 2-Zellen fördern die Bildung von Antikörpern, besonders IgE und IgG4, Mastzellaktivierung und Eosinophilie.

Zytokine: Proteine des Immunsystems, die B- und T-Zellfunktionen koordinieren. Monokine (z. B. Interleukin-1, Tumornekrosisfaktor, Interferon-α und -β) werden klassischerweise von Makrophagen produziert, Lymphokine (z. B. Interleukine, Interferon-γ) klassischerweise von aktivierten T-Lymphozyten und natürlichen Killerzellen. Einteilung erfolgt nach strukturellen Gemeinsamkeiten in α-Helix Zytokine mit kurzer (z. B. IL-2, IL-3, IL-4, IL-5, IL-7, IL-9, IL-13, IL–15), oder langer α-Helix (z. B. IL-6, IL-10, IL-11, IL-12) sowie β-Faltblatt-Zytokine (z. B. TNF-α, TNF-β).

Literatur

TEIL I · KLINIK

Kapitel 2: Klinik des Morbus Crohn

2.1 Symptome und Lokalisation

Farmer RG, Hawk WA, Turnbull Jr RB (1975) Clinical patterns in Crohn's disease: a statistical study of 615 cases. Gastroenterology 68: 627–635

Goebell H (1988) Different activity indices in Crohn's disease and their possible role. In: Goebell H, Peskar B, Malchow H (eds) Inflammatory bowel diseases. Basic research and clinical implications. MTP Press, Lancaster, pp 253–258

Goebell H, Förster S, Dirks E et al. (1987) Morbus Crohn: Klinische Erkrankungsmuster in Beziehung zur Lokalisation. Med Klin 82: 1–8

Gryboski JD (1994) Crohn's disease in children 10 years old and younger: comparison with ulcerative colitis. J Pediatr Gastroenterol Nutr 18: 174–182

D'Haens G, Rutgeers P, Geboes K et al. (1994) The natural history of esophageal Crohn's disease: three patterns of evolution. Gastrointest Endosc 40: 296–300

Malchow H, Küster B, Scheurlen M et al. (1987) Lokalisation und Ausdehnung des Morbus Crohn bei der Erstdiagnose. Med Klin 82: 140–145

Markowitz J, Daum F (1994) Growth impairment in pediatric inflammatory bowel disease. Am J Gastroenterol 89: 319–326

Mekhjian HS, Switz DM, Melnyk CS et al. (1979) Clinical features and natural history of Crohn's disease. Gastroenterology 77: 898–990

Ruiz V, Unger SW, Morgan J et al. (1990) Crohn's disease of the appendix. Surgery 107: 113–117

Scapa E, Marcus EL, Kaufman S et al. (1993) Miliary Crohn's disease: early or different? J Clin Gastroenterol 13: 222–226

Scully RE (ed) (1995) Case records of the Massachusetts General Hospital. Weekly clinicopathologic exercises. Case 32 - 1995. N Engl J Med 333: 1066–1072

Steinhardt HJ, Loeschke K, Kasper H et al. (1985) European Cooperative Crohn's Disease Study (ECDS): Clinical features and natural history. Digestion 31: 97–108

Tan WC, Allan RN (1993) Diffuse jejunoileitis of Crohn's disease. Gut 34: 1374–1378

2.2 Bestimmung der Krankheitsaktivität

Best WR, Becktel JM, Singleton JW et al. (1976) Development of a Crohn's disease activity index. National Cooperative Crohn's disease study. Gastroenterology 70: 439–444

Cellier C, Sahmoud T, Froguel E et al. (1994) Correlations between clinical activity, endoscopic severity, and biological parameters in colonic or ileocolonic Crohn's disease. A prospective multicentre study of 121 cases, Gut 35: 231–235

Goebell H (1988) Different activity indices in Crohn's disease and their possible role. In: Goebell H, Peskar B, Malchow H (eds) Inflammatory bowel diseases. Basic research and clinical implications. MTP Press, Lancaster, pp 253–258

Hodgson HJF, Bhatti M (1995) Assessment of disease activity in ulcerative colitis and Crohn's disease. Infl Bow Dis 1: 117–134

Hees PAM van, Elteren PH van, Lier HJJ van et al. (1980) An index of inflammatory activity in patients with Crohn's disease. Gut 21: 279–286

2.3 Verlauf und Prognose

Binder V, Hendriksen C, Kreiner S (1985) Prognosis in Crohn's disease - based on results from a regional patient group from the county of Copenhagen. Gut 26: 146–150
Brignola C, Campieri M, Bazzocchi G et al. (1986) A laboratory index for predicting relapse in asymptomatic patients with Crohn's disease. Gastroenterology 91: 1490–1494
Ekbom A, Helmick CG, Zack M et al. (1992) Survival and causes of death in patients with inflammatory bowel disease: a population-based study. Gastroenterology 103: 954–960
Harper PH, Fazio VW, Lavery IC et al. (1987) The long-term outcome in Crohn's disease. Dis Colon Rectum 30: 174–179
Mekhjian HS, Switz DM, Melnyk CS et al. (1979) Clinical features and natural history of Crohn's disease. Gastroenterology 77: 898–906
Mendelsohn RR, Korelitz BI, Gleim GW (1995) Death from Crohn's disease. J Clin Gastroenterol 20: 22–26
Myren J, Bouchier IAD, Watkinson G et al. (1989) The OMGE multinational inflammatory bowel disease survey 1976–1986. A further report on 3175 cases. Scand J Gastroenterol 23 (Suppl 144): 11–19
Sahmoud T, Hoctin-Boes G, Modigliani R et al. (1995) Identifying patients with a high risk of relapse in quiescent Crohn's disease. Gut 37: 811–818
Wienbeck M, Goebell H, Schomerus H et al. (1987) Entwicklung eines prognostischen Indexes bei Morbus Crohn. Med Klin 82: 87–91

2.4 Psychosoziale Faktoren

Drossman DA et al. (1991) The rating form of IBD patient concerns: a new measure of health status. Psychosom Med 53: 701
Ferguson A, Sedgwick DM, Drummond J (1994) Morbidity of juvenile onset of inflammatory bowel disease: effects on education and employment in early adult life. Gut 35: 665–668
Fullwood A, Drossman A (1995) The relationship of psychiatric illness with gastrointestinal disease. Annu Rev Med 46: 483–496
Irvine EJ, Feagan B, Rochon J et al. (1994) Quality of life - a valid and reliable measure of therapeutic efficacy in the treatment of inflammatory bowel disease. Gastroenterology 106: 287–296
Küchenhoff J (1993) Psychosomatik des Morbus Crohn. Enke, Stuttgart
Küchenhoff J, Manz R, Mathes L (1995) Was beeinflußt den Krankheitsverlauf des Morbus Crohn? Nervenarzt 66: 41–48
Moody GA, Mayberry JF (1993) Perceived sexual dysfunction amongst patients with inflammatory bowel disease. Digestion 54: 256–260
Sommer H, Koenen H (1994) Verlauf und soziale Auswirkungen von Morbus Crohn und Colitis ulcerosa. Med Klin 89: 14–17

Kapitel 3: Klinik der Colitis ulcerosa

3.1 Klinische Symptome

Eckbom A, Helmick C, Zack M et al. (1991) Ulcerative proctitis in Sweden 1965–1983. Dig Dis Sci 36: 79–192
Florén CH, Benoni C, Willén R (1987) Histologic and colonoscopic assessment of disease extension in ulcerative colitis. Scand J Gastroenteroal 22: 459–462
Hermens DJ, Miner PB Jr (1991) Exacerbation of ulcerative colitis. Gastroenterology 101: 254–262
Niv Y, Bat L, Ron E et al. (1987) Change in the extent of colonic involvement in ulcerative colitis: a colonoscopic study. Am J Gastroenterol 82: 1046–1051

3.2 Befallsmuster und Schweregrad

Järnerot G, Rolny P, Sandberg-Gertzen H (1985) Intensive intravenous treatment of ulcerative colitis. Gastroenterology 89: 1005–1013
Rachmilewitz D (1989) Coated mesalazine (5-aminosalicyclic acid) versus sulphasalazine in the treatment of active ulcerative colitis: a randomised trial. Br Med J 298: 82–86
Truelove S, Witts L (1955) Cortisone in ulcerative colitis. File report on therapeutic trial. Br Med J 2: 1041–1048

3.3 Verlauf und Prognose

Farmer RG, Easley KA, Rankin GB (1993) Clinical patterns, natural history, and progression of ulcerative colitis. A long-term follow-up of 1116 patients. Dig Dis Sci 38: 1137–1146

Hendrikson C, Kreiner S, Binder V (1985) Long-term prognosis in ulcerative colitis - based on results for a regional patient group form the county of Copenhagen. Gut 26: 158–163

Kaufmann HJ, Taubin HL (1987) Nonsteroidal anti-inflammatory drugs activate quiescent inflammatory bowel disease. Ann Intern Med 107: 513–516

Langholz E, Munkholm P, Davidsen M (1994) Course of ulcerative colitis: analysis of changes in disease activity over years. Gastroenterology 107: 3–11

Meyers S, Janowitz HD (1989) The „natural history" of ulcerative colitis: an analysis of the placebo response. J Clin Gastroenterol 11: 27–32

3.4 Psychosoziale Faktoren (s. auch Literatur zu 2.4)

Levenstein S, Prantera C, Varvo V et al. (1994) Psychological stress and disease activity in ulcerative colitis: a multidimensional cross-sectional study. Am J Gastroenterol 89: 1219–1225

Mendeloff AI, Monk M, Siegal CI et al. (1970) Illness experience and life stress in patients with irritable colon and with ulcerative colitis. N Engl J Med 282: 14–18

Kapitel 4: Fertilität und Schwangerschaft bei chronisch-entzündlichen Darmerkrankungen

Alstead EM, Ritchie JK, Lennard-Jones JE et al. (1990) Safety of azathioprine in pregnancy in inflammatory bowel disease. Gastroenterology 99: 443–446

Baiocco PJ, Korelitz BI (1994) The influence of inflammatory bowel disease and its treatment on pregnancy and fetal outcome. J Clin Gastroenterol 6: 211–216

Chatzinoff M, Guarino JM, Corson SL et al. (1988) Sulfasalazine-induced abnormal sperm penetration assay reversed on changing to 5-aminosalicylic acid enemas. Dig Dis Sci 33: 108–110

Committee on drugs, American Academy of Pediatrics (1983) The transfer of drugs and other chemicals into human breast milk. Pediatrics 72: 375–383

Habal FM, Hui G, Greenberg GR (1993) Oral 5-aminosalicylic acid for inflammatory bowel disease in pregnancy: safety and clinical course. Gastroenterology 105: 1057–1060

Khosla R, Willoughby CP, Jewell DP (1984) Crohn's disease and pregnancy. Gut 25: 52–56

Mayberry JF, Weterman IT (1986) European survey of fertility and pregnancy in women with Crohn's disease: a case control study by European collaborative group. Gut 27: 821–825

Mogadam M, Dobbins III WO, Korelitz BI et al. (1981) Pregnancy in inflammatory bowel disease: effect of sulfasalazine and corticosteroids on fetal outcome. Gastroenterology 80: 72–76

Narendranathan M, Sandler RS, Suchindran CM et al. (1989) Male infertility in inflammatory bowel disease. J Clin Gastroenterol 11: 403–406

Nielsen OH, Andreasson B, Bondesen S et al. (1983) Pregnancy in ulcerative colitis. Scand J Gastroenterol 18: 735–742

Nielson OH, Andreasson B, Bondesen S et al. (1984) Pregnancy in Crohn's disease. Scand J Gastroenterol 19: 724–732

Nwokolo CU, Tan WC, Andrews HA et al. (1994) Surgical resections in parous patients with distal ileal and colonic Crohn's disease. Gut 35: 220–223

Woolfson K, Cohen Z, McLeod RS (1990) Crohn's disease and pregnancy. Dis Colon Rectum 33: 869–873

Kapitel 5: Differentialdiagnose der entzündlichen Darmerkrankungen

5.1 Differentialdiagnose zwischen Morbus Crohn und Colitis ulcerosa

Gryboski JD (1991) Clostridium difficile in inflammatory bowel disease relapse. J Pediatr Gastroenterol Nutr 13: 39–41

Hermans DJ, Miner PB (1991) Exacerbation of ulcerative colitis. Gastroenterology 101: 254–262

Schumacher G, Kollberg B, Sandstedt B et al. (1993) A prospective study of first attacks of inflammatory bowel disease and non-relapsing colitis. Scand J Gastroenterol 28: 1077–1085

Weber P, Koch M, Heizmann WR et al. (1992) Microbic superinfection in relaps of inflammatory bowel disease. J Clin Gastroenterol 14: 302–302
Wells AD, McMillan I, Price AB et al. (1991) Natural history of indeterminate colitis. Br J Surg 78: 179–181

5.2 Infektiöse Enterokolitis

Blacklow NR, Greenberg HB (1991) Viral gastroenteritis. N Engl J Med 325: 252–264
Boyce TG, Swerdlow DL, Griffin PM (1995) Escherichia coli O157:H7 and the hemolytic-uremic syndrome. N Engl J Med 333: 364–368
Cover TL, Aber RC (1989) Yersinia enterocolitica. N Engl J Med 321: 16–24
DuPont HL, Marshall GD (1995) HIV-associated diarrhoea and wasting. Lancet 346: 352–356
Fujisawa K, Watanabe H, Yamamoto K et al. (1989) Primary atypical mycobacteriosis of the intestine: a report of three cases. Gut 30: 541–545
Gunasekaran TS, Hassall E (1992) Giardiasis mimicking inflammatory bowel disease. J Pediatr 120: 424–426
Keene WE, McAnulty JM, Hoesly FC et al. (1994) A swimming-associated outbreak of hemorrhagic colitis caused by Escherichia coli and Shigella sonnei. N Engl J Med 331: 579–584
Kenzie WR, Hoxie NJ, Proctor ME et al. (1994) A massive outbreak in Milwaukee of cryptosporidium infection transmitted through the public water supply. N Engl J Med 331: 161–167
Matsumoto T, Iida M, Matsui T et al. (1990) Endoscopic findings in Yersinia enterocolitica enterocolitis. Gastrointest Endosc 36: 583–587
Panosian CB (1988) Parasitic diarrhea. Infect Dis Clin North Am 2: 685–703
Stermer E, Levy N, Potasman I et al. (1991) Brucellosis as a cause of severe colitis. Am J Gastroenterol 86: 917–919
Tanowitz HB, Weiss LM, Wittner M (1988) Diagnosis and treatment of protozoan diarrheas. Am J Gastroenterol 86: 917–919
Taterka JA, Cuff CF, Rubin DH (1992) Viral gastrointestinal infections. Gastroenterol Clin North Am 21: 303–330
Vanderpol DM, O'Leary JP (1988) Primary tuberculous enteritis. Surg Gyn Obstetr 167: 167–172

5.3 Antibiotika-assoziierte Kolitis

Marts BC, Longo WE, Vernava AM (1994) Patterns and prognosis of Clostridium difficile colitis. Dis Colon Rectum 37: 837–845
Olson MM, Shanholtzer CJ, Lee JT et al. (1994) Ten years of prospective Clostridium difficile associated disease surveillance and treatment at the Minneapolis VA Medical Center, 1982–1991. Infect Control Hosp Epidemiol 15: 371–381
Surawicz CM, Elmer GW, Speelman P et al. (1989) Prevention of antibiotic-associated diarrhea by Saccharomyces boulardii: a prospective study. Gastroenterolgy 96: 981–988
Surawicz CM, McFarland LV, Elmer GW et al. (1989) Treatment of recurrent C. difficile colitis with vancomycin and Saccharomyces boulardii. Am J Gastroenterol 84: 1285–1287

5.4 Medikamenteninduzierte Enterokolitis

Gibson GR, Whitacre EB, Ricotti CA (1992) Colitis induced by nonsteroidal anti-inflammatory drugs. Arch Intern Med 152: 625–632
Lewis JH (1986) Gastrointestinal injury due to medicinal agents. Am J Gastroenterol 81: 819–834

5.5 Strahlenenteritis

Galland RB, Spencer J (1985) The natural history of clinically established radiation enteritis. Lancet 1: 1275–1278
Mann WJ (1991) Surgical management of radiation enteropathy. Surg Clin North Am 71: 977–990
Sher ME, Bauer J (1990) Radiation-induced enteropathy. Am J Gastroenterol 85: 121–128
Silvain C, Besson I, Ingrand P et al. (1992) Long-term outcome of severe radiation enteritis treated by total parenteral nutrition. Dig Dis Sci 37: 1065–1071

5.6 Ischämische Kolitis

Bower TC (1993) Ischemic colitis. Surg Clin North Am 73: 1037–1053
Nelson RL, Briley S, Schuler JJ et al. (1992) Acute ischemic proctitis. Dis Colon Rectum 35: 375–380
Scully RE (ed) (1995) Case records of the Massachusetts General Hospital. Weekly clinicopathologic exercises. Case 9 - 1995. N Engl J Med 332: 804–810

5.7 Lymphozytäre Kolitis (s. auch 5.8)

Bogomoletz WV (1994) Collagenous, microscopic and lymphocytic colitis. An evolving concept. Virchows Arch 424: 573–579
Giardiello FM, Lazenby AJ, Bayless TM et al. (1989) Lymphocytic (microscopic) colitis. Dig Dis Sci 34: 1730–1738
Lazenby AJ, Yardley JH, Giardiello FM et al. (1989) Lymphocytic (microscopic) colitis. Hum Pathol 20: 18–28
Veress B, Löfberg R, Bergman L (1995) Microscopic colitis syndrome. Gut 36: 880–886

5.8 Kollagene Kolitis (s. auch 5.7)

Bohr J, Tysk C, Eriksson S, Järnerot G (1995) Collagenous colitis in Örebro, Sweden, an epidemiological study 1984–1993. Gut 37: 394–397
Ettinghausen SE (1993) Collagenous colitis, eosinophilic colitis, and neutropenic colitis. Surg Clin North Am 73: 993–1016
Järnerot G, Tysk C, Bohr J et al. (1995) Collagenous colitis and fecal stream diversion. Gastroenterology 109: 449–455
Kingsmore SF, Kingsmore DB, Hall BD et al. (1993) Cooccurrence of collagenous colitis with seronegative spondyloarthropathy: Report af a case and literature review. J Rheumatol 20: 2153–2157
Levison DA, Lazenby AJ, Yardley JH (1993) Microscopic colitis cases revisited. Gastroenterology 105: 1594–1596

5.9 Diversionskolitis

Harig JM, Soergel KH, Komorowski RA et al. (1989) Treatment of diversion colitis with short-chain fatty acid irrigation. N Engl J Med 320: 23–28
Ma CK, Gottlieb C, Haas PA (1990) Diversion colitis: a clinicopathologic study of 21 cases. Hum Pathol 21: 429–436
Whelan RL, Abramson D, Kim DS et al. (1994) Diversion colitis. Surg Endosc 8: 19–24

5.10 Morbus Behçet

International Study Group for Behçet's Disease (1990) Criteria for diagnosis of Behçet's disease. Lancet 335: 1078–1080
Yazici H, Pazarli H, Barnes CG et al. (1990) A controlled trial of azathioprine in Behçet's syndrome. N Engl J Med 322: 281–285

5.11 Eosinophile Enterokolitis (s. auch 5.8)

Machida HM, Smith AGC, Gall DG et al. (1994) Allergic colitis in infancy: clinical and pathological aspects. J Pediatr Gastroenterol Nutr 19: 22–26
Naylor AR, Pollet JE (1985) Eosinophilic colitis. Dis Colon Rectum 28: 615–620
Scheurlen M, Mörk H, Weber P (1992) Hypereosinophilic syndrome resembling chronic inflammatory bowel disease with primary sclerosing cholangitis. J Clin Gastroenterol 14: 59–63

5.12 Divertikulitis

McCue J, Coopen NJ, Rasbridge SH et al. (1989) Co-existent Crohn's disease and sigmoid diverticulosis. Postgrad Med J 65: 636–669
Peppercorn MA (1992) Drug-responsive chronic segmental colitis associated with diverticula: a clinical syndrome in the elderly. Am J Gastroenterol 87: 609–612

5.13 Solitäres Ulkus des Rektums

Levine DS (1987) „Solitary" rectal ulcer syndrome. Gastroenterology 92: 243–253

Mackle EJ, Parks TG (1990) Solitary rectal ulcer syndrome: aetiology, investigation and management. Dig Dis 8: 294-304
Rubio CA, Nydahl S (1994) „Nonspecific" erosions and ulcers of the colonic mucosa. Dig Dis Sci 39: 821-826

5.14 Systemische Vaskulitiden

Cappell MS, Gupta AM (1990) Colonic lesions associated with Henoch-Schönlein purpura. Am J Gastroenterol 85: 1186-1188
Reif S, Jain A, Santiago J et al. (1991) Protein losing enteropathy as a manifestation of Henoch-Schönlein Purpura. Acta Paediatr Scand 80: 482-485
Shimamoto C, Hirata I, Ohshiba S et al. (1990) Churg-Strauss syndrome (allergic granulomatous angiitis) with peculiar multiple ulcers. Am J Gastroenterol 85: 316-319

5.15 Endometriose

Cappell MS, Friedman D, Mikhail N (1991) Endometriosis of the terminal ileum simulating the clinical, roentgenographic, and the surgical findings in Crohn's disease. Am J Gastroenterol 8: 1057-1062
Olive DL, Schwartz LB (1993) Endometriosis. N Engl J Med 328: 1759-1769
Weed JC, Ray JE (1987) Endometriosis of the bowel. Obstet Gynecol 69: 727-730
Zwas FR, Lyon DT (1990) Endometriosis. An important condition in clinical gastroenterology. Dig Dis Sci 30: 353-364

5.16 Sarkoidose

Bulger K, O'Riordan M, Purdy S et al. (1988) Gastrointestinal sarcoidosis resembling Crohn's disease. Am J Gastroenterol 83: 1415-1417
Gallwitz B, Jänig U, Fölsch UR (1994) Differentialdiagnose granulomatöser Erkrankungen - Epithelzellgranulome im Darm und in der Leber bei Morbus Crohn? Z Gastroenterol 32: 252-255
Letizia C, D'Ambrosio C, Agostini D et al. (1993) Serum angiotensin converting enzyme activity in Crohn's disease and ulcerative colitis. Ital J Gastroenterol 25: 23-25
MacRury SM, McQuaker G, Morton R et al. (1992) Sarcoidosis: Association with small bowel disease and folate deficiency. J Clin Pathol 45: 823-825
Rosh JR, Tang HB, Mayer L et al. (1995) Treatment of intractable gastrointestinal manifestations of chronic granulomatous disease with cyclosporine. J Pediatr 126: 143-145

Kapitel 6: Extraintestinale Manifestationen und Begleiterkrankungen entzündlicher Darmerkrankungen

Greenstein AJ, Janowitz HD, Sachar DB (1976) The extra-intestinal complications of Crohn's disease and ulcerative colitis: a study of 700 patients. Medicine 55: 401-412
Hyams JS (1994) Extraintestinal manifestations of inflammatory bowel disease in children. J Pediatr Gastroenterol Nutr 19: 7-21
Monsén U, Sorstad J, Hellers G et al. (1991) Extracolonic diagnoses in ulcerative colitis: an epidemiological study. Am J Gastroenterol 85: 711-716
Rankin GB (1991) Extraintestinal and systemic manifestations of inflammatory bowel disease. Med Clin North Am 74: 39-50

6.1 Kutane Manifestationen

Apgar JT (1991) Newer aspects of inflammatory bowel disease and its cutaneous manifestations: a selective review. Semin Dermatol 10: 138-147
Ballo FS, Camisa C, Allen CM (1989) Pyostomatitis vegetans. J Am Acad Dermatol 21: 381-387
Callen JP (1989) Pyoderma gangrenosum and related disorders. Med Clin North Am 73: 1247-1261
Fenske NA, Gern JE, Pierce D, Vasey FB (1983) Vesiculopustular eruption of ulcerative colitis. Arch Dermatol 119: 664-669
Gregory B, Ho VC (1992) Cutaneous manifestations of gastrointestinal disorders. Part II. J Am Acad Dermatol 26: 371-383
Gudbjornsson B, Hallgren R (1990) Cutaneous polyarteritis nodosa associated with Crohn's disease. Report and review of the literature. J Rheumatol 17: 386-390

Kemmett D, Hunter JAA (1990) Sweet's syndrome: a clinicopathologic review of twenty-nine cases. J Am Acad Dermatol 23: 508–507

Kirsch B, Gerhardt H, Gladisch R et al. (1992) Dermatosen bei chronisch entzündlichen Darmerkrankungen. Aktuelle Dermatol 18: 17–22

Labeille B, Gineston J, Denoeux J et al. (1988) Epidermolysis bullosa acquista and Crohn's disease. A case report with immunological and electron microscopic studies. Arch Intern Med 148: 1457–1459

Plauth M, Jenss H, Meyle J (1991) Oral manifestations of Crohn's disease. J Clin Gastroenterol 13: 29–37

Prokopetz R, Ross JB, Smith P et al. (1990) Multicentric cutaneous Crohn's disease: a case report and review of literature. Can J Gastroenterol 4: 59–63

Tjandra JJ, Hughes LE (1994) Parastomal pyoderma gangrenosum in inflammatory bowel disease. Dis Colon Rectum 37: 938–942

Tsianos EV, Dalekos GN, Tzermias C et al. (1995) Hidradenitis suppurative in Crohn's disease - A further support to this association. J Clin Gastroenterol 20 (2): 151–153

6.2 Arthropathien

Gravallese EM, Kantrowitz FG (1988) Arthritic manifestation of inflammatory bowel disease. Am J Gastroenterol 83: 703–709

Mielants H, Veys EM, Goethals K et al. (1990) Destructive lesions of the small joints in seronegative spondyloarthropathies: relation to gut inflammation. Clin Exp Rheumatol 8: 23–27

Scarpa R, D'Arienzo A, Del Puente A et al. (1990) Reverse correlation between extent of colon involvement and number of affected joints in patients with ulcerative colitis. Am J Gastroenterol 85: 331–332

Weiner SR, Clarke J, Taggart NA et al. (1991) Rheumatic manifestations of inflammatory bowel disease. Semin Arthritis Rheum 20: 353–366

6.3 Entzündliche Augenveränderungen

Ernst BB, Lowder CY, Meisler DM et al. (1991) Posterior segment manifestations of inflammatory bowel disease. Ophtalmology 98: 1272–1280

Ruby AJ, Jampol LM (1990) Crohn's disease and retinal vascular disease. Am J Ophtalmol 110: 349–353

Salmon JF, Wright JP, Murray ADN (1991) Ocular inflammation in Crohn's disease. Ophtalmology 98: 480–484

Soukiasian SH, Foster CS, Raizman MB (1994) Treatment strategies for scleritis and uveitis associated with inflammatory bowel disease. Am J Ophtalmol 118: 601–611

6.4 Erkrankungen der Leber und der Gallenwege

Beuers U, Spengler U, Kruis W et al. (1992) Ursodeoxycholic acid for treatment of primary sclerosing cholangitis: a placebo-controlled trial. Hepatology 16: 707–714

Broomé U, Glaumann H, Hellers H et al. (1994) Liver disease in ulcerative colitis: an epidemiological and follow up study in the county of Stockholm. Gut 35: 84–89

Esber EJ, Ferguson DR (1994) Primary sclerosing cholangitis. Gastroenterologist 2: 131–146

Lee Y-M, Kaplan MM (1995) Primary sclerosing cholangitis. N Engl J Med 332: 924–933

Ludwig J (1991) Small-duct primary sclerosing cholangitis. Semin Liver Dis 11: 11–17

Mandal A, Dasgupta A, Jeffers L et al. (1994) Autoantibodies in sclerosing cholangitis against a shared peptide in biliary and colon epithelium. Gastroenterology 106: 185–192

Mehal WZ. Lo YMD, Wordsworth BP et al. (1994) HLA DR4 is a marker for rapid disease progression in primary sclerosing cholangitis. Gastroenterology 106: 160–167

Rosen CB, Nagorney DM (1991) Cholangiocarcinoma complicating primary sclerosing cholangitis. Semin Liver Dis 11: 26

Wever V, Gluud C, Schlichting P et al. (1991) Prevalence of hepatobiliary dysfunction in a regional group of patients with chronic inflammatory bowel disease. Scand J Gastroenterol 26: 97–102

6.5 Vaskulitis

Elburg RM van, Henar EL, Bijleveld MA et al. (1992) Vascular compromise prior to intestinal manifestations of Crohn's disease in a 14-year-old girl. J Pediatr Gastroenterol Nutr 14: 97–100

Frid C, Bjarke B, Eriksson M (1986) Myocarditis in children with inflammatory bowel disease. J Pediatr Gastroenterol Nutr 5: 964–965

Gasser P, Affolter H, Schuppisser JP (1991) The role of nailbed vasospasm in Crohn's disease. Int J Colorect Dis 6: 147–151

Gilliam III JH, Challa VR, Agudelo CA et al. (1981) Vasculitis involving muscle associated with Crohn's colitis. Gastroenterology 81: 787–790

Johns DR (1991) Cerebrovascular complications of inflammatory bowel disease. Am J Gastroenterol 86: 367–370

Murch SH, Braegger CP, Sessa WC et al. (1992) High endothelin-1 immunoreactivity in Crohn's disease and ulcerative colitis. Lancet 339: 381–385

Sheenan-Dare RA, Goodfield MJ, Wilson PD et al. (1989) Axillary artery occlusion as a presenting feature of Crohn's disease. Postgrad Med J 65: 758–760

Talbot RW, Heppell J, Dozois RR et al. (1986) Vascular complications of inflammatory bowel disease. Mayo Clin Proc 61: 140–145

Teja K, Crum CP, Friedman C (1980) Giant cell arteritis and Crohn's disease. Gastoenterology 78: 796–802

Wakefield AJ, Sankey EA, Dhillon AP et al. (1991) Granulomatous vasculitis in Crohn's disease. Gastroenterology 100: 1279–1287

6.6 Störungen der Hämostase und thromboembolische Komplikationen

Chamouard P, Grunebaum L, Wiesel ML et al. (1994) Prevalence and significance of anticardiolipin antibodies in Crohn's disease. Dig Dis Sci 39: 1501–1504

Collins CE, Rampton DS (1995) Platelet dysfunction: a new dimension in inflammatory bowel disease. Gut 36: 5–8

Collins CE, Cahill MR, Newland AC et al. (1994) Platelets circulate in an activated state in inflammatory bowel disease. Gastroenterology 106: 840–845

Conlan MG, Haire WD, Burnett DA (1989) Prothrombotic abnormalities in inflammatory bowel disease. Dig Dis Sci 43: 1089–1093

Crowe A, Taffinder N, Layer GT et al. (1992) Portal vein thrombosis in a complicated case of Crohn's disease. Postgrad Med J 68: 291–293

Edwards RL, Levine JB, Green R et al. (1987) Activation of blood coagulation in Crohn's disease. Increased plasma fibrinopeptide A levels and enhanced generation of monocyte tissue factor activity. Gastroenterology 92: 329–337

Johns DR (1991) Cerebrovascular complications of inflammatory bowel disease. Am J Gastroenterol 86: 367–370

Novotny DA, Rubin RJ, Slezak FA et al. (1992) Arterial thromboembolic complications of inflammatory bowel disease. Dis Colon Rectum 35: 193–196

6.7 Hämatologische Erkrankungen

Fava S, Caruana Galizia A, Vassallo M (1993) Autoimmune haemolytic anaemia associated with ulcerative colitis. Eur J Gastroenterol Hepatol 5: 885–888

Merrin P, Lancaster Smith MJ (1989) Leukaemoid reaction and ulcerative colitis. Gut 30: 1154–1155

Mir Madjlessi SH, Farmer RG, Weick K (1986) Inflammatory bowel disease and leukemia. Dig Dis Sci 31: 1025–1031

Orii S, Sugai T, Nakano O et al. (1991) Acute promyelocytic leukemia in Crohn's disease. J Clin Gastroenterol 13: 325–327

6.8 Amyloidose

Gitkind MJ, Wright SC (1990) Amyloidosis complicating inflammatory bowel disease. Dig Dis Sci 35: 906–908

Gries E, Singer M, Goebell H (1989) Amyloidose bei Morbus Crohn. Med Klin 84: 65–71

Shorvon PJ (1977) Amyloidosis and inflammatory bowel disease. Dig Dis 22: 209–213

6.9 Bronchopulmonale Manifestationen

Calder CJ, Lacy D, Raafat F et al. (1993) Crohn's disease with pulmonary involvement in a 3-year-old boy. Gut 34: 1636–1638

Giocchetti P, Schiavina M, Campieri M et al. (1990) Bronchopulmonary involvement in ulcerative colitis. J Clin Gastroenterol 12: 647–650

Kayser K, Probst F, Gabius HJ et al. (1990) Are there characteristic alterations of lung tissue associated with Crohn's disease? Pathol Res Pract 186: 485–490

Puntis JWL, Tarlow MJ, Raafat F et al. (1992) Crohn's disease of the lung. Arch Dis Child 65: 1270–1271

Sommer H, Schmidt M, Gruber KD (1986) Lungenfunktionsstörungen bei Colitis ulcerosa und Morbus Crohn. Dtsch Med Wochenschr 111: 812–815

6.10 Störungen des Knochenstoffwechsels

Clements D, Compston J (1994) Osteoporosis: a serious complication of inflammatory bowel disease. Eur J Gastroenterol Hepatol 6: 757–760

Freeman HJ, Kwan WCP (1993) Brief report: Non-corticosteroid-associated osteonecrosis of the femoral heads in two patients with inflammatory bowel disease. N Engl J Med 329: 1314–1316

Ghosh S, Cowen S, Hannan WJ et al. (1994) Low bone mineral density in Crohn's disease, but not in ulcerative colitis, at diagnosis. Gastroenterology 107: 1031–1039

Ryde SJS, Clements D, Evans WD et al. (1991) Total body calcium in patients with inflammatory bowel disease: a longitudinal study. Clin Sci 80: 319–324

Tromm A, Rickels K, Hüppe D et al. (1994) Osteopenie bei chronisch entzündlichen Darmerkrankungen. Leber Magen Darm 24: 23–30

6.11 Pankreatitis

Børkje B, Vetvik K, Ødegaard S et al. (1985) Chronic pancreatitis in patients with sclerosing cholangitis and ulcerative colitis. Scand J Gastroenterol 20: 539–542

Garau P, Orenstein SR, Neigut A et al. (1994) Pancreatitis associated with Olsalazine and Sulfalazine in children with ulcerative colitis. J Pediatr Gastroenterol Nutr 18: 481–485

Matsumoto T, Matsui T, Iida M et al. (1989) Acute pancreatitis as a complication of Crohn's disease. Am J Gastroenterol 84: 804–807

Scully RE (ed) (1994) Case records of the Massachusetts General Hospital. Weekly clinicopathologic exercises. Case 3 - 1994. N Engl J Med 330: 96–202

Seibold F, Weber P, Jenss H et al. (1991) Antibodies to a trypsin sensitive pancreatic antigen in chronic inflammatory bowel disease: specific markers for a subgroup of patients with Crohn's disease. Gut 32: 1192–1197

Tromm A, Höltmann B, Hüppe D et al. (1991) Hyperamylasämie, Hyperlipasämie und akute Pankreatitiden bei chronisch entzündlichen Darmerkrankungen. Leber Magen Darm 1/91: 15–22

6.12 Renale Komplikationen

Glassman M, Kaplan M, Spivak W (1986) Immune-complex glomerulonephritis in Crohn's disease. J Pediatr Gastroenterology 30: 966–969

Schofield PM, Williams PS (1984) Proliferative glomerulonephritis associated with Crohn's disease. Br Med J 289: 1039

Wilcox GM, Aretz HT, Roy MA et al. (1990) Glomerulonephritis associated with inflammatory bowel disease. Gastroenterology 98: 786–791

6.13 Neurologische Manifestationen

Humbert P, Monnier G, Billerey C et al. (1989) Polyneuropathy: an unusual extraintestinal manifestation of Crohn's disease. Acta Neurol Scand 80: 301–306

Kitchin LI, Knobler RL, Friedman LS (1991) Crohn's disease in a patient with multiple sclerosis. J Clin Gastroenterol 13: 331–334

Lindgren S, Lilja B, Rosen I et al. (1991) Disturbed autonomic nerve function in patients with Crohn's disease. Scand J Gastroenterol 26: 361–366

Nemni R, Fazio R, Corbo M et al. (1987) Peripheral neuropathy associated with Crohn's disease. Neurology 37: 1414–1417

Purrmann J, Borchard F, Bertrams J (1992) Association of Crohn's disease and multiple sclerosis – Is there a common background? J Clin Gastroenterol 14: 43–46

Kapitel 7: Folgeerkrankungen des Morbus Crohn und der Colitis ulcerosa

7.1 Chologene Diarrhö und Cholelithiasis

Balzer K (1995) Der 75SeHCAT-Retentionstest – Methodik und klinische Anwendungsmöglichkeiten. Med Klin 90: 35–39

Hutchinson R, Tyrrell PNM, Kumar D et al. (1994) Pathogenesis of gall stones in Crohn's disease: an alternative explanation. Gut 35: 94–97

Nyhlin H, Merrick MV, Eastwood MA (1994) Bile acid malabsorption in Crohn's disease and indications for its assessment using SeHCAT. Gut 35: 90–93

7.2 Hyperoxalurie und Nephrolithiasis

Gelzayd EA, Breuer RI, Kirsner JB (1986) Nephrolithiasis in inflammatory bowel disease. Am J Dig Dis 13: 1027–1034
Pak CYC et al. (1977) Mechanism of calcium urolithiasis among patients with hyperuricosuria. J Clin Invest 59: 426
Stelzner M, Philipps JD, Saleh S et al. (1990) Nephrolithiasis and urine ion exchange in ulcerative colitis patients undergoing colectomy and endorectal ileal pullthrough. J Surg Res 48: 552–556

7.3 Malnutrition

Ainley C, Cason J, Slavin BE et al. (1991) The influence of zinc status and malnutrition on immunological function in Crohn's disease. Gastroenterology 100: 1616–1625
Grybowski JD (1993) Eating disorders in inflammatory bowel disease. Am J Gastroenterol 88: 293
Rigaud D, Angel LA, Cerf M et al. (1994) Mechanisms of decreased food intake during weight loss in adult Crohn's disease patients without obvious malabsorption. Am J Clin Nutr 60: 775–781
Seidman EG (1989) Nutritional management of inflammatory bowel disease. Gastroenterol Clin North Am 17: 129–155
Stokes MA, Hill GA (1993) Total energy expenditure in patients with Crohn's disease: measurement by the combined body scan technique JPEN 17: 3–7

Kapitel 8: Intestinale Komplikationen

8.1 Toxisches Megakolon

Panos MZ, Wood MJ, Asquith P (1993) Toxic megacolon: the knee-elbow position relieves bowel distension. Gut 34: 1726–27
Present DH (1993) Toxic megacolon. Med Clin North Am 77: 1129–1148

8.2 Perforation

Katz S, Schulman N, Levin L (1986) Free perforation in Crohn's disease: a report of 33 cases and review of literature. Am J Gastroenterol 81: 38–43
Makowiec F, Jehle EC, Köveker G et al. (1993) Intestinal stenosis and perforating complications in Crohn's disease. Int J Colorect Dis 8: 197–200

8.3 Fisteln

Hagett PJ, Moore NR, Shearman JD et al. (1995) Pelvic and perineal complications of Crohn's disease: assessment using magnetic resonance imaging. Gut 36: 407–410
Korelitz BI, Present DH (1985) Favorable effect of 6-Mercaptopurine on fistulae of Crohn's Disease. Dig Dis Sci 30: 58–64
Margolin ML, Korelitz BI (1989) Management of bladder fistulas in Crohn's Disease. J Clin Gastroenterol 11: 399–402
Michelassi F, Stella M, Balestracci T et al. (1993) Incidence, diagnosis and treatment of enteric and colorectal fistulae in patients with Crohn's disease. Ann Surg 218: 660–666

8.4 Abszesse

Cybulaky IJ, Tam P (1990) Intra-abdominal abscess in Crohn's disease. Am Surg 56: 678–682
Felder JB, Adler DJ, Korelitz BI (1991) The safety of corticosteroid therapy in Crohn's disease with an abdominal mass. Am J Gastroenterol 86: 1450–1455
Greenstein AJ, Sachar DB, Lowenthal D et al. (1985) Pyogenic liver abscess in Crohn's disease. Quaterly J Med 220: 508–518

8.5 Perianale Komplikationen

Hughes LE (1992) Clinical classification of perianal Crohn's disease. Dis Colon Rectum 35: 928–932
Kangas E (1991) Anal lesions complicating Crohn's disease. Ann Chir Gynaecol 80: 336–339

Lunniss PJ, Philips RKS (1994) Extra-intestinal fistulae and perianal disease in Crohn's disease. Eur J Gastroenterol 6: 100–107
Present DH, Lichtiger S (1994) Efficacy of cyclosporine in treatment of fistula of Crohn's disease. Dig Dis Sci 39: 374–380

8.6 Strikturen, Stenosen

Breysem Y, Janssens JF, Coremans G, et al. (1992) Endoscopic balloon dilatation of colonic and ileo-colonic Crohn's strictures: long-term results. Gastrointest Endosc 38: 142–147
Junge U, Züchner H (1994) Endoskopische Ballondilatation symptomatischer Strikturen bei Morbus Crohn. Dtsch Med Wochenschr 119: 1377–1382
Kelly MB, Siu TO (1986) The strictures and fissures of Crohn's disease. J Clin Gastroenterol 594–598
Yaffe BH, Korelitz BI (1983) Prognosis for nonoperative management of small-bowel obstruction in Crohn's disease. J Clin Gastroenterol 81: 38–43

Kapitel 9: Maligne Tumoren als Komplikation der chronisch-entzündlichen Darmerkrankungen

9.1 Colitis-ulcerosa-assoziierte Karzinome

Connell WR, Talbot IC, Harpaz N et al. (1994) Clinicopathological characteristics of colorectal carcinoma complicating ulcerative colitis. Gut 35: 1419–1423
Ekbom A, Helmick C, Zack M et al. (1990) Ulcerative colitis and colorectal cancer. A population based study. N Engl J Med 323: 1228–1233
Gurbuz AK, Giardiello FM, Bayless TM (1995) Colorectal neoplasia in patients with ulcerative colitis and primary sclerosing cholangitis. Dis Col Rectum 38: 37–41
Gyde SN, Prior P, Allan RN et al. (1988) Colorectal cancer in ulcerative colitis: a cohort study of primary referrals from three centers. Gut 29: 206–217
Herbay A von, Herfarth Ch, Otto HF (1994) Cancer and dysplasia in ulcerative colitis: a histologic study of 301 surgical specimen. Z Gastroenterol 32: 382–388
Lennard-Jones JE, Melville DM, Morson BC et al. (1990) Precancer and cancer in extensive ulcerative colitis: findings among 401 patients over 22 years. Gut 31: 800–806
Schneider A, Stolte M (1993) Clinical and pathomorphological findings in patients with colorectal carcinoma complicating ulcerative colitis. Z Gastroenterol 31: 192–197
Sugita A, Sachar DB, Bodian C et al. (1991) Colorectal cancer in ulcerative colitis. Influence of anatomical extent and age at onset on colitis-cancer interval. Gut 32: 167–169

9.2 Morbus-Crohn-assoziierte Karzinome

Connell WR, Sheffield JP, Kamm MA et al. (1994) Lower gastrointestinal malignancy in Crohn's disease. Gut 35: 347–352
Ekbom A, Helmick C, Zack M et al. (1990) Increased risk of large-bowel cancer in Crohn's disease with colonic involvement. Lancet ii: 357–359
Geboes K (1994) Crohn's disease: Cancer and its prevention. Eur J Gastroenterol Hepatol 6: 117–120
Gillen CD, Andrews HA, Prior P et al. (1994) Crohn's disease and colorectal cancer. Gut 35: 651–655
Gillen CD, Wilson CA, Walmsley RS et al. (1995) Occult small bowel adenocarcinoma complicating Crohn's disease: a report of three cases. Postgrad Med J 71: 172–174
Hamilton SR (1985) Colorectal carcinoma in patients with Crohn's disease. Gastroenterology 89: 398–407
Löfberg R, Broström O, Karlén P et al. (1991) Carcinoma and DNA aneuploidy in Crohn's colitis - a histological and flow cytometric study. Gut 32: 900–904
Nikias G, Eisner T, Katz S et al. (1995) Crohn's disease and colorectal cancer: rectal cancer complicating longstanding active perianal disease. Am J Gastroenterol 90: 216–219
Persson PG, Karlén P, Bernell O et al. (1994) Crohn's disease and cancer: a population-based cohort study. Gastroenterology 107: 1675–1679
Petras RE, Mir-Madjlessi SH, Farmer RG (1987) Crohn's disease and intestinal carcinoma. A report of 11 cases with emphasis on associated epithelial dysplasia. Gastroenterology 93: 1307–1314
Stahl TJ, Schoetz Jr DJ, Roberts PL et al. (1992) Crohn's disease and carcinoma: increasing justification for surveillance? Dis Colon Rectum 35: 850–856

9.3 und 9.4 Präkanzeröse Epitheldysplasien bei CU und MC

Befrits R, Hammarberg C, Rubio C et al. (1994) DNA aneuploidy and histologic dysplasia in long-standing ulcerative colitis. A 10-year follow-up study. Dis Colon Rectum 37: 313–320

Bernstein CN, Shanahan F, Weinstein WM (1994) Are we patients telling the truth about surveillance colonoscopy in ulcerative colitis? Lancet 343: 71–74

Choi PM, Zelig MP (1994) Similarity of colorectal cancer in Crohn's disease and ulcerative colitis: implications for carcinogenesis and prevention. Gut 35: 950–954

Choi PM, Nugent FW, Schoetz DJ Jr et al. (1993) Colonoscopic surveillance reduces mortality from colorectal cancer in ulcerative colitis. Gastroenterology 105: 418–424

Connell WR, Lennard-Jones JE, Williams CB et al. (1994) Factors affecting the outcome of endoscopic surveillance for cancer in ulcerative colitis. Gastroenterology 107: 934–944

Herbay A von, Herfarth Ch, Otto HF (1995) No consistent pattern in the distribution of dysplasia in ulcerative colitis: implications for surveillance. Gastroenterology 108: A937

Lennard-Jones JE (1995) Colitic cancer: supervision, surveillance, or surgery? Gastroenterology 109: 1388–1391

Lynch DAF, Lobo AJ, Sobala GM et al. (1993) Failure of colonoscopic surveillance in ulcerative colitis. Gut 34: 1075–1080

Nugent FW, Haggitt RC, Gilpin PA (1991) Cancer surveillance in ulcerative colitis. Gastroenterology 100: 1241–1248

Pascal RP (1994) Dysplasia and early carcinoma in inflammatory bowel disease and colorectal adenomas. Hum Pathol 25: 1160–1171

Riddell RH, Goldman H, Ransohoff DF et al. (1983) Dysplasia in inflammatory bowel disease: standardized classification with provisional clinical applications. Hum Pathol 14: 931–968

Rozen P, Baratz M, Fefer F, Gilat T (1995) Low incidence of significant dysplasia in a successful endoscopic surveillance program of patients with ulcerative colitis. Gastroenterology 108: 1361–1370

Thomas DM, Filipe MI, Smedley FH (1989) Dysplasia and carcinoma in the rectal stump of total colitics who have undergone colectomy and ileo-rectal anastomosis. Histopathology 14: 289–298

9.5 Assoziierte maligne intestinale Lymphome

Greenstein AJ, Mullin GE, Strauchen JA et al. (1992) Lymphoma in inflammatory bowel disease. Cancer 69: 1119–1123

Lenzen R, Borchard F, Lübke H, Strohmeyer G (1995) Colitis ulcerosa complicated by malignant lymphoma: case report and analysis of published works. Gut 36: 306–310

Shephard NA, Hall PA, Williams GT et al. (1989) Primary malignant lymphoma of the large intestine complicating chronic inflammatory bowel disease. Histopathology 15: 325–337

9.6 Assoziierte neuroendokrine Darmtumoren

Dayal Y (1994) Carcinoid tumors complicating inflammatory bowel disease. Pathol Res Pract 190: 1193–1197

Gladhill A, Hall PA, Cruse JP et al. (1986) Enteroendocrine cell hyperplasia, carcinoid tumours and adenocarcinoma in long-standing ulcerative colitis. Histopathology 10: 501–508

Le Marc'hadour F, Bost F, Peoc'h M et al. (1994) Carcinoid tumour complicating inflammatory bowel disease. Pathol Res Pract 190: 1185–1192

Rubin A, Pandaya PP (1990) Small cell neuroendocrine carcinoma of the rectum in ulcerative colitis. Histopathology 16: 95–97

9.7 Assoziierte extraintestinale Malignome

Dorudi S, Chapman RW, Kettlewell MGW (1991) Carcinoma of the gallbladder in ulcerative colitis and primary sclerosing cholangitis. Dis Colon Rectum 34: 827–828

Ekbom A, Helmick C, Zack M et al. (1991) Extracolonic malignancies in inflammatory bowel disease. Cancer 67: 2015–2019

Greenstein AJ, Genusso R, Sachar DB et al. (1986) Extraintestinal cancers in inflammatory bowel disease. Cancer 56: 2914–2921

Greenstein AJ, Mullin GE, Strauchen JA et al. (1992) Lymphoma in inflammatory bowel disease. Cancer 69: 1119–1123

Halme L, Knorring J von, Elonen E (1990) Development of acute myelocytic leukemia in patients with Crohn's disease. Dig Dis Sci 35: 1553–1556

Haworth AC, Manley PN, Groll A et al. (1989) Bile duct carcinoma and biliary tract dysplasia in chronic ulcerative colitis. Arch Pathol Lab Med 113: 434–436

Israel KJ, Nissenblatt MJ (1986) Association of inflammatory bowel disease (IBD) with indolent soft-tissues sarcomas. J Surg Oncol 32: 125–130

Mir-Madjlessi SH, Farmer RH, Easley KA et al. (1986) Colorectal and extracolonic malignancy in ulcerative colitis. Cancer 58: 1569–1574

Mir-Madjlessi SH, Farmer RH, Weick K (1986) Inflammatory bowel disease and leukemia. A report of seven cases of leukemia in ulcerative colitis and Crohn's disease and review of the literature. Dig Dis Sci 31: 1025–1031

Mir-Madjlessi SH, Farmer RH, Sivak M Jr (1987) Bile duct carcinoma in patients with ulcerative colitis. Relationships to sclerosing cholangitis: report of six cases and review of the literature. Dig Dis Sci 32: 145–154

Persson PG, Karlén P, Bernell O et al. (1994) Crohn's disease and cancer: a population-based cohort study. Gastroenterology 107: 1675–1679

9.8 Ätiologische Faktoren

Connell WR, Kamm MA, Dickson M et al. (1994) Long-term neoplasia risk after azathioprine treatment. Lancet 343: 1249–1252

Hill MJ, Melville DM, Lennard-Jones JE et al. (1987) Faecal bile acids, dysplasia, and carcinoma in ulcerative colitis. Lancet ii: 185–186

Lashner BA, Heidenreich PA, Su GI et al. (1989) Effect of folate supplementation on the incidence of dysplasia and cancer in chronic ulcerative colitis. Gastroenterology 97: 255–259

Penn I (1994) Depressed immunity and the development of cancer. Cancer Detect Prevent 18: 241–252

Rogers AG, Faintuck J, Sourkes AM et al. (1978) Diagnostic radiation, a possible factor in malignancy in patients with chronic inflammatory bowel disease. Gastroenterology 75: 345–351

Rosenberg IH, Mason JB (1989) Folate, dysplasia, and cancer. Gastroenterology 97: 502–503

9.9 Molekulare Tumorgenese

Harpaz N, Peck AL, Yin J et al. (1994) p53 protein expression in ulcerative colitis-associated colorectal dysplasia and carcinoma. Hum Pathol 25: 1069–1074

Itzkowitz SH, Greenwald BD, Meltzer SJ (1995) Colon carcinogenesis in inflammatory bowel disease. Inflamm Bowel Dis 1: 142–158

Kern SE, Redston M, Seymour AB et al. (1994) Molecular genetic profiles of colitis-associated neoplasms. Gastroenterology 107: 420–428

TEIL II · DIAGNOSTIK

Kapitel 10: Labordiagnostik

Almer S, Bodemar G, Lindström E et al. (1995) Air enema radiology compared with leukocyte scintigraphy for imaging inflammation in active ulcerative colitis. Eur J Gastroenterol Hepatol 7: 59–64

Beck IT (1987) Laboratory assessment of inflammatory bowel disease. Dig Dis Sci 32: 26S - 41S

Boirivant M, Pallone F, Ciaco A et al. (1991) Usefulness of fecal α_1-antitrypsin clearance and fecal concentration as early indicator of postoperative asymptomatic recurrence in Crohn's disease. Dig Dis Sci 36: 347–352

Brignola C, Belloli C, De Simone G (1994) Assessment and monitoring in known Crohn's disease. Eur J Gastroenterol Hepatol 6: 78–84

Gross V, Andus T, Caesar I et al. (1992) Evidence for continuous stimulation of interleukin-6 production in Crohn's disease. Gastroenterology 102: 514–519

Karbach U, Ewe K, Dehos H (1985) Antiinflammatory treatment and intestinal α_1-antitrypsin clearance in active Crohn's disease. Dig Dis Sci 30: 229–235

Mazlam MZ, Hodgson HJF (1994) Interrelations between interleukin-6, interleukin-1ß, plasma C-reactive protein values, and in vitro C-reactive protein generation in patients with inflammatory bowel disease. Gut 35: 77–83

Kapitel 11: Mikrobiologische Diagnostik

Bayerdörffer E, Höchter W, Kühner W et al. (1986) Bioptische Mikrobiologie und Enterokolitis. Dtsch Med Wochenschr 111: 796–798
Scheurlen C, Kruis W, Spengler U (1988) Crohn's disease is frequently complicated by giardiasis. Scand J Gastroenterol 23: 833–839
Stallmach A, Schneider T, Zeitz M (1995) Diagnostik gastrointestinaler Infektionen. Internist 36: 151–157

Kapitel 12: Sonographie

EL Mouaaouy A, Tolksdorf A, Starlinger M et al. HD (1992) Endoskopische Sonographie des Anorektums bei entzündlichen Enddarmerkrankungen. Z Gastroenterol 30: 486–494
Kangas E, Lehmusto P, Matikainen M (1990) Gallstones in Crohn's disease. Hepatogastroenterol 37: 83–84
Limberg B (1989) Diagnosis of acute ulcerative colitis and colonic Crohn's disease by colonic sonography. J Clin Ultrasound 17: 25–31
Meckler U, Caspary WF, Clement T et al. (1991) Sonografie beim Morbus Crohn - Stellungnahme einer Expertengruppe. Z Gastroenterol 29: 355–359
Schwerk WB (1989) Spezielle Diagnostik: Gastrointestinaltrakt. In: Braun B, Günther R, Schwerk WB (Hrsg) Ultraschalldiagnostik. Lehrbuch und Atlas. Ecomed, München Landsberg Zürich, 7. Erg. Lfg. 12
Schwerk WB, Beckh K, Raith M (1992) A prospective evaluation of high resolution sonography in the diagnosis of inflammatory bowel disease. Eur J Gastroenterol Hepatol 4: 173–182
Schölmerich J, Braun G, Volk BA et al. (1987) Detection of extraintestinal and intestinal abnormalities in inflammatory bowel disease by ultrasound. Dig Surg 4: 82–87
Schratter-Sehn AU, Lochs H, Vogelsang H et al. (1993) Endoscopic ultrasonography versus computed tomography in the differential diagnosis of perianorectal complications in Crohn's disease. Endoscopy 25: 582–586
Sheridan MB, Nicholson DA, Martin DF (1993) Transabdominal ultrasonography as the primary investigation in patients with suspected Crohn's disease or recurrence: a prospective study. Clin Radiol 48: 402–404
Shimizu S, Tada M, Kawai K (1992) Value of endoscopic ultrasonography in the assessment of inflammatory bowel diseases. Endoscopy 24: 359–363
Solomon MJ, McLeod RS, Cohen EK et al. (1995) Anal wall thickness under normal and inflammatory conditions of the anorectum as determined by endoluminal ultrasonography. Am J Gastroenterol 90: 374–378
Vakil N, Hayne G, Sharma A et al. (1994) Liver abscess in Crohn's disease. Am J Gastroenterol 89: 1090–1095
Wheeler JG, Slack NF, Duncan A et al. (1992) The diagnosis of intra-abdominal abscesses in patients with severe Crohn's disease. Q J Med 82: 159–167
Wijers OB, Tio TL, Tytgat GNJ (1992) Ultrasonography and endosonography in the diagnosis and management of inflammatory bowel disease. Endoscopy 24: 559–564

Kapitel 13: Endoskopie

Arrowsmith JB, Gerstman BB, Fleischer DE et al. (1991) Results from the American Society for Gastrointestinal Endoscopy/U.S. Food and Drug Administration collaborative study on complication rates and drug use during gastrointestinal endoscopy. Gastrointest Endosc 37: 421–427
Bell GD, McCloy RF, Charlton JE et al. (1991) Recommendations for standards of sedation and patient monitoring during gastrointestinal endoscopy. Gut 32: 823–827
Berry MA, DiPalma JA (1994) Orthograde gut lavage for colonoscopy. Aliment Pharmacol Ther 8: 391–395
Carbonnel F, Lavergne A, Lémann M et al. (1994) Colonoscopy of acute colitis. Dig Dis Sci 39: 1550–1557
Landefeld K, Rohde H, Müller J et al. (1993) Akzeptanz, unerwünschte Wirkungen und Reaktionsvermögen nach medikamentöser Anxiolyse mit Midazolam. Med Klin 88: 691–698
Pera A, Bellando P, Caldera D et al. (1987) Colonoscopy in inflammatory bowel disease. Gastroenterology 92: 181–185

Pötzi R, Walgram M, Lochs H et al. (1989) Disgnostic significance of endoscopic biopsy in Crohn's disease. Endoscopy 21: 60–62

Rösch T, Classen M (1987) Fractional cleansing of the large bowel with „Golytely" for colonoscopic preparation: a controlled trial. Endoscopic 19: 198–200

Smedh K, Olaison G, Jönsson KÅ et al. (1995) Interobserver variation of colonoileoscopic findings in Crohn's disease. Scand J Gastroenterol 30: 81–86

Theodossi A, Spiegelhalter DJ, Jass J et al. (1994) Observer variation and discriminatory value of biopsy features in inflammatory bowel disease. Gut 35: 961–968

Kapitel 14: Röntgendiagnostik chronisch-entzündlicher Darmerkrankungen

Björkengren AG, Resnide D, Sartoris DJ (1987) Enteropathic arthropathies. Radiol Clin North Am 25: 189–198

Casola G, Sonnenberg E van, Neff CC (1987) Abscesses in Crohn's disease: Percutaneous drainage. Radiology 163: 19–22

Doemeny JM, Burke DR, Meranze SG (1988) Percutaneous drainage of abscesses in patients with Crohn's disease. Gastrointest Radiol 13: 237–241

Fishman EK, Wolf EJ, Jones B (1987) CT evaluation of Crohn's disease: Effect on patient management. AJR 148: 537–549

Goldman SM, Fishman EK, Gatewood OMB (1985) CT in the diagnosis of enterovesical fistulae. AJR 144: 1229–1233

Gore RM (1989) CT of inflammatory bowel disease. Radiol Clin North Am 27: 717–729

Herlinger H (1978) A modified technique for the double contrast small bowel enema. Gastrointest Radiol 3: 201–207

Lambiase RE, Cronan JJ, Dorfman GS (1988) Percutaneous drainage of abscesses in patients with Crohn's disease. AJR 150: 1043–1046

Maglinte DDT, Chernish SM, Kelvin FM (1992) Crohn disease of the small intestine: accuracy and relevance of enteroclysis. Radiology 184: 1–6

Nolan DJ, Piris J (1980) Crohn's disease of the small intestine: a comparative study of the radiological and pathological appearances. Clin Radiol 31: 591–596

Shoenut JP, Semelka RC, Magro CM et al. (1994) Comparison of magnetic resonance imaging and endoscopy in distinguishing the type and severity of inflammatory bowel disease. J Clin Gastroenterol 19: 31–35

Skalej M, Makowiec F, Weinlich M et al. (1993) Kernspintomographie bei perianalem Morbus Crohn. Dtsch Med Wochenschr 118: 1791–1796

Yousem DM, Fishman EK, Jones B (1988) Crohn's disease: Perirectal and perianal findings at CT. Radiologie 167: 331–334

Kapitel 15: Pathologie der chronisch-entzündlichen Darmerkrankungen

15.1 und 15.2: Pathologie des Morbus Crohn

Dudley TH, Dean DJ (1993) Idiopathic granulomatous appendicitis or Crohn's disease of the appendix revisited. Hum Pathol 24: 959–601

Geboes K, van den Oord J, Wolf-Peeters C de et al. (1986) The cellular composition of granulomas in mesenteric lymph nodes from patients with Crohn's disease. Virchows Arch Pathol Anat 409: 679–692

Haggitt RC, Meissner WA (1973) Crohn's disease of the upper gastrointestinal tract. Am J Clin Pathol 59: 613–622

Herbay A von, Mattfeldt T, Schürmann G et al. (1989) Strukturelle Veränderungen des enteralen Nervensystems beim Morbus Crohn. Verh Dtsch Ges Pathol 73: 447

Jass JR, Shephard NA, Maybee JD (1989) Atlas of surgical pathology of the colon, rectum and anus. Churchill Livingstone, Edinburgh London Melbourne New York

Kelly JK, Sutherland LR (1988) The chronological sequence in the pathology of Crohn's disease. J Clin Gastroenterol 10: 28–33

Lockhardt-Mummery HE, Morson BC (1960) Crohn's disease (regional enteritis) of the large intestine. Gut 1: 87–105

McQuillan AC, Appelman HD (1989) Superficial Crohn's disease: a study of 10 patients. Surg Pathol 2: 231–239

Mooney EE, Walker J, D'Hourihane OB (1995) Relation of granulomas to lymphatic vessels in Crohn's disease. J Clin Pathol 48: 335-338

Nugent FW, Roy MA (1989) Duodenal Crohn's disease: an analysis of 89 cases. Am J Gastroenterol 84: 249-254

Ottenjann R, Schwemmer W (1990) Tiefe Nekrosen und konsekutive „Kerben" der Kerckringschen Falten beim Morbus Crohn. Dtsch Med Wochenschr 115: 838

Schmitz-Moormann P, Schäg M (1990) Histology of the lower intestinal tract in Crohn's disease of children and adolescents. Pathol Res Pract 186: 479-484

Sukhabote J, Freeman HJ (1993) Granulomatous (Crohn's) disease of the upper gastrointestinal tract: a study of 22 patients with mucosal granulomas. Can J Gastroenterol 7: 605-609

15.3 und 15.4: Pathologie der Colitis ulcerosa

Ambroze WL, Pemberton JH, Dozios RR et al. (1993) The histological pattern and pathological involvement of the anal transition zone in patients with ulcerative colitis. Gastroenterology 104: 514-518

Elliott PR, Williams CB, Lennard-Jones JE et al. (1982) Colonoscopic diagnosis of minimal change colitis in patients with a normal sigmoidoscopy and normal air-contrast barium enema. Lancet i: 650-651

Goulston SJM, McGovern VJ (1969) The nature of benign strictures in ulcerative colitis. N Engl J Med 281: 290-295

Hamilton SH (1991) Diagnosis and comparison of ulcerative colitis and Crohn's disease involving the colon. In: Norris HT (ed) Pathology of colon, small intestine, and anus, 2nd edn. Churchill Livingstone, New York Edinburgh London Melbourne, pp 1-22

Herbay A von, Stern J, Otto HF (1992) Deep-intramural inflammation and fistula formation in ulcerative colitis. In: Frühmorgen P, Demlimg L (eds) Non-neoplastic diseases of the anorectum. Kluwer, Dordrecht Boston London, pp 352-357

Herbay A von, Heuschen U, Herfarth Ch (1996) Backwash ileitis is common in ulcerative colitis and covers the full spectrum of UC lesions and complications. In: Tytgat G (ed) Inflammatory bowel disease. Kluwer, Dordrecht Boston London

Leidenius M, Kellokumpu I, Linden H et al. (1994) The true extent of ulcerative colitis? A radiological, endoscopic and histological study. APMIS 102: 950-955

Riddell RH (1992) Pathology of idiopathic inflammatory bowel disease. In: Lewin KJ, Riddell RH, Weinstein WM (eds) Gastrointestinal pathology and its clinical implications. Igaku-Shoin, New York Tokyo, pp 834-959

Riley SA, Mani V, Goodman MJ et al. (1991) Microscopic activity in ulcerative colitis: what does it mean? Gut 32: 174-178

Truelove SC, Richards WCD (1956) Biopsy studies in ulcerative colitis. Br Med J 3: 1315-1318

15.5 Morphologische Differentialdiagnostik

Haggitt RC (1991) The differential diagnosis of idiopathic inflammatory bowel disease. In: Norris HT (ed) Pathology of colon, small intestine, and anus, 2nd edn. Churchill Livingstone, New York Edinburgh London Melbourne Tokyo, pp 23-60

Herbay A von, Otto HF (1992) Differentialdiagnostik chronisch-entzündlicher Darmerkrankungen. Möglichkeiten und Grenzen der Morphologie. Chirurg 63: 1-7

Otto HF (1991) Morphologische Befunde zur Differentialdiagnose chronisch-entzündlicher Darmerkrankungen (Colitis ulcerosa, Morbus Crohn, indeterminate colitis). Internist 32: 511-517

Tanaka M, Riddell RH (1990) The pathological diagnosis and differential diagnosis of Crohn's disease. Hep Gastroenterol 37: 18-31

15.6 Intestinale Komplikationen von MC und CU

Balazs M (1990) Giant inflammatory polyps associated with inflammatory bowel disease. Dis Colon Rectum 33: 773-777

Herbay A von, Betzler M, Otto HF (1991) Myenteric ganglioneuritis with intestinal pseudo-obstruction in Crohn's disease In: Goebell H, Ewe K, Malchow H, Koelbel Ch (eds) Inflammatory bowel disease. Basic research and clinical implications. Kluwer, Dordrecht, p 395

Kelly JK, Langevin JM, Proce LM et al. (1986) Giant and symptomatic inflammatory polyps of the colon in inflammatory bowel disease. Am J Surg Pathol 10: 420-428

Lee E, Stenson WF, DeSchryver-Kecskemeti K (1991) Thickening of the muscularis mucosae in Crohn's disease. Mod Pathol 4: 87–90

Teague RH, Read AE (1975) Polyposis in ulcerative colitis. Gut 16: 792–795

Tonelli F, Ficari F (1991) Pathological features of Crohn's disease determining perforation. J Clin Gastroenterol 13: 226–230

Yamazaki Y, Ribieiro MB, Sachar DB et al. (1991) Malignant colorectal strictures in Crohn's disease. Am J Gastroenterol 86: 882–885

TEIL III · THERAPIE

Kapitel 16: Medikamente und ihre Wirkungsweisen

16.2 Glukokortikoide

Löfberg R (1995) New steroids for inflammatory bowel disease. Inflamm Bow Dis 1: 135–141

Mulder CJJ, Tytgat GNJ (1993) Topical corticosteroids in inflammatory bowel disease. Aliment Pharmacol Ther 7: 125–130

Sachar DB (1994) Budesonide for inflammatory bowel disease. Is it a magic bullet? N Engl J Med 331: 873–874

Thomsen O, Andersen T, Langholz E et al. (1994) Lack of adrenal gland suppression with budesonide enema in active distal ulcerative colitis: a prednisolone-controlled 8-week study. Eur J Gastroenterol Hepatol 6: 507–511

Tromm A, Möllmann HW, May B (1996) Praxis der Glukokortikoidtherapie chronisch entzündlicher Darmerkrankungen. In: May B, Möllmann HW (Hrsg) Glukokortikoidtherapie chronisch entzündlicher Darmerkrankungen. Falk Foundation e.V., Freiburg, S 9–26

16.3 Sulfasalazin und Aminosalizylate

Bachrach WH (1988) Sulfasalazine: A historical perspective. Am J Gastroenterol 83: 487–496

Christensen LA, Fallingborg J, Jacobsen BA et al. (1994) Comparative bioavailability of 5-aminosalicylic acid from a controlled release preparation and an azo-bond preparation. Aliment Pharmacol Ther 8: 289–294

Clerici C, Gentili G, Boschetti E et al. (1994) Amino acid derivatives of 5-ASA as novel prodrugs for intestinal drug delivery. Dig Dis Sci 39: 2601–2606

Gaginella TS, Walsh RE (1992) Sulfasalazine – multiplicity of action. Dig Dis Sci 37: 801–812

Hanauer SB, Krawitt EL, Robinson M et al. (1993) Long-term management of Crohn's disease with mesalamine capsules (Pentasa®). Am J Gastroenterol 88: 1343–1351

Layer PH, Goebell H, Keller J et al. (1995) Delivery and fate of oral mesalamine microgranules within the human small intestine. Gastroenterology 108: 1427–1433

Sturgeon JB, Bhatia P, Hermens D et al. (1995) Exacerbation of chronic ulcerative colitis with mesalamine. Gastroenterology 108: 1889–1893.

Svartz N (1988) Some notes on the discovery and development of salsazopyrin. Am J Gastroenterol 83: 497–503

Wadworth AN, Fitton A (1991) Olsalazine. Drugs 4: 647–664

16.4 Nichtsteroidale Immunsuppressiva

Brynskov J (1993) Cyclosporin for inflammatory bowel disease: mechanisms and possible actions. Scand J Gastroenterol 28: 849–857.

Connell WR, Kamm MA, Ritchie JK et al. (1993) Bone marrow toxicity caused by azathioprine in inflammatory bowel disease: 27 years of experience. Gut 34: 1081–1085

Connell WR, Kamm MA, Dickson M et al. (1994) Long-term neoplasia risk after azathioprine treatment in inflammatory bowel disease. Lancet 343: 1249–1252

Hawthorne AB, Hawkey CJ (1989) Immunosuppressive drugs in inflammatory bowel disease. Drugs 38: 267–288

Passfall J, Distler A, Riecken EO et al. (1992) Development of ulcerative colitis under the immunosuppressive effect of cyclosporine. Clin Investig 70: 611–613.

Present DH (1989) 6-mercaptopurine and other immunosuppressive agents in the treatment of Crohn's disease and ulcerative colitis. Gastroenterol Clin North Am 18: 57–69

Sandborn W J (1995) A critical review of cyclosporine therapy in inflammatory bowel disease. Inflamm Bow Dis 1: 48–63

Treem WR, Hyams JS (1994) Cyclosporine therapy for gastrointestinal disease. J Pediatr Gastroenterol Nutr 18: 270–278

16.5 Metronidazol

Benjamin SH, Guarino J, Gordon SJ et al. (1987) Metronidazole: clinical experience in inflammatory bowel disease. Gastroenterology 92: 1314
Duffy LF, Daum F, Fisher SE et al. (1985) Peripheral neuropathy in Crohn's disease patients treated with metronidazole. Gastroenterology 88: 681–684
Goldman P (1985) Metronidazole. N Engl J Med 303: 1212–1217
Stahlberg D, Barany F, Einarsson K et al. (1991) Neurophysiologic studies of patients with Crohn's disease on long-term treatment with metronidazole. Scand J Gastroenterol 26: 219–224

16.6 Potentielle Medikamente und Substanzen zur symptomatischen Therapie

Belluzzi A, Brignola C, Campieri M et al. (1994) Effects of new fish oil derivative on fatty acid phospholipid-membrane pattern in a group of Crohn's disease patients. Dig Dis Sci 39: 2589–2594
Bernstein CN, Shanahan F (1993) Factor XIII: Is it a factor in Crohn's disease? Gastroenterology 105: 605–607
Cohen RD, Hanauer SB (1995) Immunotherapy agents and other medical therapies in inflammatory bowel disease. Curr Opin Gastroenterol 11: 321–330
Debinski HS, Kamma MA (1995) Novel drug therapies in inflammatory bowel disease. Eur J Gastroenterol Hepatol 7: 169–181
Dullemen HM van, Deventer SJH van, Hommes DW et al. (1995) Treatment of Crohn's chimeric monoclonal antibody (cA2). Gastroenterology 109: 129–135
Dwyer JM (1992) Manipulating the immune system with immune globulin. N Engl J Med 326: 107–115
Gasché C, Reinisch W, Vogelsang H et al. (1995) Prospective evaluation of Interferon-α in treatment of chronic active Crohn's disease. Dig Dis Sci 40: 800–804
Lerebours E, Bussel A, Modigliani R et al. (1994) Treatment of Crohn's disease by lymphocyte apheresis: a randomized controlled trial. Gastroenterology 107: 357–361
Nordøy A (1991) Is there a rational use for n-3 fatty acids (fish oils) in clinical medicine? Drugs 42: 331–342
Rubin P, Dube L, Braeckman R (1992) Pharmacokinetics, safety, and ability to diminish leukotriene synthesis by Zileuton, an inhibitor of 5-lipoxygenase. Agents Actions 35: 103–116
Sümer N, Palabiyikoglu M (1995) Induction of remission by interferon-α in patients with chronic active ulcerative colitis. Eur J Gastroenterol Hepatol 7: 597–602
Weinblatt ME (1995) Methotrexate for chronic diseases in adults. N Engl J Med 332: 330–331

Kapitel 17: Medikamentöse Therapie des Morbus Crohn

17.1 Therapie des aktiven Morbus Crohn mit Glukokortikoiden

Felder JB, Adler DJ, Korelitz BI (1991) The safety of corticosteroid therapy in Crohn's disease with an abdominal mass. Am J Gastroenterol 86: 1450–1455
Greenberg GR, Feagan BG, Martin F et al. (1994) Oral budesonide for active Crohn's disease. N Engl J Med 331: 836–841
Landi B, N'Guyen Anh T, Cortot A et al. (1992) Endoscopic monitoring of Crohn's disease treatment: a prospective, randomized clinical trial. Gastroenterology 102: 1647–1653
Malchow H, Ewe K, Brandes JW et al. (1984) European cooperative Crohn's disease study (ECCDS): Results of drug treatment. Gastroenterology 86: 249–266
Modigliani R, Mary JY, Simon JF et al. (1990) Clinical, biological and endoscopic picture of attacks of Crohn's disease. Gastroenterology 98: 811–818
Novacek G, Kleinberger M, Vogelsang H et al. (1995) Budesonide in glucocorticoid dependent chronic active Crohn's disease; a pilot study. Z Gastroenterol 33: 251–254
Rutgeerts P, Löfberg R, Malchow H et al. (1994) A comparison of budesonide with prednisolone for active Crohn's disease. N Engl J Med 331: 842–845
Summers RW, Switz DM, Sessions JT Jr et al. (1979) National cooperative Crohn's disease study: Results of drug treatment. Gastroenterology 77: 847–869

Wright JP, Jarnum S, Schaffalitzky de Muckadell O et al. (1993) Oral fluticasone propionate compared with prednisolone in treatment of active Crohn's disease: a randomized double-blind multicentre study. Eur J Gastroenterol Hepatol 5: 499–503

17.2 Sulfasalazin und Aminosalizylate in der Therapie des aktiven Morbus Crohn

Gross V, Andus T, Fischbach W et al. (1995) Comparison between high dose 5-aminosalicylic acid and 6-methylprednisolone in active Crohn's ileocolitis. A multicenter randomized double-blind study. Z Gastroenterol 33: 581–584

Martin F, Sutherland L, Beck IT et al. (1990) Oral 5-ASA versus prednisone in short term treatment of Crohn's disease: a multicentre controlled trial. Can J Gastroenterol 4: 452–457

Rijk MCM, Hogezand RA van, Lier HJJ van et al. (1991) Sulphasalazine and prednisone compared with sulphasalazine for treating active Crohn disease. Ann Intern Med 114: 445–450

Singleton JW, Hanauer SB, Gitnick GL et al. (1993) Mesalamine capsules for the treatment of active Crohn's disease: results of a 16-week trial. Gastroenterology 104: 1293–1301

Singleton JW, Hanauer S, Robinson M (1995) Quality-of-life results of double-blind, placebo-controlled trial of mesalamine in patients with Crohn's disease. Dig Dis Sci 40: 931–935

Tremaine WJ, Schroeder KW, Harrison JM et al. (1994) A randomized, double-blind, placebo-controlled trial of the oral mesalamine (5-ASA) preparation, Asacol, in the treatment of symptomatic Crohn's colitis and ileocolitis. J Clin Gastroenterol 19: 278–282

17.3 Azathioprin und 6-Mercaptopurin

Candy S, Wright J, Gerber M et al. (1995) A controlled double blind study of azathioprine in the management of Crohn's disease. Gut 27: 674–678

Colonna T, Korelitz BI (1994) The role of leukopenia in the 6-mercaptopurine-induced remission of refractory Crohn's disease. Am J Gastroenterol 89: 362–366

Ewe K, Press AG, Singe CC et al. (1993) Azathioprine combined with prednisolone or monotherapy with prednisolone in active Crohn's disease. Gastroenterology 105: 367–372

O'Brien JJ, Bayless TM, Bayless JA (1991) Use of Azathioprine or 6-mercaptopurine in the treatment of Crohn's disease. Gastroenterology 101: 39–46

Pearson DC, May GR, Fick GH (1995) Azathioprine and 6-Mercaptopurine in Crohn disease. Ann Intern Med 122: 132–142

17.4 Cyclosporin

Brynskov J, Freund L, Norby Rasmussen S et al. (1989) A placebo-controlled, double-blind, randomized trial of cyclosporine therapy in active chronic Crohn's disease. N Engl J Med 321: 845–850

Brynskov J, Freund L, Norby Rasmussen S et al. (1991) Final report on a placebo-controlled, double-blind, randomized, multicentre trial of cyclosporin treatment in active chronic Crohn's disease. Scand J Gastroenterol 26: 689–695

Feagan BG, McDonald JWD, Rochon J et al. (1994) Low-dose cyclosporine for the treatment of Crohn's disease. N Engl J Med 330: 1846–1851

Jewell DP, Lennard-Jones JE et al. (1994) Oral cyclosporin for chronic active Crohn's disease: a multicentre controlled trial. Eur J Gastroenterol Hepatol 6: 499–505

Nicholls S, Domizio P, Williams CB et al. (1994) Cyclosporin as initial treatment for Crohn's disease. Arch Dis Childh 71: 243–247

Santos JV, Baudet JA, Casellas FJ et al. (1995) Intravenous cyclosporine for steriod-refractory attacks of Crohn's disease. J Clin Gastroenterol 20: 207–210

Stange EF, Modigliani R, Salvador Pena A et al. (1995) European trial of cyclosporine in chronic active Crohn's disease: a 12-month study. Gastroenterol 109: 774–782

17.5 Metronidazol und andere Antibiotika

Kruiningen HJ van (1995) On the use of antibiotics in Crohn's disease. J Clin Gastroenterol 20: 310–316

Peppercorn MA (1993) Is there a role for antibodies as primary therapy in Crohn's ileitis? J Clin Gastroenterol 17: 235–237

Prantera C, Kohn A, Mangiarotti R et al. (1994) Antimycobacterial therapy in Crohn's disease: results of a controlled, double-blind trial with a multiple antibiotic regimen. Am J Gastroenterol 89: 513–518

Sutherland L, Singleton J, Sessions J et al. (1991) Double-blind, placebo controlled trial of metronidzaole in Crohn's disease. Gut 32: 1071–1075

Swift GL, Srivastava ED, Stone R et al. (1994) Controlled trial of anti-tuberculous chemo-
therapy for two years in Crohn's disease. Gut 35: 363–368
Ursing B, Alm T, Bárány F et al. (1982) A comparative study of metronidazole and sulfasalazine for active Crohn's disease: The cooperative Crohn's disease study in Sweden. Gastroenterology 83: 550–562

17.6 Parenterale und enterale Ernährung

Bowling TE, Jameson JJ, Grimble GK et al. (1993) Enteral nutrition as a primary therapy in
active Crohn's disease. Eur J Gastroenterology Hepatol 5: 1–7
Fernández-Banares F, Cabré E, González-Huix F et al. (1994) Enteral nutrition as primary
therapy in Crohn's disease. Gut (Suppl 1): S55–S59
Griffiths AM, Ohisson A, Sherman PM et al. (1995) Meta-analysis of enteral nutrition as a
primary treatment of active Crohn's disease. Gastroenterology 108: 1056–1067
González-Huix F, León R de, Fernández-Banares F et al. (1993) Crohn's disease: no longer
feeding by bits and pieces? Gut 34: 778–782
Gorard DA, Hunt JB, Payne-James JJ et al. (1993) Initial response and subsequent course of
Crohn's disease treated with elemental diet or prednisolone. Gut 34: 1198–1202
Holdsworth D, Mansfield J (1994) Nutrition – support or specific therapy? Eur J Gastroenterol
Hepatol 6: 93–99
Lochs H, Steinhardt HJ, Klaus-Wentz B et al. (1991) Comparison of enteral nutrition and drug
treatment in active Crohn's disease. Gastroenterology 101: 881–888
Malchow H, Steinhardt HJ, Lorenz-Meyer H et al. (1990) Feasibility and effectiveness of a
defined-formula diet regimen in treating active Crohn's disease. Scand J Gastroenterol 25:
235–244
Mansfield JC, Giaffer MH, Holdsworth CD (1995) Controlled trial of oligopeptide versus amino
acid diet in treatment of active Crohn's disease. Gut 36: 60–66
Middleton SJ, Riordan AM, Hunter (1991) Comparison of elemental and peptide-based diets in
treatment of acute Crohn's disease. Ital J Gastroenterol 34: 609A
O'Morain C, Segal AW, Levi AJ (1984) Elemental diet as primary treatment of acute Crohn's
disease: a controlled trial. BMJ 288: 1859–1862
Park HR, Galloway A, Danesh JZD et al. (1992) Double-blind controlled trial of elemental and
polymeric diets as primary therapy in active Crohn's disease. Eur J Gastroenterol Hepatol 3:
483–490
Raouf AH, Hildrey V, Daniel J et al. (1991) Enteral feeding as sole treatment for Crohn's
disease: controlled trial of whole protein v amino acid based feed and a case study of
dietary challenge. Gut 32: 702–707
Rigaud D, Cosnes J, Le Quintrec Y et al. (1991) Controlled trial comparing two types of enteral
nutrition in treatment of active Crohn's disease. Gut 32: 1492–1497
Riordan AM, Hunter JO, Cowan RE et al. (1993) Treatment of active Crohn's disease by
exclusion diet: East Anglian multicentre controlled trial. Lancet 342: 1131–1134
Royall D, Jeejeebhoy KN, Baker JP et al. (1994) Comparison of amino acid v peptide based
enteral diets in active Crohn's disease: clinical and nutritional outcome. Gut 35: 783–787
Seidman E, LeLeiko N, Ament M et al. (1991) Nutritional issues in pediatric inflammatory
bowel disease. J Pediatr Gastroenterol Nutr 12: 424–438
Seidman EG, Lohoues MJ, Turgeon J et al. (1991) Elemental diet versus prednisone as initial
therapy in Crohn's disease: early and long-term results. Gastroenterology 100: 250A
Sitzmann JV, Converse RL jr, Bayless TM (1990) Favorable response to parenteral nutrition
and medical therapy in Crohn's colitis. Gastroenterology 99: 1647–1652
Stange EF, Schmid U, Fleig WE et al. (1990) Ausschlußdiät bei Morbus Crohn: Eine kontrollierte, randomisierte Studie. Z Gastroenterol 28: 561–564
Wu S, Craig RM (1995) Intense nutritional support in inflammatory bowel disease. Dig Dis Sci
40: 843–852

17.7 Verschiedene Therapieansätze

Baron TH, Truss CD, Elson CO (1993) Low-dose oral methotrexate in refractory inflammatory
bowel disease. Dig Dis Sci 38: 1851–1856
Feagon BG, Rochon J, Fedorak RN et al. (1995) Methotrexate for the treatment of Crohn's
disease. N Engl J Med 332: 292–297
Hudson M, Wakefield AJ, Hutton RA et al. (1993) Factor XIIIA subunit of Crohn's disease. Gut
34: 75–79

Kozarek RA, Patterson DJ, Gelfand MD (1989) Methotrexate induces clinical and histologic remission in patients with refractory inflammatory bowel disease. Ann Intern Med 110: 353–356

Levine DS, Fischer SH, Christie DL et al. (1992) Intravenous immunglobulin therapy for active, extensive, and medically refractory idiopathic ulcerative or Crohn's colitis. Am J Gastroenterol 87: 91–100

17.8 Remissionserhaltung und Rezidivprophylaxe

Bello C, Goldstein F, Thornton JJ et al. (1991) Alternate-day prednisone treatment and treatment maintenance in Crohn's disease. Am J Gastroenterol 86: 460–466

Brignola C, Cottone M, Pera A et al. (1995) Mesalamine in the prevention of endoscopic recurrence after intestinal resection for Crohn's disease. Gastroenterology 108: 345–349

Caprilli R, Andreoli A, Capurso L et al. (1994) Oral mesalazine (5-aminosalicylic acid; Asacol) for the prevention of post-operative recurrence of Crohn's disease. Aliment Pharmacol Ther 8: 35–43

Ewe K, Herfarth C, Malchow H et al. (1989) Postoperative recurrence of Crohn's disease in relation to radicality of operation and sulfasalazine prophylaxis: a multicenter trial. Digestion 42: 224–232

Gendre J-P, Mary J-Y, Florent C et al. (1993) Oral mesalamine (Pentasa) as maintenance treatment in Crohn's disease: a multicenter placebo-controlled study. Gastroenterology 104: 435–439

Löfberg R, Rutgeerts P, Malchow H et al. (1994) Budesonide CIR for maintenance of remission in ileocecal Crohn's disease. A European multi centre placebo-controlled trial for 12 months. Gastroenterology 106: A274

McLeod RS, Wolff BG, Steinhart AH et al. (1995) Prophylactic mesalamine treatment decreases postoperative recurrence of Crohn's disease. Gastroenterology 109: 404–413

Messori A, Brignola C, Trallori G et al. (1994) Effectiveness of 5-aminosalicylic acid for maintaining remission in patients with Crohn's disease: a meta-analysis. Am J Gastroenterol 89: 692–698

Munkholm P, Langholz E, Davidsen M et al. (1994) Frequency of glucocorticoid resistance and dependency in Crohn's disease. Gut 35: 360–362

Pearson DC, May GR, Fick GH et al. (1995) Azathioprine and 6-mercaptopurine in Crohn disease. Ann Intern Med 122: 132–142

Poulsen TD, Thornberg KJ, Olesen M-B et al. (1993) Perioperative blood transfusion and clinical recurrence in Crohn's disease. Eur J Gastroenterol Hepatol 5: 835–838

Prantera C, Pallone F, Brunetti G et al. (1992) Oral 5-aminosalicylic acid (Asacol) in the maintenance treatment of Crohn's disease. Gastroenterology 103: 363–368

Rhodes J, Pugh S, Thomas G (1993) Have topical steroids a future in Crohn's disease? Eur J Gastroenterol Hepatol 5: 495–498

Rutgeerts P, Hiele M, Geboes K et al. (1996) Controlled trial of metronidazole treatment for prevention of Crohn's recurrence after ileal resection. Gastroenterology 108: 1617–1621

Schreiber S, Howaldt S, Raedler A (1994) Oral 4-aminosalicylic acid versus 5-aminosalicylic acid slow release tablets. Double blind, controlled pilot study in the maintenance treatment of Crohn's ileocolitis. Gut 35: 1081–1085

Steinhart AH, Hemphill D, Greenberg GR (1994) Sulfasalazine and mesalazine for the maintenance therapy of Crohn's disease: a meta-analysis. Am J Gastroenterol 89: 2116–2124

Tromm A, Möllmann HW, May B (1996) Praxis der Glukokortikoidtherapie chronisch entzündlicher Darmerkrankungen. In: May B, Möllmann HW (Hrsg) Glukokortikoidtherapie chronisch entzündlicher Darmerkrankungen. Falk Foundation e.V., Freiburg S 9–26

17.9 Therapieempfehlungen bei Morbus Crohn

Buckley M, O'Morain C (1994) Salicylates, steroids and immunosuppressants in Crohn's disease. Eur J Gastroenterol Hepatol 6: 85–92

Rutgeerts PJ (1994) Prevention of early recurrence of Crohn's disease after ileal resection with ileocolonic anastomosis. Eur J Gastroenterol Hepatol 6: 113–116

Salomon S, Kornbluth A, Aisenberg J et al. (1992) How effective are current drugs for Crohn's disease? J Clin Gastroenterol 14: 211–215

Kapitel 18: Medikamentöse Therapie der Colitis ulcerosa

18.1 Therapie der akuten Colitis ulcerosa mit Glukokortikoiden

Bianchi Porro G, Prantera C, Campieri M et al. (1994) Comparative trial of methylpredniso-
lone and budesonide enemas in active distal ulcerative colitis. Eur J Gastroenterol Hepatol
6: 125–130

Danielsson A, Löfberg R, Persson T et al. (1992) A steroid enema, budesonide, lacking systemic effects for the treatment of distal ulcerative colitis or proctitis. Scand J Gastroenterol
27: 9–12

The Danish Budesonide Study group (1991) Budesonide enema in distal ulcerative colitis. A
randomized dose-response trial with prednisolon enema as positive control. Scand J
Gastroenterol 26: 1225–1230

Järnerot G, Rolny P, Sandberg-Gertzén H (1985) Intensive intravenous treatment of ulcerative
colitis. Gastreoenterology 89: 1005–1013

Nyman-Pantelidis M, Nilsson A, G-Wagner Z et al. (1994) Pharmacokinetics and retrograde
colonic spread of budesonide enemas in patients with distal ulcerative colitis. Aliment
Pharmacol Ther 8: 617–622

Truelove SC, Witts LJ (1955) Cortisone in ulcerative colitis. Final report on a therapeutic trial.
Br Med J 2: 1041–1048

18.2 Sulfasalazin zur Behandlung der akuten Colitis ulcerosa

Baron JH, Connell PM, Lennard-Jones JE et al. (1962) Sulphasalazine and salicylazosulpha-
dimidine in ulcerative colitis. Lancet 1: 1094–1096

Dick AP, Grayson MJ, Carpenter RG et al. (1964) Controlled trial of sulphasalazine in the
treatment of ulcerative colititis. Gut 5: 437–442

Margolin ML, Krumholz MP, Fochios SE et al. (1988) Clinical trials in ulcerative colitis. II.
Historical review. Am J Gastroenterol 83: 227–243

18.3 Aminosalizylate zur Behandlung der akuten Colitis ulcerosa

Campieri M, Franchis R de, Bianchi Porro G et al. (1990) Mesalazine (5-aminosalicylic acid)
suppositories in the treatment of ulcerative procitis or distal proctosigmoiditis. Scand J
Gastroenterol 25: 663–668

Campieri M, Gionchetti P, Belluzzi A et al. (1991) Optimum dosage of 5-aminosalicylic acid as
rectal enemas in patients with active ulcerative colitis. Gut 31: 929–931

Campieri M, Paoluzi P, D'Albasio G et al. (1993) Better quality of therapy with 5-ASA colonic
foam in active ulcerative colitis. Dig Dis Sci 38: 1843–1850

Danish 5-ASA Group (1987) Topical 5-aminosalicylic acid versus prednisolone in ulcerative
proctosigmoiditis. Dig Dis Sci 32: 598–602

Hanauer S, Schwartz J, Robinson M et al. (1993) Mesalamine capsules for treatment of active
ulcerative colitis: results of a controlled trial. Am J Gastroenterol 88: 1188–1197

Marshall JK, Irvine EJ (1995) Rectal aminosalicylate therapy for distal ulcerative colitis: a
meta-analysis. Aliment Pharmacal Ther 9: 293–300

O'Donnell LJD, Arvind AS, Hoang P et al. (1992) Double blind, controlled trial of 4-amino-
salicylic acid and prednisolone enemas in distal ulcerative colitis. Gut 33: 947–949

Porro G, Ardizzone S, Petrillo M et al. (1995) Low dosage versus hydrocortisone in the topical
treatment of active ulcerative colitis: a randomized, double-blind study. Am J Gastroenterol
90: 736–739

Rachmilewitz D (1989) Coated mesalazine (5-aminosalicylic acid) versus sulphasalazine in the
treatment of active ulcerative colitis: a randomised trial. Br Med J 298: 82–86

Robinson M, Hanauer S, Hoop R et al. (1994) Mesalamine capsules enhance the quality of life
for patients with ulcerative colitis. Aliment Pharmacol Ther 8: 27–34

Sninsky CA, Cort DH, Shanahan F (1991) Oral mesalamine (Asacol) for mildly to moderately
active ulcerative colitis. Ann Intern Med 115: 350–355

Sutherland LR, Martin F, Greer S et al. (1987) 5-aminosalicylic acid enema in the treatment of
distal ulcerative colitis, proctosigmoiditis, and proctitis. Gastroenterology 92: 1894–1898

Sutherland LR, May GR, Shaffer EA (1993) Sulfasalazine revisited: a meta-analysis of 5-ami-
nosalicylic acid in the treatment of ulcerative colitis. Ann Intern Med 118: 540–549

18.4 Enterale und parenterale Ernährung

Järnerot G, Rolny P, Sandberg-Gertzén H (1985) Intensive intravenous treatment of ulcerative colitis. Gastroenterology 89: 1005–1013

18.5 Nichtsteroidale Immunsuppressiva zur Behandlung der akuten Colitis ulcerosa

Adler D, Korelitz BI (1990) The therapeutic efficacy of 6-mercaptopurine in refractory ulcerative colitis. Am J Gastroenterol 85: 717–722

Lobo AJ, Foster PN, Burke DA et al. (1990) The role of azathioprine in the management of ulcerative colitis. Dis Colon Rectum 33: 374–377

18.6 Antibiotika

Chapman RW, Selby WS, Jewell DP (1986) Controlled trial of intravenous metronidazole as an adjunct to corticosteroids in severe ulcerative colitis. Gut 27: 1210–1212

18.7 Cyclosporin

Lichtiger S, Present DH, Kornbluth A et al. (1994) Cyclosporine in severe ulcerative colitis refractory to steroid therapy. N Engl J Med 330: 1841–1845

Sandborn WJ, Tremaine WJ, Schroeder KW et al. (1994) A placebo-controlled trial of cyclosporine enemas for mildly to moderately active left-sided ulcerative colitis. Gastroenterology 106: 1429–1435

18.8 Neue Therapieansätze

Aslan A, Triadafilopoulos G (1992) Fish oil fatty acid supplementation in active ulcerative colitis: a double-blind, placebo-controlled, crossover study. Am J Gastroenterol 87: 432–437

Collawn C, Rubin P, Perez N et al. (1992) Phase II study of the safety and efficacy of a 5-lipoxygenase inhibitor in patients with ulcerative colitis. Am J Gastroenterol 87: 342–346

Gaffney PR, Doyle CT, Gaffney A et al. (1995) Paradoxical response to heparin in 10 patients with ulcerative colitis. Am J Gastroenterol 90: 220–223

Hawthorne AB, Daneshmend TK, Hawkey CJ et al. (1992) Treatment of ulcerative colitis with fish oil supplementation: a prospective 12 month randomised controlled trial. Gut 33: 922–928

Jarlov AE, Munkholm P, Nordblad-Schmidt P et al. (1993) Treatment of active distal ulcerative colitis with immunoglobulin G enemas. Aliment Pharmacol Ther 7: 561–565

Laursen LS, Lauritsen K, Bukhave K et al. (1994) Selective 5-lipoxygenase inhibition by zileuton in the treatment of relapsing ulcerative colitis: a randomized double-blind placebo-controlled multicentre trial. Eur J Gastroenterol Hepatol 6: 209–215

Lorenz R, Heinmüller M, Classen M et al. (1991) Substitution of Factor XIII: a therapeutic approach to ulcerative colitis. Haemostasis 21: 5–9

Pullan RD, Thodes J, Ganesh S et al. (1994) Transdermal nicotine for active ulcerative colitis. N Engl J Med 330: 811–815

Scheppach W, Sommer H, Kirchner T et al. (1992) Effect of butyrate enemas on the colonic mucosa in distal ulcerative colitis. Gastroenterology 103: 51–56

Staerk Laursen L, Naesdal J, Bukhave K et al. (1990) Selective 5-lipoxygenase inhibition in ulcerative colitis. Lancet 335: 683–685

Steinhart AH, Brzezinski A, Baker JP (1994) Treatment of refractory ulcerative proctosigmoiditis with butyrate enemas. Am J Gastroenterol 89: 179–183

Stenson WF, Cort D, Rodgers J et al. (1992) Dietary supplementation with fish oil in ulcerative colitis. Ann Intern Med 116: 609–614

Thomas GAO, Rhodes J, Mani V et al. (1995) Transdermal nicotine as maintenance therapy for ulcerative colitis. N Engl J Med 332: 988–992

Vernia P, Cittadini M, Caprilli R et al. (1995) Topical treatment of refractory distal ulcerative colitis with 5-ASA and sodium butyrate. Dig Dis Sci 40: 305–307

18.9 Therapie zur Remissionserhaltung der Colitis ulcerosa

Courtney MG, Nunes DP, Bergin CF et al. (1992) Randomised comparison of olsalazine and mesalazine in prevention of relapses in ulcerative colitis. Lancet 339: 1279–1281

Franchis R de, Vecchi M, Carpinelli L et al. (1993) Comparison of the efficacy and safety of sulphasalazine and mesalazines in the maintenance treatment of ulcerative colitis; a meta-analysis. Eur J Gastroenterol Hepatol 5: 505–510

Kruis W, Judmaier G, Kayasseh L et al. (1995) Double-blind dose-finding study of olsalazine versus sulphalazine as maintenance therapy for ulcerative colitis. Eur J Gastroenterol Hepatol 7: 391–396
Miner PB, Biddle WL (1990) Maintaining remission in distal ulcerative colitis and ulcerative colitis. Can J Gastroenterol 4: 476
Miner P, Hanauer S, Robinson M et al. (1995) Safety and efficacy of controlled-release mesalamine for maintenance of remission in ulcerative colitis. Dig Dis Sci 40: 296–304
Sachar DB (1995) Maintenance therapy in ulcerative colitis and Crohn's disease. J Clin Gastroenterol 20: 117–122
Wright JP, O'Keefe EA, Cuming L et al. (1993) Olsalazine in maintenance of clinical remission in patients with ulcerative colitis. Dig Dis Sci 38: 1837–1842

18.10 Therapieempfehlungen

Bitton A, Peppercorn MA (1995) Medical therapy of ulcerative proctitis and proctosigmoiditis, including refractory disease. Inflamm Bow Dis 1: 207–219
Ferzoco SJ, Becker JM (1994) Does aggressive medical therapy for acute ulcerative colitis result in a higher incidence of staged colectomy? Arch Surg 129: 420–424
Hanauer SB, Baert FJ (1995) The management of ulcerative colitis. Annu Rev Med 46: 497–505
Järnerot G, Rolny P, Sandberg-Gertzén H (1985) intensive intravenous treatment of ulcerative colitis. Gastroenterology 89: 1005–1013
Kornbluth AA, Salomon P, Sacks HS et al. (1993) Meta-analysis of the effectiveness of current drug therapy of ulcerative colitis. J Clin Gastroenterol 16: 215–218

Kapitel 19: Arzt-Patienten-Verhältnis – Psychotherapeutische Verfahren – Selbsthilfegruppen

Becker A, Vestweber H-W, Künsebeck K-H et al. (1995) Morbus Crohn und Colitis ulcerosa am Arbeitsplatz – Eine Basiserhebung. Bauchredner, DCCV-Journal, Ausgabe 42: 31–40
Dahlbender RW (1992) Einzelfallanalytische Evaluation stationärer Psychotherapie an einem Patienten mit Colitis ulcerosa. Psychother Psychosom Med Psychol 42: 381–391
Kiss A, Ferenci P (1991) Psychosomatische Behandlung von Patienten mit Morbus Crohn. Schweiz Rundschau Med (PRAXIS) 80: 85–89
Moser G, Maier-Dobersberger Th, Vogelsang G et al. (1993) Inflammatory bowel disease (IBD): Patients' belief about the etiology of their disease – a controlled study. Psychosom Med 55: 131
Runkel N (1995) Aufgaben und Sinn der DCCV – aus der Sicht des Arztes. (1995) Bauchredner, DCCV-Journal, Ausgabe 43: 14–18
Schwarz SP, Blanchard EB (1991) Evaluation of psychological treatment for inflammatory bowel disease. Behav Res Ther 29: 167–177

Kapitel 20: Chirurgische Therapie des Morbus Crohn

Allan A, Keighley MRB (1988) Mangement of perianal Crohn's disease. World J Surg 12: 198–202
Allan A, Andrews H, Hilton CJ, et al. (1989) Segmental colonic resection is an appropriate operation for short skip lesions due to Crohn's disease in the colon. World J Surg 13: 611–616
Andrews HA, Lewis P, Allan RN (1989) Prognosis after surgery for colonic Crohn's disease. Br J Surg 76: 1184–1190
Andrews HA, Keighley MRB, Alexander-Williams J, Allan RN (1991) Strategy for management of distal ileal Crohn's disease. Br J Surg 78: 679–682
Deutsch AA, McLeod RS, Cullen J, Cohen Z (1991) Results of the pelvic-pouch procedure in patients with Crohn's disease. Dis Col Rect 34: 475–477
Facio VW (1990) Crohn's disease of the small bowel – operative tactics and techniques. Hepato-Gastroenterol 37: 56–62
Guillem JG, Roberts PL, Murray JJ et al. (1992) Factors predictive of persistent or recurrent Crohn's disease in excluded rectal segments. Dis Col Rect 35: 768–772
Hill GL, Bourchier RG, Witney GB (1988) Surgical and metabolic management of patients with external fistulas of the small intestine associated with Crohn's disease. World J Surg 12: 191–197

Koelbel G, Schmiedl U, Majer M et al. (1989) Diagnosis of fistulae and sinus tracts in patients with Crohn disease: value of MR imaging. A J R 152: 999–1003

Lee ECG (1984) Aim of surgical treatment of Crohn's disease. Gut 25: 217–222

Makowiec F, Kövecker G, Weber P et al. (1990) Morbus Crohn: Krankheitsaktivität und Rezidiv nach Operation. Dtsch Med Wochenschr 115: 1659–1664

Makowiec F, Starlinger M, Jenss H et al. (1991) Prognostische Faktoren bei Morbus Crohn. Ist die Wahrscheinlichkeit einer späteren Operation bei Erstdiagnose abschätzbar? Dtsch Med Wochenschr 116: 961–967

McLeod RS (1990) Resection margins and recurrent Crohn's disease. Hepato-Gastroenterol 37: 63–66

Michelassi F, Balestracci T, Chappell R et al. (1991) Primary and recurrent Crohn's disease. Ann Surg 214: 230–240

Öresland T, Fasth S, Äkervall S et al. (1990) Manovolumetric and sensory characteristics of the ileoanal J pouch with healthy rectum. Br J Surg 77: 803–806

Pemberton JH (1988) Management of conventional ileostomies. World J Surg 12: 203–210

Rutgeerts P, Geboes K, Vantrappen G et al. (1990) Predictability of the postoperative course of Crohn's disease. Gastroenterology 9: 956–963

Rutgeerts P, Geboes K, Peeters M et al. (1991) Effect of faecal stream diversion on recurrence of Crohn's disease in the neoterminal ileum. lancet 338: 771–774

Salomon P, Kornbluth A, Aisenberg J, Janowitz H (1992) How effective are current drugs for Crohn's disease? J Clin Gastroenterol 14: 211–215

Williams JA (1990) Inflammatory bowel disease revisited: surgery today and tomorrow. Scand J Gastroenterol 25 (Suppl 175): 107–112

Williams JG, Rothenberger DA, Nemer FD et al. (1991) Fistula-in-ano in Crohn's disease. Dis Col Rect 34: 378–384

Williams JG, Wong WD, Rothenberger DA, Goldberg SM (1991) Recurrence of Crohn's disease after resection. Br J Surg 78: 10–19

Kapitel 21: Chirurgische Therapie der Colitis ulcerosa

De Silva HJ, Kettlewell GW, Mortensen NJ, Jewell DP (1991) Acute inflammation in ileal pouches (pouchitis). Eur J Gastroent Hepatol 3: 343–349

Herfarth C, Stern J (1990) Colitis ulcerosa – Adenomatosis coli. Springer, Berlin Heidelberg New York Tokyo

Herfarth C, Stern J (1991) Ileum-Pouch: Indikationen, Techniken, Langzeitergebnisse. Dtsch Med Wochenschr 116: 1485–1490

Köhler LW, Pemberton JH, Zinsmeister AR et al. (1991) Quality of life after proctocolectomy. Gastroenterology 101: 679–684

Mann CV (1988) Total colectomy and ileorectal anastomosis for ulcerative colitis. World J Surg 12: 155–159

McLeod RS, Churchill DN, Lock AM (1991) Quality of life of patients with ulcerative colitis preoperatively and postoperatively. Gastroenterology 101: 1307–1313

O'Connell PR, Williams NS (1991) Mucosectomy in restorative proctocolectomy. Br J Surg 78: 129–130

Pemberton JH, Phillips SF, Ready RR et al. (1989) Quality of life after brooke ileostomy and ileal pouch-anal anastomosis. Ann Surg 209: 620–628

Seow-Choen Tsunoda A, Nicholls RJ (1991) Prospective randomized trial comparing anal function after hand sewn ileoanal anastomosis with mucosectomy versus stapled ileoanal anastomosis without mucosectomy in restorative proctocolectomy. Br J Surg 79: 430–443

TEIL IV · EPIDEMIOLOGIE, ÄTIOLOGIE, PATHOGENESE

Kapitel 22: Epidemiologie der chronisch-entzündlichen Darmerkrankungen

Kirsner JB (1995) The historical basis of the idiopathic inflammatory bowel diseases. Inflamm Bow Dis 1: 2–26

Martini GA (1991) Zur Geschichte der chronisch-entzündlichen Darmerkrankungen (Colitis ulcerosa und Morbus Crohn). Internist 32: 505–510

22.1 Inzidenz und Prävalenz

Ekbom A, Helmick C, Zack M et al. (1991) The epidemiology of inflammatory bowel disease: a large, population-based study in Sweden. Gastroenterology 100: 350–358

Ekbom A, Helmick C, Zack M et al. (1991) Ulcerative proctitis in Central Sweden 1965–1983. Dig Dis Sci 36: 97–102

Goebell H, Dirks E, Förster S et al. (1994) A prospective analysis of the incidence and prevalence of Crohn's disease in an urban population in Germany. Eur J Gastroenterol Hepatol 6: 1039–1045

Lee FI, Nguyen-Van-Tam JS (1994) Prospective study of incidence of Crohn's disease in northwest England: no increase since the late 1970's. Eur J Gastroenterol Hepatol 6: 27–31

Lindberg E, Järnerot G (1991) The incidence of Crohn's disease is not decreasing in Sweden. Scand J Gastroenterol 26: 495–500

Martini GA (1991) Zur Geschichte der chronisch-entzündlichen Darmerkrankungen (Colitis ulcerosa und Morbus Crohn). Internist 32: 505–510

Srivastava ED, Mayberry JF, Morris TJ et al. (1992) Incidence of ulcerative colitis in Cardiff over 20 years: 1968–87. Gut 33: 256–258

22.2 Alter und Geschlecht

Fellows IW, Freeman JG, Holmes GKT (1990) Crohn's disease in the city of Derby, 1951–85. Gut 31: 1262–1265

Langholz E, Munkholm P, Nielsen OH et al. (1991) Incidence and prevalence of ulcerative colitis in Copenhagen County from 1962 to 1987. Scand J Gastroenterol 26: 1247–1256

22.3 Geographische und sozioökonomische Faktoren

Bonnevie O (1967) A socio-economic study of patients with ulcerative colitis. Scand J Gastroenterol 2: 129

Godet PG, May GR, Sutherland LR (1995) Meta-analysis of the role of oral contraceptive agents in inflammatory bowel disease. Gut 37: 668–673

Sedlack RE, Whisnant J, Elveback LR et al. (1980) Incidence of Crohn's disease in Olmsted County, Minnesota, 1945–1975. Am J Epidemiol 112: 759

Sonnenberg A, McCarthy DJ, Jacobsen SJ (1991) Geographic variation of inflammatory bowel disease within the United States. Gastroenterology 100: 143–149

22.4 Häufigkeit in verschiedenen ethnischen Gruppen

Kurata JH, Kantor-Fish S, Frankl H et al. (1992) Crohn's disease among ethnic groups in a large health maintenance organization. Gastroenterology 102: 1940–1948

Odes HS, Fraser D, Krawiec (1987) ulcerative colitis in the Jewish population of Southern Israel 1961–1985: epidemiological and clinical study. Gut 28: 1630–1636

22.5 Familiäre Häufung, genetische Faktoren

Bennett RA, Rubin PH, Present DH (1991) Frequency of inflammatory bowel disease in offspring of couples both presenting with inflammatory bowel disease. Gastroenterology 100: 1638–1643

Kruiningen HJ van, Colombel JF, Cartun RW et al. (1993) An in-depth study of Crohn's disease in two French families. Gastroenterology 104: 351–360

Orholm M, Munkholm P, Langholz E et al. (1991) Familial occurrence of inflammatory bowel disease. N Engl J Med 324: 84–88

Probert CSJ, Jayanthi V, Hughes AO et al. (1993) Prevalence and family risk of ulcerative colitis and Crohn's disease: an epidemiological study among Europeans and South Asians in Leicestershire. Gut 34: 1547–1551

Satsangi J, Rosenberg WMC, Jewll DP (1994) The prevalence of inflammatory bowel disease in relatives of patients with Crohn's disease. Eur J Gastroenterol Hepatol 6: 413–416

Kapitel 23: Risiken und ätiopathogenetische Faktoren

23.1 Rauchen

Calkins BM (1989) A meta-analysis of the role of smoking in inflammatory bowel disease. Dig Dis Sci 34: 1841–1854

Cottone M, Rosselli M, Orlando A et al. (1994) Smoking habits and recurrence in Crohn's disease. Gastroenterology 106: 643–648

Katschinski B, Logan RFA, Langman MJS (1989) Rauchen und entzündliche Darmerkrankungen. Z Gastroenterol 27: 614–618

Lashner BA, Shaheen NJ, Hanauer SB et al. (1993) Passive smoking is associated with an increased risk of developing inflammatory bowel disease in children. Am J Gastroenterol 88: 356–359

Lindberg E, Järnerot G, Huitfeld B (1992) Smoking in Crohn's disease: effect on localisation and clinical course. Gut 33: 779–782

Persson P-G, Ahlbom A, Hellers G (1990) Inflammatory bowel disease and tobacco smoke – a case-control study. Gut 31: 1377–1381

Rhodes J, Tomas G (1995) Nicotine treatment in ulcerative colitis. Drugs 49: 157–160

Sutherland LR, Ramcharan S, Bryant H et al. (1990) Effect of cigarette smoking on recurrence of Crohn's disease. Gastroenterology 98: 1123–1128

23.2 Orale Kontrazeptiva

Godet PG, May GR, Sutherland LR (1995) Meta-analysis of the role of oral contraceptive agents in inflammatory bowel disease. Gut 37: 668–673

Katschinski B, Fingerle D, Scherbaum B et al. (1993) Oral contraceptive use and cigarette smoking in Crohn's disease. Dig Dis Sci 38: 1596–1600

Lashner BA, Kane SV, Hanauer SB (1989) Lack of association between oral contraceptive use and Crohn's disease: case-control study. Gastroenterology 97: 1442–1447

Lashner BA, Kane SV, Hanauer SB (1990) Lack of association between oral contraceptive use and ulcerative colitis. Gastroenterology 99: 1032–1036

Lesko SM, Kaufman DW, Rosenberg L (185) Evidence for an increased risk of Crohn's disease in oral contraceptive users. Gastroenterology 89: 1046–1049

23.3 Ernährung

Bernstein CN, Ament M, Artinian L et al. (1994) Milk tolerance in adults with ulcerative colitis. Am J Gastroenterol 89: 872–877

Florence AT, Jani PU, McCarthy D (1990) Toothpaste and Crohn's disease. Lancet 336: 1580–1582

Katschinski B, Fisel W, Schmialek J-P et al. (1993) Smoking and sugar intake in ulcerative colitis: a case-control study. Eur J Gastroenterol Hepatol 5: 91–95

Martini GA, Brandes JW (1976) Increased consumption of refined carbohydrates in patients with Crohn's disease. Klin Wochenschr 54: 367–371

RCIBD Group (1994) Dietary and other risk factors of ulcerative colitis. J Clin Gastroenterol 19: 166–171

Roediger WEW (1991) A new hypothesis for the aetiology of Crohn's disease – evidence from lipid metabolism and intestinal tuberculosis. Postgrad Med J 67: 666–671

Samuelsson SM, Ekbom A, Zack M et al. (1991) Risk factors for extensive ulcerative colitis and ulcerative proctitis: a population based case-control study. Gut 32: 1526–1530

Sonnenberg A (1988) Geographic and temporal variations of sugar and margarine consumption in relation to Crohn's disease. Digestion 41: 161–171

23.4 Mykobakterien, Masernviren und andere infektiöse Agenzien

Dell'Isola B, Poyart C, Goulet O et al. (1994) Detection of *mycobacterium paratuberculosis* by polymerase chain reaction in children with Crohn's Disease. JID 169: 449–451

Ekbom A, Wakefield AJ, Zack M et al. (1994) Perinatal measles infection and subsequent Crohn's disease. Lancet 334: 508–510

Lisby G, Andersen J, Engbæk K et al. (1994) *Mycobacterium paratuberculosis* in intestinal tissue from patients with Crohn's disease demonstrated by a nested primer polymerase chain reaction. Scand J Gastroenterol 29: 923–926

Rowbotham DS, Mapstone NP, Trejdosiewicz LK et al. (1995) *Mycobacterium paratuberculosis* DNA not detected in Crohn's disease tissue by fluorescent polymerase chain reaction. Gut 37: 660–667

Thompson DE (1994) The role of mycobacteria in Crohn's disease. J Med Microbiol 41: 74–94

Thompson NP, Montgomery SM, Pounder RE et al. (1995) Is measles vaccination a risk factor for inflammatory bowel disease? Lancet 345: 1071–1074

Wakefield AJ, Ekbom A, Dhillon AP et al. (1995) Crohn's disease: Pathogenesis and persistent measles virus infection. Gastroenterology 108: 911–916
Wall S, Kunze M, Saboor S et al. (1993) Identification of spheroplast-like agents isolated from tissues of patients with Crohn's disease and control tissues by polymerase chain reaction. J Clin Microbiol 31: 1241–1245
Wurzelmann JI, Lyles CM, Sandler RS (1994) Childhood infections and the risk of inflammatory bowel disease. Dig Dis Sci 39: 555–560

23.5 Primäre Permeabilitätsstörung der Darmwand

Hollander D, Vadheim CM, Brettholz E et al. (1986) Increased intestinal permeability in patients with Crohn's disease and their relatives. Ann Intern Med 105: 883–885
Howden CW, Gillanders I, Morris AJ et al. (1994) Intestinal permeability in patients with Crohn's disease and their first-degree relatives. Am J Gastroenterol 89: 1175–1176
May GR, Sutherland LR, Meddings JB et al. (1993) Is small intestinal permeability really increased in relatives of patients with Crohn's disease? Gastroenterology 104: 1627–1632
Oriishi T, Toyonaga A, Sasaki E et al. (1995) Evaluation of intestinal permeability in patients with inflammatory bowel disease using lactulose and measuring antibodies to lipid A. Gut 36: 891–896

Kapitel 24: Konzepte zur Immunpathogenese der chronisch-entzündlichen Darmerkrankungen

24.1 Das Mukosa-assoziierte Immunsystem

Balk SP, Burke S, Polischuk JE et al. (1994). β_2-microglobulin-independent MHC class Ib molecule expressed by human intestinal epithelium. Science 265: 259–262
Boehm BO, Reinshagen M, Loeliger C et al. (1994) HLA class II genes in Crohn's disease: A population based analysis. Gastroenterology 106: A654
Breban M, Hammer RE, Richardson JA et al. (1993) Transfer of the inflammatory disease of HLA-B27 transgenic rats by bone marrow engraftment. J Exp Med 178: 1607–1616
Camerini V, Panwala C, Kronenberg M (1993) Regional specialization of the mucosal immune system. J Immunol 151: 1765–1776
Cerf-Bensussan N, Guy-Grand D (1991) Intestinal intraepithelial lymphocytes. Gastroenterol Clin North Am 20: 549–576
Challacomb SJ, Tomasi TB (1980) Systemic tolerance and secretory immunity after oral immunization. J Exp Med 152: 1459–1472
Croituru K, Stead RH, Bienenstock J et al. (1990) Presence of intestinal epithelial lymphocytes in mice with severe combined immunodeficiency disease. Eur J Immunol 20: 645–651
Feeney AJ, Victor KD, Vu K et al. (1994) Influence of the V(D)J recombination mechanism on the formation of the primary T and B cell repertoires. Sem Immunol 6: 155–163
Gross GG, Schwartz VL, Stevens C et al. (1994) Distribution of dominant T cell receptor b chains in human intestinal mucosa. J Exp Med 180: 1337–1344
Guy-Grand D, Cerf-Bensussan N, Malissen B et al. (1991) Two gut intraepithelial CD8$^+$ lymphocyte populations with different T cell receptors: A role for the gut epithelium in T cell differentiation. J Exp Med 173: 471–481
Guy-Grand D, Nalassis-Seris H, Briottet C, Vassalli P (1991) Cytotoxic differentiation of mouse gut thymodependent and independent intraepithelial lymphocyte is induced locally: Correlation between functional assays, presence of perforin and granzyme transcripts, and cytoplasmic granules. J Exp Med 173: 1549–1552
Kaufmann SHE (1993) Immunity to intracellular bacteria. In: Paul WE (ed) *Fundamental Immunology* 3rd edn. Raven Press, New York, p 1251
Lefrançois L (1994) Basic aspects of intraepithelial lymphocyte immunobiology. In: Orga PL, Strober W, Mestecky J et al. (eds) Handbook of mucosal immunology. Academic Press pp 287–297
Lundquist C, Baranov V, Hammarström S et al. (1995) Intra-epithelial lymphocytes: evidence for regional specialization and extrathymic T cell maturation in the human gut epithelium. Int Immunol 7: 1473–1487
MacDonald TT (1992) Immunology of gastrointestinal disease. Kluwer Academic Publishers, Dordrecht
MacDonald TT, Spencer J (1988) Evidence that activated mucosal T cells play a role in the pathogenesis of enteropathy in human small intestine. J Exp Med 167: 1341–1349

Moss PAH, Rosenberg WMC, Bell JI (1992) The human T cell receptor in health and disease. Annu Rev Immunol 10: 71–96

Orga PL, Strober W, Mestecky J et al. (eds) (1994) Handbook of mucosal immunology. Academic Press, New York

Porcelli S, Morita CT, Brenner MB (1992) CD1b restricts the response of human CD4⁻ CD8⁻ T lymphocytes to a microbial antigen. Nature 350: 593–597

Poussier P, Julius M (1994) Thymus independent T cell development and selection in the intestinal epithelium. Annu Rev Immunol 12: 521

Regnault A, Cumano A, Vassalli P et al. (1994) Oligoclonal repertoire of CD8a/a and the CD8α/β T lymphocytes: Evidence for the random emergence of T cells. J Exp Med 180: 1345–1358

Rocha B, Vallalli P, Guy-Grand D (1991) The Vb repertoire of mouse gut homodimeric CD8⁺ intraepithelial α/β TCR⁺lymphocytes reveals a major extrathymic pathway of T cell differentiation. J Exp Med 173: 483–486

Romagnani S (1991) Human TH1 and TH2 subsets: doubt no more. Immunol Today 12: 256

Schoel B, Sprenger S, Kaufmann SHE (1994) Phosphate is essential for stimualtion of VgVd2 T lymphocytes by mycobacterial low molecular weight ligand. Eur J Immunol 24: 1886–1892

Shanahan F (1994) The intestinal immune system. In: Johnson LR (ed) Physiology of the gastrointestinal tract, 3rd edn. Raven Press, New York, pp 643–684

Shawar SM, Vyas JMV, Rodgers JR, Rich RR (1994) Antigen presentation by major histocompatibility complex class I-B molecules. Annu Rev Immunol 12: 839–880

Targan SR, Shanahan F (1994) Inflammatory bowel disease. Williams & Wilkins, Baltimore

Ullrich R, Shieferdecker HL, Ziegler K et al. (1990) Gamma delta cells in the human intestine express surface markers of activation and are preferentially located in the epithelium. Cell Immunol 128: 619–627

Weiner HL, Friedman A, Miller A et al. (1994) Oral tolerance: Immunologic mechanisms and treatment of animal and human organ-specific autoimmune diseases by oral adminstration of autoantigens. Annu Rev Immunol 12: 809–837

Zeitz M (1992) Der Darm als immunologisches Organ. In: Goebell H (Hrsg) Innere Medizin der Gegenwart – Gastroenterologie. Urban & Schwarzenberg, München Wien Baltimore, S 53–59

24.2 Tiermodelle chronisch-entzündlicher Darmerkrankungen

Übersichten

MacDonald TT (1994) Inflammatory bowel disease in knockout mice. Curr Biology 4: 261–263

Reimann J, Rudolphi A, Claesson MH (1995) Novel experimental approaches in the study of the immunopathology in inflammatory bowel disease. J Mol Med 73: 133–140

Sartor RB (1995) Insights into the pathogenesis of inflammatory bowel disease provided by new rodent models of spontaneous colitis. Inflamm Bowel Dis 1: 64–75

Literatur

Breban M, Hammer RE, Richardson JA et al. (1993) Transfer of the inflammatory disease of HLA-B27 transgenic rats by bone marrow engraftment. J Exp Med 178: 1607–1616

Kulkarni AB, Huh CG, Becker D (1993) Transforming growth factor ß1 null mutation in mice causes excessive inflammatory response and early death. Proc Natl Acad Sci USA 90: 770–774

Morrissey PJ, Charoier K, Braddy S et al. (1993) CD4+ T cells that express high levels of CD45RB induce wasting disease when transferred into congenic severve combined immunodeficient mice. Disease development is prevented by cotransfer of purified CD4+ T cells. J Exp Med 178: 237–244

Powrie F, Leach MW, Mauze S et al. (1993) Phenotypically distinct subsets of CD4+ T cells induce or protect from chronic intestinal inflammation in C.B-17 SCID mice. Int Immunol 5: 1461–1471

Sundberg JP, Elson CO, Bedigian H, Birkenmeier EH (1994) Spontaneous, heritable colitis in a new substrain of C3H/HeJ mice. Gastroenterology 107: 1726–1735

Taurog JD, Maika SD, Simmons WA et al. (1993) Susceptibility to inflammatory disease in HLA-B27 transgenic rat lines correlates with the level of B27 expression. J Immunol 150: 4186

Taurog JD, Richardson JA, Croft JT (1994) The germfree state prevents development of gut and joint inflammatory disease in HLA-B27 trangenic rats. J Exp Med 180: 2359–2364

Willerford DM, Chen J, Fery JA et al. (1995) Interleukin-2 receptor alpha chain regulates the size and content of the peripheral lymphoid compartment. Immunity 3: 521–530

24.3 HLA-Assoziationen und andere genetische Marker chronisch-entzündlicher Darmerkrakungen

Übersichten

McConnel RB, Vadheim CM (1992) Inflammatory bowel disease. In: King RA, Rotter JI, Motulsky AG (eds) The genetic basis of common diseases. Oxford University Press, New York pp 326–348

Sofaer J (1993) Crohn's disease: the genetic contribution. Gut 34: 869–871

Yang H, Rotter JI (1994) Genetics of inflammatory bowel disease. In: Targan SR, Sharan F (eds) Inflammatory bowel disease: from bench to bedside. Williams & Wilkins, Baltimore pp 32–64

Tiwari JL, Terasaki PI (1985) HLA and disease associations. Springer, New York

Literatur

Acheson ED (1960) An association between ulcerative colitis, regional enteritis and ankylosing spondylitis. Q J Med 29: 489–499

Brown JH, Jardetzky TS, Gorga JC et al. (1993) Three dimensional structure of the human class II histocompatibility antigen HLA-DR1. Nature 364: 33–39

Chicz RM, Urban RG, Gorga JC et al. (1993) Specificity and promiscuity among naturally processed peptides bound to HLA-DR alleles. J Exp Med 178: 27–47

Fugger L, Morling N, Ryder LP et al. (1989) NcoI restriction fragment length polymorphism (RFLP) of the tumor necrosis factor (TNFa) region in primary biliary cirrhosis and in healthy Danes. Scand J Immunol 30: 185–189

Green A (1982) The epidemiologic approach to studies of association between HLA and disease. I. The basic measures, concepts and estimation procedures. Tissue Antigens 19: 245–258

Green A (1982) The epidemiologic approach to studies of association between HLA and disease. II. Estimation of absolute risks, etiologic and preventive fraction. Tissue Antigens 19: 259–268

Korsten S, Purrmann J, Bertrams J et al. (1985) Zur Genetik des Morbus Crohn: Untersuchung der HLA-Assoziation bei 169 Patienten. Klin Wochenschr 63: 747–751

Kühnl P, Sibrowski W, Boehm BO et al. (1990) HLA antigen frequencies in familial Crohn's disease (CD). Beitr Infusionsther 26: 283–286

Pena AS, Biemond I, Kuiper G et al. (1982) HLA antigen distribution and HLA haploytypes segregation in Crohn's disease. Tissue Antigens 16: 56–61

Reinshagen M, Löliger C, Kühnl P et al. (1996) HLA class II gene frequencies in Crohn's disease: a population based analysis in Germany. Gut 38: 538–542

Schleyer TKL, Boehm BO (1992) Homologies/similarities in sequences of the MHC. Biotechnology 9: 282–285

Schwartz SE, Siegelbaum SP, Fazio TL et al. (1980) Regional enteritis: Evidence for genetic transmission by HLA typing. Ann Intern Med 93: 424–427

Smolen JS, Gangl A, Polterauer P et al. (1982) HLA antigens in inflammatory bowel disease. Gastroenterology 82: 34–38

Sugimura K, Asakura H, Mizuki N et al. (1993) Analysis of genes within the HLA region affecting susceptibility to ulcerative colitis. Hum Immunol 36: 112–118

Toyoda H, Wang SJ, Yang H et al. (1993) Distinct associations of HLA class II genes with inflammatory bowel disease. Gastroenterology 104: 741–748

Yang H, Vora DK, Targan SR, et al. (1995) Intracellular adhesion molecule 1 gene associations with immunologic subsets of inflammatory bowel disease. Gastroenterology 109: 440–448

24.4 Autoantikörperphänomene bei chronisch-entzündlichen Darmerkrankungen

Übersichten

Churg A, Churg J (1991) Systemic vasculitides. Igaku-Shoin, New York Tokyo

Brandtzaeg P, Halstensen TS, Helgeland L, Kett K (1992) The mucosal immune system in inflammatory bowel disease. In: MacDonald TT (ed) Immunology of gastrointestinal disease. Kluwer Academic Publishers, Dordrecht Boston London, pp 19–40

Literatur

Ahrenstedt Ö, Knutson L, Nilson B et al. (1990) Enhanced local production of complement components in the small intestines of patients with Crohn's disease. N Engl J Med 322: 1345–1349

Baenkler H-W (1995) Medizinische Immunologie. Ecomed, Landsberg/Lech

Baklien K, Brandtzaeg P (1975) Comparative mapping of the local distribution of immunglobulin-forming cells in ulcerative colitis and Crohn's disease of the colon. Clin Exp Immunol 22: 197–209

Biancone L, Das KM, Roberts AI, Ebert EC (1993) Ulcerative colitis serum recognizes the Mr40K protein on colon adenocarcinoma cells for antibody-dependent cellular cytotoxicity. Digestion 54: 237–242

Calabresi P, Thayer WR, Spiro HM (1961) Demonstration of circulating antinuclear globulins in ulcerative colitis. J Clin Invest 40: 2126–2133

Chao LP, Steele J, Roudrigues C et al. (1988) Specificity of antibodies secreted by hybridomas generated from activated B cells in the mesenteric lymph nodes of patients with inflammatory disease. Gut 29: 35–40

Das KM, Dasgupta A, Mandal A et al. (1993) Autoimmunity to cytoskeletal protein tropomyosin: A clue to the pathogenic mechanism for ulcerative colitis. J Immunol 150: 2487–2493

Halstensen TS, Mollnes TE, Brandtzaeg P (1989) Persistent complement activation in submucosal blood vessels of active inflammatory bowel disease: immunohistochemical evidence. Gastroenterology 97: 10–19

Kallenberg CG, Mulder AHL, Tervaert J-W (1992) Antineutrophil cytoplasmic antibodies: A still-growing class of autoantibodies in inflammatory disorders. Am J Med 93: 675–682

Kett K, Brandtzaeg P (1987) Local IgA subclass alteration in ulcerative colitis and Crohn's disease of the colon. Gut 28: 1013–1021

Khoo UY, Bjarnason I, Donaghy A et al. (1995) Antibodies to colonic epithelial cells from the serum and colonic mucosal washings in ulcerative colitis. Gut 37: 63–70

MacDermott RP, Nash GS, Bertovich M et al. (1986) Altered patterns of secretion of monomeric IgA and IgA subclass 1 by intestinal mononuclear cells in inflammatory bowel disease. Gastroenterology 91: 379–385

Seibold F, Slametschka D, Gregor M, Weber P (1994) Neutrophil autoantibodies: A genetic marker in primary sclerosing cholangitis and ulcerative colitis. Gastroenterology 107: 532–536

Takahasi F, Shah HS, Wise LS et al. (1990) Circulating antibodies against human colonic extract enriched with a 40kDa protein in patients with ulcerative colitis. Gut 31: 1016–1020

Yang H, Rotter JI, Toyoda H et al. (1993) Ulcerative colitis: a genetically heterogenous disorder defined by genetic (HLA class II) and subclinical (anti-neutrophil cytoplasmic antibodies) markers. J Clin Invest 92: 1080–1084

24.5 Antigene und Superantigene als Faktoren in der Immunpathogenese

Übersichten

Ibbotson JP, Lowes JR (1995) Potential role of superantigen induced activation of cell mediated immune mechanisms in the pathogenesis of Crohn's disease. Gut 36: 1–4

Posnett DN (1993) Do super antigens paly a role in autoimmunity? Semin Immunol 5: 65–72

Literatur

Acha-Orbea H, Palmer E (1991) Mls – a retrovirus exploits the immune system. Immunol Today 12: 356–361

Gascoigne NRJ (1993) Interaction of the T cell receptor with bacterial superantigens. Semin Immunol 5: 13–22

Rust CJJ, Koning F (1993) Gama delta T cell activity towards bacterial superantigens. Semin Immunol 5: 41–46

24.6 Zytokinmuster und weitere Entzündungsmediatoren

Übersichten

Romagnani S (1994) TH1 and TH2 subsets of CD4+ T lymphocytes. Sci Am Sci Med 1: 68–77

Sartor RB (1994) Cytokines in intestinal inflammation: pathophysiological and clinical considerations. Gastroenterology 106: 533–539

Literatur

Breese E, Braegger CP, Corrigan CJ et al. (1993) Interleukin-2- and interferon-gamma-secreting T cells in normal and diseased human intestinal mucosa. Immunology 78: 127–131

Brynskov J, Tvede N, Anderson CD, Vilien M (1992) Increased concentration of interleukin 1ß, interleukin 2, and soluble interleukin 2 receptors in endoscopical mucosal biopsy specimens with active inflammatory bowel disease. Gut 33: 55–58

Cominelli F, Nast CC, Duchini C, Lee M (1992) Recombinant interleukin 1 receptor antagonist blocks the proinflammatory activity of endogenous interleukin-1 in rabbit immune colitis. Gastroenterology 103: 365–371

Gilberts ECAM (1994) Molecular evidence for two forms of Crohn's disease. Proc Natl Acad Sci USA 91: 12721–12724

Greenstein RJ, Greenstein AJ (1995) Is there clinical, epidemiological and molecular evidence for two forms of Crohn's disease? Molecular Med Today 1: 343–348

Isaacs KL, Sartor B, Haskill S (1992) Cytokine messenger RNA profiles in inflammatory bowel disease mucosa detected by polymerase chain reaction amplification. Gastroenterology 103: 1587–1595

Mahida YR, Kurlak L, Gallagher A, Hawkey CJ (1991) High circulating levels of interleukin 6 in Crohn's disease but not ulcerative Colitis. Gut 32: 1531–1534

Schreiber S, Heining T, Thiele HG, Raedler A (1995) Immunoregulatory role of interleukin 10 in patients with inflammatory bowel disease. Gastroenterology 108: 1434–1444

Watanabe M, Ueno Y, Yajima T et al. (1995) Interleukin 7 is produced by human intestinal epithelial cells and regulates the proliferation of intestinal mucosal lymphocytes. J Clin Invest 95: 2945–2953

24.7 Sind die chronisch-entzündlichen Darmerkankungen Autoimmunerkrankungen?

Komano H, Fujiura Y, Matsumoto S et al. (1995) Homeostatic regultion of intestinal epithelia by intraepithelial g/d T cells. Proc Natl Acad Sci USA 92: 6147–6151

Powrie F (1995) T cells in inflammatory bowel disease: protective and pathogenic roles. Immunity 3: 171–174

Raedler A, Schreiber S (1992) Ist die Colitis ulcerosa eine Autoimmunerkrankung? Dtsch Med Wochenschr 117: 1333–1338

Snook J (1990) Are the inflammatory bowel diseases autoimmune disorders? Gut 31: 961–963

Targan SR, Murphy LK (1995) Clarifying the causes of Crohn's disease. Nature Medicine 1: 1241–1243

Trier JS (1991) Celiac sprue. N Engl J Med 325: 1709–1729

24.8 Konzepte der Dysregulation bei Antigenstreß

Elson CO, Sartor RB, Tennyson GS et al. (1995) Experimental models of inflammatory bowel disease. Gastroenterology 109: 1344–1367

Komano H, Fujiura Y, Matsumoto S et al. (1995) Homeostatic regulation of intestinal epithelia by intraepithelial γ/δ T cells. Proc Natl Acad Sci USA 92: 6147–6151

Powrie F (1995) T cells in inflammatory bowel disease: protective and pathogenic roles. Immunity 3: 171–174

Raedler A, Schreiber S (1992) Ist die Colitis ulcerosa eine Autoimmunerkrankung? Dtsch Med Wochenschr 117: 1333–1338

Snook J (1990) Are the inflammatory bowel diseases autoimmune disorders? Gut 31: 961–963

Targan SR, Murphy LK (1995) Clarifying the causes of Crohn's disease. Nature Medicine 1: 1241–1243

Trier JS (1991) Celiac sprue. N Engl J Med 325: 1709–1729

Sachverzeichnis